AF591112

TRAITÉ

EXPÉRIMENTAL ET CLINIQUE

D'AUSCULTATION

APPLIQUÉE A L'ÉTUDE

DES MALADIES DU POUMON ET DU COEUR.

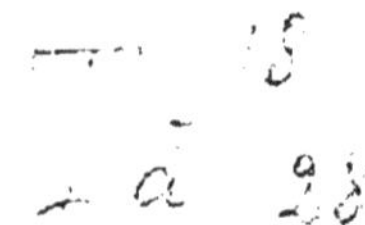

Ouvrages du même auteur,

AUTRES QUE CEUX FONDUS DANS CE TRAITÉ.

1° Observation d'une destruction de l'hémisphère gauche du cerveau chez une épileptique avec conservation de l'intelligence. (*Revue médicale*, novembre 1833.)

2° Observation d'une portion de doigt coupée, séparée du corps pendant une demi-heure et réunie. (*Archives de médecine*, mars 1834.)

3° Recherches d'anatomie pathologique sur une forme particulière de dilatation et d'hypertrophie du cœur. (*Arch. de méd.*, avril 1836.)

4° Recherches statistiques pour servir à l'histoire de l'épilepsie et de l'hystérie. (*Arch. de méd.*, juillet 1836.)

5° De l'emploi des évacuants dans la fièvre typhoïde. (Thèse pour le doctorat. Paris, août 1836.)

6° De l'influence des brusques alternatives de chaud et de froid dans la production des phlegmasies. (*Thèse pour l'agrégation*, 1838.)

7° Note sur les dermalgies, et particulièrement sur la dermalgie rhumatismale ou rhumatisme de la peau. (*Arch. de méd.*, septembre 1841.)

8° Note sur l'inflammation catarrhale des voies aériennes chez les enfants. (*Journal de médecine*, juin 1843.)

9° Études cliniques sur les maladies des vieillards. (*Journal de médecine*, octobre, novembre, décembre 1843.)

10° Recherches sur le mécanisme des mouvements respiratoires. Travail fait en commun avec M. Maissiat. (*Arch. de méd.*, décembre 1842; mars, juillet, décembre 1843.)

11° Jusqu'à quel point le diagnostic anatomique peut-il éclairer le traitement des maladies du poumon ? (Thèse de concours pour l'agrégation, mai 1844.)

12° Note sur certains caractères de séméiologie rétrospective présentés par les ongles. (*Arch. de méd.*, août 1846.)

13° De la névrite et de la névralgie intercostales. (*Arch. de méd.*, février 1847.)

14° Recherches cliniques sur l'anesthésie. (*Arch. de méd.*, janvier 1848.)

15° De la névrite intercostale dans la phthisie. (*Union médicale*, 21 juillet 1849.)

16° Lettre sur l'opinion de M. Ricord qui rattache l'épidémie dite syphilitique du XVe siècle à la morve. (*Union médicale*, 15 juin 1850.)

17° Note sur la varice des vaisseaux lymphatiques du prépuce. (*Revue médico-chirurgicale*, janvier 1851.)

18° Études analytiques de physiologie et de pathologie sur l'appareil spléno-hépatique. (*Arch. de méd.*, janvier, février, avril, mai 1851.)

18° De la contagion dans les maladies. (Thèse de concours pour une chaire de pathologie interne, Paris, juin 1851.)

20° De la localisation des douleurs de l'accouchement. (*Union médicale*, 2 septembre 1851.)

21° Mémoire sur une affection qu'on peut appeler *paralysie générale aiguë*. (*Arch. de méd.*, janvier 1852.)

22° Note sur l'arthralgie des phthisiques. (*Union médicale*, 1er janvier 1856.)

Paris. — Imprimerie de L. MARTINET, rue Mignon, 2.

TRAITÉ

EXPÉRIMENTAL ET CLINIQUE

D'AUSCULTATION

APPLIQUÉE A L'ÉTUDE

DES MALADIES DU POUMON ET DU COEUR,

PAR LE DOCTEUR

J.-H.-S. BEAU,

MÉDECIN DE L'HOPITAL COCHIN,
Agrégé libre de la Faculté de médecine de Paris,
Membre de l'Académie impériale de médecine,
Membre de la Société médicale des hôpitaux et de la Société anatomique,
Chevalier de la Légion d'honneur.

Novi veteribus non opponendi, sed quoad fieri potest, perpetuo jungendi fœdere.

BAGLIVI, 1714, p. 2.

A PARIS,

CHEZ J.-B. BAILLIÈRE,

LIBRAIRE DE L'ACADÉMIE IMPÉRIALE DE MÉDECINE,
19, RUE HAUTEFEUILLE.

Londres, H. BAILLIÈRE, 219, REGENT-STREET.

New-York, H. BAILLIÈRE, 290, BROADWAY.

MADRID, C. BAILLY-BAILLIÈRE, CALLE DEL PRINCIPE, 11.

1856

PRÉFACE.

Ce traité se compose de la réunion des différents mémoires que j'ai faits sur l'auscultation et les maladies du thorax (1); et néanmoins, si je ne m'abuse, on lui trouvera de l'homogénéité, bien que les travaux partiels qui le constituent aient été publiés à des intervalles assez considérables. On en comprendra facilement la raison, si l'on considère : 1° que ces travaux embrassent l'auscultation des maladies thoraciques (poumon et cœur) d'une manière à peu près complète ; 2° que

(1) Ces différents travaux ont paru presque tous dans les *Archives générales de médecine*. Voici l'ordre dans lequel ils ont été publiés :

1° Théorie du phénomène connu sous le nom de *tintement métallique*. (*Arch. de méd.*, mars 1834.)
2° Recherches sur la cause des bruits respiratoires perçus au moyen de l'auscultation. (*Arch. de méd.*, août 1834.)
3° Études théoriques et pratiques sur les bruits respiratoires à l'état sain et à l'état pathologique. (*Arch. de méd.*, juin, août, octobre, décembre 1840.)
4° Recherches sur les mouvements du cœur. (*Arch. de méd.*, décembre 1835.)
5° Recherches sur quelques points de la séméiologie des affections du cœur. (*Arch. de méd.*, janvier 1839.)
6° Nouvelles recherches sur les mouvements et bruits du cœur, et examen critique des principaux travaux qui ont été publiés sur ce sujet. (*Arch. de méd.*, juillet, août 1841.)
7° Quelques réflexions sur la physiologie et la pathologie du cœur. (*Arch. de méd.*, août 1844.)
8° Recherches sur la cause des bruits anormaux des artères, et application de ces recherches à l'état de plusieurs maladies. (*Arch. de méd.*, février 1838.)
9° Nouvelles recherches sur les bruits des artères et application de ces recherches à l'étude de plusieurs maladies. (*Arch. de méd.*, août, septembre, octobre, décembre 1845 ; janvier, mars et mai 1846.)
10° Recherches anatomiques sur la capacité normale et anormale des cavités du cœur. (*Arch. de méd.*, juin 1847.)
11° Distinction de deux formes de bronchite. (*Arch. de méd.*, septembre, octobre 1848.)
12° Analyse du traité de l'asthme de M. Lefèvre. (*Arch. de méd.*, novembre 1848.)
13° Considérations générales sur les maladies du cœur. (*Arch. de méd.*, janvier et février 1853.)
14° Quelques considérations sur l'hypertrophie du cœur. (Lecture faite à l'Académie de médecine, 1er février 1853.)
15° Lecture faite à la Société médicale des hôpitaux. (*Bulletin de la Société*, n° 5, 6.)

quand je les écrivais, j'avais l'intention de les réunir ou de les fondre plus tard en un corps d'ouvrage, et je suivais dès lors un plan que je réalise aujourd'hui.

Ces travaux ont subi des modifications importantes et des additions nombreuses, mais l'idée principale qui domine chacun d'eux, est la même dans ce traité que dans les mémoires séparés.

Le présent traité doit conserver par conséquent le cachet d'originalité des mémoires qui le constituent, et a pour but de reproduire différents faits qui se rattachent de près ou de loin à l'auscultation et que j'ai signalés à diverses époques de ma vie scientifique : il ne faut donc pas l'accepter et le lire comme un de ces ouvrages didactiques, fort utiles du reste, qui nous donnent de temps en temps comme l'inventaire de la science en mentionnant complétement les travaux de chaque observateur.

Les différentes idées que l'on retrouvera dans ce traité ont été attaquées, comme on le sait, avec plus ou moins de vivacité. Elles ont été, surtout dans le commencement, taxées de *paradoxales*, et dès lors incriminées ; comme si les vérités nouvelles, avant d'être définitivement reconnues et acceptées, n'avaient pas l'apparence du paradoxe !

Quelques confrères qui me veulent du bien ont pensé, je crois avec raison, que si l'on avait ainsi attaqué mes travaux d'auscultation, c'est qu'on ne s'était pas donné la peine de les étudier avec une attention suffisante, et que souvent même, au lieu de fouiller la volumineuse collection des *Archives de médecine* pour en prendre sérieusement connaissance, on s'était contenté d'en lire une exposition écourtée dans les auteurs qui les ont critiqués.

Je désire donc, avec mes amis, que ces travaux soient lus dans leur ensemble, sans idée systématiquement préconçue (si cela est possible), et dans l'intention unique de connaître la vérité. Tel est le but de cette publication.

J'ai été, comme on le sait aussi, forcé par le résultat de mes recherches, à me mettre en opposition avec des autorités scientifiques haut placées dans l'opinion publique.

C'est là une conséquence regrettable de l'émission et de la défense des idées nouvelles que l'on regarde comme vraies. Ce qui adoucit mes regrets à ce sujet, c'est quand je considère que les hommes éminents avec lesquels je suis en désaccord ont eux-mêmes combattu les opinions de leurs devanciers et de leurs contemporains, et que c'est par là qu'ils ont bien mérité de la science.

Toutefois je n'ai pas eu que des contradicteurs. J'ai fini par recueillir des adhésions qui m'ont flatté d'autant plus, qu'elles venaient de collègues connus par l'indépendance de leurs opinions scientifiques, et qu'elles n'avaient par conséquent d'autre mobile que l'amour de la vérité.

Valleix, qui a tant fait pour la science et dont chacun déplore la fin prématurée, accepta et défendit le premier ma théorie des mouvements du cœur, dans le *Guide du médecin praticien*.

Presque en même temps que Valleix, et sans être influencés par son exemple, MM. Hardy et Behier, dans le premier volume de leur excellent traité de *Pathologie interne*, exposèrent dans tous ses détails ma théorie des mouvements et des bruits du cœur, et la confirmèrent par des considérations et des arguments qui leur étaient propres. Ils défendirent aussi ma théorie des bruits respiratoires.

Je m'empresse de memtionner aussi MM. Cazeaux (1), Raige Delorme (2), Aran (3), etc., qui ont accepté plus ou moins les idées que l'on retrouvera dans ce traité.

Je dois exprimer ici ma reconnaissance à mon excellent et savant maître, M. Velpeau, qui approuva vivement mes premiers travaux sur le cœur, et dont l'approbation a été pour moi un puissant encouragement.

Je dois aussi une mention de vive reconnaissance à la mémoire de Fouquier, qui voulut bien m'agréer pour son chef de clinique, et qui, dès lors, me mit à même de continuer activement mes recherches sur l'auscultation.

Enfin c'est un devoir pour moi de citer encore ici, en les remerciant, tous ceux qui s'associèrent pour ainsi dire à mes travaux en m'aidant de leur précieuse collaboration : M. Leclaire, ancien élève de l'hôpital Necker ; M. Desprès, actuellement chirurgien de Bicêtre ; M. Ducrest ; Lemarié, enlevé prématurément à la science qu'il étudiait avec ardeur et succès ; MM. de Crozant, Duchassaing, mes anciens internes à la Salpêtrière ; M. Courtin, interne, et M. Vignot, externe à l'ancien Hôtel-Dieu annexe ; M. Parrot, interne de mon service à l'hôpital Cochin en 1855, et M. Bougard, élève au même hôpital.

(1) *Traité de l'art des accouchements.*

(2) *Dictionnaire lexicographique des sciences médicales*, 1re livraison.

(3) *Traité de percussion et d'auscultation*, par Skoda, traduit et annoté par M. Aran. Paris, 1854.

Juillet 1856.

INTRODUCTION.

Avant ces dernières années, l'histoire générale des bruits qui se passent dans le corps humain n'existait pas. On étudiait ces bruits isolément, et encore il n'était question que de ceux qui s'entendent à distance, c'est-à-dire sans que l'oreille soit en contact médiat ou immédiat avec les parties qui en sont le siége. C'est ainsi que dans les différents ouvrages de médecine ou de séméiologie, on faisait mention, dans des articles séparés, du bruit stertoreux des apoplectiques, des borborygmes, de la sibilance trachéale des asthmatiques, du râle des agonisants, du sifflement de la coqueluche, etc., etc.

C'est, comme on le sait, au génie de Laënnec que la science est redevable de la connaissance des bruits que l'on entend au moyen de l'application immédiate ou médiate de l'oreille : c'est là l'auscultation proprement dite. Les bruits que l'on perçoit de cette manière diffèrent des bruits anciennement connus, en ce que l'ébranlement qui les produit est très léger et s'arrête à la superficie du corps, sans s'étendre jusqu'à l'air ambiant, pour arriver par lui jusqu'à l'oreille.

Ces bruits, que dès lors on pourrait appeler *internes*, sont très nombreux, et ont introduit dans la clinique une précision de diagnostic qu'on n'aurait jamais cru possible.

Laënnec lui-même nous apprend que l'idée première de l'auscultation se trouve dans Hippocrate. En effet, le père de la médecine, à propos d'une maladie du poumon, dit qu'en appliquant l'oreille sur les côtés de la poitrine, on entend comme le bruit du vinaigre bouillant : « *Si aure ad latera adhibita, audire tentaveris, ebullit intrinsecus velut acetum.* » Mais ce passage ne fut jamais confirmé par l'observation clinique ; il est seulement quelquefois mentionné par les commentateurs. Ce qu'il y a de bien curieux, c'est que dans une monographie sur l'hydropisie de poitrine que contient la relation des médecins de Breslau (1), on rappelle le passage précédent pour dire que le bruit de vinaigre bouillant signalé par Hippocrate se rapporte à l'hydropisie du poumon, sans ajouter que sa présence dans cette maladie a été confirmée directement par l'application de l'oreille sur la poitrine du malade. Ainsi on commente l'idée d'Hippocrate, mais on ne cherche pas à la vérifier.

Après Hippocrate on doit citer Harvey comme ayant pratiqué l'auscultation par contact, puisque c'est la manière d'entendre les bruits qui se passent dans le cœur ; or il signale positivement le bruit du cœur à l'état physiologique. On sait que Parisani, médecin de Venise, dans sa tentative de réfutation de la découverte d'Harvey, nia l'existence du bruit du cœur, et dit ironiquement que ce bruit ne s'entendait qu'à Londres. Cette différence d'opinion à propos d'un fait matériel prouve que Harvey avait ausculté le bruit du cœur en appliquant son oreille sur la région précordiale, tandis que Parisani, qui s'était contenté de l'écouter à distance, n'avait rien entendu.

Il est un bruit que l'on perçoit uniquement par l'application immédiate ou médiate de l'oreille ; c'est celui qui est produit par la contraction musculaire. Laënnec nous apprend (2), d'après une communication de Wollaston, que ce bruit avait été signalé pour la première fois par le mathématicien Grimaldi. L'ouvrage où il en est question parut en 1618. Grimaldi l'attribuait à *l'agitation des esprits animaux qui courent çà et là perpétuellement.* Après Grimaldi, un médecin, Théodore Craanen, s'en occupa aussi et s'en tint à la précédente explication. Beaucoup plus tard, en 1760, la même question fut traitée aussi complétement que possible dans un

(1) *Historia morborum qui Vratislaviæ grassati sunt.* Lausannæ, 1746, p. 434.

(2) *Traité d'auscultation*, 1826, t. II, p. 431.

opuscule d'une centaine de pages (1), par un auteur peu connu du reste, par Jos. Lud. Roger. Cet auteur combat l'hypothèse de l'*agitation des esprits animaux*, et démontre que le bruit de contraction musculaire tient au mouvement déterminé dans l'intimité du muscle par la contraction fibrillaire. C'est, du reste, l'opinion de Laënnec adopté généralement aujourd'hui.

Enfin, on doit citer au nombre des auscultateurs antérieurs à Laennec, Mayor (de Genève), qui a l'honneur d'avoir signalé le premier, quelques années avant la découverte de Laënnec, l'existence des bruits du cœur du fœtus pendant la grossesse. Or il est impossible d'entendre ces bruits sans mettre l'oreille en rapport de continuité avec le ventre de la mère ; par conséquent, Mayor, pour les entendre, a dû pratiquer l'auscultation.

Voilà à peu près à quoi se réduisaient les faits d'auscultation proprement dite. Personne n'avait songé à les généraliser, en se demandant s'il n'y avait pas une foule de bruits qui, se passant dans l'organisme animal, étaient trop légers pour être entendus à distance, et ne pouvaient dès lors, être perçus qu'à l'aide de l'auscultation par contact auriculaire. Or cette généralisation a été faite par Laënnec, qui, en la réalisant par une série de belles découvertes, a comblé une immense lacune en physiologie et en pathologie.

Cette voie nouvelle d'observation a été suivie par un grand nombre de médecins français et étrangers, qui ont signalé, précisé ou popularisé des points d'auscultation. Aussi leurs noms, que l'on trouvera pour la plupart cités dans cet ouvrage à l'occasion des travaux qui les ont illustrés, viennent-ils tout naturellement se grouper autour de celui de Laënnec, comme pour lui faire cortége dans la marche progressive de la science.

Les bruits organiques ont pour condition nécessaire un mouvement variable des parties où ils se produisent. C'est pour cela qu'ils sont liés surtout aux organes dans lesquels se produisent de grands mouvements, tels que les organes qui servent à la respiration, la circulation, la digestion et la locomotion. Les bruits résultent alors ou du passage des fluides divers dans les canaux qu'ils parcourent (air, sang, gaz, etc.), ou du glissement des membranes contiguës les unes

(1) Jos. Lud. Roger, *Specimen physiologicum de perpetuâ fibrarum muscularium palpitatione.* Gottingæ, 1760.

sur les autres, quand elles ont perdu l'humidité ou le poli de leur surface (bruits de frottement des séreuses et des synoviales), ou du mouvement qui se passe dans l'intimité de certains parenchymes (bruit de contraction musculaire).

Quand les bruits ont une grande intensité, on peut souvent percevoir un frémissement tactile, en appliquant le doigt ou la main sur la région qui en est le siége, ou bien ils font entrer en vibration l'air ambiant, et l'on peut les entendre à distance.

Nous ne traiterons pas de tous les bruits organiques, mais seulement de ceux qui se produisent dans les organes de la respiration et de la circulation, et qui constituent, sans contredit, la partie la plus riche et la plus importante de l'auscultation. Nous étudierons ces bruits en eux-mêmes, et nous chercherons surtout à montrer la lumière que ces bruits *théorisés* répandent sur l'anatomie, la physiologie et la pathologie des organes où ils se passent.

Nous divisons dès lors cet ouvrage en deux parties qui comprennent, la première l'auscultation des *organes de la respiration*, la seconde celle des *organes de la circulation*. Cette seconde partie traite à son tour en deux sections séparées de l'auscultation du cœur et des vaisseaux ; mais, comme on le verra, les bruits des vaisseaux résultant pour la plupart d'une affection particulière du cœur qui jusqu'à présent n'avait pas attiré l'attention, il s'ensuit que cet ouvrage comprend en définitive, comme son titre l'indique, l'auscultation du poumon et du cœur.

ERRATUM.

Page 298, ligne 13, *au lieu de* au premier temps, *lisez* au second temps.

TRAITÉ
EXPÉRIMENTAL ET CLINIQUE
D'AUSCULTATION
APPLIQUÉE
A L'ÉTUDE DES MALADIES DU POUMON ET DU CŒUR.

PREMIÈRE PARTIE.
AUSCULTATION DES ORGANES DE LA RESPIRATION.

Cette partie comprend deux sections. Dans l'une, nous traiterons de tous les bruits qui se passent dans les voies respiratoires, considérés en eux-mêmes; dans l'autre, nous passerons en revue les différentes maladies des organes respiratoires, pour exposer tout ce qu'elles offrent d'intéressant sous le rapport de l'auscultation.

SECTION PREMIÈRE.
BRUITS DES ORGANES RESPIRATOIRES CONSIDÉRÉS EN EUX-MÊMES.

Nous diviserons ces bruits en *bruits normaux* et *anormaux*.

CHAPITRE PREMIER.

BRUITS NORMAUX.

Les bruits normaux sont au nombre de deux : la *voix* et le *bruit respiratoire* ou *souffle glottique*. Nous les examinerons successivement à l'état sain et à l'état pathologique.

1° De la voix.

La voix est un bruit éclatant produit à la glotte, et qui a pour but de retentir au dehors. Remarquons que l'expiration à laquelle elle est liée se prête merveilleusement à ce but, en chassant au loin les ondes sonores qui résultent du passage de l'air à travers les rebords contractés de la glotte. Mais tout en retentissant ainsi au dehors, la voix pénètre encore dans tout l'intérieur de l'arbre bronchique, bien que ce retentissement, qui a lieu dans un sens opposé au mouvement de l'air, se fasse par là même dans une condition défavorable. Ce retentissement interne de la voix est le seul qui doive nous occuper ici; nous allons l'étudier d'abord dans l'état physiologique.

Quand on ausculte la voix sur le larynx et la trachée, on perçoit des syllabes nettes, bien articulées. Mais si l'on ausculte le ralentissement vocal sur la partie antérieure du thorax, vis-à-vis le parenchyme pulmonaire, il est difficile de saisir distinctement les paroles prononcées. On entend à la place un murmure confus qui est tout différent du retentissement distinct et circonscrit qui se passe dans la trachée. On conçoit facilement cette différence dans le retentissement de la voix. Dans le premier cas, le tube trachéal, que l'on ausculte, est en rapport direct avec le stéthoscope, et permet dès lors de saisir nettement les paroles qui retentissent dans sa cavité. Au contraire, dans la poitrine, les tuyaux bronchiques sont environnés de toutes parts d'une couche épaisse de parenchyme pulmonaire qui les sépare de l'oreille de l'auscultateur, et qui empêche de saisir le retentissement qui s'y passe ; on ne perçoit guère alors que celui qui se fait dans les vésicules, et comme dans le moment où ce retentissement vésiculaire a lieu, l'air abandonne les vésicules, et les laisse vides en plus ou moins grande quantité, il en résulte que le retentissement vésiculaire est confus et incomplet. Cela est si vrai, que lorsqu'on produit de la voix à l'inspiration, ce qui peut se faire après quelque exercice comme chez les ventriloques, le retentissement vésiculaire en est beaucoup plus complet et distinct que pendant l'expiration.

Il y a une troisième forme de retentissement vocal qui est pour ainsi dire intermédiaire aux deux précédentes, et que l'on perçoit quelquefois sur les omoplates, vis-à-vis les troncs bronchiques. Ce retentissement est moins net et moins intense que celui de la trachée ; mais il est plus marqué que celui qui a lieu à la partie antérieure du thorax. Il tient à ce que les troncs bronchiques se trouvant séparés de la paroi thoracique par une couche assez peu épaisse de parenchyme pulmonaire, celui-ci ne s'oppose qu'en partie à la perception du retentissement qui a lieu dans les tuyaux bronchiques, et se trouve en même temps le siége d'un retentissement vésiculaire assez léger. On observe cette forme mélangée de retentissement chez certains individus dont les tuyaux bronchiques sont placés superficiellement.

2° Du bruit respiratoire ou souffle glottique.

J'ai cherché à établir en 1834 (1) que les bruits trachéal, vésiculaire, bronchique et caverneux, n'étaient pas dus, comme l'avait pensé Laënnec, au frottement de l'air contre les parois de la trachée, des vésicules, des bronches et des cavernes ; mais qu'ils résultaient du retentissement dans la trachée, les vésicules, etc., d'un bruit unique qui se passe

(1) *Archives de médecine.* Paris, 1834, t. V, p. 557.

dans les voies respiratoires supérieures. Je viens aujourd'hui comme en 1840 (1) défendre et développer cette théorie.

Cette théorie reposait sur les deux propositions suivantes : 1° Il se produit dans les voies respiratoires supérieures un bruit qui vient retentir dans les vésicules, la trachée, les bronches, les cavernes, et qui par suite de ce retentissement dans des cavités de capacité différente, est l'unique cause des différents bruits connus sous les noms de bruit vésiculaire, souffles trachéal, bronchique et caverneux. 2° Tout bruit produit dans les voies respiratoires supérieures doit retentir dans l'arbre bronchique avec son caractère propre et son degré d'intensité.

Ces deux propositions étaient la conséquence de faits cliniques et de plusieurs expériences dont voici les principales :

1° Quand le bruit supérieur est suspendu (et on le suspend facilement par une dilatation instinctive des voies respiratoires supérieures), le bruit vésiculaire, les souffles bronchique, trachéal, caverneux, n'existent plus. La respiration, bien que silencieuse, se fait comme à l'ordinaire, et si l'on ne sentait sous l'oreille les parois thoraciques s'élever et s'abaisser alternativement, on pourrait croire que l'individu ne respire plus.

2° Si l'on suspend le bruit supérieur dans l'un des deux mouvements respiratoires, l'inspiration ou l'expiration, les bruits vésiculaire, trachéal, bronchique, caverneux, sont suspendus par là même dans celui des deux temps respiratoires qui n'est pas accompagné du bruit supérieur, et ils existent dans l'autre.

3° Si l'on produit un bruit de sifflet en inspirant ou en expirant, on entend la même forme de bruit dans l'arbre bronchique.

Ces expériences sont simples, faciles à pratiquer, et établissent nécessairement les deux propositions précitées. Néanmoins quelques personnes ne les ont pas répétées avec assez

(1) *Archives de médecine*, juin 1840, t. VIII, p. 129.

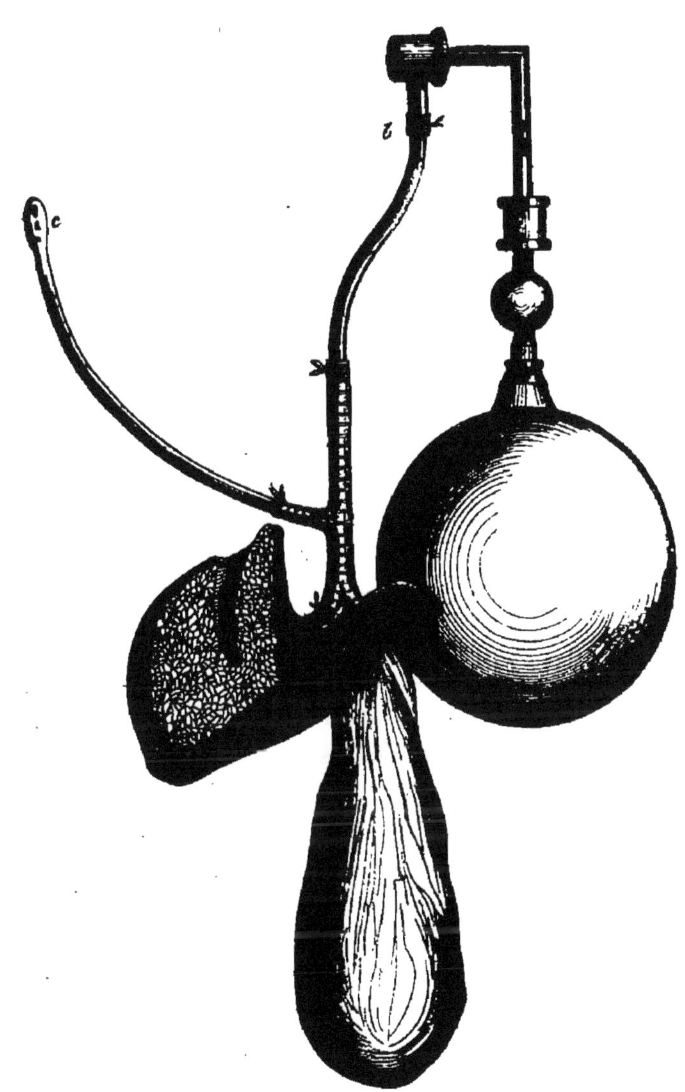

Appareil du docteur Spittal pour démontrer que des bruits de formes différentes peuvent résulter du retentissement d'un bruit unique.

de précision, n'ont pas suffisamment réfléchi à toute leur portée, et dès lors ont cru devoir persévérer dans la théorie de Laënnec qui expliquait les bruits vésiculaire, trachéal, bronchique et caverneux, par le frottement de l'air contre les parois des vésicules, de la trachée, des bronches et des cavernes.

D'autres observateurs ont adopté plus ou moins le système du retentissement (1). De ce nombre est le docteur Spittal, qui a cherché à le corroborer par de nouvelles expériences qu'il regarde comme moins susceptibles d'objections que les miennes. Voici celle de ces expériences qu'il présente avec raison comme la plus importante (2). Il a pris une trachée de mouton avec ses trois divisions bronchiques (3) qu'il a séparée d'un côté du larynx, de l'autre des poumons. Il a lié l'extrémité laryngienne avec une sonde œsophagienne de même diamètre, et l'autre extrémité de cette sonde a été mise en communication avec l'orifice du tube d'un condensateur d'air dans le point B. La première division bronchique est liée à une sonde de calibre plus étroit que la précédente, dont l'autre extrémité est libre et béante au point C. La seconde bronche communique avec un poumon, la troisième avec une vessie. Les choses étant ainsi disposées, il comprime le condensateur et en exprime l'air, qui, sortant par l'orifice étroit du tube au point B, y produit du bruit, et vient successivement distendre

(1) La première idée de cette théorie appartient à M. Chomel, qui déjà, en 1827, disait au sujet du souffle des épanchements pleurétiques : « Laënnec pense que le bruit de respiration bronchique est dû à ce que l'air inspiré s'arrête dans les bronches comprimées et aplaties par l'épanchement pleurétique. Mais alors comment ce même bruit s'entendrait-il dans l'expiration ? N'est-il pas plus vraisemblable qu'il est produit dans le larynx et l'arrière-bouche, et qu'il est transmis à l'oreille de la même manière que la voix qui est produite et articulée dans les mêmes organes. » (*Dictionnaire de médecine*, t. XVII, p. 133, 1827.)

(2) Spittal, *On the cause of the sounds of respiration*, dans *The Edinburgh medical and surgical journal*, janvier 1839, p. 99.

(3) Il faut savoir que la trachée du mouton a trois divisions bronchiques au lieu de deux, et qu'elle est indispensable pour cette expérience.

la première sonde, traverse la trachée et ses trois divisions bronchiques, par lesquelles il arrive dans la petite sonde, le poumon et la vessie, qui sont bientôt gonflés par sa présence. L'excès de l'air qui ne peut plus arriver dans ces différents réservoirs sort par l'extrémité libre de la petite sonde au point C; par conséquent le courant d'air qui se fait dans l'appareil existe seulement depuis le tube du condensateur jusqu'à la première division bronchique inclusivement; et toutes les parties inférieures à ce point, savoir les deux derniers tuyaux bronchiques, le poumon et la vessie, ne sont le siége d'aucun mouvement dans l'air qui les distend.

Si maintenant on ausculte les différentes pièces de cet appareil, on entend des souffles trachéal et bronchique sur le tronc et les branches de l'arbre bronchique; le poumon donne un bruit vésiculaire, et la vessie un son amphorique; mais si l'on diminue la capacité de cette dernière, le son cesse d'être amphorique et devient caverneux.

L'auteur de cette expérience fait remarquer avec raison qu'on ne peut pas invoquer le frottement pour expliquer les différents bruits que l'on entend dans les deux dernières divisions bronchiques, le poumon et la vessie, puisque l'air n'y exécute aucun mouvement. Il faut donc de toute nécessité que ces bruits soient le retentissement de celui qui se passe au point B; et ce retentissement présente plusieurs variétés, suivant la capacité du réservoir où il a lieu.

« Il est donc raisonnable d'admettre, dit le docteur Spittal, que le bruit des voies respiratoires supérieures exerce et doit exercer une certaine influence sur les bruits de la respiration connus sous les noms de vésiculaire, bronchique, caverneux, amphorique. Mais l'expérience précédente n'est pas de nature à démontrer que le bruit supérieur est l'unique source des différents bruits qui viennent d'être énumérés, bien qu'on soit fortement incliné à penser ainsi. »

Ainsi, le docteur Spittal a prouvé que le bruit supérieur, bien qu'unique, pouvait à lui seul produire par retentissement les différents bruits respiratoires précités, et il pense seulement, sans le démontrer, que ces divers bruits n'ont pas d'autre origine. Voici une expérience qui remplit cette lacune, et qui démontre que les bruits vésiculaire, bronchique, etc., ne sont pas produits par le frottement de l'air contre les parois des vésicules, des bronches, etc... On prend un soufflet à tube large, d'un diamètre égal à celui de la trachée d'un poumon (1) de mouton ou d'un autre animal. On les adapte de telle sorte qu'il y ait continuité parfaite entre le diamètre du tube du soufflet et celui de la trachée, et que l'air, en passant de l'un à l'autre, n'éprouve aucun obstacle. De plus, on a la précaution de condamner l'ouverture d'aspiration de soufflet, pour que le soufflet ne puisse se dilater que par le retrait du poumon, et que celui-ci à son tour ne soit dilaté que par l'abaissement des deux valves du soufflet. Lorsque, les choses étant ainsi disposées, on agit sur le soufflet de manière à produire dans le poumon des mouvements *partiels* de dilatation et de retrait, analogues à ceux d'inspiration et d'expiration, on n'entend aucun bruit, ni dans les tuyaux bronchiques, ni dans les vésicules.

Cette expérience a été pratiquée dans le temps par MM. Piorry, Leclaire (2) et moi; mais comme on s'était servi d'un soufflet à tube étroit, introduit dans la trachée, il se produisait à son orifice un bruit léger qui venait retentir dans le poumon sous forme de bruit vésiculaire.

Si nous nous en tenions aux seules expériences que je viens d'exposer, on devrait légitimement conclure, par les deux propositions en question : 1° que le bruit respiratoire supérieur peut à lui seul produire les différents bruits appelés vésiculaire, bronchique, etc. ; 2° que ces différents bruits ne peuvent pas être causés par le passage direct de l'air sur les vésicules, les bronches, etc...

(1) Il faut que le poumon n'ait pas subi cette insufflation forcée à laquelle les bouchers les soumettent habituellement avant de les livrer.

(2) Piorry, *Traité de diagnostic.* Paris, 1837, t. I, p. 466.

Mais quelque probantes que soient ces expériences, je ne pense pas qu'elles soient de nature à nous faire oublier celles qui ont servi primitivement de base à la théorie des bruits respiratoires par retentissement. Je dois donc les reproduire pour insister sur leur valeur et pour résoudre certaines difficultés qu'on leur a suscitées.

« Quand le bruit respiratoire est suspendu (et on le suspend » facilement par une dilatation instinctive des voies respira- » toires supérieures), les bruits trachéal, bronchique, vésicu- » laire et caverneux, n'existent plus. La respiration, bien que » silencieuse, se fait comme à l'ordinaire, et si l'on ne sentait » sous l'oreille les parois thoraciques s'élever et s'abaisser al- » ternativement, on pourrait croire que l'individu ne respire « plus. »

On a d'abord objecté à cette expérience (1) que souvent le bruit supérieur est suspendu, et que néanmoins on perçoit encore du murmure vésiculaire. Effectivement, ce résultat peut être observé quelquefois, mais il n'est vrai qu'en apparence, et il tient au peu de précision avec lequel l'expérience est faite. Voici comment les choses se passent : L'individu que l'on ausculte a suspendu incomplétement le bruit supérieur ; ce qui reste de ce bruit est très faible, et ne peut pas être entendu à distance par la personne qui a l'oreille appliquée sur la paroi thoracique, et qui pense dès lors que le bruit supérieur n'existe plus. Mais quelque léger que soit le bruit qui reste dans les voies respiratoires supérieures, il n'en vient pas moins retentir dans les vésicules ; et ce retentissement, tout léger qu'il est, est perçu par la personne qui ausculte. Pour obvier à cet inconvénient, il faut d'abord, autant que possible, faire l'expérience dans un lieu silencieux, et ensuite il faut charger une troisième personne d'ausculter le larynx, non pas à distance, mais immédiatement ou médiatement. De cette manière, il est facile de s'assurer qu'il n'y a pas de murmure vésiculaire

(1) Raciborski, *Précis de diagnostic*, p. 725. — Stokes, *Treatise of the diseases of the chest.* Dublin, 1837, p. 251.

sans bruit supérieur, et que ces deux bruits sont dans le même rapport d'intensité.

Je passe à la seconde objection, qui me paraît tout à fait extraordinaire. « Quand l'individu respire d'une manière complétement silencieuse, qu'il est impossible de saisir le moindre bruit dans tout l'appareil respiratoire, et que néanmoins il n'y a rien de changé dans le nombre, la rapidité et l'étendue des mouvements de la respiration, on en conclut (1) qu'alors l'air *n'arrive pas dans les vésicules, et que la respiration ne se fait pas*. Voilà une de ces objections singulières qu'il suffit de reproduire pour en montrer la nullité. Comment, en effet, supposer qu'un individu puisse se soumettre à l'expérience précédente pendant un quart d'heure et plus, sans que l'air arrive dans les vésicules? Surtout, si l'on considère que, pendant tout le temps que dure l'expérience, on éprouve la satisfaction d'une respiration aussi complète que possible.

Si, comme le prétend l'objection, l'air ne pénètre pas dans les vésicules quand on n'y perçoit aucun bruit, il est impossible de se rendre compte de cette autre expérience. « On peut, avons-nous dit, respirer assez longtemps avec bruit à l'expiration et sans bruit à l'inspiration ; il y a alors un bruit vésiculaire à l'expiration, et l'inspiration n'en donne aucun. » On sera donc obligé d'admettre que l'air sort des vésicules à chaque expiration, puisqu'il s'y produit un bruit vésiculaire, sans que pourtant l'air ait pu y pénétrer, puisque l'inspiration n'y détermine aucun bruit. Or, je le demande, est-il possible de concevoir une telle supposition?

Je termine enfin ma réponse à l'objection précitée, en rapportant une troisième expérience qui prouve, aussi rigoureusement que possible, que l'air entre dans les vésicules et en sort sans aucun bruit. On adapte une vessie de cochon mouillée à l'extrémité d'un tube, dont le diamètre intérieur est le même

(1) Raciborski, *loc. cit.* — Fournet, *Recherches sur l'auscultation*, t. I, p. 387.

que celui de la trachée (environ 2 centimètres) ; on introduit ce tube par son extrémité libre dans la bouche, et après s'être fermé les narines, on respire uniquement dans l'intérieur du tube et de la vessie qui communique avec lui. On voit alors cette dernière se distendre par la présence de l'air expiré, et on la voit ensuite s'affaisser de la même quantité à l'inspiration. L'individu qui respire ainsi peut à volonté et tour à tour suspendre ou exagérer le bruit supérieur. Si alors on ausculte le thorax, on s'assure que les bruits pulmonaires sont tour à tour nuls ou exagérés, et cependant dans ces différentes alternatives d'absence ou d'existence des bruits pulmonaires, la vessie ne présente aucune différence dans l'étendue ou la rapidité de ses mouvements de distension et de retrait. Ce qui revient, je crois, à dire que l'air arrive aussi vite et en aussi grande quantité dans les vésicules pulmonaires quand le retentissement vésiculaire existe que quand il n'existe pas.

Cette expérience infirme la théorie de Laënnec. On est donc obligé d'abandonner cette dernière, quelque naturelle que puisse paraître l'hypothèse qui explique les bruits vésiculaires par le passage de l'air dans les vésicules. Nous aurons l'occasion d'examiner d'autres faits qui lui sont tout aussi opposés que l'expérience précédente, et qui concourent avec cette expérience à établir que les différents bruits pulmonaires dont il a été question jusqu'à présent ne sont que des formes diverses de retentissement du bruit qui se passe dans les voies respiratoires supérieures.

Maintenant que nous connaissons l'importance radicale du bruit supérieur, cherchons à savoir quelle est son origine. Dans mon premier travail, je laissai cette question pendante, me contentant de dire que ce bruit pouvait être produit par le passage de l'air à travers l'isthme du pharynx, les cavités nasales, buccale ou les rebords de la glotte ; et, si je lui avais donné le nom de *bruit guttural*, c'était plutôt pour indiquer son siége approximatif que son siége réel (1). M. Spittal

(1) *Loc. cit.*, p. 557, 560.

pense qu'il se passe non à la glotte, mais à l'orifice supérieur du larynx (1). Voici le résultat des nouvelles recherches auxquelles je me suis livré sur ce sujet.

Les orifices ou rétrécissements des voies respiratoires capables de faire vibrer l'air qui les traverse, et de produire le bruit supérieur, sont au nombre de cinq : les lèvres, les narines, l'isthme du pharynx, la glotte, l'ouverture supérieure du larynx.

1° *Ouverture des lèvres.* — Si l'on ouvre les lèvres, de manière que l'intervalle compris entre elles représente une aire de 14 ou de 15 centimètres, il s'y produit un bruit sensible à l'inspiration et à l'expiration. Le bruit augmente si l'espace est rendu plus étroit; il devient nul au contraire quand l'aire de l'orifice labial est au-dessus de 15 centimètres (2).

2° *Ouverture extérieure des narines.* — Ce double orifice n'est susceptible que d'une légère contractilité. Quand on l'a dilaté autant que possible, et qu'on respire après avoir fermé les lèvres, il ne s'y passe aucun bruit notable. Si l'on rétrécit la double ouverture nasale, de telle sorte que l'aire totale des deux orifices soit au-dessous de 14 centimètres, on y entend un bruit qui est en rapport d'intensité avec la diminution de l'aire. Quant à l'ouverture postérieure des fosses nasales, comme elle est immobile et d'une étendue bien plus grande que l'ouverture extérieure, l'air doit la traverser sans qu'on entende rien.

3° *Isthme du pharynx.* — Cet orifice, d'une étendue considérable, peut être rétréci au moyen de l'abaissement du voile du palais et de l'élévation de la langue. Néanmoins il faut une certaine habitude pour lui donner un rétrécissement tel que l'air le traverse avec bruit.

4° *Orifice de la glotte.* — Cet orifice est essentiellement

(1) MM. Barth et Roger ne sont donc pas fondés à dire (*Traité d'auscultation*) que j'ai abandonné ma première théorie pour adopter celle de M. Spittal.

(2) Toutes ces expériences sont censées faites sur un homme adulte. La respiration aussi est censée normale à seize inspirations par minute.

mobile; son aire, prise dans l'écartement des cordes vocales inférieures, est de 15 centimètres. Cette aire peut être diminuée progressivement jusqu'à occlusion complète, comme aussi elle peut être augmentée tellement que son diamètre soit celui du larynx. Dans ce dernier cas, les cordes vocales inférieures remplissent les ventricules, et les cordes supérieures s'effacent. Quand l'aire de la glotte est normale (15 centimètres), il s'y produit un bruit notable. Ce bruit augmente avec le rétrécissement de l'orifice; il diminue, et disparaît par son agrandissement.

5° *Ouverture du larynx.* — L'aire de cet orifice est d'environ 40 centimètres. Si l'on a dilaté autant que possible les lèvres, le pharynx, la glotte, et que le rhythme respiratoire soit normal (seize inspirations par minute), comme on l'a supposé jusqu'à présent, il ne se produira aucun bruit dans les voies respiratoires supérieures. Mais si l'on accélère les mouvements respiratoires au delà de quarante-cinq inspirations par minute, il se produit un bruit qui est perçu dans son *summum* d'intensité à la partie supérieure du cou, et qui ne peut se produire qu'à l'ouverture du larynx. En effet, les lèvres, le pharynx, la glotte, étant dilatés le plus possible, l'ouverture du larynx, qui est immobile, devient par là même le point le plus rétréci des voies respiratoires supérieures; et, cet orifice qui, à cause de l'étendue de sa surface, ne donnait pas de bruit quand l'air le traversait lentement, en produit un notable, du moment que, par suite de l'accélération de la respiration, le passage de l'air se fait en masse, et qu'il y a défaut de proportion entre cette masse et l'air de l'ouverture laryngée (1).

C'est donc un certain défaut de proportion entre l'orifice et

(1) Ceci nous explique pourquoi, après avoir coupé en travers la trachée d'un lapin, il se produit encore du bruit dans le poumon (Raciborski, *loc. cit.*, p. 726). C'est qu'alors la respiration est très accélérée; l'air arrive en masse par l'orifice trachéal et y produit un bruit qui vient retentir dans les vésicules pulmonaires.

l'air qui le traverse qui détermine le bruit, et plus le défaut de proportion est considérable, plus le bruit est intense. Chez un homme adulte dont la respiration est normale, il faut, pour qu'il y ait du bruit, que l'aire de l'orifice soit de 14 centimètres. Chez la femme, où le volume d'air inspiré est moindre, il suffit que l'aire de l'orifice soit de 6 à 7 centimètres (1); chez l'enfant, il sera bien moindre encore. Si le volume de l'air est, pour ainsi dire, augmenté par son passage en masse, dans les cas d'accélération de la respiration, les orifices donneront du bruit, bien que leur aire soit au-dessus de 14 centimètres pour l'homme et de 7 pour la femme. Mais si l'étendue de l'aire de l'orifice devenait par trop considérable, le passage de l'air, quelque instantané qu'on pût le supposer, ne produirait pas une masse assez forte pour qu'il en résultât du bruit.

Les diverses expériences qui viennent d'être exposées peuvent se reproduire sous une autre forme qui en rend l'intelligence encore plus facile. Si un homme adulte respire uniquement par un tube du diamètre de 7 ou 8 millimètres, il lui sera difficile de faire les inspirations et expirations en nombre normal sans qu'il se produise un bruit à l'orifice libre du tube. Pour que l'air traverse sans bruit cet orifice, dont l'aire est au-dessous de 15 centimètres, il faudra que son passage s'y fasse très lentement; mais il en résultera bientôt une sensation de gêne et d'anxiété qui empêchera de continuer l'expérience. Si, au contraire, le diamètre du tube est, comme celui de la trachée, de 19 ou 20 millimètres, on pourra respirer très à l'aise et sans aucun bruit; l'orifice extérieur du tube n'en donnera que dans les respirations au-dessus de 40 par minute (2). Enfin, si l'on se sert d'un tube plus large encore que le précédent, du diamètre de 3 centimètres environ, il ne

(1) Cette mesure de 7 centimètres est celle de l'aire glottique chez la femme.

(2) C'est pour cela que dans l'expérience de la vessie citée plus haut (p. 9), il faut prendre un tube du diamètre de la trachée. Un tube à calibre étroit ferait manquer l'expérience en produisant du bruit à ses extrémités.

se produira jamais du bruit à son orifice, quelque rapides que soient les inspirations et expirations; parce que l'air qui sert à la respiration d'un homme n'est jamais en masse assez considérable pour se trouver avec un tube de 3 centimètres de diamètre en un défaut de proportion suffisant pour déterminer du bruit.

J'ai spécifié avec intention que ces expériences devaient être faites par un homme adulte. On comprend, en effet, que si elles étaient répétées par une femme ou par un enfant, il faudrait abaisser le chiffre du diamètre des tubes pour les accommoder ainsi à la quantité d'air respirée, qui est bien moindre chez la femme et l'enfant que chez l'adulte.

Pour en revenir aux divers orifices du système respiratoire, et pour apprécier l'importance pratique de chacun d'eux dans la production du bruit supérieur, nous dirons que les ouvertures des lèvres, des narines, du pharynx et du larynx, ne produisent du bruit que dans certaines circonstances anormales que nous avons suffisamment précisées. Quant à l'orifice de la glotte, il présente continuellement à l'air un obstacle qui le fait entrer en vibration. Le souffle glottique est donc le seul normal, le seul lié à l'accomplissement régulier des fonctions respiratoires, et le seul dont nous ayons par la suite à nous occuper. Remarquons aussi que ce bruit, étant placé le plus près possible du poumon, se trouve par là même dans une bonne condition pour retentir facilement dans l'arbre bronchique; tandis que les autres bruits, et notamment les nasaux et les labiaux, qui sont les plus extérieurs de tous, n'arrivent que difficilement dans l'intérieur de la poitrine.

Puisque le souffle glottique est un bruit normal comme la voix, nous allons maintenant l'étudier, tant en lui-même que dans son retentissement.

Nous savons que le souffle glottique est produit par l'air qui traverse l'orifice de la glotte, soit à l'inspiration, soit à l'expiration. Ce bruit est donc double, inspiratoire et expiratoire. Pour bien les apprécier l'un et l'autre, il faut ausculter le larynx, et ne pas se contenter de les écouter à distance. C'est la seule manière d'étudier convenablement leur forme, leur durée et leur intensité relatives.

La forme de ces bruits est celle d'un bruit de souffle; cette forme est la même dans l'inspiratoire et dans l'expiratoire. La durée des bruits glottiques est exactement la même que celle des mouvements respiratoires auxquels ils correspondent. Ainsi l'inspiration étant, dans l'état normal, à peu près double de l'expiration, il s'ensuit que le bruit inspiratoire est d'une durée deux fois plus grande que celle du bruit expiratoire. L'intensité du bruit glottique inspiratoire est notablement moindre que celle du bruit expiratoire; ce qui confirme la vérité de ce fait découvert par Legallois (1), que la glotte est plus resserrée à l'expiration qu'à l'inspiration.

Il y a quelques remarques à faire sur certaines modifications que l'âge apporte aux souffles glottiques. Ainsi, chez l'enfant, les deux bruits glottiques sont plus intenses que chez l'adulte; mais comme chez ce dernier l'expiratoire est toujours plus marqué que l'inspiratoire. Les deux bruits ont une durée égale; ce qui n'existe pas chez l'adulte où le bruit expiratoire est plus bref que l'inspiratoire. Ces deux différences d'intensité et de durée relatives des bruits chez l'enfant tiennent à l'accélération de la respiration, qui est bien plus grande dans l'enfance que dans l'âge adulte. C'est la même circonstance de respiration fréquente qui donne quelquefois aux bruits glottiques de certaines femmes les caractères de ceux des enfants. Au reste, nous reviendrons là-dessus à l'occasion des divers cas pathologiques qui modifient les bruits glottiques; occupons-nous maintenant de leur retentissement.

(1) Legallois ayant, chez de jeunes lapins, détaché le larynx de l'os hyoïde et des parties adjacentes, dit « que les cartilages aryténoïdes et la glotte avaient » des mouvements correspondants à ceux de la respiration. A chaque inspira- » tion, la glotte s'élargissait et devenait ronde; puis, pendant l'expiration, elle » se rétrécissait par le rapprochement des cartilages aryténoïdes entre eux. » (*OEuvres de Legallois*, t. I, p. 178, 1830.)

Les souffles glottiques peuvent s'entendre à distance. Au moyen de l'auscultation, on les perçoit sur la partie postérieure du cou et même sur le sommet de la tête; mais c'est dans la trachée et le poumon que leur retentissement offre le plus d'intérêt.

Les deux souffles glottiques retentissent dans la trachée avec les mêmes caractères de forme et de durée qu'ils ont au larynx ; seulement leur intensité y est un peu moindre, et cela se conçoit, car il est naturel que ces bruits aillent en s'affaiblissant, à mesure qu'ils s'éloignent du point de leur origine. Dans le poumon, le retentissement des bruits présente une particularité semblable à la précédente : c'est que leur intensité y est encore moindre qu'à la trachée, et cette intensité du retentissement pulmonaire va en diminuant des parties supérieures aux parties inférieures du thorax. Il est inutile de rappeler ici la raison de ce fait, que nous venons de donner à l'occasion du retentissement trachéal ; seulement nous ferons remarquer en passant que ce fait est un argument de plus en faveur de la théorie du retentissement : car si l'on voulait l'expliquer par l'hypothèse de Laënnec, il faudrait dire que l'air arrive avec plus de force dans les parties supérieures du poumon que dans les parties inférieures. Or, la pratique des vivisections nous apprend au contraire que les parties inférieures du poumon, à raison de leur contact avec le diaphragme, exécutent des mouvements bien plus étendus que les parties supérieures; ce qui suppose, par conséquent, un passage d'air plus considérable dans la base que dans le sommet du poumon.

Cette diminution dans l'intensité du retentissement des bruits glottiques, à mesure que l'on s'éloigne du lieu de leur origine, est surtout facile à constater chez les animaux qui ont un long cou. Ainsi, chez le cheval et la vache, le larynx, étant situé dans l'écartement des branches du maxillaire inférieur, est distant de 7 décimètres environ du poumon. Les bruits glottiques, quand on les ausculte sur le larynx même, ont une intensité égale à celle de l'homme ; mais cette intensité va en diminuant tout le long de la trachée, et dans le poumon elle est de beaucoup inférieure au retentissement pulmonaire de l'homme. Laënnec avait connaissance de ce fait. « Chez le cheval, dit-il, et probablement chez tous les herbivores, la respiration est si peu bruyante, qu'on l'entend à peine, même quand l'animal vient de courir (1). » Quelques lignes plus bas, il ajoute : « Chez le chien, le chat, et probablement chez tous les carnivores, la respiration est aussi facile à entendre que chez l'homme. » La raison de cette dissemblance que Laënnec ne donne pas, c'est que les herbivores, forcés de baisser la tête pour atteindre l'herbe, ont en général le cou long, tandis que les carnivores l'ont très court. Cela est si vrai, que les lapins, qui sont aussi herbivores, mais qui n'ont pas le cou long, ont la respiration pulmonaire aussi bruyante que le chat. Il est probable que la girafe, en raison de la longueur démesurée de son cou, possède à un haut degré le caractère que Laënnec reconnaît aux animaux herbivores, de respirer sans présenter des bruits pulmonaires notables.

Nous avons vu que les souffles glottiques retentissaient dans la trachée avec tous leurs caractères de force, de durée et presque d'intensité ; il n'en est pas de même de leur retentissement dans l'organe pulmonaire, qui d'abord change singulièrement leur forme primitive. En effet, le retentissement pulmonaire des bruits glottiques donne la sensation d'un murmure diffus résultant de la vibration de l'air dans la masse innombrable des bronches capillaires et des vésicules. La durée du retentissement vésiculaire ne peut pas être déterminée d'une manière collective pour les deux bruits glottiques, parce qu'elle diffère trop dans chacun d'eux. Nous allons donc l'étudier séparément pour le bruit inspiratoire et pour l'expiratoire. Nous poursuivrons ensuite l'appréciation des autres différences qui existent entre eux.

Le retentissement vésiculaire du bruit glottique inspira-

(1) *Traité d'auscultation*, t. I, p. 129, 1826.

toire est d'une durée exactement semblable à celle qu'il a à la glotte. Son intensité est à peu près la même, et il a au suprême degré le caractère vésiculaire. Au contraire, le retentissement expiratoire est toujours bien moins long et moins marqué que le bruit dont il émane; et il a la forme moins franchement vésiculaire que le retentissement inspiratoire. Voici à quoi tient cette différence : Le bruit glottique inspiratoire pénètre dans les vésicules avec l'air qui vient les remplir, et se divise pour ainsi dire en une multitude infinie de petits bruits séparés qui ont l'air de se produire dans le point même du thorax où l'oreille les perçoit; au contraire, le bruit glottique expiratoire tend à retentir dans le parenchyme pulmonaire dans le moment même où l'air qui en est le véhicule abandonne les vésicules. Ce bruit ne peut donc avoir qu'un retentissement vésiculaire très incomplet. Il nous donne à peu près la sensation d'un écho confus qui se passe dans les gros troncs, et qui a de la peine à traverser la couche molle et parenchymateuse du poumon pour arriver jusqu'à l'oreille.

Cette différence si grande d'intensité entre les retentissements des bruits glottiques inspiratoire et expiratoire est une difficulté de plus à la théorie de Laënnec; car, d'après cette théorie, les bruits vésiculaires étant produits directement par le frottement de l'air sur la muqueuse bronchique, on éprouve le plus grand embarras à expliquer pourquoi l'air, en sortant des vésicules, n'exercerait pas un frottement aussi considérable qu'en y entrant. Bien plus, en réfléchissant davantage à la théorie de Laënnec dans ses rapports avec le mécanisme de la respiration, il en découle naturellement une conséquence tout opposée à ce que l'observation nous présente. En effet, l'expiration se fait beaucoup plus vite que l'inspiration ; donc l'air sort des vésicules plus vite qu'il n'y entre ; donc le frottement exercé par l'air dans ces vésicules doit être plus fort à l'expiration qu'à l'inspiration; donc, d'après Laënnec, le bruit expiratoire devrait être plus intense que le bruit inspiratoire.

Les différents caractères des retentissements pulmonaires s'observent tels que nous les avons exposés quand on pratique l'auscultation sur la partie antérieure ou latérale du thorax; mais si l'on ausculte sur les omoplates, au niveau des troncs bronchiques, on peut remarquer des particularités dans le retentissement des bruits glottiques qui s'y fait. C'est ainsi que souvent les deux bruits y ont un retentissement dont la forme est moins vésiculaire qu'ailleurs, et se rapproche davantage du caractère trachéal; et le retentissement expiratoire, en perdant en partie, comme nous venons de le dire, la forme vésiculaire pour se rapprocher de la forme trachéale ou tubaire, y acquiert par là même plus d'intensité et plus de durée.

Il est facile de se rendre compte de cette modification des retentissements pulmonaires dans la région de l'omoplate, en considérant que souvent dans ce point les troncs bronchiques sont entourés d'une couche plus ou moins mince de parenchyme pulmonaire; que le retentissement qui s'y fait doit être composé de celui des tubes et de celui du parenchyme, et qu'il doit dès lors présenter réunis les caractères principaux des formes tubaire et vésiculaire.

Nous avons fait remarquer plus haut que le retentissement de la voix acquiert un caractère particulier à la région de l'omoplate, et que la présence souvent superficielle des bronches en cet endroit lui donnait une forme plus trachéale que dans les autres points du thorax. Il n'est pas étonnant dès lors que les bruits glottiques, qui pénètrent dans l'arbre bronchique de la même manière que la voix, présentent les mêmes résultats dans leur retentissement. Je vais, puisque le sujet m'y amène, montrer tous les rapports qui unissent la voix et le bruit respiratoire glottique. Cette exposition sera comme le résumé de tout ce que nous avons dit jusqu'à présent.

Les bruits glottiques et la voix ont lieu également à la glotte, et résultent de la vibration que l'air éprouve dans son passage à travers les cordes vocales. Ils sont les uns et les autres sous l'influence de la volonté, et susceptibles dès lors d'augmentation et de diminution; mais la voix est plus éclatante que le bruit glottique respiratoire, parce que, dans l'acte de la voix, la glotte est tout à la fois plus resserrée, et le volume d'air chassé plus brusquement que pendant la production des bruits glottiques.

La voix et le souffle glottique s'entendent à distance, bien qu'en proportion tout à fait différente. On peut aller jusqu'à dire qu'ils ont l'un et l'autre le même but physiologique, bien qu'à un degré différent. En effet, de même que la parole est la voix articulée, de même aussi le chuchotement est le souffle glottique expiratoire articulé. Aussi, tandis que l'un ne peut être perçu qu'à quelques pas, l'autre traverse des espaces considérables. Par l'auscultation, on les perçoit l'un et l'autre sur le sommet de la tête, à la nuque, etc. Leur retentissement dans le tube trachéal présente les mêmes caractères de durée, de forme et d'intensité qu'au larynx même. Dans le parenchyme pulmonaire, il est diffus, divisé dans la masse infinie des vésicules. Enfin, vis-à-vis de l'omoplate, le retentissement de la voix et du bruit glottique peut participer tout à la fois de la forme tubaire et de la forme vésiculaire; en un mot, il est tubo-vésiculaire.

La comparaison que nous établissons entre le retentissement vésiculaire de la voix et celui des bruits glottiques ne s'applique pas également bien aux deux souffles inspiratoire et respiratoire, puisque nous savons que les retentissements vésiculaires de ces deux bruits présentent entre eux de notables différences. L'un, le retentissement d'inspiration, est très marqué, parce qu'il se fait dans un moment où les vésicules se remplissent; l'autre, celui du bruit expiratoire, est peu appréciable, incomplet, parce qu'il se produit lorsque l'air abandonne les vésicules. Eh bien, le retentissement de la voix, qui est un phénomène d'expiration, a pour cela même plus de rapport avec le retentissement du bruit glottique expiratoire qu'avec celui du bruit inspiratoire. La voix ne tend à arriver dans les vésicules que lorsqu'elles se désemplissent; il en résulte un murmure confus, qui, à part l'éclat du son, présente, comme le bruit expiratoire, la sensation d'un écho lointain qui arrive difficilement à l'oreille.

Il nous reste, pour terminer l'histoire physiologique de l'auscultation de la voix et des souffles glottiques, à examiner leur mode de retentissement chez les enfants. Cet examen nous fournira de nouveaux éléments en faveur de la comparaison que nous venons d'établir entre eux.

Chez l'enfant, le retentissement trachéal des souffles glottiques se comporte comme chez l'adulte, c'est-à-dire que ces derniers sont perçus dans la trachée avec les mêmes différents caractères d'intensité, de forme et de durée qu'au larynx. Seulement, il faut observer que les enfants ont le cou très court et le larynx très rapproché du poumon. On comprend que cette disposition favorise singulièrement le retentissement, dans l'organe pulmonaire, des souffles glottiques, qui sont déjà si intenses chez les enfants. C'est ce qui a lieu en effet : les retentissements des poumons sont très marqués ; ils le sont tellement qu'on les perçoit très bien sans avoir préalablement débarrassé l'enfant des vêtements plus ou moins épais qui couvrent le thorax (1).

Mais en sus de cette intensité exagérée, les retentissements pulmonaires des bruits glottiques présentent d'autres modifications très importantes. Ils sont moins vésiculaires que chez l'adulte, et se rapprochent davantage de la forme tubaire; ils sont tubo-vésiculaires. Dès lors, le retentissement expiratoire y présente la même durée et la même intensité que le bruit glottique lui-même (2).

(1) Cette remarque est de Laënnec. Je saisis cette occasion pour avertir qu'il y en a plusieurs de ce médecin et d'autres observateurs, consignées dans ce mémoire sans citation du nom de leurs auteurs. J'ai agi ainsi à propos de tous les faits généralement connus et rebattus dans les divers traités d'auscultation.

(2) Ce fait a été observé par M. Taupin. *Chez les enfants*, dit-il, *le bruit*

On voit que ces retentissements pulmonaires des enfants ont les mêmes caractères que ceux qui existent chez certains adultes, au niveau des troncs bronchiques. C'est parce que la disposition anatomique qui en rend compte pour les adultes, et qui est circonscrite à la région de l'omoplate, se retrouve dans tout le thorax des enfants. Effectivement chez les enfants, la présence du thymus diminue notablement la quantité du parenchyme pulmonaire. Il est vrai que cette substance pulmonaire, toute minime qu'elle est, se trouve encore assez proportionnelle au diamètre exigu des tubes bronchiques ; mais si nous la comparons avec l'intensité des bruits glottiques qui retentissent dans ces tubes, nous voyons qu'elle est hors de toute proportion avec ces bruits exagérés.

Remarquons maintenant, comme complément de ce qui précède, que le retentissement de la voix chez l'enfant est distinct, tubo-vésiculaire, et paraît se faire immédiatement sous l'oreille. Il ressemble dès lors à celui que l'on observe chez certains adultes, au niveau des bronches. Voilà qui confirme la double comparaison que nous avons faite : 1° entre le souffle glottique et la voix ; 2° entre le poumon des enfants et celui des adultes vis-à-vis l'origine des bronches.

Ces divers résultats ne sont guère observés après l'âge de quinze mois ou de deux ans. A dater de cette époque, le retentissement de la voix et des bruits glottiques se comporte comme celui des adultes, c'est-à-dire que la voix devient diffuse, les souffles glottiques perdent leur forme tubaire pour être entièrement vésiculaires, et dès lors le retentissement expiratoire n'a plus une durée ni une intensité semblables à celles du bruit dont il est le résultat. Tous ces changements tiennent à l'augmentation de la substance pulmonaire, et à la disparition du thymus ; et, chose remarquable, les caractères puérils du retentissement de la voix et des bruits glottiques

expiratoire est puéril comme l'inspiration. (*Diagnostic des maladies des enfants*, dans *Revue médicale*, janvier 1839, p. 55.)

reparaissent quelquefois dans l'extrême vieillesse, lorsque la substance pulmonaire diminue de nouveau, par suite de l'atrophie qui envahit tous les organes au déclin de la vie. « Chez les vieillards dont les poumons sont atrophiés, disent MM. Hourmann et Dechambre, on perçoit une respiration bronchique universelle... La résonnance de la voix est forte et bruyante, au point de rappeler la bronchophonie (1). »

Là se termine ce que nous avions à dire sur la voix et le souffle glottique considérés à l'état normal. Nous allons maintenant faire leur histoire pathologique.

De la voix considérée à l'état pathologique. — Ce que j'ai à dire sur la résonnance pathologique de la voix n'est guère que la reproduction de tout ce que l'on connaît à ce sujet. C'est une raison de plus pour être aussi court que possible.

Lorsque les vésicules d'une portion notable du poumon deviennent imperméables à l'air, par suite d'une hépatisation, d'une compression par un liquide pleurétique, etc., etc., le retentissement vocal des tubes bronchiques sous-jacents à la portion imperméable s'entend dans toute sa pureté. Il est circonscrit, tubaire, comme celui de la trachée. Cette résonnance s'appelle *bronchophonie*. Le même résultat s'observe lorsqu'une cavité accidentelle, telle qu'une caverne tuberculeuse, se forme dans le poumon, et qu'elle est vide. Ce retentissement dans les cavités anormales ressemble encore plus à la résonnance trachéale que celui des tubes bronchiques, parce que leur capacité est souvent plus grande que celle de ces derniers. On dirait alors que le malade vous parle à l'oreille ; c'est pour cela que cette variété de résonnance s'appelle *pectoriloquie*. Mais, il faut bien remarquer que la bronchophonie et la pectoriloquie ne sont que deux degrés différents du retentissement circonscrit ou tubaire, et elles tiennent surtout au diamètre des cavités normales ou anormales qui les produisent. Aussi, quelquefois la véritable pectoriloquie pro-

(1) *Archives de médecine*, 1835, novembre, p. 548.

viendra d'une simple bronche entourée d'un tissu hépatisé ; cette observation, qui a été faite d'abord par M. Cruveilhier (1), se confirme journellement dans la pratique ; la pectoriloquie se fera entendre à plus forte raison s'il y a une dilatation bronchique. D'autres fois, une caverne existera, et elle ne donnera lieu qu'à une pectoriloquie légère, en tout semblable à la bronchophonie.

Quand les cavités naturelles ou accidentelles sont entourées d'un tissu complétement imperméable, la forme du retentissement est pure et semblable à celui de la trachée. Quand, au contraire, il y a autour de la cavité un reste de vésicules perméables, la résonnance ressemble à celle que l'on entend chez certains adultes vis-à-vis les bronches. Le retentissement tubaire y est voilé par celui qui se fait dans les vésicules ; il est tubo-vésiculaire.

Il peut arriver cependant que les tubes bronchiques soient entourés d'un tissu complétement imperméable, et que néanmoins on perçoive difficilement les résonnances tubaires. Cela peut être observé : 1° lorsque ces tubes sont éloignés de la paroi thoracique, soit qu'ils occupent le centre d'un poumon, soit qu'ils soient refoulés profondément à l'intérieur du thorax, par la présence d'un épanchement pleural très abondant ; 2° lorsque le calibre des tubes bronchiques est d'un petit diamètre, comme il y en a à la base des poumons ; 3° enfin, lorsque l'imperméabilité de la substance pulmonaire qui environne les bronches tient à certaines lésions de consistance mollasse, telles que l'œdème, un engorgement passif, etc., qui n'ont pas plus que le parenchyme sain la propriété de conduire jusqu'à l'oreille la résonnance distincte et circonscrite qui se fait dans l'intérieur des tubes bronchiques.

Le retentissement de la voix acquiert quelquefois un caractère particulier de chevrotement, qui le fait ressembler à la

(1) *An omnes pulmonum excavationes insanabiles?* Thèse pour l'agrégation, 1823.

voix de la chèvre, et qui pour cela s'appelle *ægophonie*. Quand il est bien marqué, ce chevrotement affecte toutes les paroles prononcées; s'il est peu apparent, on l'observe seulement sur les syllabes les plus retentissantes, telles que celles en *on* ou en *an*. La cause de ce mode de résonnance n'est pas bien connue. On l'observe ordinairement dans la pleurésie et même la pleuro-pneumonie. Elle existe aussi lorsque des tumeurs compriment les grosses bronches ou la trachée; j'en ai observé deux cas, dans lesquels la tumeur était constituée par un anévrysme de l'aorte. A ce sujet, je ferai remarquer que certains goîtreux ont la voix égophone; c'est une observation facile à faire dans les localités où le goître est endémique.

Il ne faut pas, ainsi que le recommande M. Piorry, confondre l'égophonie déterminée localement par une pleurésie, une pleuro-pneumonie, avec celle qui tient au retentissement naturel de la voix primitivement égophone. La première ne s'entend que dans le point malade; la seconde occupe les deux poumons.

On voit d'après cela que l'égophonie est une modification qui peut s'appliquer également à la forme vésiculaire ou tubaire du retentissement vocal. Mais, comme dans le dernier cas, le retentissement est plus éclatant que dans l'autre, l'égophonie en est elle-même plus marquée, et c'est ainsi qu'on l'observe ordinairement dans la pleurésie ou dans certaines pleuro-pneumonies.

Du souffle glottique considéré à l'état pathologique. — Il peut être augmenté, diminué, perverti.

Nous savons que le souffle glottique est d'autant plus fort qu'il y a défaut de proportion plus considérable entre le volume d'air respiré et l'ouverture glottique. Ce défaut de proportion dès lors existe : 1° quand l'air traverse rapidement la glotte; 2° quand la glotte est simplement resserrée. La première de ces deux conditions nous a rendu compte déjà de l'intensité du bruit glottique chez les enfants et certaines femmes. Elle nous explique de même l'exagération de ce bruit dans tous les cas où il y a fréquence pure et simple de la respiration. C'est pour cela que les souffles glottiques sont très forts, après un violent exercice musculaire, dans la pneumonie, la pleurésie aiguë, certaines phthisies, etc... Ils le sont également dans les dyspnées qui tiennent simplement à la fièvre, comme dans le stade de frisson et de chaleur des fièvres intermittentes, dans la fièvre typhoïde, etc... La seconde condition, celle du resserrement de la glotte, nous apprend pourquoi les souffles glottiques sont si intenses dans les cas de spasme de la glotte chez les hystériques.

Nous avons vu que quand la respiration est accélérée au-dessus de 40 ou de 45 inspirations par minute, il se produit un bruit à l'orifice supérieur du larynx. Ce bruit s'ajoute, dans cette circonstance, au bruit glottique, mais il est moins fort que lui, parce que l'ouverture supérieure du larynx est bien moins étroite que l'orifice glottique. Cependant, dans certains cas, il devient très intense : c'est lorsqu'il y a rétrécissement de l'ouverture laryngienne, lorsque, par exemple, il y a œdème des ligaments aryténo-épiglottiques. D'autres circonstances pathologiques peuvent de même déterminer un rétrécissement anormal dans certains points du tube laryngo-trachéal, et produire des bruits dont la forme est la même que celle du bruit glottique. C'est ainsi qu'il s'en produira par le fait même de l'existence d'abcès sous-muqueux, de gonflement de la muqueuse et des cartilages dans les phthisies laryngées, de compression du larynx et de la trachée par des tumeurs de toute sorte. Il y en aura également dans les cas d'ouverture accidentelle du larynx et de la trachée, avec ou sans canule, lorsque l'individu respirera entièrement par l'orifice artificiel. Ces différents bruits, entièrement anormaux par le siége, peuvent avoir la forme normale du souffle glottique; nous verrons ailleurs dans quelles circonstances ils s'en éloignent pour revêtir des caractères particuliers.

Les bruits glottiques sont diminués, et même nuls, dans les circonstances inverses des précédentes : 1° quand la respiration est très lente, et que l'air s'insinue doucement à travers la glotte, comme dans la lipothymie; 2° dans certaines dyspnées hystériques, où la glotte est dilatée d'une manière spasmodique.

Il arrive souvent que les bruits produits, soit à la glotte, soit à quelque rétrécissement ou orifice accidentel du tube laryngo-trachéal, perdent leur forme normale de souffle, pour acquérir certains caractères de ronflement, de sifflement, etc. Nous parlerons, à l'article des bruits anormaux, de ces différentes transformations.

Si maintenant nous examinons l'intensité et la durée relatives des deux bruits à l'état pathologique, nous ferons remarquer d'abord que le bruit d'expiration est, de même qu'à l'état sain, toujours plus fort que celui d'inspiration : on ne trouve guère d'exception à cette règle que dans l'œdème de la glotte, où le bruit inspiratoire est notablement plus fort que l'expiratoire. Quant à leur durée respective, elle peut présenter les trois variétés suivantes : 1° Le bruit inspiratoire est comme à l'état normal, plus long que l'expiratoire; mais il l'est dans une proportion tout à fait exagérée On l'observe ainsi dans certains spasmes glottiques, et dans l'œdème des replis aryténo-épiglottiques. 2° D'autres fois, c'est le bruit expiratoire qui est beaucoup plus long que l'inspiratoire, comme, par exemple, dans l'asthme de Floyer et de Robert Brée. 3° Quelquefois, enfin, les deux bruits glottiques sont d'une durée égale ; et cela se voit ainsi dans tous les cas où la respiration est accélérée, dans la pneumonie, les accès de fièvre intermittente, etc. Cette égalité de durée des deux souffles glottiques ne paraît pas tenir à l'allongement de celui d'expiration, mais bien au raccourcissement de celui d'inspiration, qui, je l'ai déjà dit, est plus long que l'autre dans l'état normal.

Il va sans dire que le retentissement des bruits modifiés comme nous venons de l'exposer se comporte de la même manière qu'à l'état normal, si toutefois l'organe pulmonaire est supposé parfaitement sain. Ainsi, ces deux bruits retentiront dans la trachée avec leurs différents caractères d'intensité, de durée et de forme, soit à l'inspiration, soit à l'expiration. Leur retentissement dans la poitrine aura une forme vésiculaire, et tandis que le retentissement inspiratoire y présente la même durée et à peu près la même intensité qu'au larynx même, le retentissement expiratoire sera beaucoup plus bref et plus faible que le bruit dont il émane.

Il résulte de là que lorsque le souffle glottique sera nul ou faible, son retentissement sera lui-même nul ou faible. Il ne faudra pas en conclure, comme Laënnec, qu'alors l'air arrive faiblement dans le poumon, ou même qu'il n'y arrive pas du tout, mais seulement qu'il y arrive sans produire de bruit à la glotte. Quand, au contraire, les souffles glottiques sont exagérés, leurs retentissements le seront aussi, et l'on ne verra là que le résultat d'un passage d'air plus difficile et plus bruyant à l'orifice glottique.

Quand le retentissement vésiculaire est très marqué, on l'appelle *puéril* par comparaison avec celui des enfants. On l'observe ordinairement chez les individus affectés de pneumonie, et dans les points non envahis par l'inflammation ; on dit qu'il se produit alors, parce que les parties saines de l'organe pulmonaire admettent plus d'air qu'avant la maladie, comme pour suppléer aux portions de poumons qui ne respirent plus. Là-dessus j'ai quelques remarques à faire. 1° Le mot *puéril* ne me paraît pas exact pour l'appliquer aux bruits vésiculaires des adultes, quand ils sont simplement exagérés. Car les retentissements pulmonaires des enfants ne sont pas seulement intenses, ils ont encore une forme tubo-vésiculaire, qui est bien observée quelquefois avec tous ses caractères chez certains adultes, au niveau des deux bronches, mais qui, chez eux, ne s'entend que là ; on ne l'observe jamais ailleurs, quand le poumon est parfaitement sain, quelque exagération que l'on suppose au retentissement vésiculaire. 2° La théorie que l'on donne des bruits dits *puérils* repose sur une hypothèse que rien n'autorise. Car pour être fondé à admettre que chez les pneumoniques il arrive une masse d'air surabondante dans les portions pulmonaires saines, il faudrait que chez eux les mouvements respiratoires, dont l'étendue doit être considérée comme la stricte mesure de l'air respiré, fussent d'une amplitude exagérée. Or, ces mouvements ne présentent sous ce rapport rien d'extraordinaire dans le côté sain; et dans le côté malade ils sont presque nuls, et empêchés par la douleur vive de la névrite intercostale. Et cependant, même dans le côté affecté, où les mouvements respiratoires sont si obscurs, il y a souvent des portions de poumons considérables, qui ne sont pas envahies par l'inflammation et qui donnent lieu à un bruit puéril dont l'intensité est la même que celle du bruit puéril qui s'entend dans le côté sain.

Mais pourquoi les bruits vésiculaires sont-ils si marqués chez les pneumoniques? C'est que chez eux les souffles glottiques sont exagérés à cause du passage rapide de l'air à l'orifice glottique. Lorsque des parties du poumon sont envahies par l'inflammation, et partant impropres à l'hématose, la respiration devient fréquente pour compenser ce qu'elle a perdu en profondeur, et c'est seulement dans ce sens que l'on peut dire que les parties saines du poumon suppléent celles qui sont enflammées. On voit, par là, que la cause qui rend les bruits vésiculaires intenses chez les pneumoniques est la même que celle qui les exagère chez les enfants, c'est-à-dire la fréquence de la respiration. On prévoit aussi que les retentissements vésiculaires seront exagérés dans tous les cas où il y aura une intensité remarquable des bruits laryngés, quels qu'en soient le mécanisme ou le siége. C'est ainsi qu'on trouvera des bruits vésiculaires puérils, après un violent exercice musculaire, dans la pleurésie aiguë, certaines phthisies, dans les accès de fièvre intermittente, dans la fièvre typhoïde, le spasme glottique, l'œdème de la glotte, les divers rétrécissements ou compressions du larynx et de la trachée, les ouvertures accidentelles du tube laryngo-trachéal, avec ou sans canule, etc., etc.

C'est ici le lieu de relever une erreur qui a échappé à Laënnec. Ce célèbre pathologiste dit (1) que : « Quelques efforts d'inspiration qu'il fasse, un adulte sain ne peut rendre à sa respiration l'intensité qu'elle avait dans l'enfance. » Nous sommes en fond de répondre par la proposition contraire, c'est que dans toutes les inspirations courtes ou longues un adulte sain peut donner à ses bruits pulmonaires l'intensité puérile. Il faut pour cela renforcer le souffle glottique inspiratoire, ce qui est la chose du monde la plus facile. Cependant, bien que cette expérience soit immanquable, décisive et à la portée de tout le monde, on pourrait m'objecter contre elle cet autre passage de Laënnec (2) : « D'autres fois les malades, s'imaginant qu'on leur demande quelque chose d'extraordinaire, cherchent à dilater la poitrine de toute la puissance de leurs muscles, ou bien ils font plusieurs inspirations de plus en plus fortes, sans expirer dans l'intervalle, et dans ces cas on n'entend presque jamais rien. » Cette observation de Laënnec est vraie; quelques malades, en effet, troublés par l'invitation qu'on leur fait de respirer font des inspirations fortes, comme convulsives. Mais, qu'on y fasse attention, on verra que ces inspirations exagérées s'accompagnent d'une dilatation de la glotte, qui les rend plus ou moins silencieuses d'abord au larynx, et ensuite par conséquent dans le poumon. Il n'y a donc rien en cela d'opposé à la théorie que je soutiens; bien au contraire, on y trouve un argument de plus en sa faveur. Il n'en est pas de même des idées de Laënnec qui se plient difficilement à ce fait; cet auteur en est convaincu lui-même, car il le présente comme une chose inconcevable par laquelle il admet quelques lignes plus bas : *Que les bruits pulmonaires supposent dans le poumon une*

(1) *Auscultation médiate*, t. I, p. 50, 1826.

(2) *Ibid.*, p. 44.

action propre à cet organe qui n'est pas lié nécessairement à une forte inspiration.

D'autres fois, ces inspirations fortes, mais silencieuses, chez les individus qu'on engage à respirer, sont accompagnées d'expirations qui donnent lieu à un bruit glottique ou labial considérable, et pourtant l'auscultation des poumons ne fait pas percevoir des bruits plus marqués que dans le cas précédent. Cela n'a encore rien d'étonnant, car nous savons que chez les adultes les bruits glottiques expiratoires les plus forts ne produisent jamais dans le poumon qu'un retentissement peu appréciable, et dès lors les bruits vésiculaires, intenses et puérils, ne sont jamais que des résultats d'inspiration.

La théorie de Laënnec sur la production des bruits respiratoires, qui a laissé, comme nous avons vu, plusieurs faits inexpliqués, n'est pas plus heureuse pour rendre compte des bruits puérils. C'est pour être conséquent à cette théorie que l'on a été obligé d'admettre l'hypothèse gratuite d'une plus grande pénétration d'air dans les parties saines du poumon chez les pneumoniques. Je ne sais trop comment on pourrait rendre compte avec elle des bruits vésiculaires exagérés dans certains cas de rétrécissements du larynx et dans les ouvertures accidentelles du tube laryngo-trachéal ; je crois qu'on y serait fort embarrassé. Au contraire, la théorie du retentissement nous indique clairement le mécanisme des bruits pulmonaires exagérés, en nous montrant qu'ils sont le résultat pur et simple de toute exagération dans le bruit laryngé, quelle qu'en soit la cause. C'est donc avec raison que j'ai été étonné de voir M. Stokes (1) reprocher à la théorie que j'ai émise de ne pas rendre compte des bruits puérils. Je ne peux pas comprendre sur quoi cet auteur se fonde pour lui faire ce reproche.

Jusqu'à présent nous avons supposé que rien ne s'opposait au libre retentissement des souffles glottiques dans l'arbre bronchique ; nous allons voir maintenant qu'il peut être em-

(1) *Treatise of the diseases of the chest.* Dublin, 1837, p. 251.

pêché dans certaines circonstances. Les bruits du larynx cesseront de retentir dans les voies respiratoires inférieures toutes les fois que la continuité de ces voies sera interrompue par une cause quelconque, telle qu'une obstruction de bronche par un corps étranger ou du mucus, un gonflement de la muqueuse, une compression, etc. Ainsi, on m'a cité le cas d'un jeune enfant chez qui un haricot s'était introduit par le larynx jusqu'à la bronche droite où il s'était arrêté, et l'on m'a assuré que dans le poumon droit on n'entendait aucun bruit, tandis qu'il y en avait dans le poumon gauche. M. Piorry rapporte (1) l'observation intéressante d'un homme qui, à la suite d'une légère bronchite, fut affecté d'une grande dyspnée. Les deux côtés de la poitrine étaient sonores à la percussion; le murmure respiratoire était très fort dans le poumon gauche, mais nul dans le poumon droit. M. Piorry soupçonna une oblitération de la bronche droite par le mucus, et donna des boissons chaudes dans le but de l'expulser. Effectivement, au bout de deux heures environ, et après une quinte de toux, le malade rendit un fragment de mucosité concrète dont la forme rappelait celle d'une limace. Après cela, la dyspnée fut dissipée, et le murmure respiratoire reparut dans le côté droit de la poitrine.

Le mucus est ainsi la cause ordinaire des oblitérations bronchiques, qui sont bien plus fréquentes dans les rameaux que dans les troncs des bronches. On les observe surtout dans les catarrhes avec expectoration difficile, dans ceux que Laënnec appelait justement *catarrhes secs*; et ce qui prouve qu'il y a alors obstruction de quelques rameaux bronchiques par du mucus, c'est que le retentissement vésiculaire manque d'abord dans un point plus ou moins circonscrit, et qu'ensuite il y reparaît après une expectoration difficile. Il va sans dire que lorsqu'il y a ainsi interruption de continuité dans les voies bronchiques, les bruits du larynx cessent de retentir

(1) Piorry, *Traité du diagnostic*. Paris, 1840, t. I, p. 473.

dans une étendue du poumon qui est proportionnelle au diamètre des tubes obstrués.

D'autres fois les voies bronchiques cessent d'être perméables à l'air seulement dans leur partie terminale; alors l'oblitération les affecte en masse, et marche, pour ainsi dire, de bas en haut. C'est ce qui arrive dans les différentes altérations de la substance pulmonaire, telles que l'hépatisation, la splénisation, l'œdème, les infiltrations tuberculeuses, les épanchements pleurétiques, etc., qui agissent, soit en comprimant les vésicules et les bronches capillaires, soit en les obstruant de différents produits. Dans ces altérations, le retentissement vésiculaire sera nul au point affecté, puisque l'air qui en est le véhicule cesse d'y être admis. Enfin, il peut arriver que le retentissement vésiculaire de l'inspiration se fasse en deux temps séparés. Ce symptôme singulier, qu'on rattache à la tuberculisation, n'a pas une signification pathologique bien arrêtée.

Une modification très importante dans le retentissement pulmonaire des bruits glottiques est la suivante. Ce retentissement, au lieu de la forme vésiculaire qu'il a dans l'état sain, donne en certains points une forme tubaire plus ou moins semblable à celle du retentissement de la trachée. Il provient des tubes bronchiques, ou bien de certaines cavités anormales vides qui communiquent librement avec les tubes bronchiques, et qui peuvent dès lors être considérées comme des annexes ou des renflements de ces tubes.

Le retentissement tubaire des bruits glottiques respiratoires dans le poumon présente, comme celui de la trachée, tous les caractères de forme, de durée et d'intensité des souffles glottiques eux-mêmes. Il y a seulement quelques nuances qui tiennent à la différence de capacité des cavités, soit naturelles, soit pathologiques, où viennent retentir les bruits. C'est ainsi que le retentissement des tubes de petit diamètre est moins *plein* que celui de la trachée et des cavernes spacieuses.

Il faut bien remarquer que les affections du poumon qui donnent lieu à la perception des retentissements tubaires sont ordinairement accompagnées d'une fréquence notable de la respiration. Or, nous savons que la fréquence de la respiration renforce l'intensité des souffles glottiques, en précipitant le passage de l'air à la glotte. Il s'ensuit donc que les retentissements tubaires qui représentent fidèlement dans le poumon les caractères des bruits qui se passent à la glotte, seront d'une intensité remarquable, surtout le retentissement du bruit expiratoire, qui, comme nous le savons aussi, est toujours plus fort que le bruit glottique d'inspiration. On conçoit également que si les lésions qui font percevoir les retentissements tubaires sont accompagnées d'une fréquence de la respiration qui renforce ces retentissements pathologiques, on doive entendre un retentissement vésiculaire exagéré dans les portions du poumon non affectées C'est ce qui s'observe en effet ; toutes les fois qu'il existe un retentissement tubaire bronchique ou caverneux, il y a ordinairement des bruits puérils dans les endroits qui sont entièrement sains.

Dans cette circonstance, l'auscultation comparative des deux côtés de la poitrine présente une différence qui, au premier abord, paraît singulière. Dans le côté malade, le retentissement du bruit expiratoire est plus marqué que celui du bruit inspiratoire, parce qu'ils sont tubaires l'un et l'autre, et que dès lors ils existent dans la poitrine avec les caractères d'intensité relative qu'ils ont au larynx. Dans le côté sain, au contraire, le retentissement s'entend surtout à l'inspiration, parce que le bruit expiratoire, bien que plus marqué à la glotte, arrive à peine dans les vésicules qui, pour la plupart, se vident d'air dans le moment où il se fait (1).

(1) Le docteur Jackson, de Boston, a montré le premier que le souffle expiratoire était beaucoup plus long que le bruit vésiculaire expiratoire (*Mémoires de la Société médicale d'observation*, Avertissement, Paris, 1837, p. 14). Il devait lui être bien difficile de se rendre compte de ce fait d'après la théorie de Laënnec.

Quelles sont les conditions nécessaires à la perception des retentissements tubaires? Il faut : 1° que les cavités où ils se produisent soient superficielles, comme les cavernes le sont souvent, comme la trachée l'est à l'état normal; 2° si elles sont profondes, il faut que le tissu pulmonaire qui les entoure soit imperméable à l'air, 3° et que la lésion qui a produit l'imperméabilité des vésicules soit de nature à transporter le retentissement tubaire de la cavité où il se passe, jusqu'à l'oreille. Or, toutes les lésions capables de rendre les vésicules imperméables n'ont pas également la propriété de conduire le retentissement tubaire; quelques-unes jouissent de cette propriété à un haut degré, tandis que d'autres ne l'ont pas ou presque pas. Sous ce rapport nous mettrons en première ligne l'hépatisation, qui nous fait percevoir le retentissement des tubes les plus profonds aussi purement que s'ils étaient superficiels (1). Vient ensuite l'épanchement pleurétique : déjà, dans cette lésion, les retentissements tubaires des bruits glottiques sont souvent moins éclatants que dans les cas d'hépatisation; et lorsque le liquide est en quantité considérable ou mélangé avec d'autres produits inflammatoires, on ne les entend pas. L'infiltration tuberculeuse me paraît occuper le troisième rang. Je sais bien que c'est dans les cas de cavernes tuberculeuses que les retentissements ressemblent le plus à ceux de la trachée; mais cette grande intensité tient à la capacité des cavernes et surtout à leur position superficielle; quand le tissu pulmonaire est infiltré de tubercules, soit autour des cavernes, soit autour des tubes bronchiques, les retentissements tubaires ne sont pas à coup sûr aussi marqués qu'ils le sont pour une épaisseur équivalente de tissu hépatisé. Les autres altérations

(1) Quand le poumon est hépatisé dans sa presque totalité, qu'il n'est susceptible que d'une expansion et d'un retrait minimes, et que dès lors l'air n'a qu'un mouvement très obscur dans les tubes bronchiques, expliquera-t-on par un passage d'air considérable dans ces tubes le souffle bronchique intense qu'on entendra dans cette circonstance? N'est-on pas forcé d'admettre encore ici que le souffle bronchique n'est qu'un bruit de retentissement?

du poumon, telles que la splénisation, l'œdème, etc., même quand elles sont portées au point d'oblitérer les vésicules, conduisent très peu le retentissement qui se passe dans les tubes; elles n'ont par conséquent d'autre symptôme physique que l'abolition ou la faiblesse du retentissement vésiculaire. L'épanchement gazeux des plèvres est également mauvais conducteur. Voici un fait intéressant qui le prouve, et qui démontre en sus la conductibilité de l'épanchement liquide. J'ai vu dans le temps, à la clinique de M. Fouquier, un jeune homme affecté d'hydro-pneumothorax à gauche. Quand le malade était placé horizontalement sur le dos, que le gaz pleural occupait la partie moyenne et antérieure du thorax, et que le liquide dès lors se trouvait à la base et au sommet de la cavité pleurale, on entendait sous la clavicule gauche, et d'une manière très marquée, le retentissement des souffles glottiques qui se passait dans la partie sous-claviculaire de la trachée. Quand ensuite, le malade étant sur son séant, le liquide occupait toute la partie inférieure du thorax, et que le gaz remontait sous la clavicule, on n'y entendait plus rien.

Lorsque l'altération de tissu qui donne lieu à la perception du retentissement tubaire le conduit néanmoins avec une médiocre intensité, il peut se faire que les retentissements tubaires des bruits glottiques n'arrivent pas l'un et l'autre à l'oreille. L'inspiratoire, qui est le moins fort des deux, se perd pour ainsi dire dans le trajet, et l'expiratoire seul conserve assez d'intensité pour être entendu. Cette particularité assez singulière peut être observée surtout dans les cas d'épanchement pleurétique.

Les retentissements des souffles glottiques dans les cavités bronchiques ou caverneuses n'arrivent à l'oreille avec leur forme tubaire pure que lorsque les altérations qui déterminent leur perception ont envahi toute la portion de parenchyme placée entre la paroi thoracique et la cavité qui est le siége du retentissement tubaire; car lorsque cette portion parenchymateuse n'est pas envahie tout entière, le retentissement tubaire est modifié par le retentissement vésiculaire qui s'y passe; et il l'est différemment suivant que la proportion des parties saines est plus ou moins considérable.

Supposons d'abord que le parenchyme pulmonaire sain soit superposé en couche assez épaisse à l'altération qui entoure les cavités normales ou anormales d'où part le retentissement tubaire. Dans ce cas il y aura, entre ce dernier et le retentissement vésiculaire, un mélange pour ainsi dire à partie égale. Le retentissement complexe qui en résultera réunira les principaux caractères des deux précédents : il aura la forme vésiculaire de l'un, et, comme l'autre, il présentera pour les deux bruits l'intensité et la durée relatives qu'ils ont au larynx. Cette forme tubo-vésiculaire est donc tout à fait semblable à celle que l'on perçoit chez les jeunes enfants, et chez quelques adultes à la naissance des bronches ; elle est à la fois physiologique et pathologique, et pourrait être appelée *puérile* bien plus justement que l'exagération pure et simple des bruits vésiculaires. Elle suppose, tant à l'état sain qu'à l'état morbide, une couche vésiculeuse, saine, superficielle, qui est assez épaisse pour avoir un retentissement notable, mais qui ne l'est pas assez pour empêcher la propagation du retentissement tubaire qui a lieu à sa limite. C'est cette forme complexe de retentissement qui porte le nom de bruit d'*expiration prolongée*. Nous verrons plus loin qu'on donne aussi le même nom à une forme de râle.

Si la proportion de la partie saine du poumon sur la partie altérée est plus petite que dans le cas de la supposition précédente, d'autres modifications surviennent aux retentissements pulmonaires. Comme les vésicules non affectées sont en quantité minime, le bruit glottique inspiratoire y retentit avec une faible intensité, et il y est perçu tout seul; car le bruit expiratoire, qui n'arrive dans la substance vésiculeuse que dans des conditions, comme l'on sait, très défavorables, et qui n'y produit jamais qu'un murmure confus et incomplet, ne trouve pas ici assez de vésicules pour que son retentissement y soit appréciable. Il suit de là que le mélange des retentissements tubaire et vésiculaire ne se fait plus, comme précédemment, à partie égale, et dès lors le retentissement du bruit inspiratoire a un caractère bien plus tubaire que vésiculaire; tandis que celui du bruit expiratoire a la forme tubaire pure.

Ces diverses combinaisons de retentissement pulmonaire peuvent se présenter successivement dans le cours de la même affection, lorsque l'altération qui fait ressortir les bruits tubaires marche des parties profondes aux parties superficielles; je les ai trouvées souvent toutes réunies dans des cas de pleuro-pneumonie. Voici le résumé succinct d'une de ses observations : L'hépatisation occupait la partie supérieure et postérieure du poumon droit; il y avait en ce point retentissement tubaire pur des bruits inspiratoire et expiratoire, et matité complète à la percussion. Partout ailleurs les retentissements vésiculaires étaient normaux, c'est-à-dire très marqués à l'inspiration, faibles et brefs à l'expiration. Le lendemain, je remarquai que sous la clavicule du côté malade les retentissements inspiratoire et expiratoire étaient tubo-vésiculaires, et que ce dernier, dès lors, avait avec la forme vésiculaire la même force et la même durée que le bruit glottique lui-même; c'est-à-dire qu'il y avait bruit d'expiration prolongée. Je pensai que l'hépatisation marchait d'arrière en avant, et que la substance pulmonaire sous-claviculaire était envahie par sa partie profonde. Effectivement la sonorité était déjà moindre en ce point que dans l'endroit correspondant du côté gauche, et la résonnance de la voix y était aussi plus éclatante et plus circonscrite que sous la clavicule gauche. Le soir même de ce jour, il s'était opéré un autre changement; le retentissement des souffles glottiques était tubo-vésiculaire à l'inspiration, avec prédominance des caractères tubaires, et à l'expiration il avait la forme tubaire pure. La sonorité y était bien moindre encore que le matin, et la résonnance de la voix y était décidément tubaire. Comme on le voit, l'hépatisation avait encore marché dans le même sens, et il ne restait plus qu'une portion peu épaisse de substance pulmonaire saine. Le lendemain matin, le retentissement de la voix et des deux bruits avait la forme aussi tubaire que possible, et la matité était complète (1).

Une chose a dû frapper dans l'exposition qui vient d'être faite des diverses modifications que présente le retentissement morbide des souffles glottiques : c'est qu'on y retrouve la plupart des faits qui ont déjà été indiqués à l'occasion des résonnances morbides de la voix. Il y a donc entre les retentissements de la voix et des bruits glottiques à l'état pathologique la même analogie que dans leur origine, leur mode de production et leur retentissement à l'état physiologique. Ainsi, quand la voix présente un retentissement tubaire marqué, soit caverneux, soit bronchique, les souffles glottiques donnent un retentissement dont le caractère est le même. D'autres fois, quand les retentissements respiratoires sont tubo-vésiculaires, que le bruit expiratoire, comme on le dit, se trouve *prolongé*, la voix présente une modification semblable, en ce sens qu'elle est beaucoup plus éclatante et tubaire dans ce point que dans les parties du poumon où le retentissement du bruit expiratoire est normal.

Nous avons dit, dans la première comparaison établie entre la voix et le bruit glottique, qu'une différence les séparait : c'était le timbre éclatant de la voix. Cette différence est fondamentale, car elle est la source de quelques dissemblances secondaires que nous allons noter dans leurs retentissements pathologiques. Ainsi l'égophonie est un mode de retentissement de la voix qui n'existe pas pour le souffle glottique, parce que celui-ci n'a pas un éclat suffisant pour la

(1) C'est Jackson, de Boston, qui a indiqué le premier que la forme tubaire affectait l'expiration avant l'inspiration, dans les cas d'hépatisation incomplète (*Mémoires de la Société médicale d'observation*, Avertissement, p. 14). Mais cet observateur distingué n'a pas signalé avec précision les différentes combinaisons des retentissements tubaires, suivant la proportion différente des substances saine et indurée du poumon.

produire. Cela est si vrai, que quand on parle à voix basse, qu'il y a chuchotement, il n'y a plus de chevrotement, et l'on en retrouve, au contraire, comme nous le verrons, dans certains bruits anormaux qui ont un timbre aussi éclatant que la voix ordinaire.

Nous savons qu'une interruption dans les tubes bronchiques empêche assez habituellement les souffles glottiques d'aller retentir au delà du point oblitéré. Il n'en est pas de même de la voix ; l'éclat de son timbre a assez de force pour traverser les solides et pour aller mettre en vibration l'air contenu dans des cavités qui ne sont plus en libre communication avec celui du tronc laryngo-trachéal. C'est sur cette propriété qu'a la voix de se propager si puissamment par les solides qu'est fondé le nouveau mode d'auscultation signalé d'abord par M. Taupin (1), puis étudié par M. Hourmann, et appelé par lui *autophonie* (2). Il consiste, comme on sait, à appliquer son oreille sur les parois thoraciques et à parler ; on obtient alors, par l'ébranlement que produit la voix de l'auscultateur dans la poitrine du malade, les différents modes de retentissements affectés à certaines lésions, de la même manière *à peu près* que si le malade lui-même parlait (3). Néanmoins, quand on aura le choix des deux méthodes d'auscultation, on fera bien de s'en tenir à l'ancienne, qui donne lieu à des retentissements plus marqués et plus purs que l'autre.

Là se termine l'histoire physiologique et pathologique de l'auscultation des bruits normaux du système respiratoire, c'est-à-dire de la voix et du souffle glottique. Nous allons nous occuper des bruits anormaux du même système.

(1) *Loc. cit.*

(2) *L'Expérience*, n° 106, 1839.

(3) Je dois dire, pour rendre hommage à la vérité, que, dès l'année 1834, M. Bricheteau nous faisait remarquer à l'hôpital Necker que lorsqu'on parlait en auscultant la caverne d'un phthisique, on y déterminait un écho qui avait quelque chose de caverneux.

CHAPITRE II.

BRUITS ANORMAUX.

On doit appeler *anormaux* tous les bruits dont la forme n'est plus la même que celle de la voix et du souffle glottique. Les bruits anormaux peuvent se produire dans tous les points des voies respiratoires soit supérieures, soit inférieures ; mais ils donnent lieu, suivant cette différence de siége, à des considérations qui ne permettent pas de les réunir dans une même exposition. Nous traiterons donc d'abord des bruits anormaux *supérieurs* ou *sus-claviculaires* ; nous parlerons ensuite des bruits anormaux *inférieurs* ou *sous-claviculaires* ou *thoraciques*.

§ I. — Bruits supérieurs ou sus-claviculaires.

Les bruits anormaux propres aux parties supérieures du système respiratoire sont produits aux mêmes orifices qui déterminent les formes normales étudiées précédemment. Ils présentent des espèces nombreuses, parmi lesquelles on doit noter les suivantes, que tout le monde connaît.

1° Le *sifflement labial* qui a lieu à l'inspiration et surtout à l'expiration ; il résulte du passage de l'air à travers les lèvres extrêmement contractées et rapprochées entre elles, au point de produire une aire de quelques millimètres.

2° Le *bruit de l'éternument*, qui est une espèce de sifflement moins éclatant que le précédent, et qui se passe dans les narines. Voici la série des phénomènes qui le précèdent et qui l'accompagnent. On éprouve d'abord, dans la partie antérieure des fosses nasales, une sensation de picotement qui va toujours en augmentant ; à cette occasion il se fait une inspiration, pendant laquelle les lèvres s'écartent et les narines se dilatent. Cette inspiration est souvent lente, d'autres fois rapide, et elle atteint toujours son summum de plénitude et de profondeur sans qu'il soit possible de l'arrêter. Arrivée à ce point, elle est suivie immédiatement d'une expiration brusque, pendant laquelle les lèvres et les narines se trouvent dans un état tout opposé à celui qu'elles avaient dans l'inspiration, c'est-à-dire que les lèvres sont rapprochées l'une de l'autre, et que les narines sont resserrées; c'est pendant l'expiration que se fait entendre le sifflement en question. Le but de l'éternument est d'expulser des narines la cause du picotement qui s'y fait sentir, au moyen de l'expiration qui en est l'acte le plus important; c'est pour cela que l'inspiration qui la précède est profonde, et que dès lors la masse d'air qui doit servir à cette expulsion est considérable; c'est encore pour cela que la bouche est fermée, et que la masse d'air tout entière traverse les fosses nasales. Mais ce qui est important aussi à noter, c'est que pendant l'expiration les narines sont resserrées pour rendre le passage de l'air plus rapide, et c'est par suite de cette rapidité avec laquelle le passage de l'air s'exécute qu'il se produit un sifflement plus ou moins intense (1).

(1) Les différents bruits qui résultent du resserrement des narines se passent très peu à l'ouverture extérieure du nez, parce qu'elle n'est susceptible que d'une constriction légère. Ces bruits ont lieu surtout à un rétrécissement qui est placé juste au niveau du sillon transversal de l'aile du nez. Comme ce rétrécissement n'est indiqué nulle part, il convient d'en donner une description succincte. On le voit très bien quand on regarde l'intérieur de ses narines dans une glace; il apparaît alors sous la forme d'une fente allongée d'arrière en avant, un peu inclinée de haut en bas. Cette fente a beaucoup de ressemblance avec l'ouverture glottique, car, comme la glotte, elle est susceptible d'écartement et de resserrement. Quand on voit les choses de plus près, et qu'on les étudie au moyen de la dissection, on reconnaît que cette fente a deux lèvres et deux extrémités. La lèvre interne est en ligne droite, immobile et dure; elle est due au relief que forme le bord inférieur du cartilage de la cloison, lequel relief est recouvert par la membrane interne des narines. La lèvre externe est mobile, et présente une double courbure, ainsi qu'on va le voir. Ainsi elle a : 1° une moitié postérieure, molle, membraneuse, figurée en un croissant dont la convexité est en dehors; 2° une moitié antérieure, dure, cartilagineuse, figurée aussi en un croissant dont la convexité est également en dehors, mais ce

3° *Ronflement palato-nasal.* — On produit à volonté ce bruit quand on respire uniquement par le nez, et que, par un mouvement instinctif on élève le voile du palais contre l'orifice postérieur des fosses nasales. Le rétrécissement qui en résulte

croissant est plus allongé que le précédent ; 3o il y a dans le point de réunion des deux croissants, c'est-à-dire au milieu à peu près de la lèvre externe, il y a dis-je, en ce point, une saillie qui proémine à l'intérieur. L'extrémité postérieure de la fente résulte de la réunion postérieure des deux lèvres interne et externe, laquelle réunion se fait à angle assez aigu. L'extrémité antérieu e n'est pas aiguë comme la postérieure ; car elle est constituée par le cul-de-sac lui-même de la cavité du lobe dans laquelle vont se terminer antérieurement les deux lèvres de la fente en question. On a dû voir que la lèvre extérieure est assez compliquée dans sa structure : il importe maintenant de connaître la raison de cette structure ; pour cela commençons par l'extrémité antérieure de la fente, et ensuite nous irons d'avant en arrière. L'extrémité antérieure de la fente, ou la cavité du lobe du nez, est constituée par le cartilage des narines ; la lame externe de ce cartilage, en se portant d'avant en arrière, constitue la moitié antérieure dure de la lèvre externe dont nous avons parlé ; l'extrémité postérieure de cette lame externe forme l'éminence qui se trouve sur le milieu de la lèvre externe. A son tour, cette éminence cartilagineuse soulève la membrane interne, et en la tiraillant, elle lui fait faire un pli, qui constitue la moitié postérieure molle de la lèvre externe, et qui va se réunir à la lèvre interne pour former l'extrémité postérieure de la fente. De plus, il faut remarquer que ce pli, formé par le tiraillement que l'extrémité de la lame externe du cartilage des narines exerce sur la membrane, n'est autre chose que le relief interne du sillon transversal de l'aile du nez ; car la partie transversale de ce sillon donne, en dehors du nez, la direction et l'étendue précise du pli en question.

Voici à peu près le dessin linéaire de la fente dont nous nous occupons.

Fig. 1.

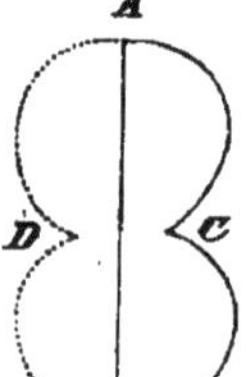

La surface ABC est l'aire de la fente droite.

La surface ABD est l'aire de la fente gauche.

La ligne AB est la lèvre interne.

La ligne courbe ACB est la lèvre externe.

Le point A est la cavité du lobe du nez, ou l'extrémité antérieure des lèvres.

Le point B est l'extrémité postérieure des deux lèvres.

La portion AC est la moitié antérieure dure de la lèvre externe formée par la lame externe du cartilage des narines.

Le point C est la saillie formée par l'extrémité du cartilage des narines.

La portion CB est la moitié postérieure molle de la lèvre externe, formée par le pli memb . neux qui répond au sillon transversal du nez.

Les mouvements de dilatation et de retrait que la fente exécute sont dus à la, lèvre externe, qui seule est mobile. Quand le muscle transverse se contracte pour le passage de l'air produit un ronflement tant à l'inspiration qu'à l'expiration. Ce qui prouve que le déplacement du voile du palais est la cause du bruit, c'est que la luette chatouillée par le passage difficile de l'air finit bientôt par amener quelques nausées qu'il est facile d'arrêter immédiatement en cessant l'expérience. Ce bruit s'entend dans le sommeil, l'apoplexie, etc.

4° *Le ronflement de l'expuition.* — « L'expuition, dit » M. Chomel, qui le premier a précisé la valeur de ce mot (1), » est une action par laquelle les matières amassées dans » l'arrière-gorge sont rejetées au dehors. » Pour que l'expui-

il porte la lèvre ABC contre la lèvre AB, qui est immobile. Les deux lèvres sont alors très rapprochées l'une de l'autre, excepté pourtant dans le point A, à cause de la résistance qu'oppose en ce point le cartilage des narines à l'action du muscle transverse. Quand la contraction de ce muscle a cessé, le cartilage AC, qui avait été affaissé surtout au point C, avec le pli CB, revient immédiatement à sa position naturelle. On voit dès lors que la fonction principale de la lame externe du cartilage des narines est d'agir comme un ressort, et de servir par là d'antagoniste au muscle transverse ou constricteur.

Cette fente est la limite tranchée d'une grande différence d'organisation dans les voies nasales : ainsi, au-dessus d'elle la membrane interne est muqueuse, au-dessous elle est cutanée ; au-dessous d'elle il y a des poils, au-dessus il n'y en a plus. On doit donc considérer cette fente comme l'orifice interne ou supérieur de la cavité des narines, et cet orifice est aussi positif que l'orifice extérieur que tout le monde connaît.

Puisqu'au moyen de cet orifice supérieur ou interne, la cavité des narines a une existence bien séparée de celle de la fosse nasale, nous reconnaîtrons à cette cavité une paroi externe, concave, qui répond en dedans au relief extérieur de l'aile du nez, plus une paroi interne également concave, qui est adossée à celle du côté opposé ; nous ferons ensuite remarquer que ces deux parois sont plus élevées postérieurement qu'antérieurement, à cause de la direction de l'orifice supérieur, qui n'est pas parfaitement horizontal, mais qui s'incline un peu de haut en bas.

Quand on abaisse fortement le nez, les parois des narines s'allongent, et leur concavité disparaît ; quand on le relève au contraire, l'aile du nez se porte en haut avec la lèvre externe de l'orifice supérieur, et l'orifice extérieur s'élève près de la lèvre interne de l'orifice supérieur, qui reste seule invariable dans tous les mouvements que le nez exécute.

On trouvera ces différents points anatomiques parfaitement décrits et accompagnés de planches gravées dans l'excellent *Traité d'anatomie* de M. Sappey.

(1) *Pathologie générale*, p. 225. 1817.

tion ait lieu, il faut que la base de la langue soit rapprochée du voile du palais, et que dès lors l'isthme du pharynx soit rétréci; de cette manière, l'air, qui est le mobile ou le véhicule de l'expuition, ayant un obstacle à franchir, redouble de vitesse pour le surmonter et entraîner dès lors plus facilement les matières que l'on veut évacuer du pharynx au dehors. Mais cet obstacle ne peut se franchir sans qu'il y ait bruit plus ou moins fort résultant du passage difficile et rapide de l'air.

5° *Ronflement pharyngien.* — Ce bruit s'entend dans le sommeil et l'apoplexie, comme le ronflement palato-nasal. Ce qui prouve qu'il diffère de ce dernier, et qu'il a lieu réellement à l'orifice bucco-pharyngien, c'est qu'on l'obtient très bien en respirant uniquement par la bouche. Quand on produit ce genre de bruit, et qu'on s'examine devant une glace, la bouche ouverte, on voit que le passage de l'air est intercepté par le rapprochement de la base de la langue contre le voile du palais. On comprend dès lors que le ronflement soit le résultat des déplacements brefs et saccadés que le voile du palais subit de la part de l'air qui est obligé de franchir l'orifice bucco-pharyngien; on comprend aussi que ce bruit, se passant à l'ouverture postérieure des fosses nasales, doive y retentir et acquérir par là un timbre nasonné. Le ronflement se fait également à l'inspiration et à l'expiration; mais les saccades de celui d'inspiration sont bien plus marquées que celles du bruit d'expiration, parce que les déplacements du voile du palais doivent être plus marqués quand l'air passe de la bouche au pharynx que quand il revient du pharynx à la bouche. On voit, d'après cela, que le mécanisme de production du ronflement d'expiration est exactement le même que celui du bruit d'expuition; aussi ces deux bruits ont-ils une forme identique, ou, pour mieux dire, c'est le même bruit qui se rencontre dans deux actes différents.

6° *Bruits anormaux de la glotte.* — Ces bruits sont très nombreux; il y a d'abord la *toux*, qui est le bruit anormal le plus fort de tous ceux qui se passent à l'orifice glottique; elle est produite par une expiration brusque, qui a pour but de chasser au dehors les matières qui se trouvent dans l'arbre laryngo-bronchique. La glotte se prête à l'accélération du passage de l'air, en se resserrant ; il y a dès lors entre l'obstacle glottique et l'air expiré un défaut de proportion qui donne lieu au bruit éclatant et bref de la toux. On voit, pour le dire en passant, que la toux, l'expuition et l'éternument sont trois actes expiratoires qui ont pour but d'évacuer l'arbre bronchique, le pharynx, et les fosses nasales des matières qui les irritent. Mais pour que cette expulsion soit plus facile, et que le passage de l'air soit plus rapide, les orifices contractiles de ces trois cavités, c'est-à-dire la glotte, l'isthme du pharynx, l'orifice supérieur des narines, sont plus ou moins resserrés. Il en résulte, pour chacun des trois orifices, un bruit qui est là comme pour montrer que le passage de l'air y est tout à la fois plus difficile et plus rapide. On doit donc considérer la toux, l'expuition et l'éternument, comme de véritables fonctions pathologiques, avec la différence que les deux premières sont volontaires, et que la troisième ne l'est pas.

Les autres bruits anormaux, qui dépendent du resserrement de la glotte, sont le *rire*, le *hoquet*, le *soupir*, le *bâillement*, le *gémissement*, le *sifflement glottique*, etc. La plupart de ces bruits diffèrent peu de la voix pour le timbre, et, comme elle, ils sont des phénomènes d'expiration. Sous ce dernier rapport, il faut en excepter le sifflement glottique, qui se passe surtout à l'inspiration, et qui est pour ainsi dire le symptôme essentiel du spasme de la glotte, que l'on observe dans la coqueluche, l'hystérie, les cas de corps étrangers dans le larynx, etc.

On voit, comme je l'ai d'abord annoncé, que tous les orifices des voies respiratoires qui donnent lieu aux bruits normaux produisent également des bruits anormaux, à l'exception pourtant de l'ouverture supérieure du larynx. La raison de cette exception est que l'ouverture du larynx, qui est très large et qui ne produit de bruit de souffle que dans les respirations au-dessus de 45 par minute, ne peut jamais, vu son défaut de contractilité, présenter à l'air qui la traverse un espace assez étroit pour qu'il en résulte une de ces formes rudes ou éclatantes qui caractérisent les bruits anormaux. Néanmoins cette ouverture peut, dans certains cas pathologiques, produire des bruits anormaux comme les autres orifices, par exemple lorsque son diamètre est diminué beaucoup par la présence d'un œdème des replis aryténo-épiglottiques. Pareillement, certains rétrécissements ou orifices entièrement pathologiques du larynx et de la trachée, tels que ceux qui résultent de la tuméfaction des parois aériennes, de la compression d'une tumeur extérieure, d'une fistule aérienne avec ou sans canule (1), peuvent, lorsque l'air a beaucoup de peine à la franchir, produire des formes diverses de ronflement ou de sifflement.

Il suit de là que les bruits anormaux sont produits par un défaut de proportion considérable entre l'orifice et la masse d'air qui le traverse. Quand ce défaut de proportion n'est que médiocre, il en résulte une forme de souffle peu considérable ; si on l'augmente, le souffle devient plus intense; puis, à un degré plus élevé encore, le souffle se transforme en ronflement ou sifflement. Cette progression se rencontre telle que je viens de l'exposer, dans les différents orifices, soit physiologiques, soit pathologiques, que nous avons passés en revue. C'est ainsi qu'avec une aire de 15 centimètres, les lèvres produisent un léger bruit de souffle dans les respirations ordinaires à 16 par minute; si l'on rétrécit cette aire, l'intensité du bruit de souffle augmente dans une proportion inverse ; enfin, quand les lèvres ne circonscrivent plus qu'un espace de quelques millimètres, le bruit de souffle se change en sifflement. Il en est de même pour l'isthme du pharynx : quand cet orifice est rétréci tellement, que la base de la langue touche le palais, il s'y passe un

(1) Quand l'orifice de la canule égale à peu près l'aire glottique, il s'y produit un bruit de souffle; quand cet orifice est beaucoup plus étroit, c'est un sifflement qui s'y passe.

ronflement marqué ; ce ronflement cesse pour faire place à un souffle, quand le rétrécissement de l'orifice pharyngien est moindre. Quant à ce qui concerne les bruits glottiques, je ferai remarquer que la plainte, le bâillement, le soupir, etc., ne sont que des souffles glottiques exagérés, et transformés en une forme sonore par une contraction plus énergique de la glotte; la preuve de cela, c'est qu'il y a des bâillements, des soupirs, etc., qui sont, pour ainsi dire, étouffés, et qui ne consistent plus qu'en un souffle exagéré. Au reste, j'ai déjà fait cette remarque à l'occasion de la comparaison que j'ai établie entre les deux bruits normaux, la voix et le souffle glottique. De même que la parole, ai-je dit, est la voix articulée, de même le chuchotement résulte du souffle glottique articulé. Dans ce cas, le souffle glottique est beaucoup plus marqué que pendant une expiration ordinaire; veut-on le renforcer encore davantage, en augmentant le resserrement de la glotte, le souffle alors devient sonore, et passe à l'état de voix.

On rencontre souvent un état intermédiaire entre la forme du bruit de souffle et celle du bruit anormal, ou plutôt un mélange de ces deux sortes de bruits. Cette combinaison peut être observée à tous les orifices physiologiques ou pathologiques des voies respiratoires supérieures ; on l'obtient à volonté, lorsqu'on exagère le souffle glottique, de manière à le transformer en bruit de ronflement ou de sifflement. Dans le moment où la transition s'opère, on perçoit tout à la fois le souffle, et le bruit anormal, qui ne fait pour ainsi dire que poindre; mais quand celui-ci a acquis toute son intensité, on l'entend seul à un état de pureté parfaite : c'est alors seulement que la transformation du souffle en bruit anormal est complète.

Les bruits anormaux ont en général une intensité bien supérieure à celle des bruits de souffle ; ils jouissent donc, à un plus haut degré que ces derniers, de la propriété d'être entendus à distance. C'est là un caractère constant de tous les bruits supérieurs, soit normaux, soit anormaux ; nous verrons en effet, qu'on ne le rencontre que par exception dans les bruits sous-claviculaires ou inférieurs.

Ce caractère d'être entendu à distance, qui sépare les bruits sus-claviculaires des bruits sous-claviculaires ou thoraciques, tient, avons-nous dit, à la plus grande intensité de ces bruits. Mais, à son tour, cette plus grande intensité tient surtout à ce que les organes respiratoires sus-claviculaires sont plus superficiels que les organes respiratoires sous-claviculaires qui sont recouverts par les parois épaisses du thorax. C'est pour cela que les bruits des voies respiratoires sus-claviculaires, tels que la toux, la plainte, la râle trachéal des agonisants, les sifflements de l'asthme, le sifflement de la coqueluche, etc., ont été étudiés de tout temps par les séméiologistes, tandis que les bruits thoraciques ne sont connus que depuis la découverte de l'auscultation proprement dite, de celle dans laquelle l'oreille du médecin est en rapport de contact médiat ou immédiat avec le malade.

Tous les bruits anormaux que nous venons de passer en revue n'ont pas la même importance pratique, en ce sens qu'ils ne sont pas également liés à l'existence des maladies pour lesquelles on est obligé d'employer l'auscultation. Sous ce rapport, on doit mentionner à part la toux, la plainte, le sifflement glottique, et les diverses formes de ronflement et de sifflement déterminées par un rétrécissement pathologique ou une ouverture artificielle du tube laryngo-trachéal. Je fais remarquer que la plainte a été négligée jusqu'à présent, dans l'étude de l'auscultation ; elle se rencontre aussi souvent que la toux dans les maladies de poitrine, surtout chez les enfants, et elle s'étend à chaque expiration, tandis que la toux ne se montre que de temps en temps. Les petits enfants ont un bruit anormal qui leur est aussi familier que la plainte, c'est le cri qui s'entend à l'expiration et quelquefois à l'inspiration.

Maintenant que nous avons exposé suffisamment les différentes formes de bruits anormaux propres à la partie supérieure du système respiratoire, leur siége différent, et leur mécanisme, occupons-nous de leur retentissement. On doit prévoir d'abord que ces bruits ayant plusieurs circonstances communes avec les bruits normaux, et notamment la facilité d'être entendus à distance, leur retentissement dans l'arbre bronchique se comportera de la même manière que celui des bruits normaux.

La première chose à établir d'une manière générale, c'est que les bruits anormaux sus-claviculaires retentissent dans l'arbre bronchique avec le caractère particulier qu'ils ont à l'orifice où ils sont produits ; et il faut ajouter qu'alors le murmure vésiculaire n'existe plus dans aucun point du poumon, puisqu'il n'y a plus de bruit normal de souffle dans les voies supérieures pour lui donner naissance. Ce fait, qui est une conséquence toute naturelle et bien compréhensible de la théorie du retentissement, revêt un caractère extraordinaire et embarrassant pour ceux qui professent les idées de Laënnec sur la production du murmure vésiculaire ; car, en admettant avec cet auteur, que le murmure vésiculaire résulte du passage et du frottement de l'air sur la muqueuse des bronches et des vésicules, on est obligé de dire, pour expliquer le fait dont il s'agit, que l'absence de murmure vésiculaire démontre à lui seul un défaut de passage de l'air dans les petites bronches et les vésicules. Mais alors pourquoi y a-t-il un mouvement d'air dans les parties supérieures des voies aériennes, sans que ce mouvement se propage dans les inférieures, et comment se fera la respiration et s'entretiendra la vie, si cet état dure plusieurs heures ou plusieurs jours.

Cette difficulté sur laquelle j'insiste en ce moment n'est pas nouvelle ; elle s'est présentée à l'esprit de Laënnec lui-même, au sujet du sifflement glottique de la coqueluche. Voici comment s'explique cet illustre auteur : « L'inspiration sifflante » et prolongée qui fait le caractère pathognomonique de la » coqueluche paraît se passer en entier dans le larynx et la

» trachée. On n'entend ni le bruit de la respiration pulmo-» naire, ni même le bruit respiratoire bronchique, même dans » les parties du poumon qui, quelques instants avant et après » la quinte, donnent la respiration puérile. Ce phénomène ne » peut se concevoir que de deux manières, ou par une con-» gestion sanguine ou séreuse momentanée, qui produit un » gonflement de la membrane muqueuse des rameaux bron-» chiques suffisant pour obstruer ces canaux, ou par une con-» traction spasmodique des branches qui produirait le même » effet. (1) »

Cette explication que Laënnec vient de donner d'un fait qui, au point de vue de sa théorie, est un véritable phénomène, comme il l'appelle, n'existerait peut-être pas, si cet auteur célèbre eût observé ce phénomène dans un rétrécissement non pas spasmodique, mais bien organique du larynx. Car la durée d'un rétrécissement organique du larynx étant incomparablement plus longue que celle qui a lieu dans une quinte de coqueluche, il est à croire que Laënnec aurait reculé devant une prétendue imperméabilité de tous les rameaux bronchiques, qui est essentiellement et immédiatement incompatible avec la persistance de la vie et de la respiration.

Or, ce qui a échappé à l'investigation de Laënnec, d'autres médecins dignes de foi l'ont observé. C'est ainsi que M. Stokes dit dans son ouvrage (2) : « Dans les maladies du larynx, le » murmure vésiculaire devient faible à proportion de l'obstruc-» tion. Sa faiblesse ou sa complète absence *est observée dans » toute la poitrine.* » M. Barth a fait un mémoire assez étendu sur ce sujet (3). La proposition principale de ce mémoire ressemble beaucoup à la précédente ; elle est ainsi conçue : « Le » murmure respiratoire vésiculaire peut être diminué ou aboli » dans les deux côtés de la poitrine par toute lésion capable

(1) *Traité d'auscultation*, t. I, p. 188, 1826.

(2) *Loc. cit.*, p. 250.

(3) *Archives de médecine.* IIIe série, 1838, t. II, p. 277.

» de rétrécir le calibre de la partie supérieure des voies » aériennes... »

On a peut-être déjà remarqué que ces deux propositions telles qu'elles sont formulées ne sont pas exactement vraies. En effet, il y a souvent des rétrécissements du tube laryngo-trachéal qui s'accompagnent d'un murmure respiratoire dans toute la poitrine, non-seulement notable, mais encore exagéré, parce que le passage de l'air se faisant d'une manière difficile à l'endroit du rétrécissement, y produit un bruit normal de souffle qui a beaucoup d'intensité. Ce n'est que quand le défaut de proportion entre l'air et l'obstacle laryngo-trachéal devient encore plus considérable, que ce bruit de souffle s'exagérant davantage, perd la forme normale, pour revêtir un caractère de ronflement ou de sifflement; dans ce cas, le retentissement pulmonaire subit la même transformation que le bruit dont il émane, et dès lors le murmure respiratoire normal cesse de se faire entendre dans toute la poitrine.

Cette exagération et cette absence du murmure respiratoire pulmonaire peuvent quelquefois s'observer alternativement chez la même personne. C'est ainsi que j'ai vu dans le temps, à la clinique de M. Fouquier, une femme affectée d'une tuméfaction syphilitique du larynx, qui gênait beaucoup la respiration. Le bruit laryngé qui en résultait variait suivant le degré de rapidité de l'inspiration; il avait la forme de souffle exagéré quand l'air passait lentement à travers le rétrécissement, et il se changeait ensuite en ronflement métallique quand le passage de l'air avait lieu d'une manière instantanée. Quand on auscultait la poitrine, on y percevait le retentissement alternatif des deux formes précédentes; par conséquent, on y entendait tantôt un murmure vésiculaire normal exagéré, et tantôt ce murmure se changeait en un ronflement identique avec celui du larynx. J'ai observé pareille chose chez un homme qui, ayant subi l'opération de la trachéotomie pour un rétrécissement du larynx, respirait au moyen d'une canule. Il y avait chez cet homme un murmure vésiculaire normal exagéré, parce que l'orifice de la canule étant assez étroit, donnait lieu à un souffle intense; mais quand on condamnait pour quelques instants l'ouverture artificielle, et qu'on engageait le malade à respirer par le larynx, il se produisait alors un ronflement très fort à l'endroit rétréci; et ce ronflement venait retentir dans la poitrine où il remplaçait entièrement le murmure vésiculaire normal. Ces alternatives d'absence et d'exagération du murmure vésiculaire normal se rencontrent fréquemment chez les hystériques affectées de spasme glottique. Suivant que la glotte est plus ou moins resserrée, il y a sifflement glottique, ou seulement souffle exagéré; et dès lors le poumon donne tantôt le retentissement du sifflement avec absence du murmure vésiculaire normal, et tantôt le retentissement du souffle exagéré, c'est-à-dire un murmure vésiculaire puéril. Si l'on voulait expliquer ces différents faits conséquemment à la théorie de Laënnec, on serait obligé de dire que, dans les cas de rétrécissement considérable du larynx, où il y a bruit anormal et absence de murmure vésiculaire normal, l'air ne pénètre pas dans le poumon, tandis que dans les rétrécissements médiocres, où le bruit de souffle est seulement exagéré, et donne lieu à un retentissement vésiculaire intense, l'air pénètre, au contraire, dans le poumon, en quantité surabondante. Est-il nécessaire d'ajouter que cette conséquence singulière fait ici l'office d'argument, et que les faits précédents, qui se comprennent très bien par la théorie du retentissement, restent comme des difficultés insolubles pour les idées de Laënnec.

Il arrive quelquefois, ai-je dit plus haut, que le bruit des voies supérieures est complexe, et qu'il résulte du mélange de la forme normale de souffle avec une forme anormale de ronflement ou de sifflement. Dans ce cas, le retentissement de ce bruit dans le poumon est également complexe, et l'on y distingue très bien un murmure vésiculaire normal, mélangé avec un murmure de ronflement ou de sifflement.

On comprend aussi que les bruits anormaux supérieurs

aillent insensiblement en diminuant à mesure que l'on descend de l'endroit où ils se passent, jusqu'à la base de la poitrine. C'est pour cela que les bruits sus-glottiques, et surtout les labiaux, qui sont les plus extérieurs de tous, produisent des retentissements pulmonaires moins marqués que ceux qui viennent du larynx.

Après ces considérations sur le retentissement des bruits anormaux dans l'arbre bronchique, envisagé d'une manière générale, je passe à l'étude des différentes formes que présente le retentissement, suivant qu'on l'examine dans la trachée ou dans les poumons.

Les bruits anormaux supérieurs, comme les bruits normaux, retentissent dans la trachée avec tous les caractères de forme, de durée, et presque d'intensité, qu'ils ont à l'orifice même où ils se produisent, soit à l'inspiration, soit à l'expiration.

Dans le poumon, la forme du retentissement est moins nette qu'à la trachée; elle est plus diffuse à cause de la division du bruit dans la masse des bronches capillaires et des vésicules. Le retentissement vésiculaire des bruits anormaux présente, comme celui des bruits normaux, une grande différence, suivant qu'il se fait à l'inspiration ou à l'expiration. Les retentissements d'inspiration ont la même durée et presque la même intensité que les bruits mêmes dont ils résultent, parce qu'ils pénètrent dans les vésicules avec l'air qui vient les distendre; mais les bruits d'inspiration se faisant quand l'air abandonne les vésicules, ou pour mieux dire, par cela même que l'air abandonne les vésicules, ne donnent lieu qu'à un retentissement vésiculaire bref et incomplet. C'est pour cette raison que la plupart des bruits anormaux, qui sont expiratoires, tels que la toux, la plainte, le cri, etc., etc., sont perçus, vis-à-vis les parties vésiculeuses du poumon, tout aussi faiblement que la voix et que le souffle glottique expiratoire; tandis que le sifflement glottique, le ronflement pharyngien, etc., qui se font ordinairement à l'inspiration, ont un retentissement vésiculaire aussi marqué que celui du souffle glottique inspiratoire.

Les personnes dont les deux bronches sont superficiellement placées, et chez lesquelles on entend vis-à-vis de l'omoplate un retentissement tubo-vésiculaire de la voix et du souffle glottique, présentent également une résonnance tubo-vésiculaire des bruits anormaux; c'est-à-dire que le retentissement de ces bruits y est moins confus que vers les masses vésiculeuses, qu'il se rapproche davantage de celui de la trachée, et que dès lors le retentissement des bruits expiratoires, comme celui des bruits inspiratoires, y jouit de la même durée et à peu près de la même intensité qu'à l'orifice même où les bruits se produisent.

Ce retentissement tubo-vésiculaire des bruits anormaux se retrouve encore dans tout le thorax des petits enfants, à cause de la faible proportion de substance vésiculeuse qui se trouve dans le poumon au premier âge de la vie. La vérification de ce fait est facile à faire, pour la plainte et le cri, que l'on a si souvent l'occasion d'entendre chez les petits enfants; le retentissement de ces bruits expiratoires se perçoit incomparablement mieux chez eux que chez les individus plus âgés.

Il y a d'autres modifications à noter dans les retentissements pulmonaires des bruits anormaux, selon certaines circonstances pathologiques des poumons, que nous avons déjà exposées à l'occasion des bruits normaux.

Ainsi, quand la continuité des voies bronchiques est interrompue, les bruits anormaux retentissent avec plus ou moins de difficulté au delà du point d'interruption. Si les bruits anormaux ont la force éclatante de la voix, leur retentissement se fait encore au moyen des parties solides; si, au contraire, leur intensité est moindre, et se rapproche de celle du souffle glottique, leur propagation, ne pouvant se faire qu'au moyen de l'air, cesse de franchir l'endroit où l'air ne passe plus.

Toutes les fois que la voix et le souffle glottique retentiront dans un poumon, avec la forme tubaire bronchique ou caverneuse, le retentissement des bruits anormaux y présentera la même force tubaire, c'est-à-dire qu'il donnera, comme à la trachée, tous les caractères de forme, de durée et presque d'intensité, que les bruits anormaux, tant inspiratoires qu'expiratoires, ont à l'orifice même où ils se produisent. On a depuis longtemps signalé le retentissement tubaire de la toux dans les cavernes et les bronches entourées d'une induration des vésicules, sous les noms de toux caverneuse et de toux bronchique. Eh bien! il en est de même de tous les autres bruits anormaux, et l'on peut dire, avec autant de vérité, qu'il y a une plainte bronchique, un ronflement caverneux, etc., etc. J'ai vu un phthisique qui avait une caverne sous la clavicule gauche, et qui était affecté, en outre, d'un rétrécissement organique du larynx, avec ronflement à l'inspiration et à l'expiration. Ce ronflement retentissait pleinement dans la caverne, et il y présentait les mêmes caractères de forme, de durée, et presque d'intensité, qu'à la trachée et au larynx, tant à l'inspiration qu'à l'expiration; tandis que vis-à-vis les parties vésiculeuses saines que l'on rencontrait encore en grande quantité à la partie inférieure et antérieure du poumon droit, le retentissement de ce ronflement était plus diffus, plus vésiculaire que sous la clavicule gauche, et qu'on ne l'entendait bien qu'à l'inspiration.

Dans les différentes lésions où les bruits normaux présentent des retentissements tubo-vésiculaires, lorsque le retentissement du souffle expiratoire se trouve, comme l'on dit, *prolongé*, tout en conservant une partie de sa forme vésiculaire, on pourra remarquer que les bruits anormaux expiratoires, la toux, la plainte, etc., se trouveront aussi prolongés dans le même endroit, en ce sens, qu'avec leur forme diffuse ou vésiculaire, ils seront de la même durée et presque de la même intensité qu'au tube trachéal. Dans cette circonstance pathologique, le retentissement des bruits anormaux se comportera de la même manière, et pour les mêmes raisons, que celui qui a lieu naturellement chez les petits enfants, chez certains vieillards, et au niveau des bronches chez quelques adultes.

Enfin, lorsque le retentissement de la voix sera devenu égophone, par suite de ces lésions que nous avons indiquées plus haut, comme en étant la cause la plus ordinaire, les bruits anormaux qui ont un timbre à peu près aussi éclatant que la voix, tels que la toux, la plainte, le cri, etc., auront un retentissement chevrotant, comme celui de la voix, et qui dès lors pourra suffire pour le diagnostic.

§ II. — Bruits anormaux inférieurs ou sous-claviculaires, ou thoraciques.

Nous avons vu que les bruits anormaux supérieurs n'étaient guère que de simples transformations des bruits normaux ; il n'en est plus de même des bruits inférieurs, car les organes dans lesquels ils se produisent ne donnent lieu à aucun bruit dans l'état de santé parfaite. Il s'ensuit donc que l'existence des bruits anormaux inférieurs est entièrement pathologique.

Les bruits anormaux inférieurs ou thoraciques se divisent à leur tour, en bruits *intra-pulmonaires* et *extra-pulmonaires* ou *pleuraux*.

1° Bruits intra-pulmonaires.

Ces bruits comprennent les différentes espèces auxquelles Laënnec a donné le nom de *râles*. Ils se divisent tout naturellement en deux genres, suivant la nature de la sensation qu'ils procurent à l'oreille. Les uns consistent en une vibration plus ou moins prolongée qu'éprouve la colonne d'air en franchissant un obstacle immobile placé dans un point des tubes bronchiques, les autres résultent de la rupture de bulles plus ou moins petites que produit l'air en traversant un obstacle liquide placé dans les mêmes tubes. Nous appellerons les premiers *râles vibrants*, et les seconds *râles bullaires* (1).

(1) Cette division des râles a été adoptée par M. Raciborski (journal *l'Expérience*, 1840), et lui a été à tort attribuée.

Râles vibrants. — Ce genre de bruits anormaux renferme des variétés nombreuses. On en reconnaît surtout trois qui sont assez tranchées ; ce sont celles que l'on désigne généralement sous les noms de râles *sibilants*, *sonores* ou *graves*, et *ronflants*. Les nuances intermédiaires à ces trois formes présentent des ressemblances avec une multitude de sons connus, tels que le roucoulement du pigeon, de la tourterelle, le frémissement d'une corde de basse, le sifflement du vent par un trou de serrure, etc., etc. Mais toutes ces variétés de vibrations n'ont par elles-mêmes aucun intérêt pratique, et elles doivent être considérées comme des objets de pure curiosité. Il est une forme de râle vibrant qui me paraît devoir s'ajouter aux trois formes précédemment indiquées, et à laquelle on pourrait donner le nom de *râle insonore*. Elle est produite comme les autres par un obstacle qui s'oppose au libre passage de l'air dans les bronches, et qui fait entrer l'air en vibration ; mais cette vibration n'est pas sonore comme celle des râles sibilants, graves et ronflants ; elle ressemble à celle du murmure vésiculaire. Cette forme de râle se distinguera du retentissement vésiculaire, en ce qu'elle aura un *maximum* d'intensité circonscrit dans un espace peu étendu, et qu'elle présentera une nuance positivement différente de celle du retentissement vésiculaire. Mais ce qui empêchera surtout toute méprise à cet égard, ce sera la considération des principaux caractères des râles de vibration qu'elle possède comme les trois formes sonores. Voici ces caractères communs aux quatre espèces de râles sibilants, graves, ronflants et insonores.

Leur existence est très éphémère. Il suffit d'une expectoration ou d'un simple mouvement de toux pour les faire disparaître, ou les transformer en une forme différente de celle qui existait d'abord ; c'est ainsi que la forme sibilante devient grave, ronflante, ou insonore, ou bien c'est l'une de ces dernières qui devient sibilante pour acquérir bientôt une nouvelle transformation : de sorte que si ces différents râles se trouvent tous réunis (ce qui existe souvent), ils donnent à l'oreille la sensation d'un bruit complexe résultant de nuances variées qui changent tout d'un moment à l'autre.

Nous avons dit que les nuances qui aboutissent aux quatre formes principales de râles, sont nombreuses; on peut ajouter même qu'il est rare d'en trouver deux qui se ressemblent exactement au point de vibrer à l'unisson; de sorte que dans une poitrine où ces râles se rencontreront en un certain nombre, on pourra les compter, pour ainsi dire, et compter par là même les obstacles qui les produisent.

Les râles vibrants peuvent se prolonger autant ou moins que les mouvements respiratoires auxquels ils correspondent. Le même râle peut s'entendre à l'inspiration et à l'expiration; d'autres fois il existera à l'inspiration sans exister à l'expiration; d'autres fois enfin, il s'entend à l'expiration seulement.

Pour expliquer ces derniers faits, on est obligé d'admettre que l'obstacle bronchique qui met l'air en vibration pour produire les râles n'existe pas nécessairement aux deux temps de la respiration.

Les râles de vibration peuvent siéger dans tous les points de l'arbre bronchique; mais les différentes formes de ces râles affectent ordinairement des tubes d'un diamètre différent. C'est ainsi que les sibilants, donnant la sensation d'un passage d'air extrêmement filé et ténu, se rencontrent particulièrement dans les petits rameaux; les graves se produisent dans les rameaux moyens, les ronflants et les insonores ayant les plus grands rapports avec les bruits normaux et anormaux du larynx, se passent, comme eux, dans les endroits les plus spacieux des voies bronchiques.

Une circonstance qui confirme la fixation que je viens de faire du lieu qu'occupent ordinairement les différentes formes de râles, c'est que le nombre relatif de ces diverses formes est proportionnel au nombre relatif des différents ordres de tubes bronchiques dans lesquels ils se produisent. Ainsi les râles sibilants sont les plus nombreux et les plus fréquents de tous, puis viennent les graves, et puis enfin les ronflants et les insonores ; comme les petits rameaux sont plus nombreux que les moyens, et que ceux-ci, à leur tour, le sont plus que les troncs et les branches principales de l'arbre bronchique.

Quelle est la nature de l'obstacle qui, en rétrécissant les voies bronchiques, produit les râles de vibration ? C'est, dit-on, tantôt le gonflement de la muqueuse bronchique, et tantôt l'obstruction incomplète des tuyaux bronchiques par du mucus visqueux et tenace. Si l'on veut réfléchir attentivement aux faits précédemment exposés, on verra que l'on en trouve très bien la raison dans l'obstruction des voies bronchiques par du mucus, et nullement dans le gonflement de la muqueuse. En effet, un gonflement de muqueuse est un obstacle qui persiste pendant un certain temps au même degré, et qui ne peut dès lors nous expliquer l'extrême variabilité que les râles présentent d'un moment à l'autre ; ensuite, il faut dire que le gonflement de la muqueuse bronchique, quand il existe, n'est jamais porté au point d'intercepter tellement le passage de l'air, qu'il en résulte des râles, surtout quand il s'agit de ceux que l'on entend sur les tuyaux d'un certain calibre. On conçoit au contraire très bien que le mucus puisse s'accumuler, dans les tubes de tout diamètre, au point de constituer un obstacle qui fasse entrer l'air en vibration. On conçoit également que l'obstacle apporté par le mucus, pouvant subir de la part de la toux des secousses qui le déplacent ou même l'expulsent tout à fait, il en résulte des transformations dans la forme des râles, et même leur suppression plus ou moins complète. Comment, sans mucus, comprendra-t-on la production des râles qui existent à un temps respiratoire sans exister à l'autre ? L'obstacle intermittent qui les détermine n'est guère le fait d'un gonflement de la muqueuse ; il s'explique, au contraire, de lui-même par une parcelle de mucus, qui, ayant la forme de languette et se relevant tantôt du côté du larynx, tantôt du côté des vésicules, remplirait exactement l'orifice d'une soupape à demi-ouverte, pour faire vibrer l'air tantôt à l'inspiration, tantôt surtout à l'expiration.

Râles bullaires. — Ces râles, avons-nous dit, donnent la sensation d'une rupture de petite bulle que l'air formerait en traversant les voies aériennes. Le liquide susceptible d'être ainsi déplacé par le passage de l'air n'est autre chose que le mucus qnand il est peu consistant, le sang, le pus, etc. Il peut arriver quelquefois que ce déplacement de liquide soit unique, et que dès lors on ne perçoive qu'une seule sensation de choc ou de rupture; mais le plus souvent il n'en est pas ainsi. Ordinairement les bulles formées et rompues sont multiples, et il en résulte un bruit composé qui a la forme d'un petillement. Cela tient à ce que plusieurs tubes bronchiques se trouvent à la fois obstrués de produits liquides, ou bien qu'une cavité spacieuse contient une masse de liquide assez considérable pour que l'air en la traversant puisse former plusieurs bulles dans un même passage.

Ces râles présentent quatre variétés principales qui tiennent à la différence d'intensité des bruits, et dès lors au volume différent des bulles. Ce sont le *gargouillement*, le *râle muqueux*, le *râle crépitant humide*, le *râle crépitant sec*. Il faut ajouter que ces quatre variétés présentent des nuances intermédiaires qui les réunissent par transition insensible.

A. *Le gargouillement.* — Ce râle est appelé ainsi à cause de la ressemblance exacte qu'il a avec le bruit qui résulte d'une insufflation d'air dans l'eau de savon; c'est le plus bruyant de tous les râles bullaires, parce que les bulles dont les ruptures le constituent sont les plus grosses possible. Ce râle ne peut avoir lieu que dans des cavités notables, soit naturelles, soit pathologiques, vu l'amplitude des bulles nécessaires à sa production; aussi on ne l'entend guère que dans la trachée, quelquefois dans les bronches, et surtout dans les cavernes spacieuses.

B. *Râle muqueux.* — Le petillement que présente ce râle doit nous occuper après celui du gargouillement, parce qu'il est formé de bulles plus petites. Ces bulles sont développées dans les tubes bronchiques d'un moyen calibre. Suivant le degré de consistance du liquide qui a donné naissance aux bulles, le râle muqueux est plus ou moins humide.

C. *Râle crépitant humide.* — Cette variété présente un petillement plus fin encore que la précédente, et la ténuité des bulles qui lui donnent naissance démontre suffisamment que ce râle se passe dans les dernières ramifications des bronches.

Ces trois premières variétés de râles bullaires présentent en outre les caractères suivants qui leur sont communs : 1° Ils peuvent disparaître plus ou moins après la toux et l'expectoration. 2° Ils ne donnent pas à l'oreille la sensation de ruptures bullaires parfaitement égales, parce que les liquides déplacés varient en volume comme les tubes qu'ils obstruent, et que, même dans chaque variété de râle bullaire, les tubes bronchiques obstrués ne sont pas tous exactement de la même capacité. Cette particularité existe aussi pour le gargouillement, bien que les bulles qui le forment se trouvent dans une cavité unique : c'est qu'alors ces bulles ne sont pas toutes de la même grandeur. 3° Ils peuvent se faire à l'inspiration et à l'expiration.

D. *Râle crépitant sec.* — C'est le plus fin et le plus sec des râles bullaires ; le docteur Williams en donne une très bonne idée, quand il le compare à ce bruit que l'on détermine en froissant une mèche de cheveux près de son oreille. Le râle crépitant sec, comme Dance l'a remarqué le premier (1), diffère des précédents râles, en ce que : 1° il ne diminue ni ne disparaît après l'expectoration ; 2° il donne la sensation de bulles ténues, sèches et parfaitement égales ; 3° il ne se passe qu'à l'inspiration. J'ajouterai que ce râle ne dure jamais autant que les précédents, et que son existence est éphémère.

Le râle crépitant sec s'entend dans le début de la pleuropneumonie. On pense généralement qu'il est produit dans les

(1) *Dict. de méd.* en 25 vol., art. AUSCULTATION.

vésicules, par la rupture de bulles extrêmement fines et sèches, lorsque l'air traverse le mucus visqueux que l'inflammation du poumon y a sécrété. Cependant si l'on considère que ce râle n'éprouve aucune modification de la part de la toux, qu'il se montre souvent chez les pneumoniques avant l'expectoration, on peut se demander s'il ne dépendrait pas plutôt du froissement des vésicules pulmonaires, qui seraient desséchées par l'inflammation, comme cela se voit dans la plèvre, le péricarde et les synoviales des tendons. On est disposé, malgré soi, à comprendre le râle crépitant de cette manière, lorsqu'on imite les mouvements respiratoires, en agissant avec un soufflet sur un poumon de mouton qui a perdu une partie de son humidité. Celui qui ausculte le poumon, pendant cette expérience, perçoit un bruit tout à fait identique avec le râle crépitant sec. Ce bruit est formé d'une myriade de chocs extrêmement secs, ténus, et d'une égale intensité ; de plus, ils n'ont lieu qu'à l'inspiration, je veux dire dans le moment où l'air du soufflet vient distendre ou déplacer brusquement les vésicules pulmonaires desséchées. Je n'hésiterais certainement pas à adopter cette manière de voir sur la formation du râle crépitant sec, s'il m'était parfaitement démontré que l'inflammation dessèche les vésicules pulmonaires.

Je rattache aux râles bullaires ces bruits que l'on appelle à tort *craquements* dans l'auscultation de la tuberculisation pulmonaire, et que la plupart des médecins regardent comme dus au froissement et à la collision des tubercules crus les uns contre les autres dans les mouvements de la respiration. J'explique tous ces prétendus craquements secs ou humides, par la rupture plus ou moins *sèche* ou *humide* des bulles qui se forment dans le sommet des poumons tuberculeux, lorsque l'air soulève le muco-pus dû à la fonte des tubercules. Du reste, je reviendrai sur ce point dans la seconde section, lorsque je parlerai des tubercules pulmonaires.

Tels sont les principaux traits de l'histoire des râles vibrants et bullaires. On a dû voir que quelques-uns d'entre eux peuvent siéger dans le larynx et la trachée-artère (1), et que, dès lors, la distinction que nous avons établie entre les bruits anormaux sus-claviculaires et sous-claviculaires n'est pas en tout point fondée. Cela n'a rien qui doive nous étonner, car on sait qu'en pathologie les délimitations précises sont presque impossibles, et qu'il faut se borner à embrasser la généralité des faits ; sous ce rapport, la distinction des bruits anormaux en sus-claviculaires et sous-claviculaires me paraît préférable à toute autre. Seulement, le mot *râle* doit être soigneusement conservé, pour l'appliquer à tous les bruits anormaux, soit supérieurs, soit inférieurs, quand ils sont produits par la mucosité ou le sang ; on réserverait les noms de *ronflement*, de *sifflement*, etc., à tous les bruits plus rares qui sont déterminés par un rétrécissement permanent et organique des parois aériennes (2).

Quand les râles occupent les parties supérieures ou sus-claviculaires des voies aériennes, ils participent aux caractères des bruits supérieurs, soit normaux, soit anormaux, c'est-à-dire qu'ils peuvent s'entendre à distance, et retentir dans les deux poumons (3). Les râles vibrants jouissent de cette double propriété à un plus haut degré que les râles bullaires, à cause de leur sonorité ; mais, cependant, leur retentissement dans les poumons n'est jamais aussi facile que celui des bruits propres au larynx, parce que ces râles existent rarement dans le larynx ou la trachée, sans qu'il y en ait dans les autres points de l'arbre bronchique ; et, dès lors, les obstacles qui produisent les râles inférieurs s'opposent à la résonnance des râles supérieurs. Il est inutile d'ajouter, que quand les râles

(1) Il y en a jusque dans les voies nasales ; les bruits divers qui s'y passent, quand elles sont obstruées par les produits de l'inflammation de la pituitaire, ne sont-ils pas de véritables râles ?

(2) On rencontre quelques exemples d'un rétrécissement semblable sur les rameaux bronchiques.

(3) Ce fait a été observé pour la première fois, en 1827, par M. le professeur Piorry, lorsqu'il suivait la clinique de Laënnec. Il en fit part à Laënnec, qui repoussa cette idée avec humeur. (*Traité de diagnostic*, t. I, p. 464).

se produisent dans une des deux bronches, leur retentissement n'affecte que le poumon correspondant, et qu'en général le champ du retentissement est proportionnel au diamètre du tube où le râle se passe. Par conséquent, lorsqu'un râle vibrant se fait entendre dans une certaine étendue du poumon, il ne faut pas en conclure que tous les rameaux bronchiques de l'espace où on le perçoit en sont le siége réel, et qu'ils sont tous affectés d'un obstacle au passage de l'air; il faut se rappeler, comme je l'ai déjà dit, que les râles vibrants ont tous une nuance particulière, qui ne permet pas d'en confondre deux ensemble et que dès lors il est facile, d'après ces nuances, de compter le nombre d'obstacles que l'air rencontre dans les tubes bronchiques. Ajoutons toutefois qu'il est impossible de percevoir tous les râles qui se passent dans un poumon, et que les râles seuls de la périphérie arrivent facilement à l'oreille.

En résumé, on doit avoir cette idée générale sur le mode de production des bruits respiratoires : c'est que ces bruits, supérieurs et inférieurs, normaux et anormaux, supposent tous la condition d'un obstacle que l'air rencontre dans son passage, soit que l'obstacle fasse vibrer l'air, soit que l'air déplace l'obstacle. Quand cet obstacle est soumis à l'influence de la volonté, comme celui dela glotte, on peut, en l'écartant, supprimer le bruit auquel il donnait lieu, sans que l'air discontinue de pénétrer librement dans les voies respiratoires; si, au contraire, la volonté n'a plus de prise sur l'obstacle, comme dans le cas de mucus, le bruit ne peut pas être supprimé, à moins toutefois qu'on ne suspende sa respiration, ou qu'on ne la ralentisse à un point qui serait aussi insupportable que sa suspension complète.

Mais je dois revenir sur les râles, pour montrer toute l'importance de leur distinction en râles vibrants et en râles bullaires. Car cette distinction, qui est si tranchée sous le rapport de la sensation qu'éprouve l'oreille, ne l'est pas moins sous le rapport des inductions pathologiques.

Si les râles vibrants sont produits par un mucus fixé comme un obstacle immobile (1) aux parois des tubes bronchiques, leur existence doit coïncider avec une toux sèche et une expectoration difficile de matières consistantes ; si, au contraire, on a affaire à des râles bullaires, il y aura une expectoration facile de matières peu consistantes, parce que la formation des râles bullaires suppose dans les bronches des produits assez liquides pour pouvoir être facilement déplacés par le passage de l'air.

A ce corollaire si simple et si légitime, se présente l'objection suivante qui, au premier abord, paraît formidable : Dans certains catarrhes, il y a en même temps expectoration de matières très liquides, et présence de râles vibrants dans les bronches ; tandis que dans la pneumonie, qui présente des crachats beaucoup plus épais que les précédents, on ne perçoit que des râles bullaires. Pour résoudre cette difficulté, il faut se faire des idées précises sur les différences de consistance des matières expectorées, et surtout apprécier les différences de rôles que ces matières jouent dans l'acte de l'expectoration.

Les crachats que les malades rendent après la toux se présentent sous deux aspects principaux, qui ne permettent pas de les confondre. Les uns forment une masse transparente liquide, écumeuse, semblable à une solution légère de gomme arabique : ce sont les crachats pituiteux des anciens et de Laënnec ; nous leur conserverons le nom de crachats *pituiteux*. Les autres crachats ont plus de consistance que les précédents ; ils sont opaques ou diaphanes, le plus souvent colorés de diverses nuances : ce sont les crachats *muqueux*. Mais, comme ils diffèrent encore beaucoup de consistance entre eux, nous

(1) Cet obstacle n'est pas absolument immobile, car de temps en temps il subit quelque déplacement, ce que dénote le changement de nuance du râle vibrant ou sa disparition.

les subdiviserons en crachats *muqueux fluides* et en *muqueux non fluides*.

L'espèce des crachats muqueux fluides est assez complexe sous le rapport de sa composition matérielle, car elle comprend des crachats qui renferment du mucus, du muco-pus, du pus, du sang, etc. La fluidité qui la caractérise varie beaucoup ; à son plus haut degré, elle égale presque celle des crachats pituiteux, et, dans son degré le plus inférieur, elle ne consiste plus qu'en un tremblement ou une ondulation que les crachats présentent quand on souffle dessus, ou quand on agite le vase qui les contient. Quand ils sont très fluides, ils se mélangent d'une manière intime pour ne former plus qu'une masse homogène, dans laquelle ils disparaissent ; quand ils le sont moins, ils permettent de pouvoir les compter dans la masse qui résulte de leur agglomération. Si on les examine séparément avant leur réunion en masse, on peut remarquer qu'ils ont un volume notable, que leur forme est ronde et aplatie.

Les crachats muqueux non fluides sont les moins abondants de tous ; c'est à peine si les malades en rendent quatre ou cinq dans les vingt-quatre heures. Quand on a l'occasion de les examiner isolés de toute matière étrangère, on voit qu'ils ne sont jamais réunis, mais qu'ils sont séparément fixés à l'endroit du vase où ils ont été rejetés. Ils ne présentent pas la moindre oscillation quand on les agite; ils ont en général un petit volume ; leur forme n'est pas aplatie, mais mamelonnée Cette espèce ne comprend pas des matériaux différents comme la précédente, tels que pus, sang, etc. Elle est composée de mucus proprement dit, lequel mucus, par sa consistance et son aspect, peut être comparé à de la corne fondue.

Ces trois espèces de crachats, pituiteux, muqueux fluides et muqueux non fluides, ne sont pas toujours séparées les unes des autres, telles que nous venons de les décrire ; souvent elles se trouvent réunies dans le même vase. Voici la fréquence de leur état d'isolement ou de combinaison avec chacune d'elles :

Les crachats pituiteux sont seuls, ou réunis avec les muqueux non fluides; ces derniers sont quelquefois seuls, mais cela n'est pas ordinaire. Les muqueux fluides sont toujours seuls.

Si maintenant nous voulons mettre en regard de ces trois espèces de crachats, l'état de la toux, de l'expectoration et des râles, nous voyons que les crachats muqueux non fluides coïncident avec une toux sèche, de la difficulté d'expectoration, et des râles vibrants, ce qui est bien naturel. L'espèce des muqueux fluides s'accompagne de râles bullaires, de toux grasse, et d'expectoration facile; ce qui se comprend encore très bien. Quant aux crachats pituiteux, ils sont toujours précédés d'une toux sèche, fréquente, et quand ils s'accompagnent de râles, ces râles sont vibrants et non pas bullaires. Or cette dernière proposition, qui exprime un ensemble de faits vrais et faciles à observer, a singulièrement l'apparence de réunir des éléments contradictoires. Car, comment se peut-il que l'expectoration de matières aussi liquides que celles des crachats pituiteux exige des efforts de toux prolongés, que cette toux ne soit pas humide, et que la présence dans l'arbre bronchique de matières si facilement pénétrables à l'air donne lieu à des râles vibrants, et non pas à des râles bullaires.

Voilà un point obscur, dans l'histoire de l'expectoration et des râles, qu'on ne peut espérer d'éclaircir que par une appréciation exacte du mode de production des crachats pituiteux. Or, pour faire cette appréciation, voyons ce qui se passe dans une circonstance fréquente et passagère où les crachats pituiteux sont excrétés en assez grande abondance, je veux parler du cas d'introduction d'un liquide dans le larynx pendant la déglutition.

Aussitôt qu'il y a contact du liquide étranger sur la membrane muqueuse du larynx, la sensibilité exquise que possède cette membrane est vivement stimulée. La glotte se resserre par un mouvement spasmodique; il y a besoin irrésistible de tousser; la toux est sèche, quinteuse, et elle est suivie de temps en temps de la sortie d'un liquide transparent, qui n'est autre chose que la matière de nos crachats pituiteux. La fréquence de la toux, l'abondance de cette matière séreuse, varient suivant la quantité et surtout la nature plus ou moins irritante du liquide introduit, et elles ne s'arrêtent l'une et l'autre que lorsqu'il ne reste plus la moindre sensation du contact irritant déterminé sur la membrane laryngée.

Il est facile de comprendre que la matière pituiteuse rejetée par la toux, dans cette circonstance, est un produit extemporané de la sécrétion des glandes sous-muqueuses du larynx et de la trachée, et que le but de cette sécrétion est de venir en aide à la toux pour expulser plus facilement le liquide étranger au larynx, en faisant pour lui les fonctions de véhicule ou de dissolvant. La sensation douloureuse, déterminée par le liquide introduit est le signal de cette opération expulsive qui résulte de l'action combinée de la toux et de la sécrétion pituiteuse; car, du moment que cette sensation n'existe plus, la toux s'arrête, et la matière pituiteuse n'est plus sécrétée.

Quand le corps étranger introduit dans le larynx est solide, au lieu d'être liquide, l'irritation déterminée par son contact est bien plus grande encore. Aussi la toux est opiniâtre, et l'abondance du liquide sécrété est considérable; mais, malgré l'action simultanée de ces deux agents d'expulsion, la sortie du corps étranger n'a guère lieu qu'au moyen d'une issue artificielle.

Cette sécrétion instinctive, qui agit de concert avec la toux pour expulser un corps étranger dont le contact irrite la muqueuse laryngienne, n'a rien qui doive nous surprendre dans le larynx, car elle est également particulière à des appareils voisins dans des circonstances semblables. Si un corpuscule quelconque vient à s'engager entre les lames de la conjonctive, il y produit une sensation douloureuse, qui a pour résultat immédiat une sécrétion de larmes avec un resserrement convulsif des paupières; or, ces larmes et ces spasmes palpébraux n'ont pas d'autre but que d'entraîner au dehors le corpuscule irritant, et souvent ce but est atteint. Pareille chose se voit aussi dans les fosses nasales, quand elles subissent le contact d'une poussière irritante; et ici nous trouvons une analogie encore plus complète avec les phénomènes d'expulsion du larynx. En effet, les éternuments, qui sont provoqués à cette occasion, sont, comme la toux, des mouvements expiratoires et expulsifs; mais en même temps la pituitaire sécrète un fluide filant, transparent, qui est lancé au-dehors à chaque éternument, et qui agit simultanément pour débarrasser la muqueuse nasale de la poussière qui l'irrite, et la réunion de ces deux agents d'expulsion est si intime, qu'il est impossible de voir un éternument sans excrétion de liquide séreux.

On conçoit maintenant que, s'il se trouve dans le larynx du mucus non fluide solidement fixé aux parois de cet organe, il doive y produire, comme les corps étrangers, une sensation pénible, par suite de laquelle il y ait toux et sécrétion de matière pituiteuse. Seulement, il est juste de dire que le contact de ce mucus irrite bien moins la membrane laryngienne que celui des corps étrangers proprement dits, car il n'y a pas de spasme glottique, et l'anxiété est médiocre; mais, à part cela, la sensation du picotement ou d'irritation au larynx est irrésistible, et dès lors elle suffit pour déterminer la toux avec la sécrétion de matière pituiteuse. Cependant cette toux et cette sécrétion n'existent pas d'une manière continue, parce que l'irritation laryngienne, nécessaire à leur production, s'épuise par moments, pour ainsi dire, et ne se fait sentir que d'une manière intermittente, comme cela se voit même dans les cas de véritables corps étrangers.

Quand le mucus non fluide est très difficile à détacher, les malades restent quelquefois vingt-quatre heures, et souvent plus, à tousser et à excréter des crachats pituiteux, sans pouvoir expectorer le moindre fragment de mucus: viennent-ils à bout d'en rendre une quantité même peu considérable, immédiatement après ils éprouvent beaucoup de soulagement;

il n'y a plus de picotement au larynx, la toux s'arrête et la matière pituiteuse n'est plus sécrétée.

Ceci nous donne la raison de ce que nous disions plus haut sur l'état d'isolement ou de mélange des trois espèces de crachats. On doit voir maintenant pourquoi on observe tantôt de la matière pituiteuse seule, tantôt de la matière pituiteuse unie à quelques crachats de mucus non fluide, et tantôt, mais rarement, des crachats muqueux non fluides seuls (1).

Ceci nous explique encore pourquoi les crachats muqueux non fluides sont toujours expectorés sans mélange. C'est que ces crachats, même les plus consistants, ceux de la pneumonie, par exemple, sont beaucoup moins denses et épais que les crachats muqueux non fluides; dès lors ils sont expectorés facilement, et ils n'exigent pour cela qu'une toux légère, sans sécrétion de matière pituiteuse.

Arrivant maintenant à la difficulté, dont l'éclaircissement est le but de cette digression, on voit d'abord pourquoi la matière pituiteuse ne donne pas lieu à des râles bullaires; c'est qu'elle se forme dans le larynx et la trachée, et qu'elle est emportée par la toux à mesure qu'elle sourd des glandes sous-muqueuses. Si, conjointement avec elle, il y a une toux sifflante et des râles vibrants, on doit en trouver la raison dans le mucus non fluide qui obstrue l'arbre bronchique, de telle sorte que cette toux sifflante et ces râles vibrants ne sont, comme la matière pituiteuse elle-même, que des effets simultanés de la présence de ce mucus non fluide dans les voies aériennes.

Cependant il ne faudrait pas croire que toutes les fois qu'un individu rendra des crachats pituiteux seuls et abondants, ce rejet indiquera la présence de mucus dans le larynx et la trachée. Tout sentiment vif de picotement ou d'irritation dans le tube laryngo-trachéal, quelle qu'en soit la cause, donnera

(1) Ces crachats muqueux non fluides doivent avoir une consistance encore moindre après leur expectoration que pendant leur rétention dans l'arbre bronchique, car autrement on ne comprendrait pas qu'ils eussent pu être rejetés.

lieu à de la toux et à une sécrétion de matière pituiteuse, comme s'il s'agissait de quelque chose de matériel à expulser. C'est ainsi qu'il faut comprendre la provocation de la toux et des crachats pituiteux abondants que l'on observe dans la laryngite aiguë franche, celle de la rougeole, de la variole, la phthisie laryngée, etc., et dans toutes les affections du larynx qui s'accompagnent d'une sensation irrésistible de picotement dans cet organe. Il est impossible de dire que, dans les maladies que je viens de citer, la matière pituiteuse préexiste à la toux, que sa présence dans le larynx en est la cause déterminante, et que si la toux est répétée et quinteuse, c'est que la matière pituiteuse est difficile à détacher : car on sait que cette matière est bien loin d'être aussi consistante que celle des crachats muqueux fluides de la pneumonie, et cependant ces derniers sont expectorés avec une grande facilité ; on sait encore que le rejet des crachats pituiteux, quelque abondants qu'ils soient, nesoulagent jamais qu'imparfaitement de l'irritation qu'on éprouve au larynx : preuve donc que cette irritation est cause tout à la fois de la toux et de la sécrétion pituiteuse.

Au reste, l'analogie que nous avons tirée précédemment de la conjonctive et de la pituitaire se retrouve encore ici. La conjonctivite est caractérisée par la sensation douloureuse, mais fausse, d'un grain de sable dans l'œil. Or, cette sensation est le signal et la cause d'un spasme palpébral et d'un larmoiement aussi considérable que s'il y avait dans l'œil un véritable grain de sable. Dans le coryza, on éprouve un picotement de la pituitaire, à l'occasion duquel il y a éternument et rejet du liquide, comme si l'on avait aspiré quelque poudre sternutatoire.

Par conséquent, la matière des crachats pituiteux est moins un effet qu'un moyen d'expectoration qui agit de concert avec la toux ; et toutes les fois qu'un malade en aura rendu une quantité notable, il faudra en conclure que ce malade a éprouvé dans le larynx la sensation vraie ou fausse d'une matière à expulser, et qu'il a beaucoup toussé sans éprouver de soulagement.

Il va sans dire que dans les cas où les crachats pituiteux dépendront d'une fausse sensation de matière à expulser, on ne trouvera des râles vibrants dans aucun point de l'arbre bronchique. On va comprendre aussi que, dans quelques circonstances, le rejet de la matière pituiteuse pourra coïncider avec la présence de râles bullaires et l'expectoration d'un mucus fluide, bien que nous ayons établi le contraire comme règle générale. Ainsi, je suppose qu'un phthisique soit affecté d'une altération du larynx qui lui cause une vive irritation dans cet organe, et qu'il ait en même temps des cavernes en suppuration, il y aura, à l'occasion de l'irritation laryngée, toux fréquente, quinteuse et rejet de matière pituiteuse, tandis que la matière muco-purulente des cavernes produira des râles bullaires et sera expectorée facilement dans le vase où se trouvera une certaine quantité de crachats pituiteux. Ce fait n'apporte donc, comme on le voit, aucune exception à ce que nous avons établi plus haut, puisque c'est un fait compliqué, et que l'ensemble des symptômes contradictoires qu'il présente tient à deux affections différentes qui se trouvent réunies chez un même sujet (1). J'insiste sur cette apparente exception, pour montrer que, les faits pathologiques étant le plus souvent complexes, il faut mettre beaucoup de précision dans leur analyse : sans cela, on voit autant d'exceptions que de règles ; plus tard, on ne voit plus ni règles ni exceptions, et l'on tombe dans un scepticisme déplorable.

(1) Pareille combinaison est observée lorsqu'une pneumonie se complique de laryngite. Il y a toux fréquente, rejet de matière pituiteuse à l'occasion de la laryngite, puis râles bullaires et crachats muqueux fluides à cause de la pneumonie. Souvent ces deux espèces de matières se mélangent, soit dans le larynx, soit dans le vase, et se présentent sous l'aspect d'une substance homogène écumeuse, légèrement rouillée, abondante, qui tient le milieu entre la liquidité extrême des crachats séreux et la consistance médiocre du mucus ordinaire de la pneumonie.

2° Bruits extra-pulmonaires, ou pleuraux.

Les deux feuillets thoracique et pulmonaire de la plèvre exécutent l'un contre l'autre, dans les mouvements d'inspiration et d'expiration, un glissement de haut en bas et de bas en haut facile à observer sur les animaux que l'on soumet à des vivisections. Dans l'état physiologique, ce mouvement alternatif de glissement ne donne lieu à aucun bruit, parce que les surfaces opposées des plèvres sont douces, polies et lubrifiées par un enduit ténu de sérosité. Mais il n'en est plus de même dans certains cas pathologiques, lorsque la plèvre est dure, inégale et hérissée d'aspérités. Il se produit alors un bruit particulier, appelé *bruit de frottement pleural*, dont nous allons faire une histoire succincte.

Ce bruit de frottement pleural a été signalé pour la première fois par Honoré, puis par Laënnec, qui dit en avoir observé une dizaine de cas. Mais c'est M. Reynaud qui a l'honneur incontestable de l'avoir fait connaître (1), tant sous le rapport de ses véritables caractères que sous celui de sa cause pathologique.

Ce bruit donne à l'oreille la sensation de frottement de deux corps solides l'un contre l'autre. Il présente de grande variétés de formes et d'intensité : quelquefois il est doux, d'autres fois il est rude, ou constitué par une série de saccades tout à fait caractéristiques. Il s'entend quelquefois aux deux temps de la respiration, ou seulement à l'un des deux. Il est fréquemment plus intense à la fin du temps inspiratoire ou expiratoire qu'à son commencement. Il peut s'entendre dans tous les points de la plèvre pariétale ; mais habituellement il est plus fréquent au niveau de la septième côte, à cause de la plus grande amplitude des mouvements respiratoires qui a lieu en ce point.

Quand ce bruit est très intense, il s'accompagne ordinairement comme la plupart des autres bruits respiratoires ou cir-

(1) *Journal hebdomadaire de médecine*. Paris, 1829, t. V, p. 563.

culatoires, quand ils sont très marqués, d'un frémissement sensible à la main appliquée sur le siége du bruit. Souvent même le malade sent le frémissement dû au frottement pleural, et il est quelquefois le premier à le signaler au médecin.

Quelle est la nature des inégalités de la plèvre qui produisent le bruit de frottement pleural?

Laënnec avait pensé que ce bruit provenait des inégalités qui dépendent de l'emphysème du poumon. Mais cette opinion de l'illustre inventeur de l'auscultation n'a pas été acceptée généralement, surtout depuis la publication du mémoire cité de M. Reynaud. L'excellent observateur que je viens de nommer a, le premier, démontré que l'inflammation pleurétique était cause des aspérités qui donnent lieu aux bruits de frottement. Ainsi donc, les bruits de frottement de la fièvre sont un symptôme de la pleurésie. Toutefois ce symptôme de la pleurésie est assez rare. En effet, il faut pour qu'il se produise une réunion de circonstances particulières, 1° Les plèvres ne doivent pas contracter d'adhérence ensemble et conserver la liberté de leurs mouvements de glissement; 2° il faut que l'inflammation pleurétique ait déterminé la formation d'un produit pseudo-membraneux assez rude pour qu'il en résulte un frémissement perceptible à l'oreille ou à la main; 3° enfin, il est nécessaire que la formation de ce produit pseudo-membraneux ne coïncide pas avec un épanchement de liquide assez considérable pour écarter les deux feuillets de la plèvre, au point qu'ils ne soient plus en contact l'un avec l'autre.

Comme on le voit donc, d'après la considération de cette dernière circonstance, le bruit de frottement pleural n'est pas un signe mauvais ou dangereux dans la pleurésie, puisque la pleurésie n'est guère grave que par suite des épanchements considérables qui résultent de l'inflammation de la plèvre.

Le bruit de frottement pleural a, comme tous les autres bruits, ses difficultés de perception, dans les cas où il n'est pas bien nettement caractérisé. Ainsi, quelquefois, quand il sera doux ou peu rude, on pourra le confondre avec le murmure vésiculaire; d'autres fois, il imitera, à s'y méprendre, des râles bullaires secs; enfin, ses vibrations pourront avoir la plus grande ressemblance avec certains râles vibrants saccadés.

Je dois dire que dans deux cas où le frottement était très intense et donnait lieu à des vibrations ou saccades très faciles à apprécier à la main, il était possible de les entendre, en approchant l'oreille à 3 ou 4 centimètres de la poitrine du malade.

APPENDICE AUX BRUITS ANORMAUX. — SONORITÉ MÉTALLIQUE.

Pour compléter l'histoire des bruits anormaux du système respiratoire, je dois parler des phénomènes de sonorité métallique que l'on observe dans la cavité thoracique. Laënnec a remarqué le premier que, quand une caverne spacieuse, et surtout la cavité pleurale, contenait des gaz et du liquide, elle avait la propriété d'émettre des sons en tout semblables à ceux que rend un vase de verre ou de métal. On cesse bientôt de s'étonner de la singularité de ce fait quand on considère qu'il n'est pas particulier à la poitrine; car on sait depuis longtemps que des sons également métalliques se produisent dans la cavité de l'estomac, et qu'on peut les entendre à distance. La détermination rigoureuse des conditions nécessaires à la production de ce phénomène n'existe pas encore; il faut donc attendre que les physiciens nous l'aient donnée, et nous aient appris pourquoi la cavité d'un puits ou d'une cuve de bois est douée d'une sonorité aussi franchement métallique que si les parois en étaient de verre et de métal.

Mais de même qu'un puits et un vase de verre n'émettent leur sonorité que lorsqu'un agent quelconque fait entrer en vibration l'air qu'ils contiennent, de même également les cavités anormales du thorax, qui sont douées de résonnance métallique, ne donnent ce genre de résonnance que lorsqu'il se produit un ébranlement dans leur intérieur. Or, cet ébranlement résulte de causes différentes. Ainsi : 1° Il est produit quand on agite le malade par les épaules et que le liquide déplacé va choquer les parois de la cavité : le bruit dû à cette agitation est très fort et peut s'entendre à distance (1) : c'est le *bruit métallique de succussion.* 2° La voix, la toux, etc., peuvent déterminer dans la cavité un retentissement semblable à celui qu'on obtient en parlant dans un puits ou un grand vase : c'est l'*écho métallique.* 3° Le retentissement du souffle glottique peut faire assez vibrer l'air pour produire un bruit semblable à celui que l'on obtient en soufflant au goulot d'une carafe vide : c'est le *bruit amphoro-métallique.* 4° Enfin, la simple rupture des bulles d'air qui se forment dans la cavité anormale peut produire assez d'ébranlement pour qu'il en résulte un bruit métallique, bref, irrégulier dans son apparition : c'est le *tintement bullaire.*

Nous devons nous arrêter un peu sur cette dernière forme de bruit métallique, le tintement bullaire, parce qu'il y a eu quelque controverse à ce sujet. Laënnec, qui l'a observé le premier, le comparait au bruit que rend un vase de métal frappé légèrement avec une épingle, et il l'expliquait en disant qu'une goutte tombait de la partie supérieure de la cavité pleurale sur la surface du liquide épanché. Il est certainement possible qu'une goutte tombe ainsi du sommet de la cavité sur l'épanchement liquide, dans le moment où le malade se lève pour se mettre sur son séant ; mais ce qu'on ne comprend pas et ce qu'il est difficile d'admettre, c'est qu'il en puisse tomber ainsi un grand nombre de suite, pour produire les tintements qu'on entend souvent d'une manière continue et indéfinie. Dance attaqua le premier l'opinion de Laënnec, et expliqua la production de cette forme de son métallique par de l'air qui, s'insinuant à travers la fistule pleuro-bronchique submergée sous le liquide de l'épanchement, traversait ce liquide en prenant la forme d'une bulle qui venait crever à sa surface. Je développai

(1) Dans un cas où ce bruit de succussion était très fort, j'ai observé que les mains, appliquées sur le côté thoracique malade, sentaient la fluctuation du liquide déplacé et agité par le mouvement de succussion.

plus tard cette idée de Dance (1), et je trouvai les conditions de la formation des bulles, même dans les cas où la fistule n'est pas submergée. C'est ainsi que le muco-pus qui se trouve dans la caverne perforée peut être soulevé, sous forme de bulle, à l'orifice pleural de la fistule. D'autres fois, il se formera des bulles par exhalation à la surface du liquide épanché, sans communication bronchique.

M. de Castelnau a cherché à démontrer : 1° que des bulles ne peuvent pas se former dans la cavité anormale douée de sonorité métallique; 2° que le tintement n'est autre chose qu'un râle muqueux ou caverneux ordinaire, voisin de la cavité anormale, et qui vient y produire un retentissement métallique (2). Je ne pense pas que M. de Castelnau ait réussi à démontrer l'impossibilité de la formation des bulles dans la cavité de l'épanchement ; mais, d'un autre côté, il me semble qu'on ne peut lui refuser que du tintement tienne quelquefois au retentissement dans la cavité anormale des bulles dues à certains râles muqueux ou caverneux. Ce dernier genre de tintement serait donc bullaire comme l'autre. Toute la différence serait en ce que, dans un cas, la bulle se formerait dans le foyer même de la cavité métallique, tandis que dans l'autre cas la bulle tiendrait à un râle bullaire voisin du foyer.

On voit, comme conséquence générale de tout ce qui précède, que la sonorité métallique est moins un bruit anormal spécial qu'un timbre particulier que revêtent dans certaines circonstances les bruits normaux ou anormaux du système respiratoire : c'est ainsi que l'écho métallique et le bruit amphoro-métallique sont des résonnances particulières de la voix et du souffle glottique. Le tintement bullaire lui-même n'est autre chose qu'un râle à grosse bulle, dont la rupture, au lieu d'être insonore, comme cela a lieu dans les circonstances ordinaires, acquiert un timbre argentin par suite de la propriété particulière qu'a la cavité où elle retentit.

(1) *Archives*, mars 1834.

(2) *Archives*, octobre 1841.

Jusqu'à présent nous n'avons fait qu'une histoire, pour ainsi dire, isolée des bruits respiratoires, nous attachant seulement à montrer leur mode de production à chacun. Nous devons maintenant parler de leurs transformations diverses et de leurs combinaisons entre eux, telles qu'on les observe au lit des malades. Dans ce but, nous allons faire une revue succincte des différentes maladies du système respiratoire, et nous nous attacherons principalement à faire ressortir l'ensemble et la succession des différents symptômes que l'on perçoit au moyen de l'auscultation.

SECTION DEUXIÈME.

REVUE DES MALADIES DU SYSTÈME RESPIRATOIRE ÉTUDIÉES SOUS LE RAPPORT DE L'AUSCULTATION.

Nous allons exposer ces maladies dans l'ordre suivant : nous commencerons par celles qui affectent les voies aériennes, puis nous passerons à celles du parenchyme pulmonaire, et nous terminerons par celles de la plèvre.

CHAPITRE PREMIER.

MALADIES DES VOIES AÉRIENNES.

§ I. — Laryngite.

Les symptômes que l'on assigne généralement à la laryngite sont les suivants : l'altération de voix ; une douleur dans le larynx, soit spontanée, soit provoquée par la pression sur le larynx, par la déglutition, par l'action de parler ou de tousser ; de la toux suivie ou non d'expectoration ; des râles que l'on entend soit à distance, soit à l'aide du stéthoscope.

Tels sont les symptômes que l'on reconnaît généralement à la laryngite. Mais quelques-uns d'entre eux présentent des circonstances qui demandent à être précisées. Sous ce rapport il faut distinguer dans la laryngite deux périodes, que les anciens médecins reconnaissaient dans la plupart des maladies, et qu'ils appelaient période de *crudité* et période de *coction* ou de *maturation*. Je n'adopte certainement pas la théorie sous l'influence de laquelle ils avaient créé ces deux expressions; mais je crois qu'à défaut d'autres, elles expriment assez bien l'ensemble des symptômes qui se succèdent non-seulement dans la laryngite, mais encore dans les autres phlegmasies de la membrane muqueuse des voies aériennes.

1° La période de crudité de la laryngite comprend les symptômes les plus aigus de cette affection, soit que cette acuité soit primitive et qu'elle dure plusieurs jours, ou qu'elle soit éphémère et qu'elle se montre à titre de recrudescence passagère dans les laryngites anciennes.

Cette période est caractérisée par l'altération de la voix et par la douleur du larynx; mais elle l'est surtout par certaines circonstances assez précises de toux, d'auscultation et d'expectoration.

La toux est provoquée par une sensation de sécheresse et de titillation insupportable au larynx. Cette sensation est assez semblable à celle d'un véritable corps étranger que l'on sent le besoin impérieux d'expulser; et elle dépend soit de l'inflammation elle-même (1), soit de la présence du mucus épais et visqueux qui est sécrété par la membrane muqueuse enflammée, et qui produit alors l'effet d'un véritable corps étranger par le sentiment de gêne et d'irritation qu'il détermine.

Ce mucus, comme je viens de le dire, est visqueux, non fluide; il adhère assez fortement aux parois du larynx. Quand sa quantité est augmentée de manière à produire un léger obstacle au passage de l'air, on peut quelquefois entendre, soit à distance, soit à l'aide de l'auscultation du larynx, de faibles

(1) On se rappellera, à ce sujet, que l'inflammation de la conjonctive donne habituellement la sensation d'un grain de sable dans l'œil.

râles vibrants qui, d'un moment à l'autre, changent d'intonation et même disparaissent sous l'influence des différences si passagères de quantité, de siége et de forme que subit le mucus.

Ces râles vibrants caractérisent la période de crudité de la laryngite. Ils accusent nécessairement la présence d'un mucus visqueux et non fluide dans le larynx, et ne résultent par conséquent ni de l'état de sécheresse de la membrane muqueuse, ni de son gonflement. La chose ne peut pas rester douteuse, si l'on veut bien réfléchir à l'existence si passagère de ces râles, à leur dépendance des quintes de toux qui les font tantôt apparaître et disparaître, et surtout à leur cessation pour un temps assez long quand le mucus vient à être rejeté par l'expectoration.

Mais il importe extrêmement de remarquer que ces râles sont très légers, que le plus souvent ils n'existent pas, parce que la capacité du larynx est trop considérable pour que le mucus qui y a été sécrété puisse faire obstacle au passage de l'air.

Dans cette première période de la laryngite, les râles du larynx, quand ils existent, ne sont jamais bullaires. Les bulles sont alors impossibles, parce que le mucus épais de cette période, bien loin de se laisser pénétrer par l'air, fait au contraire vibrer l'air en remplissant l'office d'un obstacle solide.

Puisque le mucus laryngien est ainsi consistant pendant toute la période de crudité de la laryngite, il paraît s'ensuivre que la toux sans expectoration doit être un des caractères de cette période. Effectivement, tant que dure cette période, le mucus épais et visqueux du larynx est à peine expectoré, ou bien il l'est difficilement; mais à défaut de ce mucus, le malade expectore très fréquemment un autre produit sur lequel je dois appeler l'attention.

Nous avons dit précédemment que la toux qui existe dans les premiers jours de la laryngite est provoquée par la sensation d'un corps étranger que le malade éprouve dans le larynx; et que cette sensation dépend soit de l'inflammation de la membrane muqueuse, soit du mucus qui est produit par la membrane enflammée. Mais cette sensation ne se borne pas à exciter ainsi la toux : elle provoque encore, chez certains sujets, et dans les moments où elle est portée à son plus haut degré, elle provoque, dis-je, le rejet d'un fluide aqueux, filant, semblable à une solution de gomme, et qui est rendu écumeux par les mouvements répétés de toux dont sa formation est accompagnée. Ce liquide est appelé *pituite* par les malades. Il peut être expectoré en grande abondance, sans calmer ce sentiment incommode de titillation qui existe au larynx, et il paraît dépendre d'une sécrétion extemporanée de ces petits grains glanduleux qui se trouvent en assez grande quantité sous la membrane muqueuse du larynx et de la trachée. Nous avons déjà parlé de la sécrétion extemporanée de cette matière pituiteuse, en traitant des râles (page 69). Nous n'y insisterons pas davantage ici.

Le produit de la matière pituiteuse dans la laryngite est donc, comme nous l'avons déjà démontré, un véritable larmoiement du larynx, qui est destiné, de concert avec la toux, à détacher et à entraîner le mucus demi-solide qui y est déposé par l'inflammation. Ce mécanisme de nature médicatrice peut s'apprécier assez facilement à la fin de la période de crudité de la laryngite, lorsque l'expectoration du mucus commence à se faire avec facilité. On sait qu'alors il s'accumule, surtout pendant la nuit, des quantités assez considérables de mucus épais sur la membrane muqueuse du larynx. Le matin, ce mucus détermine un sentiment de picotement qui provoque une toux quinteuse, et qui en même temps annonce la sécrétion d'une grande quantité de matière pituiteuse à la fin de chaque quinte de toux ; cela dure ainsi jusqu'à ce que le mucus, dont la présence est la cause de ces symptômes, soit expulsé et expectoré. Alors tout cesse ; il n'y a plus de sensation de titillation au larynx ; il n'y a plus ni toux, ni sécrétion de matière pituiteuse, jusqu'à ce qu'un nouveau mucus, étant reproduit, vienne reproduire la même manifestation de symptômes.

Ce qui porte à admettre que cette matière pituiteuse ne préexiste pas à la toux, et qu'elle est bien sécrétée dans le moment même où la titillation du larynx se fait sentir, et où la toux se fait entendre, c'est que la toux a un timbre sec et même sifflant au début des quintes, et que les râles que l'on peut entendre comme résultat et preuve de la présence du mucus dense ne cessent jamais d'être vibrants. Or, si le larynx contenait une accumulation notable de matière aussi liquide que la matière pituiteuse, conçoit-on que la toux ne fût pas *grasse*, et qu'il n'y eût pas production de râles bullaires?

Cette production de matière pituiteuse n'a pas lieu invariablement chez tous les sujets affectés de laryngite. Il faut ici, comme en un grand nombre de cas, faire une juste part aux individualités et aux idiosyncrasies. De deux individus affectés également et éprouvant la même sensation de titillation au larynx, l'un aura une simple toux sèche et quinteuse, tandis que l'autre rendra à la fin de chaque quinte des flots de matière pituiteuse.

Maintenant que nous nous sommes étendu assez au long sur le mode de production de ces crachats pituiteux qui existent dans la laryngite, nous devons résumer les caractères suffisamment raisonnés de la période de crudité que présente cette affection. Ce sont: la douleur au larynx, l'altération de la voix, et une titillation qui se fait sentir de moment à autre, et qui provoque une toux à timbre sec, avec ou sans rejet de matière pituiteuse. Cette sensation de titillation est plus impérieuse encore quand la membrane muqueuse est recouverte d'un mucus visqueux et consistant, qui est la cause unique des quelques râles vibrants que l'on peut entendre dans cette période. Le mucus finit par être expectoré à la suite des quintes de toux et de la sécrétion de matière pituiteuse que sa présence provoque. Il présente en dehors de son état de consistance des caractères assez variables de forme, de couleur, de nature, etc.

2° La période de coction ou de maturation comprend moins de symptômes que la précédente. Il n'y a plus ici de douleur au larynx ni d'altération de la voix; le mucus, devenu plus fluide, ne produit pas de sensation aussi incommode dans le larynx, et par conséquent il ne provoque pas une toux fatigante ou quinteuse; il ne provoque pas non plus la sécrétion d'une matière pituiteuse. La toux est rare et fait expectorer facilement une quantité souvent considérable de mucus. Ce mucus, avant d'être expectoré, est assez fluide pour se laisser pénétrer par l'air, lorsqu'il est chassé vivement à travers le larynx par les mouvements de toux. Il en résulte la formation de grosses bulles, ou plutôt une espèce de gargouillement qui a fait donner à la toux de cette période le nom de toux *grasse*, par opposition à celle de la période précédente qui a un timbre sec et même sifflant. Cette différence de la toux tient donc, comme on le voit, à la consistance différente du mucus, qui est visqueux et dense dans le premier cas et fluide dans le second.

Quand la laryngite est très ancienne et qu'elle est passée à l'état d'habitude chez l'individu qui en est affecté, il y a fréquemment, sous l'influence des refroidissements les plus légers, des recrudescences brèves et éphémères, qui font repasser la maladie de la période de coction à celle de crudité. La voix devient rauque, il y a une douleur obtuse au larynx; le mucus, cessant d'être aussi fluide, détermine de petits râles vibrants; la toux devient quinteuse, sifflante; elle est accompagnée de matière pituiteuse, et l'expectoration du mucus ne s'effectue qu'à l'aide de quintes longues et répétées. Ces recrudescences disparaissent aussi vite qu'elles sont venues, après avoir duré une ou plusieurs heures, et les symptômes de la période de coction reparaissent tels que nous les avons exposés plus haut.

Le bruit de souffle est rarement exagéré dans la laryngite

catarrhale, parce que la muqueuse est rarement gonflée au point de diminuer notablement le diamètre du tube laryngien. Cette modification du souffle ne peut guère s'observer que dans les laryngites sous-muqueuses, qui présentent un obstacle plus ou moins difficile au passage de l'air. On conçoit même que, dans ces cas-là, l'étroitesse exagérée du calibre du larynx transforme le souffle en ronflement ou sifflement.

§ II. — Spasme glottique.

Le resserrement spasmodique des cordes vocales a pour effet nécessaire de rendre très difficile le passage de l'air à travers la fente glottique, et par conséquent de modifier les bruits qui se passent à la glotte. Quand le resserrement glottique est médiocre, le bruit de souffle est simplement exagéré; mais quand la constriction est extrême, il y a transformation du souffle en un sifflement qui présente un timbre éclatant. Le spasme glottique est une affection qui se montre isolée, comme chez les petits enfants, ou qui se combine avec d'autres maladies du larynx (1).

Corps étrangers dans le larynx. — Le spasme glottique est pour ainsi dire essentiel aux cas d'introduction de corps étrangers dans le larynx; on observe alors que l'inspiration est sifflante et que l'expiration est saccadée, répétée, comme pour expulser au dehors la cause matérielle du spasme des cordes vocales.

Coqueluche. — Le spasme glottique s'observe avec les mêmes caractères d'expiration saccadée dans la coqueluche. La ressemblance de ces deux variétés de spasmes est tout à fait exacte; c'est un fait dont on a souvent l'occasion de constater la vérité, lorsque quelqu'un, voulant boire trop précipitamment, ou buvant en riant, a avalé, comme on dit, *de travers*. On est témoin alors d'une quinte qui se termine ordinai-

(1) Voyez à ce sujet une thèse fort bien faite de M. Bacquias, sur le spasme de la glotte (*Thèses de Paris*, août 1853).

rement par des vomituritions, comme dans la véritable coqueluche.

Hystérie.—Le spasme glottique est habituel dans l'hystérie. L'inspiration est sifflante, souvent l'expiration l'est également ; mais cette dernière n'est pas saccadée comme dans la coqueluche, ou dans les cas de corps étrangers introduits dans le larynx.

Asthme aigu, Millar ; *angine striduleuse*, Bretonneau ; *pseudo-croup*, Guersant. — Les descriptions que donnent ces auteurs de chacune de ces affections se ressemblent singulièrement et présentent la répétition des mêmes symptômes. Ce spasme si diversement dénommé est le même que celui de l'hystérie. C'est ainsi que Millar (1) dit que « dans l'asthme aigu l'inspiration et l'expiration se succèdent rapidement et avec le même bruit qu'on entend dans les accès hystériques (page 7). » Plus loin (page 13), il revient sur cette ressemblance pour nous apprendre « qu'il est quelquefois difficile de le distinguer de la boule hystérique. »

M. Bretonneau, dont l'autorité est si imposante, surtout dans le sujet qui nous occupe, ne pense pas que les symptômes de l'angine striduleuse, de l'asthme aigu, etc., proviennent du spasme de la glotte (2). Quant à l'explication des symptômes si fugaces de cette affection, il la trouve dans une simple tuméfaction catarrhale des replis muqueux des ventricules du larynx, tuméfaction qui produit une sorte d'enchifrènement de la glotte (page 141). « Car, dit-il, aucune constriction ne peut resserrer ni diminuer le calibre des narines, et cependant l'enchifrènement cesse et augmente plusieurs fois dans la même heure. » (Page 111.)

Je ferai remarquer d'abord qu'il n'est pas sûr que l'enchifrènement intermittent des fosses nasales tienne uniquement à un gonflement intermittent de la pituitaire. Il est bien plus probable qu'il est dû à la présence momentanée d'un mucus vis-

(1) *Observations sur l'asthme et le croup.* Paris, 1808.

(2) *Traité de la diphthérite*, Paris. 1826, p. 267.

queux dans les voies étroites des cavités nasales; car on peut, en soufflant vivement, déplacer ce mucus et rétablir immédiatement la liberté du passage de l'air. De plus, on sait qu'après l'éternument, qui a pour but de débarrasser la surface de la pituitaire, on peut respirer facilement par le nez; or, comme on le sait aussi, l'éternument a lieu surtout quand le gonflement inflammatoire est porté au plus haut degré.

Je ferai observer ensuite que la comparaison que M. Bretonneau établit entre la difficulté du passage de l'air du coryza et celle qui a lieu dans l'angine striduleuse ne suffit pas pour prouver que le gonflement de la muqueuse en est la cause dans les deux cas. En effet, dans le coryza, il y a bien quelques râles vibrants qui résultent du passage difficile de l'air à travers les voies nasales obstruées par le mucus; mais ces râles sont bien différents, pour l'intensité et la forme, du sifflement aigu qui forme pour ainsi dire le caractère essentiel de l'asthme glottique, de l'angine striduleuse, etc. Ce sifflement a un timbre vocal; il indique dès lors que les cordes vocales sont tendues et rapprochées l'une de l'autre, comme toutes les fois qu'il y a émission de sons aigus. Du reste, ce sifflement vocal ou glottique se montre ici avec les mêmes caractères que dans l'hystérie, où personne n'a jamais songé à nier le spasme de la glotte.

§ III. — Angine œdémateuse.

L'œdème de l'orifice supérieur du larynx rétrécit beaucoup le diamètre de cet orifice et y rend difficile le passage de l'air, tant à l'inspiration qu'à l'expiration. Mais si l'on considère que dans le temps d'inspiration l'air rapproche encore l'un vers l'autre les replis aryténo-épiglottiques œdématiés, en les abaissant comme deux soupapes, tandis qu'à l'expiration il les relève en les écartant, on concevra que le passage de l'air inspiré sera plus difficile, plus long et plus bruyant que celui de l'air expiré.

Mais outre ces symptômes, qui sont persistants et continus, comme la lésion qui les produit, il en est d'autres qui sont intermittents et qui consistent dans une exagération de la dyspnée, avec production d'un sifflement aigu à l'expiration, mais surtout à l'inspiration. La nature de ce dernier bruit annonce qu'une constriction intermittente de la glotte en est la cause, et qu'elle est cause également de l'exagération intermittente de la dyspnée.

§ IV. — Croup.

Quand le larynx est affecté de produits pseudo-membraneux, leur présence dans le tube laryngien donne lieu à différentes modifications de bruit. Ainsi la toux est rauque, métallique ; il en est de même de la voix, qui présente des caractères analogues : c'est pour cela qu'on leur a donné à l'une et à l'autre le nom de *croupales*. Mais on a peut-être exagéré leur signification séméiologique, en voulant que la toux et la voix croupales fussent propres à l'existence des fausses membranes dans le larynx. On les rencontre quelquefois l'une et l'autre avec des caractères exactement semblables chez les personnes affectées de phthisie laryngée, ou même simplement de laryngite aiguë.

Le degré de rétrécissement que les fausses membranes amènent dans le calibre laryngien fait varier l'intensité et la nature du souffle. Ainsi, dans les commencements de la maladie, lorsque le rétrécissement est médiocre, le souffle est simplement exagéré ; plus tard, quand le rétrécissement est très marqué, le souffle se transforme en ronflement ou sifflement continu. D'autres fois, si les fausses membranes sont flottantes, il résulte de leur agitation saccadée un bruit particulier que M. Barth a observé le premier (1).

On voit, d'après cela, que le croup donnera lieu à différentes formes de bruit, suivant l'étendue, l'épaisseur, le degré

(1) *Loc cit.*, p. 277.

d'adhérence des fausses membranes, et dès lors on voit que l'existence du souffle glottique, et du murmure vésiculaire qui en est le retentissement, n'est pas incompatible avec le croup. J'insiste sur ce fait, car c'est faute d'y avoir suffisamment réfléchi, que M. Hache a cru que certains faits de croup qu'il avait observés étaient contraires à ma théorie des bruits respiratoires (1). Ces cas de croup existaient avec conservation du murmure vésiculaire, et M. Hache ne peut pas « concevoir que (d'après cette théorie) ce murmure puisse s'entendre avec ses caractères normaux quand la partie supérieure des conduits respiratoires a éprouvé de si notables modifications (page 14). » Cela est pourtant bien concevable : si les altérations croupales du larynx ont laissé persister, ou même ont augmenté le souffle laryngien, il est tout naturel que le murmure vésiculaire conserve ses caractères normaux.

Il y a dans le croup, comme dans l'angine œdémateuse, des accès de dyspnée qui sont dus au spasme intermittent de la glotte, et qui s'accompagnent d'un sifflement glottique considérable. Dans cette circonstance, il n'y a plus de murmure respiratoire normal dans le poumon, puisqu'il n'y a plus de souffle dans la partie supérieure de l'arbre bronchique. M. Hache a bien observé cette absence de murmure normal pendant les accès, sans en connaître la raison (page 14).

La plupart des auteurs qui ont écrit sur le croup, et notamment les concurrents les plus distingués de ceux qui entrèrent en lice pour le prix impérial de 1809, ont reconnu que le spasme était la cause des accès de dyspnée que l'on remarque dans le croup, et ils ont rapporté ce spasme, non pas à la glotte, mais à la trachée. Cette opinion était partagée par la commission elle-même, qui s'exprimait ainsi par l'organe de son rapporteur. « La véritable cause de cette gêne extraordinaire de la respiration est le spasme de la trachée-artère, spasme qui est lui-même produit, ou par l'inflammation de la membrane

(1) *Thèse sur le croup.* Paris, 1835, n° 360.

muqueuse de cet organe, ou par la présence de la lymphe plastique qui s'y épanche, ou enfin par l'un et l'autre de ces agents réunis (1). »

Nous répéterons ici, avec MM. Trousseau et Belloc, que la constriction spasmodique de la trachée et des bronches n'a jamais été vue par qui que ce soit, et qu'il est impossible de la déterminer, soit dans les vivisections, soit dans les opérations que l'on pratique sur la trachée (2). Si, dès lors, dans le croup il y a spasme, ce spasme ne peut être que le résultat de la constriction de la glotte, qui est le seul point contractile de tout l'arbre laryngo-bronchique.

§ V. — Phthisie laryngée.

Dans cette affection, la toux est rauque et insonore ; la voix est plus ou moins altérée dans son timbre; elle est quelquefois nulle, de telle sorte que l'exercice de la parole n'a plus lieu qu'au moyen de l'articulation du souffle glottique. Lorsque le mal est devenu plus considérable, et qu'il y a tuméfaction des parois du larynx capable d'en rétrécir le calibre, on perçoit alors dans le point rétréci un bruit analogue au souffle glottique ordinaire; à mesure que le rétrécissement augmente, l'intensité de ce souffle augmente aussi ; il acquiert peu à peu de la rudesse, et finit par se transformer en *ronflement* ou en un *sifflement* sourd.

Quand le passage de l'air est rendu ainsi difficile dans le larynx, il y a une dyspnée continue, et puis chez quelques individus il se présente de temps en temps des accès d'une suffocation considérable, avec production d'un sifflement écla-

(1) *Rapport sur les ouvrages envoyés au concours sur le croup*, p. 78.

(2) Puisque la contraction des fibres de Reissessen n'est pas démontrée, on est forcé de conclure que ces fibres ne sont pas musculaires, mais simplement élastiques ; et l'on comprend que des organes d'*élasticité* étaient nécessaires aux parois de la trachée et aux bronches, pour que ces tubes, après avoir été plus ou moins dilatés par la toux, les efforts, etc., pussent revenir sur eux-mêmes.

tant. Ces accès ne peuvent provenir ici, comme dans l'œdème des replis aryténo-épiglottiques, que d'une tension des cordes vocales, avec constriction de la fente glottique. Quelques médecins ont cherché à s'en rendre compte au moyen d'un spasme de la trachée et des bronches ; mais MM. Trousseau et Belloc démontrent très bien (1) que cette hypothèse ne s'appuie sur rien de solide, car jamais on n'a pu constater par l'inspection le spasme de la trachée ou des bronches, soit dans les vivisections, soit dans les différentes opérations que l'on pratique sur le tube trachéal. Bien au contraire, comme le remarquent les observateurs que je viens de citer, l'opération de la trachéotomie fait cesser immédiatement les accès de suffocation intermittente ; or, si ces accès dépendaient effectivement du spasme de l'arbre trachéo-bronchique, on ne voit pas pourquoi le spasme et la suffocation qui en serait la suite, ne continueraient pas encore après l'ouverture artificielle de la partie supérieure de la trachée.

MM. Trousseau et Belloc expliquent ces accès de suffocation par un gonflement de la muqueuse ; et, à l'objection si naturelle que ce gonflement est continu, et que pourtant les accès sont intermittents, ils répondent en rappelant « une loi de l'organisme qui n'est que la conclusion formulée des faits : un cancer est inamovible, les douleurs sont intermittentes ; un calcul demeure dans la vessie, les accidents ne sont pas continus, etc. »

Il est impossible de décliner la vérité de cette loi de l'organisme, seulement il faut bien remarquer que cette loi n'est pas une explication, mais seulement l'expression pure et simple d'un fait. Cette loi, appliquée au fait dont il s'agit, nous apprend par analogie qu'à l'occasion d'une altération continue de la muqueuse il peut y avoir des accès de suffocation intermittente ; mais elle ne nous donne nullement la raison physique de ces suffocations intermittentes.

(1) *Traité de la phthisie laryngée, de la laryngite chronique et des maladies de la voix*. Paris, 1837, p. 194.

Or, si l'on considère que, pendant ces accès, le passage de l'air dans le larynx est tout à la fois plus bruyant et plus difficile ; que les deux temps de la respiration sont plus allongés, on doit admettre que ces symptômes tiennent à un obstacle placé momentanément dans le larynx. Si l'on réfléchit ensuite au renforcement du bruit qui accompagne la dyspnée, on doit trouver la cause de ce bruit et de la dyspnée intermittente dans un spasme de la glotte.

S'agit-il maintenant de comprendre pourquoi, à l'occasion de l'altération continue du larynx, il y a des accès de spasme glottique? Il faut alors recourir à la loi de l'organisme précitée, c'est-à-dire qu'il faut se borner à reconnaître purement et simplement le fait, et il n'est pas plus difficile d'admettre un spasme intermittent dans la phthisie laryngée que dans l'œdème de la glotte, ou dans les cas de corps étrangers introduits dans le larynx.

§ VI. — Trachéite.

L'inflammation pseudo-membraneuse, les ulcérations de la trachée existent rarement sans être accompagnées de lésions semblables du larynx ; elles donnent lieu aux mêmes symptômes d'auscultation que ceux que présente ce dernier organe dans les mêmes circonstances : il est donc inutile de le reproduire. Nous parlerons seulement de la trachéite simple.

Ce que nous avons dit plus haut de la phlegmasie catarrhale du larynx s'applique pour la plus grande partie à celle de la trachée. La seule différence consiste en ce que dans la trachéite il n'y a pas altération de la voix comme dans la laryngite, et que la douleur se fait sentir le long de la trachée, au lieu de siéger au larynx. Partant de là, nous fixerons ainsi les symptômes qui caractérisent la trachéite à l'état de crudité et de coction.

A l'état de crudité, il y a : sentiment de douleur variable le long de la trachée ; toux quinteuse, à timbre sec, sifflante ;

quelques râles vibrants, fugaces, intermittents, que l'on perçoit avec le stéthoscope ou à distance; le plus souvent ces râles ne sont pas produits; expectoration difficile de mucus épais, avec ou sans matière pituiteuse.

A l'état de maturation : absence de douleur à la trachée; absence de râles vibrants; toux peu fréquente, non quinteuse, accompagnée de grosses bulles, de gargouillement, qui lui ont fait donner le nom de toux *grasse;* absence de matière pituiteuse, expectoration facile de mucus verdâtre peu consistant, qui est souvent d'une grande abondance.

Enfin nous ajouterons que, lorsque le catarrhe trachéal existe depuis longtemps, il subit, comme celui du larynx, de fréquentes recrudescences qui le font passer de l'état de coction à celui de crudité, non-seulement sous l'influence du froid, mais encore à la suite de l'ingestion des alcooliques, de la respiration de poussières irritantes, d'une cause morale, d'une indigestion, etc.

Ce qu'il importe maintenant de faire par-dessus tout, c'est de fixer le degré de fréquence de la trachéite. Cette fixation est du plus haut intérêt.

Si nous consultons les auteurs les plus modernes au sujet de la trachéite, nous voyons avec étonnement qu'on ne la mentionne, à vrai dire, que pour mémoire, quand on veut bien la mentionner. On ne dit pas si c'est une affection rare ou commune. Bref, la trachéite est admise plutôt théoriquement que pratiquement. On l'admet parce qu'on ne voit pas pourquoi la membrane muqueuse de la trachée ne s'enflammerait pas comme celle du larynx et des bronches. Mais quant à fixer les différences qui la séparent nettement de la laryngite et de la bronchite; quant à signaler son degré de fréquence relativement aux deux affections que je viens de nommer, on passe silencieusement sur toutes ces questions.

Enfin, ce qui prouve bien que la trachéite n'est mentionnée dans nos ouvrages pathologiques, quand elle l'est, que comme un résultat de pure induction et par analogie, c'est qu'il n'est jamais question d'elle dans la pratique. En effet, on reconnaît qu'un malade est affecté de laryngite, on admet surtout et à profusion des cas de bronchite; mais on parle rarement, pour ne pas dire jamais, d'un malade chez qui l'on ait cru devoir diagnostiquer une trachéite ou un catarrhe trachéal.

La trachéite pourtant est une affection très commune à l'état aigu et surtout à l'état chronique : c'est une vérité importante que je tiens à démontrer ici et pour l'établissement de laquelle j'en appelle à l'observation d'un chacun.

Mais alors comment se fait-il que la trachéite, étant tout à la fois si facile à reconnaître et si commune, soit l'objet d'un oubli vraiment unanime? est-il permis de concevoir que des symptômes aussi manifestes que la toux et l'expectoration de la trachéite puissent passer inaperçus? Ces symptômes sont effectivement trop évidents pour ne pas être observés; mais l'erreur vient de ce qu'on méconnaît l'affection d'où ils émanent, la trachéite, pour les rattacher à une autre affection des voies respiratoires, la bronchite.

En effet, dans l'état actuel de la médecine, toute affection inflammatoire de l'arbre laryngo-bronchique est, ou une laryngite, ou une bronchite. C'est une laryngite, quand à la toux et à l'expectoration il se joint de l'altération de la voix et de la douleur au larynx. S'il n'y a ni altération de la voix, ni douleur au larynx, si la toux et l'expectoration existent seules, ce n'est plus une laryngite, c'est une bronchite. Quant à la trachéite ou au catarrhe trachéal, il n'en est jamais question.

Les anciens médecins n'ont pas cherché plus que les modernes à donner une histoire comparative, détaillée, de la trachéite. Mais cette omission se conçoit, car ils n'avaient pas à leur disposition le moyen indispensable pour obtenir un pareil résultat; je veux dire l'auscultation. C'est en effet l'auscultation, comme nous le verrons, qui permet seule de distinguer la trachéite des autres affections de l'arbre laryngo-bronchique.

Ici les recherches anatomiques servent de peu. D'abord la trachéite peut rarement être examinée à l'état aigu. Quant à la trachéite chronique ou au catarrhe trachéal, avec lequel succombent beaucoup de vieillards, il n'est pas marqué par des altérations bien évidentes de la membrane muqueuse de l'arbre laryngo-bronchique. Cette membrane, en effet, peut ne présenter ni ramollissement, ni épaississement, ni même un simple changement de coloration, bien que la sécrétion du mucus ait été très abondante pendant la vie. C'est un fait nécroscopique sur lequel tout le monde me paraît d'accord.

L'auscultation, comme nous le verrons, peut seule nous fournir les éléments de précision et de comparaison que l'anatomie pathologique nous refuse. Mais alors on se demande involontairement comment Laënnec, qui s'est servi si puissamment de ce précieux moyen d'investigation pour faire l'histoire des affections thoraciques, a pu oublier celle de la trachéite. Laënnec, en effet, ne consacre aucun chapitre de son immortel ouvrage à la trachéite; il ne fait pas même la plus légère mention de cette affection si commune.

Cette lacune de l'ouvrage de Laënnec a été respectée par tous les auteurs qui, depuis lui, ont eu à traiter des affections du thorax. De là l'oubli unanime de l'histoire de la trachéite dans notre pathologie actuelle.

La trachéite, avons-nous dit, s'appelle *bronchite* dans la pratique. On doit dès lors se demander si les caractères assignés communément à la bronchite réelle se confondent avec ceux de la trachéite; ou bien il s'agit de savoir si les symptômes de la trachéite improprement appelée bronchite, étant réellement différents de ceux de la bronchite vraie, cette dernière ne porterait peut-être pas un nom particulier dans le langage médical. Telle est la question qui va nous occuper. Mais, pour la résoudre, il faut que nous exposions sommairement les symptômes de la bronchite comme nous avons donné ceux de la laryngite et de la trachéite.

§ VII. — Bronchite.

On doit tout naturellement appeler bronchite l'inflammation de la membrane muqueuse des bronches et des rameaux bronchiques, c'est-à-dire de toute cette partie de l'arbre aérien qui est comprise entre l'extrémité inférieure de la trachée et les vésicules pulmonaires.

Nous distinguerons dans la bronchite, comme dans la trachéite et la laryngite, deux périodes, une de *crudité* et l'autre de *coction* ou de *maturation*.

1° Dans la période de crudité, il y a une toux difficile, quinteuse, qui est suivie de l'expectoration d'une petite quantité de mucus très épais, de couleur et de forme variables : dans les premiers temps de cette période, il n'y a même aucune expectoration de mucus. Quelquefois la toux s'accompagne de matière pituiteuse, qui tantôt est rejetée seule et tantôt accompagne l'expectoration du mucus épais dont il vient d'être question. Le mode de production de cette matière pituiteuse est le même ici que dans la trachéite et la laryngite, comme nous le dirons plus tard.

Le symptôme le plus significatif de cette période de la bronchite est la présence des râles vibrants dans le thorax. Ces râles, qui supposent nécessairement la présence d'un obstacle au passage de l'air dans les rameaux bronchiques, tiennent évidemment et uniquement au mucus épais et non fluide qui, dans cette période de crudité de la bronchite, est sécrété par la membrane muqueuse enflammée, et qui obstrue assez les rameaux bronchiques pour faire vibrer l'air forcé de franchir les points obstrués.

Si l'obstruction de la bronche par le mucus était portée au point d'intercepter complétement le passage de l'air, il n'y aurait évidemment aucun râle dans ce point, puisque la vibration de l'air n'y pourrait avoir lieu. Mais non-seulement il y aurait alors absence de râle, il y aurait encore absence de tout murmure respiratoire dans toute la circonscription de la portion pulmonaire qui est desservie par le rameau obstrué.

Et dès lors, comme il est facile de le comprendre, les absences de murmure vésiculaire et les râles doivent souvent alterner dans la bronchite, puisque, par suite des mouvements de toux, l'obstruction qui, dans un moment est complète, peut bientôt devenir incomplète et *vice versâ:* c'est ce qui existe en effet, comme on peut s'en assurer par l'examen des malades affectés de bronchite, à la période de crudité.

Le mucus demi-solide qui obstrue les bronches apporte, comme nous venons de le dire, une grande difficulté au passage de l'air, soit à son entrée dans le poumon, soit surtout, et comme nous allons le montrer, à sa sortie. L'air qui a pu franchir le point obstrué à la faveur des agents puissants de l'inspiration se trouve pour ainsi dire emprisonné entre le mucus obstruant et l'extrémité vésiculaire de la bronche. Comprimé dans cet espace par les agents de l'expiration, surtout pendant les mouvements de toux, il éprouve une grande difficulté à en être expulsé à cause de l'obstacle que lui apporte le mucus; il réagit alors en vertu de son élasticité contre les vésicules, et il les dilate, pour constituer cette altération que l'on appelle *emphysème*, altération qui, pour la même raison, s'accompagne souvent de dilatation des bronches. On voit donc que l'emphysème se lie d'une manière presque nécessaire à la bronchite dans sa période de crudité. Mais il est bien entendu que cette lésion mécanique des vésicules, très circonscrite et dès lors peu apparente quand la bronchite n'affectera qu'un simple rameau des bronches, sera au contraire très étendue et très apparente quand l'arbre bronchique tout entier sera affecté.

Un autre symptôme propre à la bronchite dans la période de crudité, et qui dépend, comme l'emphysème, de l'obstruction des bronches et de la difficulté du passage de l'air respiré, c'est la dyspnée. La dyspnée n'est pas le résultat de l'emphysème; elle est avec l'emphysème l'effet simultané de l'obstruction des bronches, et elle disparaît avec lui quand la liberté du passage de l'air dans les voies bronchiques est entièrement rétablie. Cette dyspnée présente souvent d'une manière tranchée le caractère suivant, c'est que le mouvement expiratoire est beaucoup plus long que l'inspiratoire. Cette circonstance différentielle, tient à ce que la difficulté du passage de l'air est rapidement surmontée par les agents musculaires de l'inspiration, tandis qu'elle l'est moins facilement par les agents expiratoires qui sont simplement élastiques.

Une autre circonstance, propre à cette dyspnée, c'est que les troncs veineux intra-thoraciques sont plus ou moins comprimés par le poumon emphysémateux.

Il suit de là que les veines du cou, les jugulaires, les thyroïdiennes inférieures, etc..., ne pouvant se décharger dans les troncs intra-thoraciques auxquels elles aboutissent, sont visiblement gonflées et forment des tumeurs au-dessus des clavicules et de la partie supérieure du sternum. Ces tumeurs n'existent pas pendant l'inspiration, car aussitôt que les parois thoraciques s'écartent, et que les veines caves ne sont plus comprimées, le sang veineux du cou s'y précipite de toute part, et les tumeurs précitées disparaissent immédiatement, pour se montrer de nouveau à l'expiration suivante. Il arrive même qu'après des répétitions fréquentes de ces dyspnées bronchiques, les veines du cou, à force d'avoir été dilatées, finissent par acquérir un volume double et même triple de celui qu'elles ont naturellement, de telle sorte que plus le catarrhe bronchique est ancien, plus les tumeurs veineuses du cou sont considérables, et deviennent variqueuses.

2° Dans la période de maturation de la bronchite, les choses se passent différemment.

Comme le mucus sécrété par la membrane muqueuse est beaucoup moins épais que dans la période de crudité, cette circonstance suffit pour modifier d'une manière profonde les symptômes qui se groupent pour constituer la période de maturation. C'est ainsi que :

La toux est facile, moins fréquente que dans la période de crudité. Elle n'a pas un timbre sec ou sifflant; bien au contraire, elle est *grasse*, c'est-à-dire qu'elle s'accompagne d'un gargouillement laryngo-trachéal qui s'entend à distance, et qui tient à l'agitation du mucus fluide, par le passage de l'air brusquement chassé dans les mouvements de toux. Le mucus est expectoré en abondance; son apect est variable, sa couleur est le plus ordinairement verdâtre ; il est constitué par du mucus proprement dit ou par du muco-pus. L'expectoration de ce mucus ne s'accompagne pas de pituite, ou bien celle-ci n'est rejetée qu'en très petite quantité.

Le mucus ne peut pas être sécrété dans les rameaux bronchiques, sans les obstruer plus ou moins, et sans faire dès lors obstacle au passage de l'air. Mais, attendu que ce mucus est beaucoup plus liquide que dans la période de crudité, et que sa liquidité permet à l'air de l'écarter ou de le soulever sous forme de bulle, il en résulte que les râles de la période de maturation ne sont pas vibrants, mais bien bullaires.

L'air qui se trouve emprisonné entre le mucus et l'extrémité vésiculaire de la bronche peut, par suite de la difficulté qu'il éprouve à être expulsé dans l'expiration, réagir par son élasticité tant sur les vésicules que sur les parois des rameaux bronchiques, et les dilater. Il y a donc emphysème et dilatation des bronches dans les bronchites caractérisées par la présence des râles bullaires, comme dans celles qui se lient à des râles vibrants ; c'est un point qui est établi par les documents que nous fournissent les observateurs. Mais nous verrons aussi en même temps que dans le cas des râles bullaires l'emphysème est beaucoup moins marqué que s'il y a des râles vibrants; chose facile à comprendre par la liquidité du mucus qui, dans la période de maturation, offre moins d'obstacle à l'expiration de l'air, et dès lors favorise moins la réaction élastique de l'air contre les vésicules que dans la période de crudité.

Il en est de même de la dyspnée, qui existe également dans

la période de maturation, comme résultat de l'obstruction des bronches par le mucus liquide. Cette dyspnée, à quantité égale de mucosité, sera beaucoup moins intense dans la période de maturation que dans celle de crudité, à cause de la liquidité plus grande du mucus et de l'obstacle moindre qu'il apportera au passage de l'air.

Il est peut-être inutile de dire que ces deux périodes ne sont pas toujours parfaitement tranchées. Souvent, en effet, sur un même malade affecté de bronchite, on trouve tout à la fois des râles vibrants et des râles bullaires, c'est-à-dire que dans certains rameaux bronchiques il y a du mucus demi-solide, tandis que dans d'autres il est beaucoup plus liquide.

Maintenant que nous avons donné d'une manière précise et succincte les symptômes de la bronchite, il nous sera facile de faire ressortir ce qu'il y a de commun et de différentiel entre ces symptômes et ceux de la trachéite.

La toux présente les mêmes caractères dans les deux périodes de crudité et de maturation, de la trachéite ou de la bronchite. Elle est également fréquente, quinteuse, à timbre sec ou sifflant, dans le premier cas; facile, peu fréquente, grasse, dans le second.

Il en est de même de l'expectoration, qui est difficile et qui donne lieu au rejet de mucosités rares, non fluides, avec ou sans matière pituiteuse, dans la période de crudité de la trachéite et de la bronchite. Quand, au contraire, ces maladies sont en période de maturation, l'expectoration ne présente pas de différence sous le rapport de la facilité avec laquelle elle se fait, sous le rapport de l'abondance des mucosités, qui sont alors bien moins consistantes que dans la période précédente.

Voilà pour les symptômes communs; nous allons passer maintenant aux symptômes différentiels.

Les râles sont fort rares dans la trachéite. Nous savons que leur absence si habituelle tient à ce que la capacité de la trachée étant considérable, les mucosités peuvent être déposées en grande quantité sur les parois trachéales, sans faire obstacle au passage de l'air. Quand ces mucosités viennent momentanément à s'agglomérer dans un point du tube trachéal, soit spontanément, soit après un mouvement de toux, il peut se produire des râles. Ces râles peuvent s'entendre à distance, et ils siégent sur la partie moyenne du cou et de la partie supérieure du sternum ; ils sont très fugaces et éphémères : un mouvement de toux les produit, un mouvement de toux les fait disparaître.

Les râles, qui sont si rares, si éphémères dans la trachéite, sont habituels et permanents dans la bronchite, et cela par suite d'une disposition anatomique des bronches qui est toute différente de celle de la trachée. En effet, le diamètre des bronches, surtout des rameaux du deuxième, troisième ou quatrième ordre, est bien moins considérable que celui de la trachée. Dès lors, il ne peut guère y être déposé du mucus, sans que ce mucus fasse obstacle au passage de l'air et donne lieu à des râles. Les râles de la bronchite siégent dans tous les points du thorax vis-à-vis desquels se trouvent les rameaux affectés. Ils sont limités à un espace circonscrit, quand la maladie est partielle; d'autres fois, quand la bronchite est généralisée, ils s'entendent sur toute l'étendue des parois thoraciques. On ne les perçoit jamais à distance.

Puisque les râles sont un caractère de la bronchite, la dyspnée doit en être un autre symptôme caractéristique. Il est impossible, en effet, d'admettre que les râles accusent un obstacle au passage de l'air, sans que cet obstacle produise de la dyspnée. Dans la trachéite, au contraire, où le mucus ne peut jamais produire que quelques râles ténus et fugaces, il ne résulte jamais de ce mucus un obstacle qui empêche notablement le passage de l'air et qui donne lieu à de la dyspnée.

La dyspnée, que je présente comme un symptôme inhérent à la bronchite, doit évidemment être proportionnelle au nombre et à l'intensité des obstacles que le mucus produit dans la perméabilité des voies bronchiques. Cette dyspnée sera extrêmement légère, et même nulle, si un petit rameau bronchique est seul affecté ; elle sera plus marquée quand plusieurs rameaux présenteront des obstacles et des râles ; elle sera considérable quand la totalité de l'arbre bronchique sera obstruée.

La dyspnée sera plus considérable si, à quantité égale, le mucus est épais ou non fluide, que s'il est assez liquide pour être soulevé par l'air ; si, en un mot, la bronchite s'accompagne de râles vibrants, que si elle s'accompagne de râles bullaires. Et de deux bronchites accompagnées de râles vibrants, celle qui, en sus de ces râles, présentera des absences partielles de murmure vésiculaire donnera lieu à une dyspnée plus intense que celle dans laquelle on entendrait tout à la fois les râles vibrants et le murmure vésiculaire. Nous en avons déjà donné la raison : c'est que l'obstruction bronchique qui produit une absence partielle de murmure vésiculaire est complète, tandis que celle qui donne lieu à la manifestation des râles est incomplète, et permet encore, quoique difficilement, le passage de l'air.

Comme on le voit, il y a une grande variation dans l'intensité de la dyspnée qui se lie à la bronchite. On peut cependant réduire à quatre degrés principaux les différences d'intensité que présente cette dyspnée. Dans le premier degré, qui est le plus léger de tous, l'individu affecté n'éprouve de la dyspnée que lorsqu'il marche, surtout lorsqu'il marche sur un plan incliné et ascendant. Dans le deuxième degré, il y a de la dyspnée à l'état de repos; mais cette dyspnée est médiocre. Dans le troisième degré, la dyspnée est assez forte pour empêcher l'individu alité de conserver la position horizontale et pour le forcer de se mettre sur son séant : c'est l'*orthopnée* des anciens (1). Dans le quatrième degré, la dys-

(1) Ces quatre degrés sont applicables à tous les genres de dyspnées, à celles qui dépendent d'une affection du cœur comme à celles qui résultent d'un *infarctus* des bronches.

pnée est excessive; le malade est obligé de quitter son lit, quand il le peut, d'ouvrir les fenêtres et d'aller y respirer de l'air frais.

L'emphysème n'existe pas plus que la dyspnée dans la trachéite.

Très souvent, la bronchite se compliquera de trachéite et même de laryngite. On verra alors les symptômes de ces trois maladies se trouver réunis; ils seront surtout très marqués si on les observe dans la période de crudité. On aura alors, entre autres symptômes, l'altération du timbre de la voix et de la toux (laryngite); les râles thoraciques, la dyspnée et l'emphysème (bronchite); les râles du tube trachéal qui s'entendront à distance, sous forme de sifflements (trachéite), et l'expectoration difficile d'une petite quantité de mucus non fluide, avec ou sans rejet de matière pituiteuse. Les râles trachéaux seront alors beaucoup plus intenses que si la trachéite existait seule; car ces râles tiennent alors autant au mucus qui est sécrété dans la trachée, qu'à celui qui, venant des bronches, s'y est accumulé avant d'être expectoré. La matière pituiteuse qui, dans cette triple complication, est rejetée souvent en très grande quantité, tient à la sensation irritante de corps étrangers que déterminent tout à la fois dans le tube laryngo-trachéal : 1° l'inflammation de la membrane muqueuse de ce tube, 2° la présence du mucus demi-solide résultant de cette inflammation, 3° la présence du mucus des bronches, qui, s'accumulant dans le tube laryngo-trachéal avant d'être expectoré, vient s'ajouter à celui qui a été sécrété par la membrane muqueuse du larynx et de la trachée.

Il y a donc, comme on a dû le voir et pour en revenir au point en litige, une différence considérable entre les symptômes de la trachéite et ceux de la bronchite. D'un côté (bronchite), les râles thoraciques, la dyspnée et l'emphysème; de l'autre côté (trachéite), l'absence des râles thoraciques, même le plus souvent des râles trachéaux, l'absence de la dyspnée et de l'emphysème, viendront distinguer deux maladies que tendraient à faire confondre ensemble des symptômes identiques de toux et d'expectoration (1).

Comme nous l'avons dit plus haut, l'auscultation joue le principal rôle dans la distinction de ces deux affections ; car si la bronchite n'est pas assez étendue pour déterminer de la dyspnée et de l'emphysème, on aura au moins quelques râles limités à des points circonscrits du thorax, pour nous apprendre quel est le point de départ des mucosités expectorées. Et par contre, si, dans un cas de maladie caractérisée par de la toux et de l'expectoration de mucosités ; en un mot, si, dans un cas de catarrhe des voies aériennes, il n'y a ni dyspnée ni emphysème ; si l'on ne découvre aucun râle, non-seulement dans le thorax, mais encore sur la trachée, on devra localiser dans le tube laryngo-trachéal un tel catarrhe, qui, pour le dire en passant, est très fréquent, beaucoup plus fréquent que le catarrhe des bronches.

Malgré sa grande fréquence, le catarrhe trachéal est une affection qu'on a rarement l'occasion d'observer dans les hôpitaux. Il constitue ces *rhumes* légers, ces *catarrhes* insignifiants dans lesquels il n'y a ni altération de la voix ni douleur au larynx, comme dans la laryngite ; ni dyspnée, comme dans la bronchite, et dès lors il ne force les malades de la classe ouvrière à venir réclamer les secours de l'art que lorsqu'il s'accompagne de fièvre et d'anorexie, comme cela se voit particulièrement pendant les épidémies de grippe.

Nous avons déjà dit que la trachéite était méconnue sous le nom de bronchite, en ajoutant que dans la pathologie actuelle on n'admettait que des bronchites et des laryngites. Nous nous sommes demandé alors quel nom portait la bronchite vraie dans la médecine actuelle, puisque ce nom était usurpé par la

(1) Ces idées sur la distinction de la trachéite et de la bronchite ont été émises dans une de mes leçons cliniques rédigées par M. de Crozant (*Gazette des hôpitaux*, mai 1843).

trachéite. C'est maintenant le moment de répondre à cette question.

La bronchite, comme nous le savons, a pour symptôme caractéristique, des râles thoraciques et de la dyspnée. Quand ce dernier symptôme est à peine marqué ou est nul, ce qui tient à la circonscription extrêmement limitée des râles et au peu d'obstruction des voies bronchiques, l'affection conserve son nom de bronchite, et se confond dès lors sous ce nom avec la trachéite. Si, au contraire, l'obstruction des bronches, annoncée par des râles nombreux, est étendue et portée au point de produire de la dyspnée, la bronchite s'appelle alors *emphysème pulmonaire*, *asthme*, *bronchite capillaire*, *catarrhe suffocant*, etc., suivant certaines circonstances symptomatiques que nous ferons connaître.

Nous allons entrer dans tous les détails nécessaires à la discussion de ces différentes dénominations, en faisant l'histoire de deux formes de la bronchite.

Jusqu'à présent j'ai traité de la bronchite comme on le fait dans nos différents ouvrages de pathologie, c'est-à-dire que je l'ai présentée comme une affection unique dans laquelle il y avait succession habituelle de deux ordres de symptômes que j'ai groupés sous les noms de périodes de crudité et de coction ou maturation; périodes marquées, la première par des râles vibrants, la seconde par des râles bullaires.

La bronchite peut être observée avec cette succession de périodes non-seulement quand elle est idiopathique, mais encore lorsqu'elle est liée à une maladie dont elle dépend, comme par exemple celle qui existe dans la fièvre typhoïde : cette dernière, en effet, présente des râles vibrants au début de la maladie, et puis peu à peu ces râles vibrants sont remplacés par des râles bullaires.

Mais souvent les choses ne se passent pas ainsi. La bronchite peut être constituée par les symptômes de la période de crudité; d'autres fois elle le sera par les symptômes de la période de maturation, pouvant ainsi, sous l'une ou l'autre forme, ne durer que quelques jours ou se prolonger fort longtemps.

Telles sont les deux formes de bronchite que j'ai le dessein de faire connaître d'abord en elles-mêmes, et puis dans les variétés que chacune d'elles peut renfermer.

Comme les râles vibrants et bullaires sont les caractères différentiels les plus importants des deux formes de bronchite que nous allons étudier, on trouvera assez naturel que je fasse entrer les noms de ces signes caractéristiques dans la dénomination de ces deux formes de maladie. Nous appellerons donc l'une *bronchite à râles vibrants*, et l'autre *bronchite à râles bullaires*. Toutefois, comme il n'y a rien d'absolu en pathologie, nous devons dire que les bronchites ne sont pas toujours marquées exclusivement ou par des râles vibrants ou par des râles bullaires; ces deux espèces de râles se rencontrent parfois réunis sur le même malade, et alors c'est la prédominance de telle ou telle espèce de râles qui fera donner à la bronchite le nom des râles qui prédominent.

Comme on le voit, l'auscultation est encore ici notre guide. Précédemment elle nous faisait distinguer la bronchite de la trachéite; maintenant elle nous indique, par une différence de nature des râles, une différence de forme à reconnaître dans la bronchite. Reste à savoir si cette distinction sera légitimée par d'autres caractères importants.

A priori, l'importance de la distinction paraît probable, bien qu'on n'ait pour point de départ que la nature différente des râles. Ces râles, en effet, sont produits les uns et les autres par le mucus résultant de l'inflammation des bronches; mais le mucus qui donne lieu aux râles bullaires est bien moins consistant que celui qui fait les râles vibrants. La différence des râles accuse donc une différence de consistance du mucus bronchique. Or, cette inégalité de consistance de mucus dans la bronchite n'est pas une chose indifférente : elle trahit bien évidemment une différence fondamentale dans les diathèses qui président à la sécrétion du mucus, et de ces diathèses, les unes peuvent être beaucoup plus graves que les autres. Nous chercherons plus loin, par l'étude des faits, à aborder ces questions intéressantes.

1° Bronchite à râles vibrants.

Je dois répéter que les symptômes qui se lient à la présence des râles vibrants sont : la toux sifflante, quinteuse ; une expectoration difficile de mucus épais, avec ou sans matière pituiteuse ; absence partielle de murmure vésiculaire, dyspnée, emphysème qui est annoncé par la sonorité exagérée et l'amplitude du thorax.

Nous ajouterons que comme le caractère de cette dypsnée est de présenter assez souvent le mouvement expiratoire plus long que l'inspiratoire, il s'ensuit que les râles vibrants de l'expiration ont plus de longueur que ceux de l'inspiration ; et si, dans ce cas, on a affaire à ces râles qui ressemblent au murmure vésiculaire, et que pour cette raison nous avons appelés râles insonores, on dit alors qu'il y a bruit d'*expiration prolongée*. Ce bruit diffère complétement pour le fond de celui du même nom que l'on entend dans la tuberculisation, la pneumonie, etc. C'est ce que nous verrons plus loin.

Cette bronchite varie beaucoup dans son siége et dans son étendue. Quand elle est limitée à une portion très circonscrite de l'arbre bronchique, c'est dans la partie postérieure et moyenne du thorax qu'elle est fixée, du moins c'est dans ce point que l'on entend les deux ou trois râles vibrants qui l'annoncent. Au fur et à mesure que la bronchite gagne en étendue, elle envahit d'abord toute la partie postérieure du thorax, les parties latérales et puis la partie antérieure. Cela fait qu'en règle générale, il est très ordinaire d'entendre des râles vibrants dans la partie postérieure du thorax, sans les entendre dans la partie antérieure ; mais jamais il n'y en a en avant sans qu'en même temps il y en ait en arrière et sur les côtés.

Dans le premier cas, la bronchite est partielle ; dans le second, elle est généralisée.

En général, aussi, la bronchite à râles vibrants n'affecte jamais exclusivement un seul côté du thorax, même dans les cas où elle est partielle ; car quand elle est bornée à une petite étendue et qu'elle siége alors, comme nous venons de le dire, en arrière, c'est sur la partie postérieure de l'un et de l'autre poumon que l'on entend les quelques râles qui sont le signe de la bronchite partielle.

Cette distinction de la bronchite à râles vibrants en partielle et en généralisée est très importante ; elle seule nous fait comprendre certains symptômes qui dépendent uniquement de l'étendue de la bronchite, et qui jusqu'à présent n'ont pas été bien saisis dans leur mode de production : je veux parler de la dyspnée et de l'emphysème. Nous avons déjà dit, en traitant de la bronchite en général, que la dyspnée variait d'intensité suivant le degré et l'étendue de l'obstruction des bronches par le mucus, et nous avons admis quatre degrés de dyspnée répondant à des degrés proportionnels d'obstruction des bronches. Nous avons montré également l'emphysème résultant de la réaction, contre les vésicules, de l'air qui ne pouvait franchir avec facilité les obstacles que le mucus opposait à sa sortie ; nous avons montré, dis-je, que cet emphysème variait aussi en étendue et en intensité suivant l'étendue de la bronchite. Par conséquent, l'étouffement et l'emphysème, qui seront nuls ou à peu près dans une bronchite très partielle, seront au contraire portés à un degré extrême quand la bronchite sera généralisée et que l'obstruction des bronches sera considérable. Il y a alors une différence étonnante entre les symptômes de la bronchite partielle et ceux de la bronchite généralisée ; une différence telle qu'au premier coup d'œil on se laisserait aller à en faire deux maladies différentes. Nous avons déjà dit que cette séparation arbitraire a été commise effectivement : la bronchite partielle, sans dyspnée notable, se nomme *bronchite* et se confond sous le même nom avec la trachéite ; la bronchite généralisée, celle qui produit de la dyspnée, s'appelle *emphysème* ou *asthme*.

La bronchite à râles vibrants demande à être examinée dans sa marche et sa durée ; elle présente, sous ce rapport, des variétés qui ont été et qui sont encore considérées à tort comme des maladies distinctes.

Première variété. — La variété de marche la plus commune est celle-ci, qui affecte particulièrement l'âge mûr et les vieillards. La bronchite est à peu près constante ; mais elle subit des recrudescences considérables pendant la saison d'hiver et les temps froids. Les recrudescences consistent en ce que la bronchite devient générale, de partielle qu'elle était auparavant, et, comme nous l'avons dit, la bronchite ne peut pas se généraliser sans présenter des râles nombreux, des absences de murmure vésiculaire, de la dyspnée au troisième ou au quatrième degré, et de l'emphysème. Hors des recrudescences, l'arbre bronchique, très peu obstrué, est le siége de quelques râles peu intenses ; la dyspnée est en rapport avec ce peu d'obstruction, et n'existe guère que lorsque le malade veut courir ou monter un escalier ; la sonorité de la poitrine, l'amplitude des diamètres thoraciques, qui sont, comme nous le verrons plus loin, les signes physiques de l'emphysème, sont alors beaucoup moins marquées qu'elles ne l'étaient pendant les recrudescences. Il est bien entendu qu'il y a plus de toux et de matières expectorées lorsque la bronchite est généralisée, que quand elle est partielle.

Cette variété de la bronchite à râles vibrants constitue l'*emphysème* de la médecine moderne. La théorie de l'emphysème proposée par M. Louis suppose que la dilatation des vésicules est continue, spontanée et indépendante du catarrhe. Comment, dès lors, expliquera-t-on ce fait sur lequel j'appelle l'attention des observateurs, que la sonorité du thorax et l'amplitude des diamètres de la poitrine, par lesquelles nous jugeons rigoureusement de l'existence de l'emphysème, sont normales ou peu s'en faut, hors des recrudescences de la bronchite, tandis qu'elles s'élèvent à un degré très marqué quand la bronchite se généralise? Nous reviendrons plus loin sur cette théorie de M. Louis.

Deuxième variété. — Cette variété ressemble à la précédente, en ce qu'elle est constituée aussi par des recrudescences ou plutôt par des attaques plus ou moins subites dans lesquelles il y a râles nombreux, absence de murmure vésiculaire, dyspnée intense, sonorité du thorax, etc. ; mais elle en diffère en ce qu'il n'y a ni dyspnée ni aucun symptôme de catarrhe dans l'intervalle des attaques, qui durent de quelques heures à un ou deux jours. Le catarrhe de la variété précédente pouvait être appelé exacerbant, puisqu'il présentait un type continu avec des exacerbations. Par la même raison, celui-ci devrait porter le nom de catarrhe intermittent, puisque dans l'intervalle des attaques il y a absence complète de tous les symptômes qui constituent le catarrhe.

Cette variété affecte surtout les adultes et les jeunes gens; plus tard, quand arrive la vieillesse, elle passe à l'état exacerbant, c'est-à-dire à celui de la variété précédente.

Les attaques de ce catarrhe bronchique intermittent sont provoquées, chez ceux qui sont affectés de la maladie, par les causes les plus nombreuses. En première ligne, on doit noter l'impression d'un air froid, humide ; un simple changement de localité, la respiration de certaines poussières, une indigestion, des excès de coït, une métastase de goutte, de rhumatisme, la suppression d'un exanthème, une contrariété, une agitation de l'âme, etc., etc.

Cette variété de catarrhe à râles vibrants est appelée *asthme nerveux*, *asthme spasmodique*, parce qu'on s'est imaginé que la dyspnée, qui en est le symptôme le plus saillant, tenait à un état nerveux ou spasmodique des voies bronchiques. Cette opinion, à laquelle beaucoup de médecins consciencieux croient, par respect pour les traditions médicales, n'est plus soutenable depuis que l'auscultation et la percussion nous ont permis, pour ainsi dire, de voir ce qui se passe dans la poitrine.

On constate, en effet, à l'aide de ces deux moyens, et de la manière la plus positive, qu'il n'y a pas de dyspnée asthmatique sans une obstruction des voies bronchiques, qui donne lieu à des râles vibrants, et qui, faisant obstacle à la sortie de l'air inspiré, le force à réagir contre les vésicules et à les dilater. Ces symptômes durent jusqu'à la fin de l'attaque, jusqu'à ce que le mucus, devenu plus liquide, puisse être expectoré; alors les râles cessent, et les poumons dilatés reviennent sur eux-mêmes, en faisant perdre au thorax sa sonorité exagérée et l'augmentation de ses diamètres (1).

(1) On m'a contesté qu'il y ait des catarrhes intermittents, durant quelques heures ou une journée, donnant lieu à une obstruction passagère des voies bronchiques par du mucus rapidement sécrété, et par suite à une attaque de dyspnée. Cela est pourtant rigoureusement vrai, et c'est là la véritable cause des asthmes appelés improprement *nerveux* ou *spasmodiques*, Voici une observation qui le prouve.

M. V..., étudiant en médecine et élève de mon service de l'Hôtel-Dieu annexe, en 1847, est asthmatique depuis plusieurs années. Il a un asthme que tous les médecins se sont accordés à qualifier d'asthme spasmodique. Sous l'influence d'un refroidissement, d'une émotion, de la respiration de certaines poussières, et d'autres fois sans cause connue, M. V... est pris d'une attaque assez subite de dyspnée qui dure plusieurs heures ou une journée, et dans l'intervalle des attaques, les voies respiratoires sont tout à fait dans un état normal. Désirant montrer aux élèves du service et à M. V... lui-même la cause de ses attaques, je lui proposai de le soumettre à l'une des circonstances qui les déterminaient, et d'examiner avec soin sa poitrine avant, pendant et après la dyspnée que nous ne manquerions pas de provoquer. M. V... y consentit et nous dit que le moyen le plus infaillible de lui produire une attaque d'asthme était de lui faire respirer du chlorure de chaux. A cet effet, nous nous réunîmes dans une petite chambre, M. V..., M. Courtin, deux élèves du service et moi, et nous commençâmes l'expérience par ausculter M. V..., chez qui le thorax fut trouvé dans un état parfaitement normal. Après cela, on apporta le vase qui contenait le chlorure de chaux, dont l'odeur caractéristique n'avait rien de fatigant pour nous autres ; elle nous parut même assez légère, mais il n'en fut pas de même pour M. V..., qui en fut vivement affecté à l'instant même, et qui éprouva de la toux et du larmoiement. Au bout de deux minutes, un des auscultateurs signala un râle sibilant vers la fosse sous-épineuse gauche ; bientôt après on en signala un autre vers le sein gauche, puis à droite, en arrière et en avant ; bref, le thorax ne tarda pas à être envahi en entier. Et à mesure que les râles se multipliaient, le patient se plaignait de suffoquer de plus en plus. Après un quart d'heure, on fut

Toute attaque de dyspnée asthmatique peut varier en intensité, comme les autres dyspnées, suivant le degré de l'obstruction des voies aériennes. Il ne faut donc pas vouloir, comme preuve d'asthme, que l'individu affecté soit en proie à une dyspnée excessive; qu'il se précipite aux fenêtres pour respirer un air frais, que ses muscles inspirateurs se contractent convulsivement, etc... Ces symptômes constituent le plus violent paroxysme de la dyspnée asthmatique. En dehors de cet état, qui est pour nous le quatrième degré de la dyspnée, il y en a d'autres qui sont le troisième, le second et le premier degré. Par conséquent, ce qui caractérise un asthme intermittent, c'est une dyspnée très variable en intensité, dépendant d'un catarrhe intermittent, lequel catarrhe est fixé sur un ou plusieurs rameaux bronchiques, où, tant qu'il dure, il est annoncé par des râles vibrants.

Troisième variété. — Cette variété diffère des deux précédentes, en ce qu'elle n'est pas habituelle chez l'individu qui en est affecté; bien au contraire, elle survient d'une manière accidentelle, suit une marche aiguë, comme une phlegmasie ordinaire, qu'elle s'accompagne ou non de fièvre. Pour la durée, elle tient le milieu entre la première et la seconde variété, étant beaucoup moins longue que la première et plus longue que la seconde. Elle diffère encore des deux variétés précédentes, en ce qu'on a moins souvent l'occasion de l'observer. En dehors de cela, elle leur ressemble pour les divers symptômes que nous avons énumérés, c'est-à-dire pour les râles vibrants, la dyspnée proportionnelle à ces râles, l'emphysème, la toux, l'expectoration, etc... Toutefois, un sym-

obligé d'arrêter l'expérience et de renouveler l'air de la pièce. La dyspnée était notable, la parole difficile; il y avait des râles jusque dans la trachée, et la dilatation réelle du thorax avait forcé M. V... de déboutonner son gilet. Au bout de trois quarts d'heure, il expectora du mucus épais, grisâtre, semblable à de la corne fondue. Les râles diminuèrent peu à peu avec la dyspnée, et le lendemain il n'y eut plus ni râles, ni toux, ni expectoration, ni dyspnée, et M. V... se trouvait aussi bien qu'avant l'expérience à laquelle il s'était prêté avec tant de bonne volonté.

ptôme différentiel, qui vient s'ajouter souvent dans cette troisième variété et qui ne se trouve pas dans les deux premières, c'est, comme nous l'avons déjà dit, la fièvre.

Cette variété peut être observée dans les épidémies de grippe. Je l'ai vue quelquefois entièrement idiopathique et sporadique, produite, ainsi que la laryngite ou la trachéite, par l'action du froid ; d'autres fois, elle peut être déterminée d'emblée par la respiration de vapeurs âcres et irritantes, comme celles de l'acide chlorhydrique. Dans ces derniers cas, la bronchite revêt le caractère des phlegmasies les plus franches, tandis que dans la première et surtout dans la seconde variété, c'est moins une bronchite proprement dite qu'un catarrhe bronchique.

Cette variété s'appelle *bronchite* dans le langage actuel, à condition toutefois qu'elle soit très circonscrite et qu'elle ne produise pas de la dyspnée. Quand, au contraire, l'affection est généralisée, et qu'il en résulte beaucoup de dyspnée, on est très embarrassé pour lui donner un nom. On ne peut pas l'appeler *emphysème*, car on admet que l'emphysème a nécessairement une marche chronique ; on ne peut pas l'appeler davantage *bronchite capillaire aiguë*, parce que la bronchite capillaire ne s'applique qu'à la bronchite aiguë, dans laquelle il y a des râles bullaires.

Telles sont les trois variétés de la bronchite à râles vibrants. Cette espèce de bronchite n'est pas grave par elle-même, bien qu'elle soit très difficile à guérir et très fatigante pour les malades. Je ferai observer que quand cette bronchite doit mal se terminer, les râles cessent d'être vibrants et deviennent bullaires, sans qu'avec cette transformation, il y ait amendement de l'état du malade.

Du reste, tout le monde sait, par tradition, que l'*asthme est un brevet de longue vie*. Or, la maladie que les anciens appelaient *asthme*, c'est précisément l'espèce de bronchite qui, pour nous, est caractérisée par les râles vibrants, et qui vient d'être exposée dans ses trois variétés, quand elle est généralisée au point de produire de la dyspnée. Ils avaient l'*asthme chronique* ou *catarrhal*, qui pourrait encore être appelé asthme exacerbant, qui porte actuellement le nom d'*emphysème* et qui est notre première variété ; ils avaient un *asthme spasmodique*, un *asthme intermittent* ou *nerveux*, qui est appelé encore de ce nom, et qui est notre seconde variété ; ils avaient enfin un *asthme aigu* ou *fébrile*, qui est notre troisième variété.

Le signe physique qui servait aux anciens à le caractériser était le sifflement respiratoire que l'on entend à distance. Or, ce sifflement n'est autre chose que l'ensemble des râles vibrants qui existent alors dans le tube laryngo-trachéal, et qui sont produits par le mucus non fluide amassé dans ce conduit, comme les autres râles thoraciques qui existent dans les parties inférieures des voies bronchiques, et qui, eux, ne peuvent être perçus qu'au moyen de l'auscultation par contact. Le mucus qui existe dans la trachée a été ou sécrété dans la trachée par suite d'une trachéite coïncidante, ou bien y a été transporté des rameaux bronchiques. Les anciens diagnostiquaient donc l'asthme à l'aide de l'auscultation à distance de la trachée. Nous pensons qu'il est très important, dans le même but diagnostique, d'ajouter à ce moyen l'auscultation directe des parois thoraciques, au moyen de laquelle on peut apprécier la valeur vraiment caractéristique des râles vibrants dans cette maladie.

2° Bronchite à râles bullaires.

Cette espèce de bronchite est constituée, comme nous l'avons déjà dit, par tous les symptômes qui forment la période de maturation de la bronchite, et qui sont, avec les râles bullaires : toux *grasse*, expectoration facile de mucus assez liquide, verdâtre, muco-purulent, n'étant pas ou presque pas accompagné de matière pituiteuse ; dyspnée et emphysème proportionnels à l'étendue de la bronchite, etc., mais moindres que dans la bronchite à râles vibrants.

Cette bronchite demande d'abord à être examinée dans son siége et dans son étendue.

Quand elle est très limitée, les râles bullaires auxquels elle donne lieu s'entendent dans le point le plus inférieur de la partie postérieure du thorax ; augmente-t-elle, les râles se montrent alors à la partie antérieure, mais toujours inférieure de la poitrine. Ce n'est que quand elle a déjà envahi toute la partie inférieure, qu'elle donne lieu à des râles dans la moitié supérieure et dans le sommet des poumons.

La bronchite à râles bullaires est fréquemment limitée à un seul côté du thorax, qu'elle peut même envahir tout entier sans affecter l'autre. Il n'en est plus de même de la bronchite à râles vibrants, qui, ainsi que nous l'avons dit, donne lieu à des râles dans les deux côtés du thorax à la fois, même quand elle est partielle.

De même que dans l'autre bronchite, la dyspnée résultant de l'obstruction des bronches par le mucus est en rapport avec le degré d'obstruction de l'arbre bronchique. La dyspnée, nulle ou fort légère dans les cas où les râles sont limités à des espaces circonscrits, peut être portée au plus haut degré quand l'obstruction des bronches est complète, surtout quand les râles bullaires se font entendre dans la trachée. Ce dernier symptôme, qui est du plus fâcheux augure, indique que les forces sont épuisées, que l'expectoration ne peut plus se faire, que l'arbre laryngo-bronchique est rempli de mucus depuis le bas jusqu'en haut, et que l'agonie est imminente. La présence des râles vibrants dans la trachée est loin de constituer un signe aussi fâcheux; car il est rare d'observer une attaque d'asthme sans entendre à distance des sifflements, c'est-à-dire des râles vibrants, qui partent de la trachée. Voilà donc déjà une grande différence dans les deux espèces de bronchite.

La bronchite à râles bullaires, quand elle est assez peu étendue pour ne pas donner lieu à de la dyspnée, s'appelle bronchite simple dans la pathologie actuelle; quand elle est généralisée au point de produire de la dyspnée, on l'appelle *bronchite capillaire.*

La première se confond dès lors, sous le nom de bronchite simple, avec la trachéite, ce qui est un vice de délimitation nosologique ; la seconde, sous le nom de bronchite capillaire, passe pour une affection bien différente de la première.

Cette expression de bronchite capillaire donnée à la bronchite à râles bullaires, quand elle est généralisée, est loin d'être juste ; elle entraîne avec elle beaucoup de vague et d'incertitude, car enfin on peut croire, en l'adoptant, que la bronchite qui donne lieu à des râles bullaires étendus à tout le thorax affecte exclusivement les rameaux capillaires, tandis que des râles bullaires de même forme et de même dimension, mais circonscrits à un espace limité, indiquent une bronchite qui siége ailleurs que dans la portion capillaire des voies bronchiques. Dès lors on doit croire encore que l'inflammation des rameaux capillaires n'est possible qu'à la condition d'envahir tous les capillaires des deux poumons.

Mais comment pourra-t-on admettre que la bronchite généralisée affecte exclusivement les rameaux capillaires, et que la bronchite partielle siége hors de ces capillaires, quand on prendra en considération les bulles des râles, qui, dans ces deux variétés de bronchite, présentent exactement la même forme et le même volume? Ces bulles, en un mot, ne sont ni plus fines ni plus ténues dans les bronchites généralisées que dans les bronchites partielles. Or, si l'on adopte que, dans ces dernières, les râles occupent indistinctement les rameaux capillaires et non capillaires des bronches, on doit adopter qu'il en est de même dans la bronchite généralisée.

Mais ce n'est pas tout. Pourquoi a-t-on restreint la dénomination de bronchite capillaire aux seules bronchites caractérisées par des râles bullaires? Est-ce que les râles vibrants ne peuvent pas, comme les râles bullaires, être produits dans les petits rameaux? Et pourquoi dès lors n'y aurait-il pas des bronchites avec râles vibrants, soit aiguës, soit chroniques, aussi capillaires que celles qui portent exclusivement ce nom?

Comme on le voit, la création de la bronchite capillaire, dans le sens qu'on lui donne aujourd'hui, consacre une subtilité pathologique qui répand beaucoup de vague et d'incertitude sur l'histoire générale de la bronchite.

La bronchite à râles bullaires demande, comme la précédente, à être examinée dans sa marche et sa durée. Sous ce rapport, elle peut être divisée en deux variétés : l'une aiguë, et l'autre chronique.

Première variété. — La forme aiguë de la bronchite à râles bullaires, lorsqu'elle est généralisée et qu'elle s'accompagne de fièvre, est la plus importante à connaître; du moins, c'est cette forme particulière qui a été étudiée par MM. De la Berge, Fauvel, Foucart, et les médecins de Nantes (1), et qui est connue indistinctement sous le nom de *bronchite capillaire* ou *bronchite capillaire aiguë*. Comme on le voit, il n'y a pas de dénomination plus exigeante que celle de bronchite capillaire : elle exige, en effet, ainsi que nous l'avons déjà dit, que l'affection occupe la généralité des rameaux capillaires, et elle y met encore cette condition que cette bronchite s'accompagne de fièvre.

Cette forme fébrile de bronchite à râles bullaires a donné lieu à des monographies importantes de la part de médecins que je viens de citer. MM. de la Berge et Fauvel l'ont observée sur les enfants; M. Foucart, sur les adultes, et les médecins de Nantes, à l'état épidémique. Mais aucun de ces honorables observateurs n'a cherché à lui trouver des caractères distinctifs, en la comparant à l'espèce de bronchite qui donne lieu aux râles vibrants.

La bronchite à râles bullaires peut rarement être à l'état aigu et même généralisée, c'est-à-dire produire de la dyspnée, sans être accompagnée de fièvre.

(1) MM. Mahot, Bonamy, Marcé et Malherbe, *Relation d'une épidémie de bronchite capillaire*; Nantes, 1842, in 8°.

D'autres fois la bronchite peut être à l'état aigu et n'être pas généralisée. Les râles bullaires sont alors limités à un espace assez circonscrit de la partie postérieure et inférieure du thorax, et alors il n'y a pas de dyspnée notable.

Cette forme de bronchite partielle, qui est très commune, mais qui est négligée par cela même qu'elle est partielle et qu'elle ne donne pas lieu à de la dyspnée ; cette forme, dis-je, peut s'accompagner ou non de fièvre. Elle est idiopathique ou symptomatique de la rougeole ; elle se montre habituellement dans les épidémies de grippe.

Deuxième variété. — La variété chronique de la bronchite à râles bullaires n'est jamais généralisée, du moins elle ne l'est pas complétement. On comprend, en effet, que la dyspnée excessive qui résulte d'une généralisation complète de la bronchite ne puisse pas durer assez longtemps pour constituer une affection chronique.

En revanche, la bronchite chronique à râles bullaires et partielle est extrêmement commune. Les râles sont limités à la partie postérieure et inférieure du thorax ; il y a de la toux, une expectoration muco-purulente et une dyspnée légère, qui est mise en relief par l'action de marcher ou de parler ; souvent un peu de fièvre qui augmente le soir, diminution de l'appétit et faiblesse des fonctions digestives, altération du teint, des traits de la face, et amaigrissement. Cette affection ressemble beaucoup à la phthisie tuberculeuse dans ses signes rationnels ; elle en a souvent les dangers, surtout chez les vieillards. Elle était comptée, par les anciens, au nombre des phthisies, sous le nom de *phthisie muqueuse* ou *catarrhale.*

Telles sont les deux variétés que nous avons cru devoir reconnaître à la bronchite à râles bullaires. Nous allons maintenant continuer l'histoire générale de cette espèce de bronchite.

Elle se complique habituellement avec des altérations pulmonaires, surtout quand elle est généralisée, au point de mériter le nom si employé de *bronchite capillaire.*

Une complication, pour ainsi dire nécessaire, de la bronchite à râles bullaires est la dilatation des vésicules pulmonaires, coïncidant souvent avec la dilatation de quelques rameaux bronchiques (1). Nous avons déjà parlé de cette complication et de son mode de production, nous n'y reviendrons pas ; seulement nous ferons remarquer que la plupart des observateurs qui ont signalé cette complication de la bronchite à râles bullaires, et qui pensent avec raison qu'elle est un résultat de la bronchite, regardent, au contraire, l'emphysème comme primitif et spontané, quand il se lie aux bronchites à râles vibrants, et c'est pour constater cette préexistence hypothétique de la dilatation vésiculaire dans cette dernière affection qu'ils lui donnent le nom d'*emphysème*. Je n'ai jamais compris pourquoi on tenait à expliquer d'une manière si opposée la génération de la même lésion dans deux espèces de la même maladie.

On a signalé, surtout chez les enfants, comme complication assez fréquente de la bronchite qui nous occupe, la présence de fausses membranes dans l'arbre bronchique.

Une autre complication également observée chez les enfants, mais plus fréquente que la précédente, est cette altération connue sous le nom de pneumonie lobulaire ; d'autres fois, ce sera une véritable pneumonie lobaire, etc.

Le pronostic de la bronchite à râles bullaires est grave, sous le rapport des dangers de mort qu'elle entraîne, et en dehors des complications précédentes, non-seulement quand la bronchite est généralisée, mais encore, bien qu'à un degré moindre, quand elle est partielle. La gravité du pronostic tient ici à la nature même de la bronchite à râles bullaires, sur laquelle je dois présenter quelques considérations.

Nous avons dit que les bulles de râles qui caractérisent la bronchite en question exigeaient, pour leur production, une

(1) Voyez les Mémoires cités des médecins de Nantes, celui de M. Fauvel, l'article de M. de la Berge, etc.

liquidité assez grande dans le mucus bronchique. Mais à quoi tient cette liquidité du mucus? Elle tient habituellement à une proportion variable et quelquefois considérable de pus mélangé avec le mucus. Les râles bullaires supposent donc du muco-pus, et nous l'avons montré comme un caractère d'expectoration qui se lie aux râles bullaires. Par conséquent, la bronchite à râles bullaires est gouvernée par une diathèse purulente, qui présente beaucoup de gradations d'intensité, de fécondité ou de durée (1).

Ainsi donc, il est rationnel d'assimiler la nature de la bronchite en question à celle des affections purulentes, et, dès lors, c'est assez montrer tout le danger qui l'accompagne ordinairement. Nous allons montrer en quoi consiste ce danger.

Quand la bronchite est généralisée, il y a une dyspnée continuelle qui fatigue et affaiblit le malade. Son affaiblissement est encore augmenté par la fièvre, qui se met habituellement de la partie, et surtout par l'abondance de l'expectoration muco-purulente. Il arrive un moment où les forces sont tellement épuisées, et la sécrétion du muco-pus si abondante, que le malade succombe avec le râle trachéal dans l'asphyxie : ce résultat fatal survient peu de jours après l'envahissement de la bronchite. C'est là le *catarrhe suffocant* des anciens médecins.

Si la bronchite est partielle, elle peut aussi entraîner la mort ; mais cette terminaison funeste ne survient qu'un temps assez long après le début de la maladie. La marche et les symptômes de la maladie la font ressembler beaucoup à la phthisie tuberculeuse. En effet, ainsi que je l'ai déjà dit plus haut, on observe des matières expectorées semblables à celles de la tuberculisation pulmonaire ; on observe de plus l'altération des fonctions digestives, l'aspect terreux de la face, une con-

(1) On trouve au microscope des globules de pus dans toutes les bronchites ; mais la proportion de pus est beaucoup plus grande dans les bronchites à râles bullaires que dans les autres.

somption croissante et de la fièvre, qui, lorsqu'elle n'est pas continue, se montre au moins après le repas du soir.

Toute différence entre ces deux maladies consiste en ce que les râles bullaires, car ils sont communs aux deux maladies, occupent le bas du thorax dans le catarrhe, et la région sus-thoracique dans la phthisie. Il y a de l'hémoptysie dans la phthisie; il n'y en a pas dans le catarrhe. La toux est quinteuse, suivie de vomituritions dans la phthisie; elle ne présente pas ces caractères dans la bronchite. Enfin, il y a de la matité à la percussion dans la phthisie; il n'y en a pas dans la bronchite.

Néanmoins, la phthisie est plus grave que la bronchite : cela tient à ce que, en sus de leurs symptômes communs, tels que la consomption, la fièvre hectique et l'expectoration de mucus purulent, la phthisie tuberculeuse présente une altération qui n'existe pas dans la bronchite, je veux dire une destruction progressive de l'organe pulmonaire. Cette destruction, en produisant un défaut d'hématose proportionnel à son étendue, vient augmenter de beaucoup la consomption dans la phthisie tuberculeuse, et rend bientôt cette maladie incurable.

Il y a donc des cas de bronchites à râles bullaires qui, bien que partielles, entraînent la mort, comme les affections chroniques, et surtout comme la phthisie tuberculeuse. On a appelé, ainsi que je l'ai déjà dit, *phthisies catarrhales* ou *muqueuses* les formes graves et chroniques de la bronchite à râles bullaires. On les rencontre particulièrement chez les vieillards (1); nous dirons bientôt pourquoi.

Enfin, nous devons signaler un autre danger, qui est très à redouter dans les bronchites à râles bullaires; je veux parler de la tuberculisation consécutive de l'organe pulmonaire. Les choses se passent de telle sorte, que le malade, qui a commencé par être affecté de bronchite, finit par succomber à une

(1) J'en ai rapporté des observations dans le *Journal de médecine* (novembre 1843, p. 352).

véritable phthisie tuberculeuse. On comprend que ce genre de terminaison ne survient guère que dans les cas de bronchite partielle, parce que, quand cette affection est générale au point de produire une laborieuse dyspnée, sa marche est trop rapide pour donner aux tubercules le temps de se développer en produisant leurs symptômes habituels. Toutefois, si la dyspnée due à la bronchite n'est pas excessive, on peut encore voir une phthisie galopante, le plus souvent des granulations miliaires, se développer rapidement et contribuer à enlever le malade.

Me voilà tout naturellement amené à rappeler une ancienne discussion, qui eut lieu entre Broussais et Laënnec, sur le mode de production des tubercules. Broussais soutenait, comme l'on sait, que les tubercules se développaient après les affections inflammatoires de l'organe pulmonaire, et surtout après la bronchite. Laënnec soutenait, au contraire, que la bronchite n'avait aucune influence sur le développement de la phthisie tuberculeuse, et il apportait en preuve ce fait irréfragable, que beaucoup de personnes sont affectées fréquemment de catarrhes, et parviennent néanmoins à une vieillesse avancée sans devenir phthisiques.

Je crois que la vérité se trouve dans la conciliation des opinions en apparence si opposées de ces deux illustres adversaires. Ainsi, la bronchite, dit Broussais, a la fâcheuse propriété de développer des tubercules. Cela est vrai effectivement, mais cela n'est vrai que lorsqu'il s'agit de la bronchite à râles bullaires (1). La bronchite, dit au contraire Laënnec, ne produit pas de tubercules, puisque l'on voit très souvent des sujets qui en sont affectés habituellement devenir vieux et ne point mourir phthisiques. Cela est encore vrai; mais ces catarrhes habituels, qui n'entraînent pas de tubercules à leur suite, sont des catarrhes bronchiques à râles vi-

(1) Toutefois, je suis loin de penser que les tubercules n'aient pas d'autre cause que celle-là.

brants, ces catarrhes que dans le peuple on considère comme des *brevets de longue vie*.

M. Louis, qui a soutenu l'opinion exclusive de Laënnec, et qui a puissamment contribué à la faire généralement prévaloir, s'est appuyé surtout sur cet argument : la bronchite affecte la partie postérieure et inférieure du thorax, tandis que les tubercules occupent le sommet du poumon ; donc les tubercules ne sont pas le produit de la bronchite.

Du reste, Laënnec avait déjà opposé à Broussais une difficulté assez analogue à celle de M. Louis. « Pour prouver, avait-il dit, que la phthisie pulmonaire soit une suite du catarrhe, il faudrait montrer, le scalpel à la main, toutes les traces du passage de l'une de ces affections en l'autre (1). »

Je ne crois pas qu'on soit obligé d'accepter la nécessité de ces deux arguments, qui combattent l'influence du catarrhe sur la production tuberculeuse ; car il me semble, qu'avant tout, il faut s'en rapporter à l'observation clinique. Il ne s'agit pas, en effet, et comme condition essentielle, de savoir précisément comment le catarrhe produit les tubercules, mais bien de savoir s'il les produit ; il suffit, en un mot, de déterminer, à l'aide d'une investigation rigoureuse, si un malade qui est d'abord affecté uniquement de bronchite à râles bullaires présente plus tard les symptômes de la phthisie tuberculeuse (2). Voilà le genre de preuve qui me paraît devoir suffire, pour établir l'influence du catarrhe sur la production des tubercules.

Je dois dire comment je conçois cette influence, démontrée

(1) *Traité d'auscultation*, 1826 ; t. I, p. 570.

(2) On aura peut-être de la répugnance à m'accorder que la bronchite est la cause du développement des tubercules, et l'on soutiendra, au contraire, que des tubercules existant depuis longtemps à l'état latent ont déterminé la bronchite. A cette subtile difficulté, je ne peux répondre qu'en retournant l'argument de M. Louis et en disant : Comment quelques tubercules cachés dans le sommet du poumon produiraient-ils une bronchite qui se montre d'abord à la base de cet organe ?

par l'observation clinique, du catarrhe à râles bullaires sur la tuberculisation.

Le catarrhe à râles bullaires étant caractérisé par des matières expectorées, dont la liquidité tient à une proportion plus ou moins considérable de pus, est lié, avons-nous dit, à une diathèse purulente. Or, la phthisie tuberculeuse nous présente la même nature, et la même liquidité dans les matières de l'expectoration (1). Mais de plus, les râles de la phthisie sont semblables à ceux de la bronchite en question ; ils sont constitués dans les deux maladies par des bulles variables en nombre et en dimensions, quels que soient les noms de *gargouillement* et de *craquement* que l'on donne aux râles bullaires des phthisiques.

Cette ressemblance de râles et de matières expectorées dans ces deux maladies prouve sinon de l'identité, du moins une grande proximité dans leurs diathèses respectives. On peut comprendre dès lors qu'un sujet soumis à la diathèse qui fait et qui gouverne la bronchite à râles bullaires puisse, par une transition facile et insensible, passer à la diathèse qui fait des tubercules. De cette manière, il ne faut plus, comme le voulait Laënnec, chercher l'origine et l'évolution du tubercule dans l'altération locale de la bronchite. On doit comprendre le passage d'une maladie à l'autre, par la succession des deux diathèses qui les régissent.

Ce qui me fait dire que ces deux diathèses sont voisines, mais ne sont pas identiques, c'est la considération de ce fait clinique déjà signalé : que la bronchite à râles bullaires peut seule et sans tubercules produire la consomption et la mort, comme une véritable phthisie tuberculeuse, et que ce genre

(1) A l'examen microscopique, les matières expectorées des tuberculeux ne diffèrent pas de celles de la bronchite à râles bullaires ; dans les deux cas, c'est du muco-pus. Ce n'est que rarement qu'on a l'occasion de trouver au microscope des corpuscules tuberculeux dans les crachats des phthisiques. Chez les tuberculeux, le muco-pus est sécrété par les cavernes ; chez les catarrheux, il l'est par la membrane muqueuse des bronches.

de phthisie catarrhale se rencontre plus souvent chez les vieillards que dans la jeunesse et dans l'enfance.

Pourquoi cette différence de fréquence suivant les âges? C'est que, dans la jeunesse et l'enfance, la diathèse tuberculeuse étant très ordinaire, toutes les fois qu'à cet âge il se développe une bronchite à râles bullaires, on voit, au bout d'un certain temps, la diathèse tuberculeuse se mettre de la partie, et terminer les jours du malade. Dans la vieillesse, au contraire, où la tuberculisation est peu commune, les bronchites à râles bullaires peuvent se développer, poursuivre leurs périodes jusqu'à la consomption et la mort, sans que les tubercules viennent s'ajouter à la bronchite.

Tels sont les caractères qui se rattachent aux bronchites à râles vibrants et à râles bullaires. On reconnaîtra, si je ne m'abuse, que ces caractères sont assez tranchés pour faire séparer ces bronchites en deux espèces distinctes. Nous allons donner un tableau succinct des circonstances principales qui caractérisent ces deux espèces de bronchite.

La bronchite à râles vibrants est très commune ; elle affecte surtout la vieillesse et l'âge mûr; ordinairement elle n'est pas accompagnée de fièvre. La bronchite à râles bullaires est moins commune; elle se montre surtout dans la jeunesse et l'enfance, et attaque les sujets débilités; elle s'accompagne ordinairement de fièvre.

La bronchite à râles vibrants se montre d'une manière habituelle chez les sujets qu'elle a une fois affectés; elle s'y montre en suivant une marche quelquefois continue, souvent intermittente, le plus ordinairement exacerbante. Dans ces deux derniers types, elle dure autant que la vie qu'elle n'empêche pas de se prolonger jusqu'à un âge avancé. La bronchite à râles bullaires ne se répète pas d'une manière habituelle; elle suit une marche continue, aiguë ou chronique, fait périr le malade, ou bien guérit radicalement sans se répéter indéfiniment.

La dyspnée produite par la bronchite à râles vibrants peut

être portée à un haut degré, peut s'accompagner de râles vibrants très bruyants dans la trachée sans, qu'il en résulte un danger sérieux pour le malade. Au contraire, la dyspnée due à l'autre espèce de bronchite n'est jamais considérable, ne s'accompagne jamais de râles bullaires dans la trachée, sans que le malade ne soit dans un grand danger de mort.

La bronchite à râles bullaires est une maladie grave ou suspecte, pouvant faire périr le malade, soit par elle-même, soit par les tubercules dont elle détermine le développement. La bronchite à râles vibrants n'est mortelle que par exception ou par accident; elle se complique rarement de tubercules.

Il me semble que ces différences sont assez radicales pour qu'à l'avenir on ne se contente plus de considérer les râles vibrants et les râles bullaires comme les symptômes différentiels de deux périodes successives de la même maladie. Tout en admettant que quelquefois il en est effectivement ainsi, il faudra reconnaître aussi que ces râles et les symptômes qui leur servent de cortége constituent, par leur durée relative ou même exclusive, deux espèces de bronchite différant beaucoup l'une de l'autre.

§ VIII. — Asthme.

Il n'y a peut-être pas de maladie sur laquelle on s'entende moins que sur l'asthme, et pour la plupart des médecins le mot *asthme* est un mot vide de sens, ou tout au plus synonyme de dyspnée. C'est ainsi que Laënnec lui-même dit que « l'asthme dépend ordinairement de plusieurs affections organiques et nerveuses réunies (1). » MM. de la Berge et Monneret qui ont exposé dans toute sa vérité le chaos scientifique qui constitue l'histoire de l'asthme, disent avec raison : « Dans l'enfance de l'anatomie pathologique, on réservait cette dénomination à toute dyspnée dont on ne pouvait rapporter l'origine à une inflammation des viscères contenus dans la poi-

(1) T. I. I, p. 92, 1826.

trine. Depuis que cette science s'est enrichie de nouvelles découvertes, le mot *asthme* n'a pas un sens plus précis et mieux déterminé (1). »

Si l'asthme est actuellement si mal connu et si mal étudié, ce n'est pas qu'il soit peu ordinaire. Il est aussi commun aujourd'hui qu'autrefois, mais il est observé par beaucoup de médecins sous le nom d'*emphysème pulmonaire*, de sorte que, par suite d'une transformation de langage qui n'est pas précisément signalée, on ne voit plus d'asthme, ou bien on applique ce nom à une maladie rare, indéterminée, mystérieuse, que chacun comprend et expose à sa manière.

La Société de médecine de Toulouse, frappée très probablement de l'espèce d'oubli dans lequel l'asthme était tombé depuis plusieurs années, voulut savoir à quoi s'en tenir sur cette singulière disparition; sur la fin de 1834, elle proposa pour prix d'*établir les caractères essentiels de l'asthme*. M. Amédée Lefèvre fut un des concurrents, et son mémoire fut couronné. Ce mémoire parut l'année suivante dans le *Journal hebdomadaire*. Il a été consulté et cité par les auteurs des différents traités de médecine que nous possédons; il a même été traduit en allemand. M. Lefèvre l'a fait réimprimer, tout en lui faisant subir des changements qui ne sont pas sans importance (2).

M. Lefèvre pouvait d'autant mieux traiter un pareil sujet qu'il est asthmatique lui-même, et qu'il a pu suivre les différentes phases de la maladie, non-seulement sur sa personne, mais encore sur celle de l'un de ses amis qui est aussi asthmatique.

Le mérite important de ce mémoire est de signaler les caractères physiques de l'asthme pendant l'attaque, surtout les signes fournis par l'auscultation. Ce fait avait été négligé par

(1) *Compendium de médecine*, article ASTHME, p. 431.

(2) *De l'Asthme*. Recherches médicales sur la nature, les causes et le traitement de cette maladie, par M. Amédée Lefèvre. Paris, 1847.

le célèbre inventeur de l'auscultation. Laënnec n'avait, en effet, ausculté les asthmatiques que dans l'intervalle de leurs attaques, et il s'était privé par conséquent de toutes les lumières que l'auscultation peut répandre sur la cause prochaine de la maladie. Aussi Laënnec regardait-il l'asthme comme une dyspnée, qui souvent est purement nerveuse. M. Amédée Lefèvre est tout à fait de cet avis, puisqu'il admet que l'asthme dépend d'un spasme des bronches. Il me semble cependant qu'il devait renoncer à cette hypothèse, en présence des faits si positifs que l'auscultation lui avait révélés dans l'attaque d'asthme.

Voici, en deux mots, les signes physiques et les caractères principaux de l'attaque, d'après M. Lefèvre : « La dyspnée asthmatique, disait cet observateur dans la première édition de son mémoire, la dyspnée asthmatique commence d'une manière brusque ; l'expiration est plus longue que l'inspiration, et elles s'accompagnent l'une et l'autre d'un sifflement que l'on entend à distance ; la poitrine est sonore à la percussion, et il y a des râles sibilants plus sensibles et plus longs à l'expiration qu'à l'inspiration ; les malades éprouvent une sensation de resserrement dans la poitrine ; à mesure que la dyspnée diminue, l'inspiration devient plus profonde, et lorsqu'elle se termine, il y a expectoration de matières épaisses, et de petits cylindres muqueux semblables à du vermicelle cuit ; en même temps, les râles sibilants sont remplacés par des râles muqueux. La cessation de la dyspnée est complète ou incomplète. La dyspnée vient par accès qui peuvent durer de une demi-heure à plusieurs jours, etc. »

Dans une discussion que j'établis à ce sujet (1), je fis observer qu'il y avait des modifications importantes à introduire dans cette description de M. Lefèvre. C'est ainsi que, pendant la durée de l'attaque, il y a non-seulement des râles sibilants, mais encore des râles sonores, des ronflements

(1) *Archives*, octobre, 1840, p. 137.

plus ou moins râpeux. Je proposais de comprendre tous ces râles en masse sous le nom de râles *vibrants*, parce qu'ils tiennent à une vibration que l'air éprouve en traversant les obstacles qui obstruent les voies bronchiques. De plus, je faisais observer qu'en sus des râles vibrants il y avait absence du murmure vésiculaire dans des points plus ou moins étendus; et j'insistais sur ce fait que non-seulement la poitrine est sonore à la percussion pendant l'attaque d'asthme, comme le dit M. Lefèvre, mais qu'elle a une sonorité exagérée, et que cette exagération de sonorité dépend d'un emphysème pulmonaire qui apparaît avec l'attaque et qui se dissipe avec elle.

Il m'est permis de croire que M. Lefèvre a tenu compte de ces observations de ma part, puisqu'on les retrouve consignées dans la réimpression de son mémoire, et qu'elles viennent renforcer la première description qu'il avait donnée de l'attaque asthmatique.

Cependant je dois dire que M. Lefèvre n'a pas reproduit ou adopté tout ce que j'avais signalé au sujet des caractères de la dyspnée asthmatique. Il ne parle ni de l'ampliation générale du thorax, ni du gonflement souvent énorme des veines jugulaires, ni du mode de production des matières pituiteuses qui sont expectorées sans soulagement aucun par les asthmatiques. Toutes ces choses ont été exposées dans mon mémoire (1), et se retrouvent dans un travail que M. Courtin a publié sur le traitement de l'asthme par les bains sulfureux (2).

Mais un point sur lequel M. Lefèvre et moi sommes en désaccord, c'est la théorie de la dyspnée asthmatique. J'avais, dans le temps, attaqué l'hypothèse de M. Lefèvre (3); M. Lefèvre réplique à mes objections dans la seconde édition de son mémoire. Malgré cela, je reste toujours convaincu de

(1) *Archives générales de médecine*, octobre 1840.

(2) *Gazette médicale*, décembre 1847.

(3) *Archives*, loc. cit.

la vérité de ma théorie Je dois donc toujours la défendre et en même temps combattre l'hypothèse du spasme des bronches. Voici brièvement comment je me rends compte de la dyspnée asthmatique :

La dyspnée des asthmatiques tient, comme l'auscultation l'indique, à des obstacles que l'air rencontre en traversant les voies bronchiques. Ces obstacles, qui se rattachent, selon M. Lefèvre, à une contraction spasmodique des bronches, sont constitués pour moi par un mucus tenace, non fluide, qui obstrue la continuité de l'arbre bronchique. Dans les points où l'obstruction du calibre de la bronche est incomplète, il y a production d'un râle vibrant ; si au contraire l'obstruction est complète, l'air ne passe plus, et il y a absence du murmure vésiculaire. Mais ce n'est pas tout. L'air, qui a la plus grande difficulté à traverser les points obstrués pour se rendre à l'extrémité pulmonaire des bronches, a une difficulté non moins grande à repasser par les mêmes points pour effectuer le temps d'expiration ; il se trouve pressé ou comprimé entre le point obstrué et l'extrémité vésiculaire des voies bronchiques, soit par les agents de l'expiration ordinaire, soit par les mouvements de toux ; et comme cet air ainsi comprimé est éminemment élastique, il réagit sur les vésicules qu'il distend : de là l'emphysème, de là l'ampliation et la sonorité exagérée du thorax.

Cette obstruction, qui est la cause unique de la dyspnée, dure autant qu'elle, c'est-à-dire une demi-heure, un ou plusieurs jours, des semaines, des mois ou des années. Elle peut cesser complétement ou incomplétement, subir de temps à autre des augmentations, des diminutions, etc., ce qui explique la cessation complète de l'asthme, ses exacerbations, ses diminutions, etc.

La cause nécessaire de l'asthme est donc un catarrhe bronchique à râles vibrants, comme nous l'avons dit plus haut, page 110. Quant à ce catarrhe, il dépend primitivement et dans la grande majorité des cas d'un refroidissement ; mais sa production est singulièrement favorisée par une disposition héréditaire ou une idiosyncrasie particulière du sujet. Par suite de ces différentes circonstances productrices, la membrane muqueuse des bronches se trouve pathologiquement transformée en un organe de sécrétion, et la sécrétion du mucus obstruant s'opère ensuite sous l'influence des causes les plus diverses. Un changement d'air et de climat, la respiration de certaines poussières, des aliments ou des boissons de différentes natures, des fatigues physiques ou morales, la suppression d'un exanthème, la rétrocession de la goutte, une dyspepsie, etc., etc., suffiront pour amener la sécrétion plus ou moins immédiate du mucus bronchique, ou autrement pour déterminer une attaque d'asthme.

Sous l'influence de ces différentes causes, la sécrétion du mucus bronchique s'effectue plus ou moins rapidement : en une ou plusieurs heures, souvent même en quelques minutes; mais jamais elle n'a lieu *instantanément*. Quand ensuite survient la fin de l'attaque, les râles vibrants, selon M. Lefèvre, se transforment en râles bullaires. Cela veut dire que le mucus, qui jusque-là avait été visqueux et demi-solide, au point d'opposer un obstacle immobile à l'air et de le faire vibrer, ce mucus, dis-je, se ramollit et se laisse traverser par l'air qui le soulève sous forme de bulle. D'autres fois, ce mucus ne subit aucun changement de consistance; mais il est entraîné par un autre mucus plus fluide, qui est sécrété à la fin de l'accès et qui donne également lieu à la production des râles bullaires. Dès lors, le passage de l'air devient plus facile, et la dyspnée commence à diminuer. L'expectoration du mucus se fait ensuite. Mais, comme on le voit et comme on le comprend, la dyspnée avait déjà commencé à diminuer avant l'expectoration; elle avait diminué depuis que le mucus, en se ramollissant, avait laissé passer l'air plus facilement.

Souvent la dyspnée se termine sans râles bullaires. Les râles vibrants cessent tout à coup de se faire entendre, et le murmure vésiculaire normal reparaît dans les points où il avait cessé d'exister. Dans ce cas, le mucus qui produisait les râles vibrants et qui suspendait le murmure vésiculaire est expulsé, sans ramollissement préalable, de l'endroit où il faisait obstacle à l'air, ou pour sortir au dehors et être rejeté par l'expectoration, ou pour séjourner momentanément dans une partie plus élevée et plus spacieuse de l'arbre bronchique, où il cesse d'entraver le passage de l'air. Dans ce dernier cas, l'expectoration définitive du mucus n'arrive que plus ou moins longtemps après la cessation de la dyspnée.

La dyspnée peut donc cesser quelquefois instantanément, au contraire de son début, qui n'est jamais instantané, selon l'acception rigoureuse du mot. Cela est tout naturel, si, comme nous venons de le voir, le mucus bronchique ne peut jamais être sécrété instantanément, tandis que l'obstacle qu'il détermine dans les tubes bronchiques peut cesser tout à coup d'exister, ou par suite de l'expectoration de ce mucus, ou par suite de son déplacement et de son transport dans un tube spacieux, où il n'empêche pas le passage de l'air.

M. Lefèvre insiste sur ce fait, que le mucus expectoré sur la fin de l'attaque ressemble à du *vermicelle cuit*. Cette forme de mucus existe effectivement dans certains cas, mais non dans tous, car il est tantôt grenu, tantôt arrondi ou globuleux, etc. M. Lefèvre a voulu généraliser cette circonstance, qui était particulière à son observation personnelle; il a fait ainsi pour le mucus ce que Floyer avait fait dans le temps pour l'heure du retour des attaques. En effet, cet auteur, asthmatique comme M. Lefèvre, subissait habituellement le paroxysme de sa maladie à deux heures du matin. Il a, sans hésiter, fixé à cette heure le début de l'attaque dans la description longtemps classique qu'il nous a donnée de l'asthme; de telle sorte que, pour beaucoup de médecins, on est asthmatique à cette condition que la dyspnée caractéristique se montre tout à coup à deux heures du matin. D'autres médecins, influencés également par l'autorité de M. Lefèvre, ne voudront reconnaître pour asthme que l'attaque de dyspnée qui se termine par l'expectoration d'un mucus semblable au *vermicelle cuit.*

Ma théorie, si je ne m'abuse, rend compte exactement non-seulement des symptômes physiques de l'asthme, mais encore de toutes ses variations et de ses intermittences capricieuses. Pour expliquer les mêmes circonstances, M. Lefèvre s'adresse, comme nous le savons, à la constriction spasmodique des parois bronchiques.

Il croit surtout que ce spasme est positivement démontré par le resserrement de la poitrine qu'éprouvent les asthmatiques (p. 69). — Je ne suis pas de cet avis ; je pense que cette sensation de resserrement existe toutes les fois que la respiration est rendue difficile, quelle que soit la cause de cette difficulté : une obstruction par le mucus, un épanchement pleurétique, un rétrécissement organique des bronches et même une affection du cœur. Du reste, est-ce que le mot générique *dyspnée* n'implique pas toujours l'idée d'angoisses ou de resserrement?

J'avais dit, dans ma première discussion avec M. Lefèvre, que la contraction des fibres de Reissessen n'avait jamais été démontrée par l'inspection, et que par conséquent cette contraction était une pure hypothèse. M. Lefèvre réplique que leur contraction a été vue par M. Longet (p. 74). — Effectivement, M. Longet affirme avoir pu constater, dans ses vivisections, un mouvement contractile des fibres sous-muqueuses de la trachée; mais il n'a constaté ce fait, en quelque sorte exceptionnel, que sur les grands animaux, tels que le bœuf et le cheval. Les chirurgiens, qui pratiquent si souvent l'opération de la trachéotomie, n'ont jamais observé le même phénomène sur l'homme, objet particulier de la discussion actuelle. Ensuite, il y a loin du mouvement fibrillaire et en quelque sorte vermiculaire, aperçu par M. Longet, à l'état de constriction et de resserrement que devrait produire la contraction des fibres bronchiques, pour qu'il en pût résulter un obstacle au passage de l'air, tel qu'il existe dans l'asthme.

D'ailleurs, cette contraction fût-elle assez puissante pour cela, le rétrécissement du calibre des voies bronchiques serait empêché par les cartilages qui renforcent leurs parois.

Cette raison anatomique a été sentie par M. Lefèvre et les partisans du spasme des bronches. Elle les a forcés de reléguer la constriction spasmodique dans un point de l'arbre bronchique où le resserrement contractile fût rendu possible par l'absence des cartilages, c'est-à-dire dans les rameaux capillaires des bronches. Mais ces rameaux capillaires constituant en grande partie le parenchyme du poumon, leur spasme devrait, en se produisant, amener un certain retrait de l'organe pulmonaire chez les asthmatiques. Et alors comment concilier ce retrait hypothétique, admis du reste par quelques auteurs, avec l'ampliation du thorax et l'augmentation des diamètres thoraciques, que la mensuration démontre d'une manière si positive tant que dure la dyspnée asthmatique ?

M. Lefèvre croit ne pouvoir expliquer que par un spasme l'instantanéité de l'attaque d'asthme (p. 75). — J'ai déjà nié cette instantanéité, comprise dans le sens rigoureux du mot, et je persiste dans ma négation. La dyspnée débute rapidement, il est vrai, mais non pas instantanément, comme cela pourrait arriver si elle tenait à un spasme des bronches. Si ce spasme était réel, on verrait quelquefois la suffocation asthmatique apparaître tout à coup, c'est-à-dire en une seconde, dans sa plus grande intensité. Il en serait alors de l'asthme comme du spasme glottique, qui, dans ses intermittences, attaque les enfants ou les femmes hystériques avec la rapidité de la foudre. Or, je le répète, l'attaque d'asthme ne se montre pas d'une manière aussi brusque. Si l'attaque de spasme glottique est soudaine et si l'attaque d'asthme ne l'est pas, cela tient à ce que la première dépend d'une constriction spasmodique de l'appareil glottique, tandis que la seconde tient à une sécrétion de mucus, qui exige au moins trois ou quatre minutes pour que l'asthme soit porté à un degré notable d'intensité (1).

(1) Voyez l'observation d'asthme que j'ai rapportée page 111.

J'avais dit, dans le temps, que si l'asthme tenait à un spasme des bronches, on le verrait alterner ou coïncider avec le spasme glottique, soit chez les enfants, soit chez les femmes hystériques. M. Lefèvre ne veut pas de cette comparaison, sous le prétexte que l'on ne doit pas confondre entre eux les spasmes des muscles de la vie intérieure et ceux de la vie extérieure, à cause de la nature différente des nerfs qui les animent (p. 74). — Or, il m'est impossible d'accorder à M. Lefèvre qu'il en soit ainsi pour le cas présent, puisque le pneumogastrique envoie également des nerfs à la glotte et à l'arbre bronchique.

Si M. Lefèvre n'accepte aucun rapport entre l'asthme et le spasme glottique, il tient au contraire singulièrement à ce fait d'observation signalé par Bonet, l'auteur du *Sepulchretum*, savoir, que l'asthme peut alterner avec d'autres affections spasmodiques des muscles de la vie intérieure (p. 70).—Cependant, l'autorité de Bonet ne suffit pas pour faire passer cette vague assertion à l'état de fait accompli. L'hystérie est certainement la maladie dans laquelle il y a le plus de ces spasmes de la vie intérieure; elle présente, en effet, des hoquets, des vomissements, des palpitations, etc Or, nous ne voyons pas que chez les hystériques ces spasmes alternent jamais avec la dyspnée asthmatique. Il y a bien dans l'hystérie des suffocations, des dyspnées *nerveuses*; mais on n'y observe jamais cette dyspnée qui est caractérisée par des râles vibrants, des absences partielles du murmure vésiculaire, et une expectoration de mucus épais et demi-solide à la fin du paroxysme; il y a, en un mot, des dyspnées hystériques, mais il n'y a pas d'asthme hystérique. L'hystérie, dès lors, nous présente des spasmes de toute espèce, des spasmes de la vie extérieure et de la vie intérieure, excepté le prétendu spasme de l'arbre bronchique.

En revanche, ce mystérieux spasme existerait d'une manière habituelle dans la vieillesse, dans cet âge où il n'y a plus ni spasme ni névrose; et, à ce sujet, je repousse formellement cette proposition de M. Lefèvre, que, *à mesure que les asthmatiques avancent en âge, les accès d'asthme ont moins d'intensité* (p. 79). — Il faudrait dire, pour être dans le vrai, que les asthmatiques, en prenant de l'âge, voient leurs accès se rapprocher tellement, qu'il en résulte une dyspnée presque continuelle; ce qui tient à ce que l'obstruction catarrhale des bronches, qui n'était d'abord qu'intermittente et passagère, devient continue et permanente.

Si le spasme des bronches est une création hypothétique, il n'en est plus de même du mucus. Sa présence dans les bronches est annoncée par des râles, des absences de murmure vésiculaire; quand il est expulsé, la dyspnée cesse avec la cessation des signes physiques de l'obstruction, et enfin ce mucus est expectoré. Le mucus est un fait matériel et évident lié à l'existence de l'asthme, même d'après M. Lefèvre et les autres partisans du spasme. Cullen le fait entrer comme une circonstance importante dans sa définition de l'asthme (1).

Il y a plus, M. Lefèvre va jusqu'à admettre que pendant l'attaque d'asthme il y a rétention du mucus dans les rameaux bronchiques; mais il ne voit dans cette rétention qu'un effet et une preuve du spasme bronchique : « Pourquoi cette rétention a-t-elle lieu, dit il, si cela ne tient pas au spasme des bronches (p. 76)? » — Personne, je crois, ne verra là une preuve de spasme. On se demandera, au contraire, comment cette rétention du mucus est possible, en supposant un spasme des bronches; car la constriction spasmodique des bronches devrait plutôt activer l'expulsion du mucus que le retenir. Si le mucus est ainsi retenu dans les rameaux bronchiques, cela tient à la viscosité, à la densité extrême de l'obstacle muqueux, qui ne peut être expulsé que lorsqu'il se ramollit ou

(1) « L'asthme est une difficulté de respirer qui revient par intervalles, qui est accompagnée d'un resserrement de la poitrine et d'une respiration stertoreuse avec sifflement. Il n'y a point de toux au commencement du paroxysme, et elle est difficile; vers la fin, la toux est aisée, et il y a une expectoration de mucus souvent abondante. » (Cullen, t. II, p. 376. Paris, 1787.)

lorsqu'il est entraîné par la sécrétion d'un autre mucus plus fluide, et c'est précisément dans ce moment que l'on perçoit ces râles bullaires qui annoncent la fin de l'attaque asthmatique.

La même viscosité affecte non-seulement le mucus des rameaux bronchiques, mais encore celui qui existe dans la trachée et qui produit ces râles intenses qu'on entend à distance pendant toute la durée de l'attaque. Or, c'est bien la viscosité qui retient ainsi ce mucus dans la trachée, et nullement le spasme, comme le veut M. Lefèvre; car autrement il faudrait supposer, de la part des parois trachéales, un état de resserrement que, même de l'aveu de M. Lefèvre, les cartilages de ce conduit rendent impossible.

Nous demanderons à M. Lefèvre comment il interprète cette coïncidence si constante entre son spasme et le mucus épais des bronches. Si le spasme des bronches suffit pour produire la dyspnée asthmatique, d'où vient et que fait là ce mucus inévitable? Le spasme n'attaque donc que les individus qui ont un catarrhe préexistant des bronches? Mais puisque ce mucus se lie constamment à l'asthme, il est bien plus rationnel de le regarder comme la cause de l'imperméabilité bronchique démontrée par l'auscultation, que d'invoquer le spasme. Comment! vous avez là une cause suffisante et parfaitement concevable d'un désordre respiratoire, et vous dédaignez cette cause matérielle, ce fait que vos sens vous démontrent, pour recourir à une hypothèse fantastique?

On doit, ce me semble, dans cette question, raisonner comme dans celle des coliques néphrétiques. Qu'est-ce qui ressemble plus à une affection spasmodique que cette dernière maladie? Attaque passagère, capricieuse pour le retour, douleurs, angoisses, irradiations sympathiques sur l'estomac, etc.: tout cela pourtant dépend uniquement d'une cause matérielle, d'un gravier qui obstrue l'uretère et qui arrête le cours de l'urine. Personne pourtant n'oserait dire que le gravier, dont l'expulsion marque la cessation de la colique, est un effet indifférent, une sorte de crise d'un spasme de l'uretère, qui a déterminé l'ensemble des symptômes précités en produisant une rétention d'urine dans le rein. Eh bien! le mucus n'est pas plus l'effet ou la crise de l'attaque d'asthme, que le gravier ne l'est de la colique néphrétique; et cependant le rôle du gravier dans la colique, dont personne ne doute, me paraît moins facile à démontrer que celui du mucus dans l'asthme. En effet, le gravier ne peut pas, comme le mucus, donner des signes physiques de sa présence et de son action, car il n'y a pas pour les voies urinaires, comme pour les voies bronchiques, une méthode d'exploration qui permette comme l'auscultation de suivre pas à pas et sûrement les différentes phases de l'obstruction.

Mais, ajoute M. Lefèvre, ce qui prouve que la présence du mucus n'est pas la cause de la dyspnée asthmatique, c'est que la cessation de l'attaque d'asthme n'est pas nécessairement liée à la sortie du mucus (p. 79). — On voit effectivement quelques asthmatiques qui ne rendent jamais de mucosités après leurs attaques, parce qu'ils ne savent pas expectorer, et qu'ils avalent le mucus aussitôt qu'il est excrété de l'arbre bronchique. Évidemment ce cas ne prouve rien contre la nécessité du mucus dans la production de la dyspnée asthmatique. D'autres fois il arrive que l'attaque d'asthme cesse sans qu'il y ait aucune expectoration ou excrétion qui marque la fin de la dyspnée. Dans ce cas il faut, comme nous l'avons déjà dit, admettre que le mucus est expulsé des rameaux où il obstruait le passage de l'air, et qu'il est transporté dans les branches plus spacieuses où sa présence ne gêne plus la respiration. Il peut séjourner dans ce point assez longtemps avant d'être expectoré, et dès lors on comprend parfaitement que l'expectoration ne se fasse que longtemps après la cessation de l'attaque. M. Lefèvre, qui est un observateur consciencieux, a constaté ce fait sur lui-même, bien qu'il ne l'interprète pas comme il vient d'être dit. Après avoir décrit assez au long une attaque d'asthme qu'il eut dans un voyage à Bordeaux, il termine ainsi son observation : « Je dois ajouter que le calme était survenu, que tous les râles avaient disparu sans qu'il se fît d'expectoration ; ce ne fut que le lendemain que je rendis une petite quantité de crachats épais, vermicellés, de la nature de ceux qui jugent habituellement les accès (p. 83). »

Au reste, nous pouvons nous appuyer encore ici sur la comparaison que nous avons faite entre l'attaque d'asthme et la colique néphrétique. Est-ce que le gravier est expulsé nécessairement au dehors quand cesse la colique ? Mais non, certainement. Il peut, après la colique, séjourner momentanément dans la cavité spacieuse de la vessie, où sa présence ne gêne plus le cours des urines. Or le mucus qui a été sécrété dans les petits rameaux bronchiques, où il entravait d'abord le passage de l'air, peut aussi, après avoir été transporté dans les grosses bronches ou la trachée, y séjourner un certain temps sans troubler en rien la respiration.

« Pourquoi, dit M. Lefèvre, lorsque les bronches se sont débarrassées des petits cylindres de mucus qui les obstruaient, la sécrétion d'un mucus verdâtre épais cause-t-elle un soulagement extrême ? » (P. 79.) — C'est parce que ce *mucus verdâtre épais* est beaucoup moins épais que celui qui constitue les *petits cylindres*. Ce qui prouve qu'il est réellement moins épais, c'est que sa présence dans les bronches, qui coïncide avec la fin de l'attaque, c'est-à-dire avec *un soulagement extrême*, donne lieu à des râles bullaires. Or un mucus qui se laisse soulever sous forme de bulles est moins consistant que celui qui, comme les *petits cylindres*, détermine la production de râles vibrants.

« Pourquoi, ajoute encore M. Lefèvre, dans les catarrhes profonds où il y a sécrétion abondante de mucus souvent très dense, n'y a-t-il point d'asthme (p. 79) ? » — Si ce mucus est sécrété dans les parties profondes des voies aériennes, là où il peut faire obstacle au passage de l'air, il donnera lieu nécessairement à des râles. Si ces râles sont bullaires, c'est que le mucus ne sera plus dense ou consistant, comme on le suppose, et alors il y aura peu ou point de dyspnée, à moins toutefois que ce mucus ne soit en quantité considérable. Si ces râles sont vibrants, c'est que le mucus est réellement dense, et alors il y aura nécessairement asthme, à condition que l'obstruction occupe une certaine quantité de rameaux bronchiques.

M. Lefèvre répugne à admettre que les attaques d'asthme franchement intermittent soient produites par un catarrhe intermittent, ainsi que je l'avais avancé dans mon premier mémoire. « Qu'est-ce, dit-il, qu'un catarrhe qui ne dure qu'une heure ou deux (p. 80.)? » — Je demanderai à mon tour : Qu'est-ce qu'une affection qui est caractérisée par de la toux, des râles bronchiques, et une expectoration de mucosités? C'est, me répondra-t-on sûrement, un catarrhe bronchique. Si maintenant, comme M. Lefèvre nous l'a appris, l'attaque d'asthme est caractérisée par de la toux, des râles, et une expectoration de mucus, nous dirons qu'il y a dans l'attaque d'asthme un catarrhe bronchique ; et si, d'un autre côté, cet ensemble de symptômes ne dure quelquefois qu'une heure ou deux, eh bien ! nous dirons encore qu'il y a dans l'asthme un catarrhe d'une ou deux heures, c'est-à-dire un catarrhe intermittent. Il est vrai que ce catarrhe n'est pas encore décrit ni classé dans nos traités de médecine, mais ce n'est pas le cas de le nier ; c'est au contraire une excellente raison pour signaler un aussi singulier catarrhe à l'attention des pathologistes.

M. Lefèvre, comme on le sait, n'est pas le seul à soutenir la théorie du spasme des bronches. Son opinion est partagée par la plupart des médecins, qui, par suite d'une sorte d'habitude traditionnelle de langage, en sont venus à regarder le mot *asthme* comme synonyme d'affection nerveuse ou spasmodique. La tradition est donc le plus ferme soutien de cette théorie. Cependant je dois rappeler que la théorie que je défends, même sous le rapport de la tradition, n'est pas inférieure à la précédente. Depuis Arétée et Galien, qui en sont les premiers auteurs, elle régna sans conteste dans les écoles jusqu'au commencement du XVIIe siècle. Qu'on ouvre en effet les différents traités de médecine qui ont été publiés pendant cette longue période de quinze cents ans, on trouvera toujours en tête du chapitre de l'asthme une définition qui repose sur la théorie de Galien (1).

Cette théorie de l'obstruction des bronches fut attaquée d'abord par Van Helmont et Willis, et encore ces deux auteurs, qui mirent en avant l'hypothèse du spasme, se gardèrent-ils bien de nier que l'obstruction des bronches par le mucus ne fût la cause du plus grand nombre d'asthmes. Seulement ils admirent la constriction spasmodique pour expliquer ces cas peu ordinaires et en quelque sorte exceptionnels d'attaques d'asthme, dans lesquels, comme nous le savons, et comme M. Lefèvre l'a observé sur lui-même, la dyspnée cesse sans expectoration immédiate. Nous avons dit qu'alors le mucus, dont le déplacement subit a fait tout à coup cesser la dyspnée, n'est rejeté qu'un temps souvent assez long après la fin de l'attaque, de telle sorte qu'il ne paraît plus avoir aucun rapport de cause à effet avec l'attaque antécédente.

Au reste Van Helmont et Willis avouent, dans toute la simplicité de leur bonne foi, que c'est à cause de ces attaques exceptionnelles sans expectoration immédiate, qu'ils établissent leur théorie exceptionnelle du spasme des bronches. Van

(1) Voici un passage de Galien où cette théorie est indiquée : *Quibuscunque autem valde increbuerit hæc respirationis species, asthma et orthopnœa affectus ille nominatur ; crassis scilicet lentisque humoribus spiritûs vias occupantibus, aut crudo aliquo tuberculo in pulmonibus consistente* (Galenus, *Comment. 4 in lib.* VI *Epidem. Hippocrat.*) Galien, comme on le voit, met les tubercules du poumon sur la même ligne que l'obstruction muqueuse des bronches, comme cause de l'asthme. Cette adjonction n'est pas exacte : les tubercules du poumon donnent lieu aussi à de la dyspnée, mais cette dyspnée ne présente plus les caractères de l'asthme. Voici maintenant l'opinion d'Arétée : *Causa est frigiditas atque humiditas, materia vero crassi interiusque additi humores* (*De asthmate*). Je citerai encore la définition de Paul d'Égine, qui n'est pas moins positive que les précédentes : *Hic autem affectus oritur ubi cartilaginosæ pulmonum arteriæ crassis et glutinosis humoribus infarctæ fuerint* (cap. 29, lib. III).

Helmont, en effet, rapporte l'observation d'un consul, affecté suivant lui d'asthme spasmodique, et dit que les attaques finissaient sans expectoration : *Finiunt autem citra manifestam exscreationem*. Quelques lignes plus loin, et à propos d'un jeune homme affecté également d'un prétendu asthme spasmodique, il dit : *Mox dein restituitur sine sputo* (1).

Willis raisonne exactement de la même manière. Il cite le cas d'un paroxysme violent d'asthme, qui se termina sans expectoration : *sine tussi sputo* (p. 503). Il en rapporte deux autres observations à peu près semblables, et termine l'analyse de ces trois faits par cette proposition qui consacre pour eux sa théorie de spasme : *In his etiam casibus, nihil apertius constare videtur quam morbi causam, absque phlegmate aut humore viscoso pulmonibus uti vulgo creditur impacto, intra nervosum genus subsistere* (2).

Comme on le voit, Van Helmont et Willis créèrent l'hypothèse du spasme des bronches pour se rendre compte de ces asthmes dans lesquels la théorie de l'obstruction est moins manifeste et moins évidente que dans les cas ordinaires. Comme si, une cause de maladie étant donnée, il n'y avait pas une foule de circonstances accidentelles qui viennent dissimuler ou masquer l'action de cette cause, et qui tendent dès lors à faire admettre des exceptions là où en réalité la cause reste toujours une et identique !

L'auscultation est le *criterium* à l'aide duquel nous pouvons constater que tous les asthmes, même ceux qui paraissent éminemment spasmodiques, que tous les asthmes, dis-je, dépendent d'une obstruction des bronches par le mucus. Cette théorie, fondée par les premiers maîtres de la science, et qui, pour le dire en passant, a le tort d'être trop simple, je dirai presque trop grossière, est donc positivement démontrée par l'auscultation.

(1) Van Helmont, p. 846 ; Francofurti, 1682.
(2) Willis *Opera*, p. 564, t. I ; Lugduni, 1676.

L'auscultation, en effet, nous fait percevoir une cause matérielle, c'est-à-dire la présence du mucus, là où les anciens ne pouvaient que la supposer.

Il me resterait à montrer que l'asthme décrit par M. Lefèvre est bien la même maladie que M. Louis appelle *emphysème*. Mais ici, je ne dois pas m'adresser à M. Lefèvre, puisque, dans la réimpression de son mémoire, cet honorable observateur reconnaît cette identité que j'ai vivement proclamée. Sachons donc bien que si l'asthme a été oublié et méconnu pendant ces dernières années, c'est qu'on l'observait sous le nom d'*emphysème*, et en donnant une importance singulièrement exagérée à la dilatation vésiculaire, comme nous allons le voir dans l'article suivant. Ne soyons injustes pour personne, et concilions autant que possible les recherches anatomiques modernes sur l'emphysème avec les études des anciens, qui avaient pour objet plus spécial les causes et la marche inégale de la dyspnée asthmatique.

§ IX. — Emphysème du poumon.

Depuis Laënnec on admet et l'on distingue deux espèces d'emphysème pulmonaire. L'un consiste en une infiltration d'air qui occupe le tissu celluleux du poumon, et qui se trouve dès lors placé en dehors des vésicules, c'est l'emphysème *extra-vésiculaire*. L'autre, que l'on appelle emphysème *vésiculaire*, est une dilatation des vésicules. Nous ne parlerons que de cette seconde espèce d'emphysème, parce qu'elle est beaucoup plus commune que l'autre, et surtout parce qu'aux yeux de plusieurs médecins elle joue un rôle important dans la pathologie du poumon.

Voici, d'après Laënnec, les principaux traits de l'histoire de l'emphysème vésiculaire :

« Dans l'emphysème du poumon, la grandeur de ses vésicules devient beaucoup plus considérable et moins uniforme. Lorsque leur distension devient trop considérable, les cellules aériennes se rompent dans quelques points. L'infiltration cadavérique, l'œdème et la péripneumonie rendent quelquefois l'emphysème difficile à reconnaître sur le cadavre. Il se développe presque toujours à la suite des catarrhes secs intenses et étendus, et presque tous les sujets asthmatiques par cette cause présentent, à l'ouverture, une dilatation plus ou moins marquée d'un certain nombre de cellules bronchiques. Cette observation conduit, ce me semble, à concevoir d'une manière toute physique le mécanisme de la dilatation des vésicules pulmonaires. Nous avons vu que dans le catarrhe sec, les petits rameaux bronchiques sont souvent complétement obstrués soit par des crachats perlés, soit par le gonflement de leur membrane muqueuse. Or, comme les muscles qui servent à l'inspiration sont nombreux ; que l'expiration, au contraire, n'est produite que par l'élasticité des parties et la faible contraction des muscles intercostaux, l'air, après avoir forcé la résistance que lui opposait la mucosité ou la tuméfaction de la muqueuse bronchique, ne peut la vaincre dans l'expiration, et se trouve emprisonné par un mécanisme analogue à celui de la crosse du fusil à vent. Les inspirations suivantes, amenant dans le même lieu une nouvelle quantité d'air, produisent nécessairement la dilatation des cellules aériennes auxquelles se rend la bronche oblitérée... ; et, pour peu que l'accident soit durable, cette dilatation doit devenir un état fixe et permanent... Les symptômes locaux et généraux sont assez équivoques. La dyspnée, en faisant le principal caractère, est du nombre de celles que l'on confond sous le nom d'*asthme*. La gêne de la respiration est habituelle, mais elle augmente par accès qui n'ont rien de régulier pour le retour et la durée. Je n'oserais affirmer que l'emphysème du poumon ne puisse jamais exister sans toux, mais tous les malades chez lesquels j'ai rencontré cette affection étaient sujets à une toux habituelle, tantôt rare, peu forte et sèche, ou suivie seulement de l'expectoration d'un peu de mucus bronchique grisâtre, fin, visqueux, et transparent ; tantôt plus forte, revenant par quintes, et amenant des crachats muqueux. Lorsque l'emphysème existe à un degré beaucoup plus considérable dans un côté que dans l'autre, ce côté est évidemment plus volumineux, les espaces intercostaux sont plus larges, la percussion y donne un son plus clair. Si ces deux côtés sont affectés également, la poitrine présente une forme cylindrique ou comme globuleuse. Si l'on applique le cylindre sur la poitrine d'un homme attaqué d'emphysème, la respiration ne s'entend pas dans la plus grande partie de cette cavité, quoiqu'elle rende un son très clair par la percussion, et le bruit respiratoire est très faible dans les points où il s'entend encore. On entend en outre de temps en temps, par la respiration ou par la toux, comme dans le catarrhe sec, un léger râle sibilant, ou le cliquetis de soupape, indice du déplacement des crachats perlés... Jusqu'ici ces signes ne sont, comme on le voit, que ceux du catarrhe sec, et cela ne doit pas étonner, puisque l'emphysème du poumon est presque toujours dû à cette affection. Dans les cas douteux, l'ancienneté seule de la maladie, l'intensité de la dyspnée habituelle et des accès d'asthme qui surviennent, peuvent seules servir d'indice, et suffisent même pour que l'on puisse affirmer avec sûreté que les vésicules aériennes sont dilatées, au moins dans quelques points du poumon.. Enfin, quand l'emphysème pulmonaire est très prononcé, on peut le reconnaître à un signe tout à fait pathognomonique ; c'est une sorte de crépitation sèche que j'ai décrite sous le nom de *râle crépitant à grosses bulles*, semblable au bruit que produirait l'air insufflé dans un tissu cellulaire à demi desséché. Je ne crois pas qu'on doive regarder cette affection comme tout à fait incurable. On conçoit que, si l'on peut parvenir à diminuer l'intensité d'action de la cause qui maintient les cellules pulmonaires dilatées, on peut espérer que leurs parois se resserreront à la longue sur elles-mêmes. L'emphysème pulmonaire, étant presque toujours la conséquence du catarrhe sec, présente pour principale indication, d'attaquer cette dernière affection par les moyens que nous avons indiqués (1). »

Cette histoire abrégée de l'emphysème est l'expression assez fidèle des faits et doit être adoptée, sauf quelques modifications. Ainsi, l'emphysème vésiculaire doit être considéré comme une lésion consécutive à l'existence des catarrhes à râles vibrants (2). Mais ces catarrhes ne sont pas nécessairement secs, comme le veut Laënnec ; ils sont aussi pituiteux, c'est-à-dire accompagnés d'une excrétion plus ou moins considérable de matière pituiteuse, ce qui arrive comme nous savons, dans les cas si nombreux où il y a sécrétion concomitante des glandules du larynx, provoqués par la présence du mucus non-fluide.

La production de l'emphysème tient, comme le pense Laënnec, à ce que l'air qui est entré dans les tubes bronchiques a de la peine à en sortir, et dilate par conséquent les vésicules pulmonaires. Mais cette accumulation d'air ne dépend pas d'une faiblesse relative de l'expiration, par suite de laquelle l'air ne peut vaincre, à sa sortie, les obstacles qu'il a pu franchir à son entrée ; elle tient au contraire à ce que l'air, chassé vivement par les mouvements de toux, et ayant de la difficulté à vaincre les obstacles muqueux des bronches, réagit contre les vésicules qu'il dilate.

« La dyspnée, dit Laënnec, fait le principal caractère symptomatologique de l'emphysème, et elle est du nombre de celles que l'on confond sous le nom d'*asthme*. » Il est inutile de faire remarquer que cette dyspnée qui coïncide avec l'emphysème est l'asthme proprement dit, mais il ne faut pas admettre que l'emphysème en soit la cause. L'asthme dépend uniquement de la présence d'un mucus non fluide dans les voies res-

(1) *De l'auscultation immédiate*, 1826, t. I, p. 288.

(2) Il y a quelques exceptions à cette règle. C'est ainsi qu'on trouve les vésicules dilatées chez les vieillards dont les poumons sont raréfiés : la dilatation des vésicules s'observe encore après l'influence de certaines circonstances capables de forcer l'air à distendre les vésicules, telles que la toux, les efforts (Gavarret), la coqueluche, l'asphyxie par submersion, etc.

piratoires, et l'emphysème ne joue qu'un rôle accessoire dans la dyspnée asthmatique; car du moment que l'arbre bronchique est entièrement débarrassé de la présence du mucus, la dyspnée, qui serait le symptôme caractéristique de l'emphysème, disparaît avec les matières expectorées. D'ailleurs, comme le dit M. Piorry : « est-ce que les vésicules dilatées ne se videraient pas d'air tout aussi bien que les vésicules minimes, s'il n'y avait aucune cause mécanique qui s'opposât à sa sortie (1)? »

Laënnec dit, avec beaucoup de raison, que les symptômes d'auscultation que l'on perçoit sur la poitrine affectée d'emphysème, tels que les râles vibrants, l'absence du murmure respiratoire, sont des symptômes du catarrhe qui a déterminé la formation de l'emphysème. Quant aux symptômes qui résultent uniquement de la dilatation des vésicules, Laënnec les trouve dans la sonorité la plus grande de la poitrine, la tension des muscles intercostaux et l'ampliation du thorax.

Il y joint aussi la forme globuleuse de la poitrine; mais cette circonstance ne peut pas être considérée comme un caractère d'emphysème, car on la rencontre aussi souvent chez les gens non asthmatiques que chez les asthmatiques. Quant à l'ampliation du thorax, Laënnec ne parle que de celle qu'il a constatée comparativement sur un seul côté du thorax, dans les cas où l'emphysème était inégalement développé à gauche et à droite. Il y a cependant un procédé bien simple pour s'assurer que tout le thorax est dilaté pendant l'existence de la dyspnée, c'est de mesurer sa circonférence : on voit alors qu'il y a une différence de 4 à 8 centimètres pendant et après l'accès (2).

(1) *Traité du diagnostic*, t. I, p. 476.

(2) L'individu dont le thorax est ainsi dilaté par la distension du poumon, cherche encore à le dilater davantage pour avoir de l'air respirable. Mais les muscles inspirateurs se fatiguent en vain à élever les côtes qui sont déjà portées à leur *summum* d'écartement ; de là le sentiment de brisement des muscles inspirateurs après les accès.

Laënnec regarde aussi le *râle crépitant sec à grosses bulles* comme le signe pathognomonique de l'emphysème, quand il est très développé ; mais je ferai remarquer que ce râle ne se montre que pendant la rémission des accès d'asthme, lorsque le mucus fluide a remplacé dans les bronches le mucus dense, et alors rien ne prouve que ce râle doive être attribué au froissement des vésicules dilatées, comme le veut Laënnec.

Il suit de là que l'emphysème vésiculaire est une lésion liée intimement à l'existence de l'asthme, et que, par conséquent, la sonorité anormale du thorax, la dilatation générale du thorax, et la tension des muscles intercostaux, qui sont les symptômes immédiats de l'emphysème, doivent être ajoutés aux autres symptômes de l'asthme, tels qu'ils ont été décrits par les auteurs classiques (1).

Il suit encore de là que si chez un asthmatique les symptômes propres de l'emphysème ne peuvent pas être constatés, à cause de l'obésité, de l'œdème ou de toute autre circonstance, il ne faudra pas en conclure que l'emphysème n'existe pas. Cette lésion des vésicules sera mise presque hors de doute par le fait seul des symptômes de l'asthme ou du catarrhe, de la même manière qu'on annonce une dilatation du ventricule gauche dans les cas bien avérés d'une insuffisance de l'orifice aortique, de la même manière encore que le diagnostic du cancer pylorique entraîne à sa suite celui d'une ampliation de la cavité stomacale.

Puisque la lésion anatomique que l'on appelle *emphysème* coïncide nécessairement avec la lésion fonctionnelle qui constitue l'*asthme*, et que ces deux lésions sont l'effet simultané du catarrhe bronchique avec production du mucus non fluide, il en résulte que l'emphysème sera, comme l'asthme, *continu*, *intermittent* ou *exacerbant*.

(1) J'ai parlé, à l'occasion du catarrhe bronchique, du gonflement des veines du cou, qui résulte de la compression que le poumon emphysémateux exerce pendant la respiration sur les troncs veineux intra-thoraciques, et qui, dès lors, pourrait figurer ici comme symptôme immédiat de l'emphysème.

On s'étonne de voir Laënnec, immédiatement après ces paroles, mettre en question de savoir si les parois des vésicules dilatées peuvent se resserrer à la longue. La chose est tout à fait indifférente sous le rapport pratique, car ce n'est pas l'état des parois vésiculaires qui fait l'emphysème, mais bien la surabondance d'air qui est forcé par le mucus de les distendre. Que les vésicules aient perdu ou non leur élasticité, les symptômes d'emphysème seront également intenses, si l'accumulation de l'air dans leur intérieur est la même; comme aussi, une fois l'accès d'asthme terminé, et quel que soit l'état des parois vésiculaires, les symptômes propres de l'emphysème disparaissent également si l'air accumulé dans les vésicules ne trouve dans les tubes bronchiques aucun obstacle à sa sortie.

M. Louis professe sur l'emphysème une opinion tout à fait opposée à celle de Laënnec (1). D'après cet observateur éminent, l'emphysème vésiculaire est une affection primitive, indépendante du catarrhe, et dès lors il est la cause immédiate de tout le désordre respiratoire que l'on observe chez ceux dont les vésicules sont dilatées.

Cette théorie demande à être examinée avec toute l'attention qu'exige le nom de son auteur. Mais auparavant, je dois reproduire certains caractères symptomatiques que M. Louis assigne à l'emphysème, et qu'il fait servir de base à sa théorie.

D'après M. Louis, l'emphysème détermine la saillie des parois thoraciques dans une étendue plus ou moins circonscrite, et par conséquent cette saillie doit être considérée comme un caractère physique de la présence de l'emphysème.

M. Voillez, élève de M. Louis, a poursuivi l'étude de ces saillies de la poitrine, non-seulement chez les asthmatiques, mais encore chez tous les individus affectés ou non de maladies

(1) *Mémoires de la Société médicale d'observation*, p. 160.

des organes thoraciques (1). Il résulte de ses recherches qu'à l'état de santé, le thorax est rarement symétrique, et que, le plus souvent, il présente des inégalités de développement. Cela, du reste, n'a rien qui doive nous étonner pour la poitrine, quand le crâne lui-même n'offre pas une disposition exactement régulière dans sa surface. Néanmoins ce fait découvert par M. Voillez a une grande importance en séméiologie, comme moyen de contrôle.

M. Voillez, comme on doit bien le penser, n'a pas manqué de rechercher les caractères différentiels qui pouvaient faire distinguer les saillies dues à l'emphysème, des saillies qui résultent d'une conformation vicieuse de la poitrine, et qu'il appelle *physiologiques*. D'après lui, le seul caractère positif qui puisse servir à faire cette distinction, c'est que les saillies de l'emphysème présentent dans leur circonscription les symptômes de l'emphysème, tandis que les saillies physiologiques existent sans eux (p. 390). Mais, à ce compte-là, il n'y aurait jamais ou presque jamais de saillies *physiologiques* chez les asthmatiques : car l'emphysème étant le plus ordinairement général, et ses symptômes étant dès lors étendus à tous les points des parois thoraciques saillants et non saillants, il s'ensuit que les saillies *physiologiques* devraient être considérées comme dues à l'emphysème, par cela seul qu'elles lui seraient superposées.

Le but de la distinction de M. Voillez n'est donc nullement atteint, et M. Voillez lui-même l'indique assez dans le passage suivant : « Il peut arriver qu'un poumon emphysémateux commence à dilater la poitrine au niveau d'une saillie physiologique, que l'on pourrait croire ainsi formée par l'emphysème (p. 395). » Tout le monde doit voir qu'il y a quelque chose à ajouter à cette remarque de M. Voillez, c'est que la coïncidence qu'il donne comme accidentelle sera au contraire habituelle, car elle résulte de deux faits également habituels :

(1) *Recherches pratiques sur l'inspection et la mensuration de la poitrine*. Paris, 1838.

l'un, que l'emphysème est général; l'autre, que la poitrine des asthmatiques, comme des individus non asthmatiques, est rarement exempte de saillies.

L'impossibilité où l'on est de distinguer entre elles les saillies physiologiques et pathologiques amène tout naturellement la question de savoir si ces dernières existent, c'est-à-dire si l'emphysème produit réellement des saillies dans les parois thoraciques. On commence par douter de cette influence mécanique de l'emphysème quand on cherche à comprendre pourquoi l'emphysème ferait saillir les parties dures des parois thoraciques dans une étendue beaucoup moindre que celle de la surface des poumons emphysémateux; mais ce doute lui-même est bientôt dépassé, quand on considère que les saillies se rencontrent principalement du côté gauche, tandis que l'emphysème affecte également les deux poumons. M. Louis, qui a signalé le premier ce résultat statistique, est assez embarrassé pour l'expliquer en admettant un rapport de cause à effet entre la saillie et l'emphysème (p. 197) ; mais les recherches récentes de M. Voillez nous rendent raison de cette difficulté, en nous apprenant que les saillies physiologiques ont une prédilection marquée pour le côté gauche. Il est tout naturel dès lors que les saillies physiologiques se présentent avec ce caractère de siége, quand elles coïncident avec l'emphysème, comme quand elles existent sans lui.

On est donc obligé de reconnaître que l'influence de l'emphysème sur la production des saillies thoraciques n'est pas démontrée, et qu'il n'y a aucun rapport de causalité entre l'emphysème et les saillies. Mais ce qui établirait ce rapport pour M. Louis, c'est que les saillies existent surtout à la partie antérieure du thorax, et que l'emphysème affecte principalement le bord tranchant des poumons (196). Or, cette proposition est de tout point contestable : d'abord on ne voit point que M. Louis puisse dire que les saillies occupent surtout la partie antérieure, quand il avoue lui-même avoir négligé de les rechercher dans la partie postérieure du tho rax (p. 16); ensuite il n'est pas démontré que l'emphysème occupe principalement le bord tranchant des deux poumons. Tout ce qu'on peut dire à cet égard, c'est que les vésicules dilatées se voient mieux à la partie antérieure qu'à la partie postérieure des poumons, ce qui tient aux congestions sanguines et séreuses qui se rencontrent habituellement dans ce dernier point, et qui, d'après la remarque de Laënnec, empêchent d'y constater la dilatation des vésicules.

Il est une saillie que M. Voillez regarde comme propre à l'emphysème (p. 178), c'est la saillie *cléido-mamelonnaire*, appelée ainsi parce qu'elle s'étend de la clavicule jusqu'au mamelon. Cette saillie serait un symptôme de l'emphysème, parce que M. Voillez l'a observée cinq fois, et qu'il ne l'a jamais vue que chez des asthmatiques. Or, ce rapport ne doit encore être attribué qu'à une coïncidence ; car, par suite d'un hasard singulier, je n'ai guère rencontré la saillie en question que sur des sujets non affectés d'emphysème.

M. Louis mentionne en outre une saillie qui s'observe derrière les clavicules, sans dire quelle est l'origine ou la nature de cette saillie. Il ne dit pas non plus si elle est permanente comme les saillies précédentes, ou si elle est seulement isochrone à l'expiration comme les dilatations veineuses dont nous avons parlé ; et l'on est d'autant plus embarrassé dans cette alternative, que M. Louis, dont on connaît l'exactitude, n'aurait pas manqué de noter l'intermittence de cette saillie, s'il l'eût observée.

Il est d'autres caractères physiques que M. Louis rattache immédiatement à l'emphysème ; ce sont : l'absence du murmure vésiculaire, les râles sibilants et sonores, et un *bruit respiratoire rude* qui me paraît être très probablement la variété de râle que j'ai appelé *râle insonore*, et qui étant habituellement plus long à l'expiration qu'à l'inspiration, comme tous les râles vibrants, fait dire qu'il y a alors bruit d'expiration prolongée. Ces symptômes dépendent du catarrhe qui accompagne et produit l'emphysème ; M. Louis les donne comme signes immédiats de l'emphysème, parce que quatre ou cinq fois sur quatre-vingt-dix cas, il les a perçus uniquement sur les saillies thoraciques (p. 212).

Nous ferons remarquer d'abord à ce sujet que le caractère séméiologique des saillies n'étant rien moins que démontré, on ne peut accepter aucune induction tirée de ces saillies à l'emphysème. Ensuite, il me semble que si les symptômes précédents d'auscultation ont existé quatre ou cinq fois sur quatre-vingt-dix, au niveau des saillies, ce chiffre est assurément trop restreint pour faire attribuer ces symptômes à l'emphysème ; dans la supposition même où le caractère pathologique des saillies serait démontré, il faudrait voir en cela une coïncidence exceptionnelle et pas autre chose.

Ces différents symptômes d'auscultation, dont on comprend si bien le mode de production, les variations et les déplacements, par la présence du mucus dans les tubes bronchiques, ne se conçoivent guère au moyen de l'emphysème. M. Louis passe cette question sous silence ; il n'y a que pour le bruit rude qu'il propose une explication qui n'est pas claire. « Il devient, dit-il, très probable, par cela même, que la rudesse du bruit respiratoire dépendait tout à la fois de la dilatation et de l'hypertrophie des cellules pulmonaires, qui, étant aussi moins nombreuses dans ce point que dans le correspondant du côté opposé, devaient faire paraître la respiration plus rare (p. 213). »

Mais on se demandera quels sont donc les signes du catarrhe concomitant de l'emphysème, si l'on en distrait l'absence du murmure vésiculaire, les râles sibilants, le bruit rude, pour les rattacher à l'emphysème. Le seul signe positif du catarrhe, pour M. Louis, c'est le râle sous-crépitant, et comme dans les cas d'emphysème qu'il a observés cet honorable médecin a toujours entendu ce râle en arrière, et jamais au niveau des saillies, il en conclut que le catarrhe qui accompagne l'emphysème n'existe jamais qu'à la partie postérieure des poumons (p. 214).

Je suis ici tellement en désaccord avec M. Louis, que je crains qu'il n'y ait quelque malentendu entre nous, et j'hésite dès lors à entrer dans une opposition qui est peut-être intempestive. Ainsi, je soutiens que dans le catarrhe généralisé qui accompagne l'*emphysème*, le râle sous-crépitant assez souvent se perçoit tout à la fois en arrière et en avant, qu'il y ait ou non saillie de la paroi thoracique; c'est un fait dont je suis positivement sûr, et que j'ai signalé très souvent à l'attention des élèves. Seulement, je dois ajouter que le râle sous-crépitant est ordinairement plus marqué à la partie postérieure qu'à la partie antérieure.

Mais ce qui me ferait surtout croire à un malentendu, comme je le disais précédemment, c'est qu'on retrouve le fait dont je soutiens la réalité, dans des observations recueillies sous les yeux de M. Louis. C'est ainsi que, sur trois observations d'emphysème avec râle sous-crépitant que contient l'ouvrage de M. Voillez (p. 168, 183), il y en a deux où il est dit que le râle sous-crépitant existait à la partie postérieure et antérieure de la poitrine; il y est dit aussi, mais implicitement, que dans ces deux observations le râle sous-crépitant s'entendait sur des saillies.

Il est important de rappeler à ce sujet que le râle sous-crépitant ne s'entend pas pendant toute la durée du catarrhe. Lorsque le catarrhe est dans son état de crudité, et que, par suite de la densité du mucus, il s'accompagne d'une toux sifflante et d'une excrétion de matière séreuse, on entend alors des râles vibrants. Quand ensuite le mucus est fluide, que l'expectoration en est facile, que la toux n'est plus sifflante ni accompagnée d'une excrétion de matière pituiteuse, les râles vibrants sont remplacés dans les tubes bronchiques, par les râles bullaires. Et cette succession des deux genres de râles se présente ainsi, soit que le catarrhe soit partiel et borné à la partie postérieure des poumons, soit que le catarrhe soit généralisé. Il est convenable aussi de rappeler que cette succession n'est pas toujours tranchée dans sa ligne de démarcation, et qu'il y a souvent une période intermédiaire où l'on entend en même temps les deux genres de râles dans des endroits différents de la poitrine.

Il était important d'insister sur ce point, parce que M. Louis ne reconnaissant le catarrhe, ou du moins le catarrhe aigu, qu'au râle sous-crépitant, il s'ensuit que, pour lui, le catarrhe aigu n'existe réellement que du moment qu'il a atteint sa seconde période, et tous les symptômes primitifs du catarrhe, ceux de la plus grande acuité, tels que les râles vibrants, les crachats pituiteux, etc., sont dès lors rattachés à l'emphysème ou au catarrhe chronique.

Du reste, M. Louis exprime positivement cette opinion à l'occasion des crachats de l'emphysème. « Les uns, dit-il, qui étaient opaques et plus ou moins verdâtres, furent observés chez des sujets atteints d'un catarrhe pulmonaire aigu, accompagné de râle sous-crépitant; les autres, ceux qui étaient spumeux, largement aérés, semblables à une dissolution de gomme, ou comme demi-vitrés, coïncidaient avec un catarrhe pulmonaire chronique, accompagné d'un râle sifflant sonore (p. 229). » Mais si cette opinion de M. Louis était vraie, on devrait voir habituellement les crachats séreux succéder aux crachats muqueux, lorsque le catarrhe passe de l'état aigu à l'état chronique; or, c'est précisément le contraire qui a lieu, et M. Louis avoue lui-même n'avoir jamais pu constater le passage des crachats de l'état aigu à l'état chronique tel qu'il vient de l'admettre. » Et, dit-il, si nous les (les crachats) eussions étudiés plus complétement, ou pendant toute la durée du séjour des malades à l'hôpital, nous aurions très probablement observé le passage des crachats de l'état aigu à l'état chronique (p. 229). »

Ce défaut d'observation n'est pas le résultat d'une négligence, comme le pense M. Louis, mais bien l'expression silencieuse de la nature, qui refusait l'impossible qu'on lui demandait. Cependant, il n'est pas absolument impossible de voir les crachats muqueux être remplacés par des crachats pendant le séjour d'un malade à l'hôpital; cela se voit ainsi quand un catarrhe amendé ou chronique subit une recrudescence, par suite d'un refroidissement ou d'un accident quelconque. Mais alors ce n'est pas le catarrhe aigu qui devient chronique, c'est au contraire le catarrhe qui repasse de l'état chronique à l'état aigu.

Mais, jusqu'à présent, nous n'avons fait qu'examiner les principaux éléments de la théorie de M. Louis; maintenant, voici l'exposition de cette théorie, précédée d'abord d'une attaque contre celle de Laënnec : « ..... L'oppression n'était pas toujours précédée, à beaucoup près, de catarrhe pulmonaire, comme on l'a dit plus haut, et, chez plusieurs sujets, ce catarrhe ne venait qu'une ou plusieurs années après le début de l'oppression ; d'où cette conclusion nécessaire que l'emphysème peut se développer et se développe assez fréquemment sans catarrhe pulmonaire. Cette conclusion est encore confirmée en quelque sorte par cet autre fait, qu'assez fréquemment la dyspnée paraît ne pas avoir augmenté d'une manière appréciable à la suite d'un catarrhe pulmonaire aigu intense; et si l'on se rappelle que le maximum de l'emphysème a ordinairement son siége au bord tranchant des poumons et dans leur voisinage, tandis que le catarrhe pulmonaire aigu intense a le sien en arrière et en bas, on sera forcé de conclure que si ce catarrhe a une influence quelconque sur le développement de l'emphysème, cette influence est peu considérable et ne s'exerce sans doute que bien rarement (p. 253). »

Cette argumentation repose sur trois points que nous allons reproduire et examiner séparément.

L'oppression n'était pas toujours précédée, à beaucoup près, de catarrhe pulmonaire, comme on l'a dit plus haut, et, chez plusieurs sujets, ce catarrhe ne venait qu'une ou plusieurs années après le début de l'oppression. — Ce passage tendrait à faire supposer que le catarrhe ne peut pas produire l'emphysème sans le devancer dans son apparition pendant un temps plus ou moins long ; mais cette prolongation du catarrhe n'est pas nécessaire pour que l'emphysème ait lieu. Il faut bien considérer que la dilatation vésiculaire est une lésion pour ainsi dire extemporanée, et qu'elle survient immédiatement après la production du mucus qui force l'air à s'accumuler dans les vésicules, de la même manière qu'elle est déterminée artificiellement à l'instant même où l'on pratique l'insufflation forcée du poumon.

Toute la question se réduit donc à savoir si l'oppression asthmatique s'accompagne toujours de catarrhe. Or, c'est un fait dont on ne peut douter ; seulement il faut savoir que le catarrhe n'a pas toujours une existence régulière et manifeste ; quelquefois ses symptômes sont si peu marqués, que le malade lui-même ne se doute pas qu'il en est affecté, et qu'on est obligé de les lui surprendre au milieu de ses dénégations formelles. Laënnec insiste avec raison sur cette forme dissimulée du catarrhe qui accompagne l'emphysème. « J'ai vu, dit cet observateur, des malades qui assuraient n'avoir ni toux, ni expectoration habituelles ; mais, en les observant avec soin, j'ai trouvé que ceux-là mêmes toussaient légèrement une ou deux fois par jour au moins, et qu'ils expectoraient tous les matins un peu de matière visqueuse bronchique (1). »

Au reste, la toux et l'expectoration fussent-elles, dans certains cas, plus rares encore que ne l'indique Laënnec, on ne devrait pas pour cela éloigner l'idée d'un catarrhe concomitant. En effet, toute dyspnée asthmatique s'accompagne nécessairement de râles vibrants et d'absence partielle du mur-

(1) Tome I, p. 306. — J'ai vu dans le temps, à l'hôpital Saint-Antoine, une jeune femme qui était asthmatique. Je lui demandai plusieurs fois si elle n'avait jamais de toux, et elle me répondit toujours par la négative, bien qu'il y eût de temps en temps du râle sibilant dans la trachée et les bronches. Un jour, étant à quelques pas de son lit, je l'entendis tousser, et je lui reprochai de m'avoir caché sa toux avec tant de persistance. *Mais*, dit-elle, *cette toux est si peu de chose qu'il ne vaut pas la peine d'en parler... elle m'arrive effectivement quelquefois... je croyais que vous vouliez savoir si je toussais autant que ma voisine* (c'était une phthisique).

mure vésiculaire ; on doit dès lors regarder ces deux symptômes comme les signes d'une obstruction des voies bronchiques par du mucus, parce qu'il est impossible de s'en rendre compte par l'emphysème, si l'on veut tenir compte de leurs variations, de leurs déplacements et de leurs suppressions intermittentes.

Assez fréquemment la dyspnée paraît ne pas avoir augmenté d'une manière appréciable à la suite d'un catarrhe pulmonaire intense aigu. — Il faut se rappeler que, par *catarrhe pulmonaire intense aigu*, M. Louis entend un catarrhe acompagné d'un râle sous-crépitant, c'est-à-dire un catarrhe en voie de résolution. On comprend dès lors très bien qu'avec un tel catarrhe il n'y ait pas d'oppression, puisque dans l'asthme l'apparition du râle sous-crépitant est le premier signe de la diminution de la dyspnée.

Le maximum de l'emphysème a ordinairement son siége au bord tranchant des poumons ou dans leur voisinage, tandis que le catarrhe pulmonaire aigu intense a le sien en arrière et en bas. — Nous nous sommes déjà suffisamment expliqué sur ce point. Il faut donc se borner à répéter qu'effectivement l'emphysème se voit mieux au bord tranchant qu'au bord postérieur des poumons; mais il n'est pas démontré qu'il y soit réellement plus développé. Pour pouvoir faire cette appréciation d'une manière rigoureuse, il faudrait avoir un poumon emphysémateux libre de toute autre altération de tissu, surtout dans la partie postérieure. Quant à ce qui concerne le siége du catarrhe, on peut aussi se borner à répéter que le catarrhe aigu intense, c'est-à-dire celui qui, d'après M. Louis, s'accompagne du râle sous-crépitant, que ce catarrhe, dis-je, existe dans l'asthme à la partie antérieure comme à la partie postérieure des poumons; mais qui est plus marqué dans ce dernier point que dans le premier.

M. Louis poursuit ainsi le fil de sa démonstration : « Cependant Laënnec considérait le catarrhe pulmonaire comme la cause de la dilatation des vésicules pulmonaires, et il en concevait le mécanisme, en admettant la présence d'un mucus visqueux dans ces organes, qui, ne pouvant s'en débarrasser aisément, s'en trouvaient nécessairement dilatés. Mais cette explication, qu'il semble si naturel d'admettre au premier abord, n'est pas en harmonie avec les faits qui précèdent, et elle est en opposition avec cette autre, savoir : quel que soit le volume des vésicules dilatées, alors même qu'elles ont celui d'un noyau de cerise, on les trouve vides, sans mucus ni fausse membrane. »

On doit remarquer que cette difficulté n'atteint nullement la théorie de Laënnec, parce que cet auteur ne comprend pas la dilatation des vésicules de la manière qu'on vient de dire. En effet, Laënnec n'admet pas que les vésicules soient dilatées par suite de l'accumulation de mucus dans leur intérieur; il dit seulement que le mucus se trouve dans les tubes bronchiques, que là il fait obstacle à la sortie de l'air, et que l'air se trouve emprisonné dans les vésicules *par le mécanisme du fusil à vent*. « Les inspirations suivantes, dit-il, amenant dans le même lieu une nouvelle quantité d'air, produisent nécessairement la *dilatation des vésicules auxquelles se rend la bronche oblitérée* (1). » Au reste, il serait incroyable que Laënnec eût pu expliquer l'emphysème au moyen de la dilatation des vésicules par un mucus accumulé dans leur cavité, car, en admettant cela, c'était dire que les vésicules dilatées ne contenaient pas d'air, c'était dire par conséquent que l'emphysème n'existait pas.

« A la vérité, continue M. Louis, en écartant l'explication de Laënnec, et il ne paraît pas possible de faire autrement, on ne peut concevoir la dilatation des vésicules pulmonaires; mais qu'importe, si d'ailleurs les faits qui précèdent sont exacts? Conçoit-on mieux, d'ailleurs, la dilatation des bronches? Ici, en effet, on ne saurait attribuer cette dilatation au séjour prolongé du mucus dans l'organe dilaté, à un obstacle à la progression; il faut nécessairement admettre une cause

(1) Tome I, p. 302.

différente de celle qui préside à la dilatation morbide de la plupart de nos organes. La proposition ne saurait être mise en doute par rapport aux bronches, puisqu'il est des cas où, comme dans la sixième observation, la membrane muqueuse des bronches, au lieu d'être tendue comme cela devait avoir lieu dans la supposition où la dilatation serait mécanique, offre des replis comme valvulaires. »

Laënnec trouvant, dans les circonstances qui accompagnent l'emphysème, des éléments pour expliquer raisonnablement cette lésion au moyen d'une distension mécanique des vésicules, reliait ainsi le mode de production de l'emphysème avec celui des autres dilatations morbides, comme par exemple de la dilatation de l'estomac dans le cas de cancer au pylore, de celle des cavités du cœur dans le cas de rétrécissement des orifices, etc., etc.; de telle sorte qu'il en ressortait un tout très satisfaisant à l'esprit. M. Louis se croit suffisamment autorisé à détruire cette analogie, et à rendre par là le mécanisme de l'emphysème inconcevable. *De cette manière*, dit-il, *on ne peut concevoir la dilatation des vésicules pulmonaires; mais qu'importe, si d'ailleurs les faits qui précèdent sont exacts?* Mais cela importe extrêmement; car, enfin, on doit y regarder à deux fois quand il s'agit de délaisser une explication simple et naturelle pour se jeter dans les ténèbres; et l'intelligence a des exigences auxquelles il est imprudent de se soustraire. Un résultat théorique qui ne se conçoit pas et qui ne se lie à rien, loin d'être accepté pour un progrès réel, n'est le plus souvent qu'un simple avertissement d'inexactitude dans les faits ou dans le raisonnement qui l'ont préparé. Je sais bien que l'attrait d'une explication facile peut conduire à l'erreur, et qu'il faut souvent se rappeler cette sentence de Descartes : *Regarder presque comme faux tout ce qui n'est que vraisemblable.* Mais il faut se garder bien davantage de tomber dans l'excès opposé, car Descartes non plus n'a jamais dit : *Regarder presque comme vrai tout ce qui est invraisemblable.*

Quant à la dilatation des bronches, elle n'est pas plus inconcevable que celle des vésicules, et elle résulte également d'une accumulation d'air dans les voies bronchiques. Je trouve un appui à cette manière de voir dans la statistique de M. Louis lui-même, qui, sur treize cas de dilatation vésiculaire, a noté quatre fois une dilatation bronchique (p. 168). Or cette proportion d'un tiers environ mérite certainement d'être prise en considération. Si la dilatation des bronches ne s'ajoute pas plus souvent à l'emphysème, c'est que les parois bronchiques ont une force de résistance beaucoup plus grande que les parois vésiculaires, et qu'elles cèdent beaucoup moins que ces dernières à l'action expansive de l'air accumulé dans leur intérieur (1). On conçoit aussi que lorsque les parois des bronches ont subi une dilatation excessive, la muqueuse allongée revienne sur elle-même, quand l'air ne la distend plus, et qu'elle fasse des replis valvulaires, comme cela s'est présenté dans la sixième observation citée plus haut par M. Louis. Ces replis prouvent certainement que la muqueuse bronchique n'était pas distendue dans le moment où on les observait ; mais ils prouvent aussi, et non moins certainement, que cette muqueuse avait été mécaniquement dilatée plus ou moins de temps avant l'époque où cet examen avait lieu. Car enfin, à quoi reconnaît-on infailliblement que la peau de l'abdomen a subi une distension mécanique, n'est-ce pas aux replis que cette membrane présente ?

M. Louis formule enfin sa théorie sur le mode de production de l'emphysème : « Il faut admettre ici (pour la dilatation des bronches), comme pour l'emphysème, au moins dans un très grand nombre de cas, une force analogue à celle qui préside au développement des organes creux, et en vertu de laquelle

(1) La dilatation des bronches est assez fréquente dans la coqueluche. M. Blache l'explique avec raison d'une manière mécanique, et la regarde comme un effet physique des violents efforts auxquels les malades s livrent pendant des quintes de toux (*Dictionnaire de médecine* en 25 vol., art. COQUELUCHE, p. 30).

ceux-ci s'élargissent sans qu'aucun obstacle ou cause mécanique puisse en rendre compte (p. 254). » M. Louis, comme on le voit, est obligé de recourir à la force de développement des organes pour échapper à la loi des dilatations morbides ; mais ce recours lui-même est inutile, car si l'on veut analyser cette *force qui préside au développement des organes creux*, on trouve qu'elle ne diffère pas, pour le mécanisme, de celle qui produit les dilatations morbides ; on voit en un mot qu'elle réside également dans une distension mécanique.

En effet, quelle est la force qui préside au développement de l'utérus pendant la gestation, n'est-ce pas l'augmentation progressive du produit de la conception? Il n'y a pas à en douter, car du moment que ce produit est complétement évacué, la cavité utérine disparaît, et l'utérus cesse par là même, et pour ainsi dire, de figurer au nombre des organes creux. Les matières alimentaires sont également la cause mécanique du développement de la cavité intestinale ; et l'on sait que le gros intestin, lorsque les matières ont cessé depuis longtemps de le parcourir, diminue tellement qu'il égale à peine le volume du doigt. D'ailleurs tout le monde ne sait-il pas qu'une veine ou une artère que le sang cesse de parcourir diminue et finit par s'oblitérer?

Si donc, dans tous les cas que je viens de citer, on voit les cavités des organes creux diminuer et disparaître quand les divers produits qu'elles doivent contenir diminuent eux-mêmes et disparaissent, on doit en conclure que la présence seule de ces produits dans la cavité des organes est la cause de leur développement. Et dès lors on doit considérer la dilatation morbide comme une simple exagération du développement normal, qui survient quand la distension mécanique qui agit naturellement à l'intérieur des organes creux devient elle-même exagérée.

Mais j'oublie que M. Louis n'était pas disposé à comprendre ainsi la *force qui préside au développement des organes creux*, puisqu'il spécifie positivement une force dont *aucun obstacle ou cause mécanique ne puisse rendre compte.* Or cette force est une abstraction purement imaginaire, et si elle seule préside au développement de l'emphysème, il faut avouer que l'emphysème jouit d'un mode de production qui lui est spécial et qui n'a d'analogie ni dans l'état sain, ni dans l'état morbide.

Nous venons de voir que la formation de l'emphysème tel que l'admet M. Louis, est inconcevable; nous avons vu également que les râles sibilants, le bruit respiratoire rude et la suspension du murmure vésiculaire sont également incompréhensibles, en tant que symptômes immédiats de l'emphysème; il nous reste maintenant à établir que la dilatation vésiculaire n'explique pas davantage les autres caractères de l'asthme.

La dyspnée, qui est le symptôme le plus important de l'asthme, mérite d'abord de fixer notre attention. M. Louis ne croit pas qu'on puisse l'expliquer autrement que par l'hypertrophie des parois vésiculaires dilatées. « Ce n'est guère, d'ailleurs, que de cette manière qu'il me semble possible de se rendre compte de la dyspnée chez des individus sans fièvre, dont le sang circule librement, et dont les poumons paraissent contenir plus d'air que dans l'état naturel (p. 165). On comprend dès lors sans peine que M. Louis regarde comme très importante la démonstration rigoureuse de l'hypertrophie des parois vésiculaires dans l'emphysème (p. 165): mais on comprend beaucoup moins que M. Louis n'ait pas cherché lui-même à sortir d'incertitude à ce sujet, quand la chose lui paraissait si facile; car, dit-il, « on pourrait avoir la preuve directe de ce fait, en soumettant à la dessiccation deux poumons préalablement insufflés, l'un sain, l'autre emphysémateux; une section bien nette faite à ces deux organes, dans des points correspondants, montrerait sans doute que les parois des cellules dilatées sont plus épaisses que celles des cellules qui ne le sont pas. » (*Id.*)

Mais l'hypertrophie des parois vésiculaires est loin d'être un phénomène constant. Déjà, avant l'époque où M. Louis a publié son travail, M. Andral avait démontré que dans l'emphysème les parois vésiculaires étaient aussi souvent amincies qu'hypertrophiées (1); et M. Bourgery a confirmé ce résultat au moyen d'observations microscopiques (2).

La dyspnée sera donc inexplicable au point de vue de l'emphysème, si le seul fait capable d'en rendre compte, d'après M. Louis, n'existe pas dans l'emphysème d'une manière habituelle. De plus, et comme le fait observer M. Louis lui-même, on comprend d'autant moins le rapport qu'il peut y avoir entre la dyspnée et la dilatation vésiculaire, que *les poumons paraissent contenir plus d'air que dans l'état normal*, et qu'effectivement ils en contiennent bien davantage.

Si, au contraire, prenant l'emphysème pour ce qu'il est réellement, on considère que cette distension des vésicules résulte d'obstacles qui s'opposent à la libre sortie de l'air, et qui, dès lors, rendent difficile son renouvellement dans l'organe pulmonaire, alors toute difficulté cesse, et la dyspnée apparaît comme une conséquence obligée de l'emphysème.

Mais un point qu'il est surtout très difficile de faire accorder avec l'emphysème, tel que l'entend M. Louis, c'est la marche de la maladie. Ainsi, supposons un individu en proie à tous les symptômes les plus caractéristiques de l'asthme ou de l'emphysème : il y a une grande dyspnée ; tout le thorax est dilaté et très sonore à la percussion ; les espaces intercostaux sont tendus ; les veines du cou se gonflent à chaque expiration ; il y a des râles vibrants dans toute la longueur de l'arbre bronchique ; le murmure vésiculaire est supprimé, etc. Au bout d'un temps plus ou moins long, tous les symptômes précédents disparaissent : la dyspnée n'existe plus ; le thorax ne présente plus de dilatation ni de sonorité exagérées ; les espaces intercostaux sont affaissés, ainsi que les dilatations veineuses du cou ; il n'y a plus de râles, et le murmure vési-

(1) *Anatomie pathologique*, t. II, p. 524.
(2) *Anatomie de l'homme*, vol. IV, p. 62.

culaire se fait entendre, etc. Qu'est devenu l'emphysème dont tous les symptômes ont disparu? Il faut, de toute nécessité, qu'il ait lui-même disparu.

Cette disparition de l'emphysème se comprend très bien quand on ne regarde l'emphysème que comme consécutif à la présence du mucus dans les voies aériennes. Il est naturel qu'après la suppression des obstacles qui avaient forcé l'air de s'accumuler dans les vésicules, cet excès d'air s'échappe, et que, par là même, la dilatation vésiculaire n'existe plus. Mais si l'emphysème est spontané, primitif, comment concevoir sa disparition? Comment ensuite concevoir son retour à une époque souvent rapprochée?

Cependant je dois dire, pour ne rien omettre, que, de tous les symptômes attribués à l'emphysème, il en est un qui subsiste toujours quand il existe, c'est la saillie thoracique. Mais ce fait, que l'on pourrait peut-être invoquer pour établir la continuité permanente de l'emphysème, n'a de valeur sérieuse que pour confirmer ce que nous avons déjà dit des saillies : c'est que ces saillies n'ont rien de commun avec les symptômes de l'emphysème, ni avec l'emphysème.

Il est important de faire remarquer que la disparition complète des symptômes de l'emphysème est loin d'être une rareté, comme on pourrait peut-être le supposer d'après le silence de M. Louis sur ce point. C'est une circonstance qu'on a bien souvent l'occasion de constater.

Si, malgré l'évidence, on a de la peine à accorder que les symptômes de l'emphysème puissent se suspendre complétement, on ne peut au moins s'empêcher de convenir que ces symptômes présentent de fréquentes alternatives de diminution et d'augmentation. Or, l'emphysème, dont l'existence et le degré sont traduits à l'extérieur par des caractères physiques et immédiats, doit suivre lui-même les différentes phases de diminution et d'augmentation de ses symptômes. Mais alors comment encore comprendre ces variations, si l'emphysème est une lésion primitive, spontanée et indépendante du catarrhe?

Je ne terminerai pas cette discussion sans faire remarquer que la plupart des faits qui, pour M. Louis, constituent l'histoire pathologique de l'emphysème, sont connus depuis longtemps comme appartenant à l'asthme. C'est ainsi que les traités les plus anciens, ceux de Willis, de Floyer, de Robert Bree, etc., jusqu'à celui de M. Lefèvre, font mention de l'influence de la poussière, des brouillards, etc., sur la dyspnée asthmatique. L'hérédité surtout y figure en première ligne, et l'on ne voit pas, dès lors, pourquoi l'on accepterait comme remarquables (p. 255) les résultats statistiques de Jackson, qui démontrent que l'emphysème est héréditaire. Car enfin faut-il, parce que l'asthme a reçu un nouveau nom pour beaucoup de personnes, regarder comme tout autant de nouveautés ses circonstances pathologiques les plus anciennement connues? Cependant il est juste de reconnaître que Jackson ne s'est pas borné à démontrer l'hérédité dans l'emphysème Il a, de plus, montré que l'influence héréditaire était beaucoup plus marquée dans les cas où l'emphysème remonte à la première jeunesse, que dans ceux où il débute après l'âge de vingt ans (p. 256). Or, voilà un fait réellement nouveau dont l'histoire de l'asthme est redevable à l'observation du docteur Jackson, bien que sa découverte ait été faite au nom de l'emphysème.

Il ne faudrait pourtant pas croire que le travail de M. Louis soit la reproduction complète des différents caractères de l'asthme. C'est ainsi qu'il n'y est fait aucune mention d'un symptôme de la dyspnée asthmatique, qui est assurément le plus apparent de tous, je veux dire l'existence des râles sibilants, sonores, etc., dans le tube laryngo-trachéal. Ces râles, que l'on entend à distance, et souvent à une distance assez considérable, étaient un signe précieux de l'asthme avant la découverte de l'auscultation. C'était le seul signe physique de la maladie; aussi on comprend pourquoi il se rencontre dans les différentes définitions de l'asthme, et pourquoi quelques auteurs, dans le but de mieux distinguer l'asthme des autres dyspnées, lui donnaient le nom d'*asthma sibilans*.

Non-seulement M. Louis ne mentionne pas les râles sus-claviculaires comme symptômes de la dyspnée qui accompagne l'emphysème, mais encore il considère l'absence de sifflement laryngo-trachéal de l'emphysème comme un caractère négatif qui doit servir à faire distinguer la dyspnée de l'emphysème, de celle qui dépend d'un rétrécissement de la trachée, et qui s'accompagne, comme on le sait, de sifflement ou de ronflement (p. 235). Sur cela nous devons dire que la dyspnée asthmatique, quand elle est très marquée, coïncide avec un sifflement aussi intense que celui des rétrécissements de la trachée. Mais il y a entre eux cette différence, c'est que celui-ci est permanent et invariable comme la lésion qui le produit, tandis que l'autre ne dure pas longtemps, et que tant qu'il existe, il présente des intonations qui varient d'un moment à l'autre. On voit dès lors que le sifflement laryngo-trachéal de l'asthme se comporte exactement comme les autres râles vibrants qui existent dans la partie inférieure de l'arbre bronchique, ce qui devait être, puisqu'il est produit comme eux par un mucus dense, qui occupe en même temps la partie sus-claviculaire, et la partie sous-claviculaire des voies aériennes.

J'aurais bien encore quelques considérations à faire valoir sur la stérilité des indications thérapeutiques qui résultent de l'emphysème considéré comme lésion spontanée, si pourtant il ne fallait pas donner un terme à cette discussion ; je la terminerai donc en faisant observer que je ne l'ai abordée qu'après une longue hésitation. J'ai éprouvé un grand regret de me mettre en opposition avec un anatomo-pathologiste aussi distingué que M. Louis ; mais comme j'avais la conviction profonde que sa théorie sur l'emphysème n'était pas démontrée, j'ai dû exprimer cette conviction le plus clairement qu'il m'a été possible.

CHAPITRE II.

MALADIES DU PARENCHYME PULMONAIRE.

§ I. — Pneumonie.

L'inflammation du poumon donne lieu à des bruits différents, suivant le degré ou l'espèce de lésion que l'inflammation a produite dans la substance pulmonaire. Il faut donc considérer à part l'engouement, l'hépatisation, les abcès.

L'engouement qui marque le début de la pneumonie est annoncé à l'oreille par l'existence du râle crépitant qui se joint au murmure vésiculaire. Ce râle présente le caractère *sec*, c'est-à-dire qu'il a lieu surtout à l'inspiration, et qu'il est formé par des bulles sèches, petites et égales. D'autres fois le râle crépitant est humide ou sous-crépitant; il est alors moins égal, moins fin que le précédent. Cette seconde variété s'observe particulièrement chez les enfants et les vieillards.

L'hépatisation, qui succède à l'engouement, supprime le râle crépitant et le murmure vésiculaire dans l'endroit affecté; cela est tout naturel, puisque le tissu hépatisé est complétement imperméable à l'air. Mais en revanche, ce tissu a la propriété de transmettre à l'oreille tous les bruits qui retentissent dans les tubes bronchiques, tels que le souffle glottique, la voix, la toux, la plainte, etc... De plus, il faut ajouter que dans certaines circonstances indéterminées le retentissement tubaire des bruits laryngés présente un caractère non douteux de chevrotement ou d'égophonie, à l'exception toutefois du souffle glottique, qui n'a pas assez de force ou de timbre pour produire ce phénomène.

Quand l'hépatisation affecte entièrement le tissu pulmonaire placé entre la paroi thoracique et les tubes bronchiques, la forme du retentissement tubaire est pure et parfaitement nette. Mais quand la portion hépatisée est recouverte d'une couche de substance saine, le retentissement vésiculaire qui se fait dans cette couche vient alors altérer la pureté du retentissement tubaire. Nous avons déjà dit que de ce mélange il résulte une forme de retentissement qui varie encore suivant l'épaisseur plus ou moins considérable de la couche saine superposée à la portion hépatisée.

Si la couche saine est très mince, le souffle glottique est tubo-vésiculaire à l'inspiration et tubaire à l'expiration; les autres bruits laryngés, la voix, la toux, etc., présentent également la forme tubaire pure comme le souffle expiratoire, parce que ces bruits ne se passent qu'à l'expiration. Si la couche saine est épaisse, le souffle glottique est tubo-vésiculaire à l'inspiration et à l'expiration. Dans ce cas, le retentissement du souffle expiratoire présente, avec le caractère vésiculaire, la durée et l'intensité du retentissement tubaire; c'est, comme nous l'avons dit, cette modification connue sous le nom de *murmure expiratoire prolongé*, qui s'entend dans la pneumonie comme dans la tuberculisation pulmonaire, et qui n'a plus la même nature que les râles insonores prolongés de la bronchite à râles vibrants. Mais en même temps que les retentissements du souffle glottique sont tubo-vésiculaires à l'inspiration et à l'expiration, les autres bruits expiratoires, la voix, la toux, etc., présentent également un retentissement qui est tubo-vésiculaire, c'est-à-dire que, sans avoir la netteté de la forme tubaire pure, ce retentissement est beaucoup plus marqué que vis-à-vis des parties du poumon entièrement saines. Je crois inutile de revenir sur tous les détails que j'ai donnés sur le mode de production de ces différentes modifications des retentissements pulmonaires; je me contente de les reproduire comme des faits constatés et suffisamment éclaircis. Je dois répéter également que la matité du son donné par la percussion varie suivant les trois variétés de retentissement des bruits glottiques. Ainsi, elle est complète avec le retentissement tubaire, moins complète avec le retentissement tubo-vésiculaire dont la forme tubaire prédomine; elle est légère avec le retentissement tubo-vésiculaire simple.

J'ai donné, dans la première section (p. 38), une observation de pneumonie où j'avais, pour ainsi dire, suivi la marche de l'hépatisation au moyen des trois modifications précitées du retentissement. Si je reviens en ce moment sur ce fait, c'est pour dire qu'on a souvent l'occasion d'en constater de semblables. C'est ainsi que, quand l'hépatisation marche des parties profondes aux parties superficielles, on peut suivre les progrès de l'envahissement ; comme aussi on peut suivre les progrès du décroissement, par le retour inverse des trois modifications du retentissement pulmonaire.

D'autres fois, il arrive de constater dans le même moment, et sur le même individu, les trois modifications précédentes. Ainsi, le retentissement des bruits laryngés peut être tubaire pur à la fosse sous-épineuse, tubo-vésiculaire avec prédominance tubaire à l'aisselle, et tubo-vésiculaire simple sous la clavicule ; dans le premier endroit, il y a à la percussion matité absolue ; dans le deuxième, matité médiocre, et dans le troisième matité légère. Cela nous apprend qu'à la fosse sous-épineuse l'hépatisation est complète, qu'à l'aisselle l'hépatisation est recouverte d'une couche de substance saine mince, et que, sous la clavicule, la couche saine est plus épaisse qu'à l'aisselle.

Quand la pneumonie se termine heureusement, le tissu hépatisé se résout et revient à l'état d'engouement. Alors les retentissements tubaires cessent de se faire entendre, et sont remplacés par le murmure vésiculaire et par le râle crépitant. Il y a pourtant cette différence entre l'engouement initial et l'engouement de retour, que dans ce dernier le râle crépitant est le plus souvent humide, quelquefois même on entend à sa place un véritable râle muqueux. Du reste, il faut remarquer que le passage des signes de l'engouement à ceux de l'hépatisation, et leur retour, n'ont jamais lieu d'une manière tranchée. Presque tous les signes de ces deux lésions se mélangent dans le moment où la transition s'opère. Il est bon de remarquer aussi que l'hépatisation n'est pas nécessairement précédée ou suivie de l'engouement; la vérité de ce fait me paraît indubitable dans ces pneumonies où l'on ne perçoit pas d'autres symptômes que ceux de l'hépatisation.

Il y a de singulières variations dans les symptômes de la pneumonie, pour l'explication desquelles on doit admettre que les produits inflammatoires de la maladie occupent tantôt séparément les voies bronchiques ou le tissu interstitiel, tantôt ces deux siéges à la fois.

Quand la pneumonie donne lieu à des abcès (ce qui est rare, comme on sait), ces abcès présentent les mêmes caractères d'auscultation que les cavernes tuberculaires dont nous parlerons bientôt. Mais il faut pour cela que les abcès communiquent avec les bronches et se trouvent dans toutes les autres conditions nécessaires aux cavernes, quand elles donnent des signes physiques de leur existence.

Il y a dans la pneumonie un fait dont on ne se rend pas parfaitement raison au premier abord, c'est que les matières expectorées que l'on dit être très visqueuses, produisent des râles bullaires et non des râles vibrants. Nous avons déjà fait observer que ces matières, qui sont en effet visqueuses, le sont pourtant bien moins qu'on ne le dit. C'est ainsi que les crachats pneumoniques présentent des oscillations marquées, quand on les agite dans un crachoir, et qu'ils sont expectorés très facilement après une toux légère. Or, ces caractères de fluidité ne se rencontrent plus quand les crachats muqueux sont réellement visqueux et denses, comme on peut s'en convaincre dans les catarrhes qui sont à l'état de *crudité*.

Je dois rappeler aussi que la pneumonie s'accompagne d'une dyspnée qui a pour effet d'exagérer le souffle glottique, et d'exagérer par là même son retentissement, soit dans les tubes bronchiques, soit dans les vésicules ; de là la grande intensité du retentissement tubaire vis-à-vis les points hépatisés et l'intensité non moins grande du murmure vésiculaire dans les points non affectés.

Nous ajouterons que la grande dyspnée que l'on observe

dans la pneumonie tient à la combinaison de deux espèces de dyspnées : une qui résulte de la fièvre (1), l'autre qui dépend de l'imperméabilité de la substance pulmonaire enflammée. C'est ce qui nous explique pourquoi certaines pneumonies, qui existent sans fièvre ou avec une fièvre légère, ne présentent pas une dyspnée notable. Dans ces sortes de pneumonies, que l'on rencontre surtout chez les vieillards, le souffle glottique ne présente plus l'exagération de celui des pneumonies fébriles, et dès lors on n'y trouve pas non plus la même intensité, soit dans le retentissement tubaire, soit dans le murmure vésiculaire.

§ II. — Pneumonie congestive.

Je comprends sous ce nom la pneumonie appelée *passive*, *hypostatique*, etc., que l'on observe dans les fièvres éruptives, et notamment dans la fièvre typhoïde. On dit assez généralement que cette espèce de pneumonie donne lieu, comme la précédente, à du râle crépitant; mais il me semble que c'est à tort. En effet, pour que du râle crépitant soit produit, il faut que l'air rencontre des obstacles plus ou moins liquides dans les ramifications bronchiques et les vésicules. Or, la congestion vasculaire qui constitue la pneumonie fausse ne peut pas elle-même donner lieu à des obstacles semblables, puisqu'elle est placée en dehors des voies bronchiques. D'ailleurs, il en est de même de la pneumonie inflammatoire ; si, dans cette affection, il y a production de râle crépitant, ce râle ne vient pas de la congestion vasculaire elle-même, mais seulement des produits sanguinolents que l'inflammation a sécrétés dans les voies aériennes, et qui sont rendus au moyen de l'expectoration (2).

(1) Il y a une dyspnée considérable dans le stade de chaleur des fièvres intermittentes.

(2) Il est encore possible, comme je l'ai déjà dit, que le râle crépitant sec que l'on entend dans la pneumonie inflammatoire soit produit par un état de sécheresse déterminé dans les vésicules par l'inflammation ; mais cette circonstance physique ne doit plus se rencontrer dans la pneumonie congestive.

Mais alors, s'il en est ainsi, à quoi faut-il donc rattacher le râle crépitant de la fièvre typhoïde? Il faut seulement le rattacher au catarrhe qui se montre habituellement dans cette maladie, et nullement à la congestion pneumonique. Du reste, les caractères et les périodes de ce catarrhe sont exactement les mêmes que ceux que l'on observe dans les catarrhes non fébriles. C'est ainsi que dans le commencement de la maladie il y a des râles vibrants avec une expectoration rare de mucus non fluide; ensuite, quand le catarrhe se résout, on perçoit des râles crépitants humides, en même temps que l'expectoration est facile et que le mucus expectoré est devenu fluide. De plus, il y a entre ces deux périodes une époque intermédiaire qui se compose de la fin de l'une et du commencement de l'autre, et qui est marquée par l'existence simultanée des râles vibrants et bullaires.

Les seuls symptômes d'auscultation que l'on puisse rapporter à la pneumonie congestive sont des symptômes négatifs. Ainsi, quand la congestion sanguine est portée au point d'empêcher l'accès de l'air dans les vésicules, quand le tissu pulmonaire est passé à l'état de *carnification*, on cesse de percevoir distinctement le murmure vésiculaire dans les endroits affectés. Mais le tissu carnifié n'a plus en revanche, comme le tissu hépatisé, la propriété de conduire les bruits qui sont contenus dans les tubes bronchiques; dès lors, la perception du souffle, de la bronchophonie, etc., sont nuls ou peu marqués. Je dois renvoyer là-dessus aux observations de M. Bazin, qui a présenté dans sa thèse des observations judicieuses sur le genre de pneumonie qui nous occupe (1).

§ III. — Tubercules pulmonaires.

Les tubercules pulmonaires présentent trois périodes dis-

(1) *Recherches sur les lésions du poumon, considérées dans les fièvres*, Paris, 1834.

tinctes à considérer : 1° Ils sont à l'état de crudité; 2° ils se ramollissent; 3° ils sont évacués peu à peu, en laissant plus ou moins vides les cavités ou *cavernes* dans lesquelles ils ont pris leur accroissement. Les tubercules ont des symptômes d'auscultation différents, suivant ces trois phases de leur existence.

Les tubercules crus diminuent ou abolissent l'imperméabilité de la substance pulmonaire qu'ils occupent; dès lors, l'air cesse d'arriver dans les vésicules, ou n'y arrive qu'en petite quantité, et par conséquent il y a diminution ou suppression du murmure vésiculaire. Quand les tubercules crus affectent entièrement tout le tissu pulmonaire placé entre les tubes et la paroi thoracique, ce tissu est assez bon conducteur pour pouvoir transmettre les retentissements tubaires des bruits laryngés; mais, sous ce rapport, il y a une grande différence entre lui et le tissu hépatisé. Si le tissu pulmonaire est incomplétement affecté, et si une couche saine recouvre l'altération tuberculeuse, il peut y avoir aussi dans cette circonstance retentissement tubo-vésiculaire des bruits laryngés, et par conséquent bruit d'expiration prolongée.

Quand les tubercules sont ramollis, et que leur cavité communique avec les voies aériennes, il résulte du déplacement du liquide tuberculeux par l'air des râles bullaires variés. C'est ainsi que l'on entend du râle aussi fin que le râle sous-crépitant de la pneumonie, si le produit liquide du tubercule est déplacé par l'air dans une ramification bronchique d'une extrême ténuité; le râle ressemble au râle muqueux de la bronchite, quand le produit tuberculeux se trouve dans une très petite caverne ou un rameau bronchique plus spacieux que le précédent; quand enfin les cavités sont considérables, on a le gargouillement dans toute son intensité. Du reste, ces trois espèces de râles se succèdent le plus ordinairement par transition insensible dans le cours d'une phthisie tuberculeuse; ils présentent les mêmes caractères physiques que ceux du catarrhe, mais ils diffèrent un peu de ces derniers, en ce qu'ils ne sont presque jamais aussi nourris qu'eux ; le plus souvent, et surtout dans les commencements de la phthisie, ils consistent en bulles plus ou moins rares qui s'entendent sur les points circonscrits où siégent les cavités tuberculeuses.

Il arrive quelquefois d'entendre des râles vibrants (sibilants, sonores, etc.) sur les points affectés. Cela prouve que le produit tuberculeux est plus épais que dans le cas où il donne lieu à des râles bullaires. D'autres fois, mais plus rarement, les râles vibrants paraissent dépendre d'un rétrécissement organique ou permanent des ramifications bronchiques, parce qu'alors on les entend plusieurs jours de suite au même endroit, et toujours avec la même intonation. Néanmoins les râles vibrants sont bien rarement des symptômes de tuberculisation. Dans la grande majorité des cas, ils se lient à l'existence d'une bronchite qui complique les tubercules.

Quand les cavernes sont vides ou presque vides, qu'elles sont superficielles et qu'elles communiquent librement avec les voies bronchiques, elles donnent lieu au retentissement tubaire des bruits laryngés (souffle caverneux, toux caverneuse, pectoriloquie, etc.) ; et ce résultat se conçoit très bien, si l'on considère que les cavernes doivent être regardées sous le rapport physique comme des appendices aux tubes bronchiques. On conçoit également que l'intensité des retentissements tubaires produits dans les cavernes varie comme le degré d'étendue de ces cavernes. Ainsi, quand elles ont le diamètre des troncs bronchiques, le retentissement qui s'y passe ressemble à celui des troncs bronchiques ; si elles sont aussi spacieuses que la trachée ou le larynx, on y percevra un retentissement tubaire semblable à celui du tube laryngo-trachéal ; enfin, lorsque les cavernes sont considérables, le retentissement tubaire des bruits laryngés y présentera un timbre légèrement métallique. C'est assez dire que les retentissements caverneux des bruits laryngés se confondent souvent avec les retentissements bronchiques.

Quand les cavernes sont entourées d'un tissu complétement

tuberculeux, le retentissement tubaire qui s'y produit est moins appréciable que quand elles sont superficielles. Cela tient, comme nous le savons, au peu de conductibilité de la matière tuberculeuse; dans ce cas, il peut arriver que le souffle expiratoire ait seul assez de force pour être transmis à l'oreille. J'ai même vu une caverne profondément enfoncée dans une masse de matière demi-transparente, qui n'avait donné lieu à aucun retentissement appréciable de souffles glottiques, bien qu'elle fût vide et en libre communication avec les voies bronchiques.

Il faut bien se garder de rapporter à une lésion du sommet du poumon le souffle qui s'étend sur la limite interne de la fosse sus-épineuse, et qui résulte du retentissement du souffle glottique à travers les parties solides du cou, comme nous l'avons indiqué (p. 20).

Si les cavernes sont recouvertes d'une couche de tissu pulmonaire sain qui ait une épaisseur notable, on perçoit sur le point qu'elles occupent un retentissement tubo-vésiculaire de tous les bruits laryngés; si cette couche saine a peu d'épaisseur, le retentissement tubo-vésiculaire a la prédominance tubaire, c'est-à-dire qu'il est tubaire pur pour tous les bruits laryngés qui se font à l'expiration, et que le souffle glottique inspiratoire seul a un retentissement tubaire mélangé d'une faible portion de murmure vésiculaire.

Ces deux modifications des retentissements tubaires sont surtout faciles à observer quand une caverne est superficielle dans un point, et se trouve dans un autre point recouverte par une couche de substance vésiculeuse : dans le premier sens, on perçoit les retentissements tubaires purs, et dans le second, ces retentissements sont tubo-vésiculaires, avec ou sans prédominance tubaire, suivant l'épaisseur plus ou moins considérable de la substance saine. Est-il nécessaire d'ajouter que ces retentissements se comportent de la même manière que dans les cas d'hépatisation incomplète? Toutefois, en remarquant que dans la pneumonie l'élément tubaire de ces retentissements combinés vient des tubes bronchiques, tandis qu'ici il se forme dans la caverne.

Nous devons ajouter que lorsque la caverne est très considérable, et qu'elle est douée de sonorité métallique, les différents bruits qui s'y passent ou qui y retentissent, peuvent revêtir le timbre métallique.

Tels sont les symptômes que l'auscultation fait percevoir dans les différentes périodes de l'altération tuberculeuse des poumons. Il nous reste maintenant à apprécier la valeur d'autres signes dont on entend fréquemment parler à propos du diagnostic de la phthisie pulmonaire.

Le bruit d'expiration prolongée a été donné par Jackson et M. Andral commme le caractère symptomatique des tubercules crus. Ce bruit, comme nous le savons, résulte de la combinaison des retentissements tubaire et vésiculaire ; il n'est pas propre seulement à la phthisie, puisqu'il existe aussi dans la pneumonie et dans la pleurésie. Nous savons également qu'en le considérant comme symptôme de la phthisie, il annonce bien plus souvent une caverne que des tubercules crus ; et dans ces deux circonstances, il suppose une couche de substance saine superposée à la lésion tuberculeuse Je dois répéter que le bruit d'expiration prolongée n'existe jamais dans la phthisie, non plus que dans les autres maladies où on l'entend, sans être accompagné de retentissement tubo-vésiculaire des autres bruits laryngés, et notamment d'une pectoriloquie imparfaite. Ce bruit de la tuberculisation n'est plus de la même nature que celui de la bronchite, qui est un râle insonore.

Je ne connais pas de signe qui puisse faire distinguer le bruit d'expiration prolongée des tubercules crus, de celui qui tient aux cavernes. On pourrait croire au premier abord que lorsque cette modification de bruit s'entend dans le premier degré de la phthisie, elle se rapporte aux tubercules crus, et que plus tard elle dépend des cavernes ; mais, en y réfléchissant, on voit qu'on s'exposerait par là à de fréquentes erreurs, car il n'y a pas toujours un rapport constant d'intensité entre les symptômes rationnels de la phthisie et les degrés de l'altération tuberculeuse ; et il n'est pas rare de constater la présence d'une caverne même considérable chez un individu qui vient chercher les secours de l'art pour un toux médiocre et quelques sueurs nocturnes, c'est-à-dire qui n'a que les apparences d'une phthisie au premier degré.

Il est un autre signe que l'on rapporte aux tubercules crus, c'est le bruit de craquement. Ce bruit n'est autre chose que le râle bullaire à bulles rares, et plus ou moins sèches, que l'on entend quand la matière tuberculeuse est déplacée par l'air dans les petites cavernes ou les ramifications bronchiques. Ce bruit de craquement ne diffère pas, comme nous le savons, des râles bullaires du catarrhe bronchique, et il serait impossible de l'en distinguer, si malgré soi on ne se laissait influencer, tant par le siége de ces craquements qui se trouve à la partie supérieure des poumons, que par sa coïncidence avec les autres symptômes de la phthisie. Cela est si vrai, que dans le catarrhe simple, mais généralisé, il y a fréquemment sous les clavicules, ou vers la fosse sus-épineuse, des râles bullaires, qu'il est extrêmement difficile de distinguer des prétendus craquements de l'altération tuberculeuse.

Quand on réfléchit à la forme du bruit de craquement, on ne comprend guère que ce bruit ait pu être rattaché aux tubercules crus. Car, enfin, y a-t-il, dans ce genre de lésion, la moindre circonstance de déplacement ou de choc capable de déterminer l'espèce de crépitation qui constitue le craquement? Il est très probable qu'ici, comme pour la détermination du mode de production du murmure expiratoire prolongé, on s'est laissé entraîner par la considération des symptômes rationnels qui forment le premier degré de la phthisie, en supposant que la crudité des tubercules devait nécessairement répondre à cette période de l'appareil symptomatique. Mais, comme nous le disions tout à l'heure, il s'en faut de beaucoup que les différentes phases de l'altération tuberculeuse répondent de point en point aux diverses périodes des symptômes rationnels ; et, si comme nous le disions également, on constate souvent des cavernes étendues avec l'apparence du premier degré de la phthisie, on doit admettre sans hésiter que de très petites cavernes ramollies peuvent exister dans ce même degré pour donner lieu à ces râles ténus et rares que l'on appelle craquements.

M. Hirtz a donné deux signes de l'altération tuberculeuse (1). L'un, qui est le *bruit respiratoire râpeux*, est produit par les tubercules à l'état de crudité. Ce bruit ne paraît pas différer du retentissement tubo-vésiculaire du souffle glottique ; s'il paraît plus rude ou plus râpeux que le murmure vésiculaire, cela tient à la forme tubaire qui se combine avec le murmure vésiculaire. M. Hirtz a oublié de dire que ce bruit (si pourtant c'est bien le tubo-vésiculaire) est plus marqué et plus long à l'expiration qu'à l'inspiration ; il faut ajouter dès lors qu'il n'est pas propre seulement aux tubercules crus, et qu'il se rapporte bien plus souvent aux cavernes profondes.

L'autre symptôme signalé par Hirtz est le *râle cavernuleux* produit dans les cavernes de capacité moyenne, et qui tient le milieu pour la forme entre le râle muqueux et le gargouillement. Mais ce râle, de même que le gargouillement, peut se produire dans les tubes bronchiques à l'occasion de simples catarrhes, et y présenter les mêmes caractères que lorsqu'il se passe dans les cavernes.

Enfin, pour ne rien omettre, je dois parler d'un signe que M. Fournet a observé au commencement de la phthisie, c'est le bruit du *froissement pulmonaire* (2). Ce bruit ne s'entend que pendant l'inspiration, et il *résulte de ce que le poumon lutte avec effort contre l'obstacle* (les tubercules) *qui gêne son expansion*. Il présente trois variétés d'intensité : au plus haut degré, c'est un *bruit de cuir neuf ;* au second, un *bruit plaintif gémissant ;* au troisième, c'est le *bruit rapide et sec que l'on*

(1) Thèse, Strasbourg, 1836.

(2) *Recherches cliniques sur l'auscultation*, etc. Paris, 1839.

obtient en soufflant sur du papier sec. Ces trois variétés rentrent, l'une dans le frottement pleural, l'autre dans les râles vibrants, la troisième, enfin, dans le retentissement du souffle glottique ; et l'on doit croire que M. Fournet les a réellement entendues dans le commencement de la phthisie, comme il l'assure. Mais qu'est-ce qui démontre que ces bruits, si différents de caractères, résultent d'un même mode de production, et surtout que ce mode de production est le froissement de la substance pulmonaire ?

La conséquence qui découle de l'examen que nous venons de faire, c'est que la plupart des bruits respiratoires morbides se rencontrent dans la phthisie pulmonaire, et que de tous les symptômes d'auscultation que cette maladie présente, aucun d'eux ne se rattache essentiellement à l'altération tuberculeuse ; si l'oreille leur trouve un caractère spécial, c'est que l'oreille est déjà malgré elle influencée par leur siége et par la concomitance des autres symptômes rationnels de la phthisie. On peut donc poser ce principe que : *Tout état anormal dans l'auscultation de la partie supérieure du poumon doit faire mettre en question l'altération tuberculeuse.*

Le dernier bruit que produisent les phthisiques est le gargouillement de la trachée. Ce bruit est le signal d'une asphyxie mortelle ; il annonce que les matières tuberculeuses sont accumulées dans l'arbre bronchique, par suite de la faiblesse extrême qui met le malade dans l'impossibilité de les expectorer.

§ IV. — Œdème du poumon.

Depuis Laënnec, on regarde comme signes de l'œdème pulmonaire la diminution ou la suppression du murmure vésiculaire et le râle sous-crépitant. Le premier de ces deux symptômes existe réellement dans l'œdème, et se comprend très bien si l'on considère que le liquide infiltré comprime les vésicules et les rend plus ou moins imperméables à l'air. Mais en est-il de même du râle sous-crépitant ? Non, certainement ;

car, pour que l'œdème pulmonaire pût produire ce râle, il faudrait, comme l'admet Laënnec (1), que *la plus grande partie de la sérosité fût contenue dans les vésicules.* Or, ce fait, très important dans la question qui nous occupe, n'est rien moins que démontré. Voici, au contraire, les raisons qui prouvent que le liquide de l'œdème est placé en dehors des vésicules : 1° Si l'on comprime le tissu d'un poumon œdémateux, de manière à faire refluer le liquide dans les bronches, on n'y parvient aucunement. 2° Si l'on suspend un poumon œdémateux de manière que la partie œdémateuse soit supérieure et que les bronches soient dans la partie déclive, on ne voit pas la moindre goutte de liquide suinter à l'orifice béant des tubes bronchiques. Or, quand on fait cette double expérience sur un poumon sain, dont on a préalablement injecté les voies aériennes avec de l'eau, le liquide injecté abandonne avec la plus grande facilité les vésicules et les ramifications bronchiques, pour se porter dans les gros tubes. 3° Enfin, si le siége de l'œdème était réellement tel que Laënnec le suppose, le malade qui en serait affecté aurait une expectoration abondante et facile de matière séreuse. Or, le rejet de ces matières n'est qu'accidentel dans l'œdème pulmonaire ; il arrive seulement quand l'œdème se complique d'un catarrhe avec production de mucus non fluide, lequel catarrhe exige, comme on le sait, beaucoup d'efforts de toux, et sollicite la sécrétion pituiteuse des glandes sous-muqueuses du larynx et de la trachée.

La raison principale pour laquelle on admet que dans l'œdème le liquide occupe en partie les vésicules, c'est que si l'on incise un poumon à demi infiltré de sérosité, on voit un liquide écumeux sourdre des surfaces incisées, et l'on regarde la présence de l'écume comme une preuve certaine que l'air et le liquide étaient contenus ensemble dans les voies aériennes antérieurement à l'incision. Mais cette conséquence n'est pas aussi rigoureuse qu'on le croirait d'abord. En effet, l'écume

(1) *De l'auscultation médiate*, t. I, p. 353.

peut exister sans que le mélange d'eau et d'air qui la produit soit antérieur à l'incision du tissu œdémateux, et ce mélange peut se faire dans le moment même où, l'instrument tranchant divisant tout à la fois les vésicules et le tissu cellulaire du poumon, l'air et le liquide s'échappent des cavités innombrables qui les contenaient isolément. On obtient ainsi de l'écume dans de simples congestions sanguines de poumon, quand elles sont médiocres et qu'elles ne compriment pas les vésicules, au point de les rendre imperméables à l'air. Et pourtant on ne dit pas que le sang écumeux qui s'échappe ici des surfaces incisées est contenu dans ces vésicules, parce que, si cela était, on serait obligé d'admettre qu'il n'y a pas de congestion sanguine sans hémoptysie ; d'ailleurs on serait encore détourné de cette manière de voir par la considération qu'il est impossible, en comprimant un poumon congestionné, de faire refluer le sang dans les tubes bronchiques.

Si donc, comme je viens de le montrer, l'œdème du poumon se fait en dehors des voies aériennes et des vésicules, il ne peut pas avoir le râle sous-crépitant pour symptômes, et dès lors ce râle, quand il existe dans les cas d'œdème pulmonaire, ne doit être rapporté qu'à une complication constituée le plus ordinairement par un catarrhe bronchique. Au reste, ce que la théorie nous indique est amplement confirmé par l'examen impartial des faits ; je veux dire que bien souvent on a l'occasion de constater anatomiquement l'existence d'un œdème du poumon, sans que l'auscultation la plus attentive ait pu faire percevoir du râle sous-crépitant pendant la vie. Laënnec lui-même nous fournit des faits qui appuient cette manière de voir, et qui se trouvent par conséquent en contradiction avec ses idées au sujet de la présence du liquide infiltré dans les vésicules et de la production du râle sous-crépitant : c'est ainsi que, des trois observations assez détaillées que cet auteur rapporte, une seule d'entre elles fait mention du râle sous-crépitant ; j'ajouterai que la même observation est aussi la seule dans laquelle il est question d'une expectoration de matière séreuse, autre symptôme que Laënnec rapporte, comme on le sait, à l'œdème, et qui résulte, avec le râle sous-crépitant, d'un catarrhe coïncidant.

Le râle sous-crépitant n'est donc pas plus le symptôme physique de l'œdème, que le même râle et les autres râles vibrants ne sont le symptôme immédiat de l'emphysème. Dans ces deux lésions, le catarrhe seul est la cause qui les produit, toutefois, avec cette différence, c'est que l'œdème pulmonaire existe très souvent sans catarrhe ni râle ; tandis que l'emphysème ne se montre guère sans catarrhe, ni par conséquent sans râles.

Il est une lésion qui coïncide très souvent avec l'œdème pulmonaire, c'est l'adhérence des plèvres. J'ai observé cette coïncidence un grand nombre de fois, et Laënnec lui-même en fait mention dans ses trois observations d'œdème, sans présenter aucune réflexion à ce sujet. Une coïncidence aussi fréquente prouve évidemment qu'elle n'est pas l'effet d'un pur hasard, et elle doit nous montrer par conséquent qu'il y a un rapport de causalité entre l'adhérence des plèvres et l'œdème du poumon. Or, cette influence de l'adhérence des plèvres se conçoit d'une manière bien simple et toute mécanique. Supposons, en effet, qu'une affection générale ou locale de la circulation force la partie séreuse du sang pulmonaire à s'extravaser, il est bien évident que, si la cavité de la plèvre n'existe plus, la production d'un épanchement pleural sera impossible, et que la sérosité extravasée ne pourra que se déposer dans le tissu même du poumon. D'après cela, on doit comprendre que l'œdème du poumon et l'hydrothorax seraient deux affections en quelque sorte incompatibles. Cette induction théorique m'a été confirmée sur deux sujets morts de maladies de cœur. Chez tous les deux, la cavité droite des plèvres n'existait plus, par suite de l'adhérence, et le poumon de ce côté était œdémateux. Du côté gauche, la plèvre était libre de toute adhérence, et il y avait dans ce côté un hydrothorax sans œdème du poumon. Je présente donc l'adhérence des plèvres comme une circonstance qui influe puissamment sur la production de l'œdème pulmonaire; mais je ne prétends pas dire que l'œdème n'existera jamais sans adhérence pleurale.

§ V. — Apoplexie pulmonaire.

Cette lésion consiste en une extravasation de sang dans le tissu du poumon, par suite de laquelle ce tissu se présente sous l'aspect de masses noirâtres et entièrement imperméables à l'air. Laënnec place exclusivement le siége de l'apoplexie pulmonaire dans les vésicules bronchiques : « Cette lésion est évidemment le résultat d'une exhalation sanguine dans le parenchyme pulmonaire lui-même, c'est-à-dire dans les cellules aériennes, dont la forme est représentée par la forme granulée de la surface des incisions (1). »

Mais cette opinion de Laënnec ne me paraît pas démontrée, En effet, l'aspect granulé de la surface des incisions ne suffit pas pour établir que le siége de l'hémorrhagie a lieu seulement dans les vésicules, car le tissu cellulaire interstitiel du poumon a aussi ses cellules qui doivent donner un aspect granulé au sang qui s'est coagulé dans leur intérieur. Si le sang s'exhalait uniquement dans les cellules aériennes, on ne conçoit pas qu'il pût y séjourner et s'y coaguler, quand on pense que le mucus bronchique, tout visqueux et épais qu'il est, peut néanmoins être rejeté au moyen de l'expectoration ; on ne comprend pas davantage que le sang exhalé puisse s'arrêter précisément dans les vésicules, sans cheminer plus ou moins dans les ramifications bronchiques, et que, par conséquent, les masses apoplectiques, au lieu de simples granulations, ne présentent pas un aspect arborisé, comme cela se voit sur les différentes matières coagulables que l'on a injectées dans les voies bronchiques.

Ces différents faits ne permettent donc pas d'adopter l'opinion de Laënnec ; ils concourent, au contraire, à nous montrer

(1) Tome I, p. 381.

que la lésion appelée *apoplexie pulmonaire* a particulièrement son siége dans le tissu interstitiel du poumon.

Les signes physiques que Laënnec attribue à l'apoplexie pulmonaire sont l'absence du murmure vésiculaire et le râle sous-crépitant. Mais ce dernier symptôme, sur lequel Laënnec insiste comme étant une conséquence de ses idées sur le siége de l'apoplexie pulmonaire, est loin d'être habituel dans cette affection. On a, en effet, fréquemment l'occasion de constater la présence de masses apoplectiques sans que, pendant la vie, il y ait eu du râle sous-crépitant; du reste, cette absence de râle a été depuis longtemps signalée par MM. Cruveilhier (1), Bouillaud (2) et Bricheteau (3). Je dois ajouter aussi, avec les précédents observateurs, que l'hémoptysie, donnée par Laënnec comme un autre symptôme ordinaire de l'apoplexie pulmonaire, ne se montre pas plus souvent que le râle crépitant. L'absence fréquente de ces deux symptômes, le râle sous-crépitant et l'hémoptysie, n'est guère compréhensible d'après l'opinion de Laënnec, tandis qu'elle se conçoit très bien en admettant que l'apoplexie pulmonaire a son siége principal dans le tissu interstitiel du poumon; comme aussi on conçoit très bien que s'il y a quelquefois râle et hémoptysie, c'est que le sang, d'abord infiltré en dehors des vésicules aériennes, a pu en partie pénétrer au milieu d'elles, ou bien que l'exhalation sanguine a dû se faire à la fois dans les vésicules pulmonaires ou dans le tissu interstitiel. Dans ces deux cas, le sang intra-bronchique est évacué par l'expectoration, et le sang extra-bronchique reste seul pour constituer la masse apoplectique.

Il suit de là que le symptôme physique le plus constant de l'apoplexie pulmonaire est l'absence partielle du murmure vésiculaire, mais encore il faut pour cela que la lésion soit superficielle et qu'elle ait une certaine étendue. Quand la

(1) *Dictionnaire de médecine et de chirurgie pratiques*, article APOPLEXIE.

(2) *Archives de médecine*. Paris, 1828, t. XII, p. 398.

(3) *Archives de médecine*. Paris, 1836, 2e série, t. XII, p. 400.

masse apoplectique est considérable, elle peut même agir comme l'hépatisation pour conduire le retentissement tubaire des bronches voisines ; assez souvent, j'ai pu constater ce fait, dont Laënnec ne parle pas. Entre autres observations, je rapporterai le fait d'une femme affectée d'un rétrécissement aux orifices gauches du cœur, qui me présenta, à la partie inférieure et postérieure du poumon gauche, un retentissement tubaire très marqué des bruits laryngés, souffle glottique, voix, etc. ; il y avait aussi de la matité en ce point, et la fièvre était intense. Je crus avoir affaire à une pneumonie ; mais l'autopsie vint me tirer d'erreur, en me faisant observer une masse apoplectique qui avait un diamètre de 8 centimètres environ dans tous les sens.

§ VI. — Gangrène du poumon.

Les affections gangréneuses du poumon ne présentent pas toutes un égal intérêt sous le rapport de l'auscultation ; c'est pour cela que je crois devoir me borner ici à cette forme que Laënnec appelle *circonscrite*, et qui est caractérisée par la présence d'un bourbillon. D'après cet observateur, il y a du râle sous-crépitant, au début de l'affection, et puis, quand l'eschare ou le bourbillon est évacué, la cavité qui résulte de cette évacuation produit les mêmes résultats d'auscultation que les cavernes tuberculeuses. L'analogie indique que les choses doivent effectivement se passer ainsi ; et si, dans deux cas de gangrène circonscrite, je n'ai pas pu constater les symptômes précédents, c'est que les malades furent soumis à mon observation seulement lorsque le poumon était déjà perforé, et que, par conséquent, les signes du pneumothorax avaient succédé aux signes propres de la gangrène. On sait, en effet, que la perforation du poumon et le pneumothorax sont des conséquences ordinaires de la gangrène circonscrite du tissu pulmonaire.

CHAPITRE III.

MALADIES DE LA PLÈVRE.

§ I. — Pleurésie.

L'inflammation de la plèvre donne lieu à des symptômes d'auscultation différents, suivant la nature du produit inflammatoire, qui peut être, comme on le sait, un épanchement ou une fausse membrane.

S'il y a épanchement, le murmure vésiculaire ne peut plus être perçu dans l'endroit affecté; mais on y entend le retentissement tubaire des bruits laryngés, et ce retentissement est égophone pour ceux de ces bruits qui ont de l'éclat, tels que la voix, la toux, etc.

Le retentissement perçu dans le lieu de l'épanchement n'est jamais tubo-vésiculaire, comme cela s'observe dans les hépatisations incomplètes, parce qu'on n'y retrouve plus la condition nécessaire à cette modification du retentissement, c'est-à-dire une couche de substance pulmonaire saine superposée au tissu imperméable. Mais si cette circonstance ne se rencontre pas dans le lieu même de l'épanchement, elle peut exister sur ses limites et dans l'endroit qui lui est diamétralement opposé. Ainsi, supposons un épanchement pleurétique situé à la partie postérieure du poumon droit, il en résultera une compression de ce poumon contre la paroi thoracique antérieure du même côté, et par conséquent il en résultera aussi une diminution de son diamètre antéro-postérieur qui sera proportionnelle à la quantité du liquide épanché. De cette manière, les tubes bronchiques de ce poumon pourront être séparés de la paroi thoracique antérieure par une couche peu épaisse de substance pulmonaire, et dès lors il sera facile d'y percevoir tout à la fois le retentissement tubaire et le retentissement vésiculaire, tout aussi bien que chez les enfants ou que chez certains adultes à la naissance des bronches.

Ce retentissement tubo-vésiculaire, que j'ai déjà observé plusieurs fois, présentera ici tous les caractères que nous lui avons déjà reconnus : c'est ainsi que le murmure expiratoire du souffle glottique sera prolongé ; que la toux, la voix, etc., auront une résonnance beaucoup plus marquée dans ce point que dans le côté sain.

Il importe d'être bien pénétré de la vérité de ce fait pour ne pas rapporter la prolongation du murmure expiratoire, que l'on entendra en cette circonstance, à la présence de tubercules crus, comme cela se fait le plus ordinairement. Cette erreur serait ici d'autant plus facile, que les épanchements pleurétiques s'accompagnent assez souvent de tubercules pulmonaires. Néanmoins je dois dire que dans ces deux circonstances le siége de cette modification du bruit expiratoire présente des différences qui rendent toute erreur impossible : c'est ainsi que dans la pleurésie (1) le bruit d'expiration prolongée occupe toute la partie antérieure du côté malade, tandis que dans les tubercules elle est limitée à des points circonscrits et placée dans le voisinage de la clavicule.

Le liquide qui transporte le retentissement tubaire pur que l'on entend dans le lieu même de l'épanchement, ne le conduit pas à l'oreille aussi bien que le tissu hépatisé. C'est pour cela que ce retentissement est en général moins intense, paraît plus profond que celui de l'hépatisation. Lorsque le liquide épanché est en quantité considérable, il peut arriver même que le retentissement tubaire du souffle expiratoire soit perçu tout seul, parce que le souffle expiratoire étant, comme on le sait, plus intense que le souffle inspiratoire, son retentissement a seul assez de force pour traverser le liquide épanché. Enfin, quand la quantité de liquide est telle que le poumon est aplati contre la colonne vertébrale, le retentissement des deux souffles glottiques cesse entièrement d'être perçu ; la voix, la toux, etc.,

(1) Je suppose ici que l'épanchement pleurétique a lieu à la partie postérieure, ce qui existe ordinairement.

donnent alors lieu à une résonnance qui est comme étouffée, et qui ne présente plus le moindre caractère de chevrotement.

La perception du retentissement tubaire du souffle glottique est surtout facile quand la pleurésie s'accompagne de fièvre. Cela tient à ce que l'intensité du souffle glottique est alors exagérée par la combinaison des deux dyspnées fébrile et pleurétique; aussi, dans cette circonstance, non-seulement le retentissement tubaire a beaucoup d'intensité, mais on remarque encore une exagération dans le retentissement vésiculaire que fournissent les parties saines des deux poumons. Plus tard, si la fièvre vient à tomber avant que l'épanchement ait diminué notablement, la dyspnée perd une grande partie de son intensité, et dès lors le souffle glottique, ainsi que ses retentissements tubaire et vésiculaire, cessent de présenter autant d'exagération. Et ce qui prouve que telle est bien la cause de la diminution d'intensité que le retentissement tubaire présente en cette circonstance, c'est que si l'on recommande au malade d'exagérer le souffle glottique comme il l'était pendant la dyspnée fébrile, on voit reparaître immédiatement le retentissement tubaire dans sa première force, en même temps que le retentissement vésiculaire des parties saines reparaît également aussi exagéré qu'auparavant.

Les fausses membranes de la plèvre donnent lieu au bruit de frottement, quand elles réunissent les conditions voulues pour cela, c'est-à-dire quand elles sont inégales, chagrinées, et que la possibilité de frottement n'est empêchée ni par des adhérences, ni par la présence d'un épanchement. Ce bruit s'entend peu souvent, et il est comme exceptionnel par rapport aux autres signes physiques de la pleurésie : cela tient à ce que la réunion des circonstances physico-anatomiques, nécessaire pour la production de ce bruit, n'est pas fort commune.

Les fausses membranes pleurétiques, quand elles ont une certaine épaisseur, compriment les vésicules de la surface du poumon qui se trouve en contact avec elles. On comprend, dès lors, qu'il résulte de cette compression une diminution de murmure vésiculaire, et même sa suppression complète. Ce symptôme négatif est, avec le bruit de frottement, le seul qui doive être rapporté à la présence des fausses membranes pleurétiques, car elles ne donnent jamais lieu à la perception du retentissement tubaire des bruits laryngés. Ce fait, qui a été établi pour la première fois par M. Hirtz (1), démontre assurément que les fausses membranes n'ont pas, comme l'hépatisation ou l'épanchement liquide, la propriété de conduire les différents bruits qui se passent à leur limite. Mais il faut savoir aussi que les fausses membranes, quand elles ont une certaine épaisseur, empêchent la transmission des retentissements tubaires, qui pourraient dépendre soit d'un épanchement, soit même d'une hépatisation concomitante. C'est ainsi que j'ai eu l'occasion d'observer, à un léger intervalle, deux malades affectés de pleuro-pneumonie dans la partie postérieure du thorax, et qui pourtant ne présentaient aucun bruit dans le lieu de la lésion pulmonaire. On eut malheureusement l'occasion de faire leur autopsie, et l'on constata sur l'un et sur l'autre une hépatisation complète, sous-jacente à une fausse membrane molle, de nature gélatineuse, et épaisse de deux centimètres.

D'après ce qui précède on voit que, sous le rapport des retentissements tubaires du souffle glottique, on peut distinguer les épanchements pleurétiques en deux genres : les épanchements avec bruit de souffle, et les épanchements sans bruit de souffle. Les premiers sont constitués par un liquide sans mélange de fausses membranes. Les seconds, au contraire, sont des épanchements dans lesquels le liquide s'accompagne d'une proportion plus ou moins considérable de fausses membranes ; il résulte de cette combinaison un milieu plus ou moins hétérogène, très peu apte à conduire les bruits qui sont contenus dans les bronches.

(1) *Archives de médecine*, 1837, 2e série, t. XIII, p. 184.

Les épanchements avec bruit de souffle sont observés au début des pleurésies avant la formation des fausses membranes. Quand, au début de la maladie, il n'y a pas de souffle, c'est que d'emblée il y a eu formation de fausse membrane avec le liquide épanché. En général, les épanchements anciens sont caractérisés par la présence de fausses membranes, et ne donnent pas lieu à un bruit de souffle. J'ai pu constater la réalité de cette distinction des épanchements avec ou sans bruit de souffle, chez les pleurétiques qui sont soumis à la thoracentèse, si heureusement popularisée par M. Trousseau. Quand l'épanchement, qu'il s'agit d'évacuer au moyen de cette opération, donne lieu à un bruit de souffle, c'est que le liquide est sans mélange de fausses membranes, et dès lors il peut s'écouler avec facilité; l'opération est brillante pour le résultat; les deux plèvres viennent se remettre en contact, et l'on entend du murmure vésiculaire là ou quelques minutes auparavant on entendait le bruit de souffle. Si, au contraire, l'épanchement à évacuer est sans bruit de souffle, c'est qu'il y a présence de fausses membranes dans le liquide; ces fausses membranes, en masse plus ou moins épaisse, empêcheront le rapprochement des deux plèvres, et le malade ne sera pas aussi complétement soulagé que dans le cas précédent.

§ II. — **Pneumo-hydrothorax.**

Les phénomènes de sonorité métallique dont il a été fait mention à l'occasion des bruits anormaux se présentent surtout dans le pneumothorax, et ils y sont bien plus marqués que dans les vastes cavernes; nous ajouterons même que, des quatre variétés de son métallique que nous avons distinguées, l'une d'elles est affectée spécialement au pneumothorax, je veux parler du bruit de succussion. Il nous suffira d'avoir déjà indiqué les bruits métalliques, sans qu'il soit besoin de les reproduire maintenant; car le pneumothorax ne présente pas de périodes successives, marquées par des bruits métalliques particuliers. Seulement, nous devons faire observer que les quatre variétés de son métallique ne se rencontrent pas nécessairement réunies chez le même individu. Le plus habituel de tous est celui de succussion, qui peut s'accompagner du souffle amphorique, de l'écho métallique ou du tintement bullaire.

J'ai observé, en 1840, à l'hôpital Saint-Antoine, un résultat de sonorité métallique qui mérite d'être signalé. Il existait chez un homme qui avait eu le poumon droit et l'oreillette droite traversés par un coup de couteau, et qui, par suite de cette double plaie, était affecté d'un pneumothorax et de péricardite avec granulations très marquées des deux lames du péricarde. M. Nélaton, aux soins duquel le malade était confié, fut frappé des phénomènes singuliers qu'il présentait sous le rapport de l'auscultation, et il m'invita à l'examiner. On notait d'abord un bruit de frottement du péricarde avec frémissement cataire; et ce bruit était si intense, qu'on l'entendait à un mètre de distance. Sur le côté droit du thorax on percevait du souffle amphorique et de l'écho métallique; mais, de plus, il y avait en ce point un son métallique qui se faisait entendre à chaque pulsation du cœur, et qui était le résultat de l'ébranlement produit dans l'épanchement gazeux à chaque frottement du péricarde. Ce fait intéressant a eu pour témoins M. Piedagnel, M. le docteur Desétangs et tous les élèves de l'hôpital.

RÉSUMÉ.

Nous ne reproduirons pas ici les points principaux que nous avons abordés dans l'étude pathologique des bruits respiratoires; nous nous bornerons seulement à faire ressortir une conséquence qui en découle naturellement; c'est que dans l'appréciation séméiologique d'un bruit quelconque, il y a deux choses à ne pas confondre : le signe physique et le signe pathologique. Ainsi l'existence d'un râle bullaire indique qu'il y a dans les voies aériennes un produit assez liquide pour être soulevé par l'air sous forme de bulle, voilà le signe physique ; mais ce produit liquide est-il du mucus fluide, de la matière tuberculeuse, du sang, etc. ? voilà le signe pathologique à rechercher. Il en est de même des râles vibrants ; mais ici le signe physique se confond pour ainsi dire avec le signe pathologique, parce qu'il est rare que l'obstacle immobile qui fait vibrer l'air de manière à produire les râles sibilants, sonores, ronflants et insonores, que cet obstacle, dis-je, soit autre chose que du mucus non fluide. L'absence du murmure vésiculaire nous apprend que le retentissement vésiculaire du souffle glottique n'existe pas ; mais ce résultat physique peut tenir à différentes circonstances pathologiques. Il peut dépendre, soit d'une absence du souffle glottique, soit d'un obstacle intermédiaire qui empêche son retentissement dans les vésicules, soit d'une oblitération ou d'une compression des vésicules. S'agit-il du retentissement tubaire ? ce retentissement nous indique que les bruits laryngés sont perçus dans une cavité notable du poumon, avec la même forme, la même durée et presque la même intensité qu'à l'endroit même où ils sont produits. Mais ce résultat physique a-t-il lieu dans une cavité anormale ou dans un tuyau bronchique, et, dans ce cas, le retentissement est-il transporté à l'oreille par une hépatisation, un épanchement, etc. ? ce sont là tout autant de questions à résoudre pour connaître la signification pathologique du retentissement tubaire. Ces mêmes questions se représentent quand on a affaire à un retentissement tubo-vésiculaire, et que la lésion qui produit l'élément tubaire de ce retentissement complexe est séparée de la paroi thoracique par une couche peu épaisse de substance pulmonaire saine. Enfin le signe physique des sons métalliques indique une grande cavité pleine d'air ; leur signe pathologique annonce une caverne considérable ou un épanchement d'air dans la plèvre.

On voit par là que les signes physiques fournis par l'auscultation morbide sont bien moins nombreux que les signes pathologiques. Les signes physiques se saisissent facilement ; ils arrivent pour ainsi dire en même temps à l'oreille et à l'intelligence. Les signes pathologiques sont beaucoup plus difficiles à obtenir; ils se tirent de la cause de la maladie, de ses antécédents, des autres symptômes, etc., et dès lors ils exigent des connaissances approfondies en pathologie.

DEUXIÈME PARTIE.

AUSCULTATION DES ORGANES DE LA CIRCULATION.

Cette deuxième partie comprendra en deux sections séparées, l'auscultation du cœur et l'auscultation des vaisseaux.

SECTION PREMIÈRE.

AUSCULTATION DU CŒUR.

Ici comme dans l'auscultation des organes respiratoires, nous aurons à étudier d'abord les bruits du cœur en eux-mêmes, et puis après les maladies du cœur dans leurs rapports avec l'auscultation.

CHAPITRE PREMIER.

DES BRUITS DU CŒUR CONSIDÉRÉS EN EUX-MÊMES.

Il serait très difficile d'isoler l'étude des bruits du cœur, et de la traiter indépendamment de certaines lésions sur lesquelles il faut nécessairement s'appuyer quand il s'agit de faire l'histoire des bruits cardiaques. Néanmoins nous devons annoncer que la pathologie du cœur sera traitée plus à fond dans le second chapitre.

Les bruits du cœur sont *normaux* et *anormaux*. L'étude de ces bruits est tellement liée à celle des mouvements du cœur, qu'il est impossible de les connaître sans connaître préalablement les mouvements dont ils sont le résultat. Nous allons donc commencer par les mouvements du cœur, dont l'exposition générale va comprendre deux points : 1° La théorie des mouvements du cœur; 2° l'examen des principales expériences et opinions sur les mouvements du cœur.

§ I. — Théorie des mouvements du cœur.

Le cœur est le siége de deux mouvements principaux qui alternent ensemble : l'un, dans lequel sa partie inférieure ou sa pointe est portée en avant; l'autre, dans lequel c'est la partie supérieure ou la base du cœur qui proémine antérieurement, tandis que sa pointe est retirée en arrière. On admet que le premier est le mouvement de contraction par lequel les ventricules chassent le sang dans les artères, et on lui donne le nom de *systole* ventriculaire; le second, que l'on appelle *diastole* ventriculaire, est le mouvement de dilatation à l'aide duquel le sang est reçu dans les ventricules.

Si l'existence et le but de ces deux mouvements ont été presque universellement reconnus, on a en revanche disputé beaucoup sur la manière dont l'un d'eux se fait. Vésale, Winslow, etc., se fondant uniquement sur l'inspection des battements du cœur, soutinrent qu'il s'allongeait dans la systole. Sténon, Vieussens, Senac, etc., décidèrent, surtout d'après la disposition anatomique des fibres ventriculaires, que le raccourcissement était la conséquence obligée de leur contraction. Cette lutte entre l'expérimentation et le raisonnement se prolongea longtemps, mais enfin le raisonnement finit par l'emporter. Un chirurgien nommé Bassuel démontra que, si le cœur s'allongeait dans la systole, les colonnes charnues des valvules auriculo-ventriculaires fortement tendues par le fait de cet allongement, devaient maintenir les valvules dans un état d'abaissement qui permettait au sang foulé par la contraction des ventricules de rentrer en grande partie dans les oreillettes. Cette objection porta un coup décisif aux sectateurs de l'allongement, et fit prévaloir l'opinion contraire.

Toutefois restait une particularité assez difficile à faire

accorder avec le raccourcissement dans la systole; je veux dire le choc de la pointe en avant. On ne pouvait pas le nier, c'eût été nier la lumière ; force donc fut de trouver une explication. Sénac proposa la suivante. Selon lui, ce phénomène dépend de trois causes : 1° la dilatation des oreillettes qui se fait pendant la contraction des ventricules; 2° la dilatation de l'aorte et de l'artère pulmonaire par suite de l'introduction du sang que les ventricules y ont poussé ; 3° le redressement de la crosse de l'aorte par l'effet de la contraction du ventricule gauche.

On admet généralement aujourd'hui l'explication de Sénac, tout en avouant son insuffisance; c'est pour cela que différents auteurs lui en ont successivement ajouté d'autres. Ainsi, Hope pense que les valvules auriculo-ventriculaires, repoussées en arrière pendant la systole, agissent sur une colonne liquide qui a plus de résistance que le poids du cœur, en sorte qu'il y a une action réfléchie qui pousse le cœur en avant. D'autres physiologistes adoptent que le redressement de la pointe tient à la disposition des fibres charnues qui prennent un point fixe vers les orifices de cet organe, etc., etc.

On voit facilement que, de toutes ces opinions, aucune ne peut soutenir un examen sérieux, et que la véritable nous a échappé jusqu'à présent. C'est dans le but de la trouver que je me suis livré à des recherches expérimentales : je m'en vais les exposer ci-après avec les résultats auxquels je suis arrivé.

J'ai commencé l'examen des mouvements du cœur dans la grenouille, à l'exemple de Haller, qui l'employait souvent pour ce genre d'expérience. En effet, le cœur de ce reptile offre à l'observateur les avantages suivants : il n'est composé que d'une oreillette et d'un ventricule; son tissu est transparent et laisse voir le sang qui le traverse; ses mouvements sont lents, et se font naturellement plusieurs heures encore après l'ouverture du thorax.

Je ne crois pas devoir détailler par série les observations

physiologiques faites sur chacune des grenouilles que j'ai employées; je serais exposé à des répétitions continuelles, attendu que les mêmes choses se sont constamment présentées à ma vue (1); il me paraît préférable de donner l'histoire générale de ces observations.

Quand le cœur a été mis à nu par l'enlèvement de la partie sternale du thorax, il se présente dans l'état suivant : il est comme divisé en deux moitiés, l'une supérieure et l'autre inférieure, qui subissent alternativement un mouvement d'ampliation dû au sang qui les pénètre. Ce double mouvement est si régulier, qu'on pourrait croire au premier coup d'œil que les deux moitiés se vident tour à tour l'une dans l'autre, ayant un volume égal dans l'extrême dilatation et l'extrême contraction ; seulement la moitié supérieure met plus de temps à se remplir que l'inférieure. Si, à cette vue, on fait succéder un examen approfondi, et qu'on cherche à analyser le mouvement alternatif dont je viens de parler, on voit que les moitiés supérieure et inférieure sont, l'une l'oreillette et l'autre le ventricule qui agissent de la manière suivante :

Commençons par l'oreillette pleine. Elle se contracte brusquement, pâlit et s'efface en grande partie; au même instant le ventricule reçoit le sang chassé par elle, et rougit en se dilatant. Sa pointe est portée en bas, ses faces antérieure et latérales subissent un mouvement de turgescence qui remonte jusqu'à sa base; sa plénitude étant au comble, il se contracte, diminue dans tous les sens et pâlit. Sa contraction est à peine finie, que l'oreillette se dilate. Cette dilatation dure un moment, après quoi la contraction arrive, puis la dilatation du ventricule, sa contraction, etc., comme je viens de le dire.

On voit par là que les deux grands mouvements d'ampliation qui frappent d'abord l'attention, se composent chacun de

(1) Les mouvements du cœur ne s'observent bien que dans les grenouilles qui n'ont pas perdu trop de sang à la suite de la section du thorax, et je n'entends parler que de ces dernières, quand je dis que les mouvements du cœur se présentent toujours les mêmes chez la grenouille.

deux mouvements plus brefs et plus petits : un de dilatation par lequel ils commencent, et un de contraction par lequel ils se terminent. Ces quatre mouvements se succèdent ainsi : dilatation de l'oreillette, contraction de l'oreillette, dilatation du ventricule, contraction du ventricule (1).

Nous avons dit que la dilatation de l'oreillette était plus longue à se faire que celle du ventricule ; voici pourquoi : le sang veineux arrêté aux embouchures veineuses pendant la contraction de l'oreillette se précipite dans sa cavité, aussitôt que cette contraction a cessé. Mais ce premier jet ne suffit pas pour la remplir, le sang continue d'y couler jusqu'à ce que sa réplétion soit complète, ce qui arrive surtout par la contraction des veines caves. Quant au ventricule, il est dans une condition bien différente ; il reçoit de l'oreillette une quantité de sang appropriée à sa capacité, il n'a plus rien à attendre, et se hâte de le chasser aussi vite qu'il l'a reçu. On voit par là que l'ondée sanguine ne fait que passer par le ventricule, tandis qu'elle se forme dans l'oreillette, et c'est ce qui cause la disproportion de durée qui existe entre la dilatation de ces deux cavités.

Après avoir observé les mouvements du cœur dans l'état de plénitude, il me restait, pour compléter leur histoire, à poursuivre cette observation dans l'état de vacuité. Or, voici ce qui se passe quand on vide le système vasculaire par la section de l'aorte à sa naissance. Il se fait, par le bout inférieur du vaisseau coupé, cinq à six jets de sang, isochrones à la

(1) J'omets de parler de la contraction des veines caves pour deux raisons. D'abord parce qu'elle n'existe pas chez les animaux à cœur double (du moins je ne l'y ai pas vue), et que dès lors il sera plus facile de comparer les mouvements proprement dits de l'un et l'autre cœur ; ensuite parce qu'elle n'agit que d'une manière accessoire. En effet, la dilatation de l'oreillette se fait surtout par l'introduction dans sa cavité du sang qui y est poussé en vertu de cette force *à tergo* peu connue encore, et qui est l'agent principal de la circulation veineuse des deux systèmes. La contraction des veines arrive à la fin du mouvement de dilatation de l'oreillette, et le complète en chassant dans sa cavité le sang qu'elles contiennent.

contraction du ventricule, et à chaque jet on voit diminuer le volume de l'état d'ampliation que subissent le ventricule et l'oreillette; il finit par disparaître complétement, alors le cœur est exsangue, pâle, et considérablement diminué. Il présente alors les mouvements suivants, que l'on voit fort bien pendant quelques minutes. L'oreillette se contracte et se resserre de haut en bas; cette contraction commence par sa partie postérieure, c'est-à-dire vers l'embouchure des veines caves, et se termine à l'orifice auriculo-ventriculaire. Le ventricule éprouve aussi un mouvement de contraction dans lequel il se rétrécit en tout sens, mais surtout transversalement, sa forme devenant conique, d'aplatie qu'elle était. Ces deux mouvements ne se succèdent pas immédiatement, ils sont séparés par des repos, avec lesquels ils se combinent de la manière suivante : contraction de l'oreillette, repos, contraction du ventricule, repos beaucoup plus long que l'autre; puis répétition de la série, contraction de l'oreillette, etc. Ces séries se suivent régulièrement et au nombre d'environ 60 par minute; sous ce rapport, il y aurait une certaine analogie entre cette révolution du cœur vide et celle du cœur plein, mais une différence essentielle les sépare, c'est l'absence dans la première des mouvements de dilatation. Ces mouvements y sont remplacés et marqués par les temps de repos dont je viens de parler, et la durée de chacun de ces repos est la même que celle des dilatations auxquelles ils correspondent. La conséquence immédiate à tirer de cette absence des mouvements de dilatation dans la révolution du cœur vide, est qu'ils n'existent pas par eux-mêmes comme ceux de contraction, que la présence du sang, mû par une certaine force, est la condition de leur existence, et que dès lors ils sont entièrement passifs.

Maintenant que les mouvements du cœur de la grenouille sont étudiés à l'état de plénitude et à celui de vacuité, venons au but spécial de leur observation, c'est-à-dire à l'explication *de la projection en avant de la pointe du cœur dans la sys-*

tole. Mais d'abord, y a-t-il projection de la pointe en avant dans la systole ? Nullement. La systole ou contraction ventriculaire est caractérisée par le raccourcissement des parois du ventricule portés à leur summum de distension dans la dilatation ou diastole. Or, la pointe concourt à ce raccourcissement, en se portant de dehors en dedans, de bas en haut, sans qu'il soit possible de lui saisir le moindre mouvement de projection en avant comme la question proposée le suppose. Le seul mouvement de projection de la pointe en avant que l'on observe a lieu immédiatement avant la systole, dans la diastole par conséquent, et consiste en un véritable allongement des fibres ventriculaires, qui se fait non-seulement en avant, mais encore en bas, et sur les côtés. Quant à la cause de ce mouvement de projection ou mieux de turgescence, nous avons établi qu'il était l'effet de l'impulsion communiquée par l'oreillette contractée à l'ondée sanguine qui pénètre dans le ventricule ; il n'y a pas à revenir là-dessus.

Ainsi, il est démontré que : 1° dans la systole il y a rétrécissement du ventricule, sans projection en avant de sa pointe ; 2° que dans la diastole, il y a ampliation générale du ventricule, apparente surtout à la pointe qui se porte en bas et en avant. Or, nous voilà doublement en contradiction avec l'opinion généralement adoptée, que : 1° la systole se fait avec rétrécissement et projection en avant de la pointe ; 2° que, dans la diastole, la partie supérieure du ventricule proémine, tandis que la pointe est retirée en arrière. Mais ce ne sont pas les seules contradictions que nous ayons à signaler. Comparons la succession des mouvements, telle que l'inspection vient de nous la montrer, avec celle que l'on professe habituellement, et nous serons frappés de leur différence.

Nous avons vu que le cœur subit deux mouvements d'ampliation alternant ensemble : l'un inférieur se fait dans le ventricule ; l'autre, supérieur, a lieu dans l'oreillette et dure plus que le précédent. Nous avons vu ensuite en les analysant, qu'ils étaient composés chacun de deux mouvements particuliers, l'un de dilatation, et l'autre de contraction, de sorte qu'on peut les représenter ainsi :

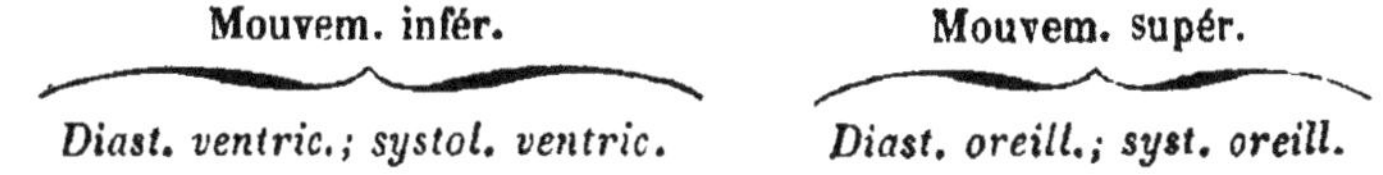

D'après la théorie commune, le cœur subit aussi deux mouvements principaux alternant ensemble. Dans l'un, la pointe se porte en avant, avec rétrécissement du volume du cœur ; dans l'autre, la partie supérieure ou la base proémine en avant, tandis que sa pointe se reporte en arrière ; le premier est la systole ventriculaire, le second est la diastole ventriculaire ; ils se succèdent ainsi :

Notre résultat et le système des auteurs s'accordent en ce que dans l'un et dans l'autre il y a deux mouvements principaux, dont la partie supérieure et inférieure du cœur sont alternativement le siége. Mais ils diffèrent : 1° en ce que, dans l'un, le mouvement inférieur est constitué par la diastole et la systole ventriculaires, tandis que dans l'autre il est produit seulement par la systole ventriculaire ; 2° dans le premier, le mouvement supérieur est composé de la diastole et de la systole de l'oreillette ; dans le second, ce mouvement est l'effet de la diastole ventriculaire. Il suit de là que d'après le système des auteurs, l'oreillette n'est pour rien dans la production des deux mouvements principaux qui auraient leur siége unique dans le ventricule. Seulement on admet depuis Lancisi qu'elle se contracte avant la systole ventriculaire, et dernièrement Hope a établi que sa dilatation se faisait en même temps que la diastole ventriculaire, de sorte qu'en dernière analyse la succession des mouvements du cœur, d'après le système des auteurs, se réduirait à ceci :

Syst. oreill. ; syst. ventr. ; { diast. ventr. / diast. oreill. }

Mais il en ressort cette dernière différence avec notre résultat, que dans celui-ci la diastole ventriculaire est placée entre la systole de l'oreillette et la systole des ventricules, ce qui est tout naturel; tandis que dans le système des auteurs, la systole ventriculaire est placée entre la systole de l'oreillette et la dilatation du ventricule, ce qui ne se conçoit guère.

Que fallait-il conclure de cette extrême dissidence entre le résultat de nos observations, et la théorie généralement admise? Ou que cette théorie, vraie pour les animaux à cœur double, ne l'était plus pour la grenouille chez qui les mouvements du cœur se faisaient d'une manière exceptionnelle; ou bien que le système des mouvements de la grenouille, le seul vrai d'une manière générale, existait aussi chez les animaux à cœur double, mais qui y était masqué par la structure plus complexe de l'organe.

La première de ces deux propositions était complétement résolue par ce qui a été dit jusqu'à présent; quant à la seconde; on ne pouvait prononcer sur elle qu'après une seconde série de recherches sur les mammifères et les oiseaux. Diverses expériences ont été faites dans ce but, mais avant de les reproduire, je vais m'arrêter brièvement sur la différente structure que présente le cœur de ces animaux; car il est bien entendu que l'on en tiendra compte quand il s'agira de faire l'analyse de ses mouvements.

Le cœur des mammifères et des oiseaux est composé de deux ventricules et de deux oreillettes; mais cette différence, bien que fondamentale entre lui et le cœur de la grenouille qui n'a qu'un ventricule et qu'une oreillette, n'apporte pas par elle-même un changement notable aux mouvements tels que nous les avons observés sur ce reptile. En effet, dans le cœur double, les cavités de même nature étant accolées l'une à l'autre et agissant continuellement à l'unisson, il s'ensuit seulement que ses mouvements sont doubles sans qu'ils soient plus nombreux, ou se succèdent autrement que dans la révolution du cœur simple. Une importance bien autrement grande ressort du rapport différent des cavités entre elles, dans l'un et l'autre cœur. Dans l'un, l'oreillette est complétement séparée du ventricule, à la partie supérieure et un peu postérieure duquel elle est placée ; leurs mouvements sont dès lors distincts et ne peuvent être confondus. Dans l'autre, les oreillettes sont placées à la partie postérieure et supérieure de l'organe : elles sont recouvertes en avant par la paroi supérieure des ventricules, auxquels elles sont unies par une cloison commune, et derrière lesquels elles sont enfoncées, à l'exception toutefois de leurs appendices qui se détachent latéralement et en petite quantité de la masse du cœur. Il arrive de là que les mouvements des oreillettes ne peuvent être bien suivis que dans les appendices, que partout ailleurs et surtout vus par devant, ils doivent être cachés par les parois supérieures des ventricules, et que dès lors ils sont loin d'être aussi isolés et aussi distincts que leurs analogues dans le cœur simple. Ces considérations faites, je passe aux observations recueillies sur les mammifères, et d'abord sur les lapins. Je vais les donner séparées à cause des particularités que chacune d'elles présente.

Première expérience sur un lapin adulte. — La partie antérieure du thorax étant enlevée, on voit les poumons refoulés de chaque côté, les gros vaisseaux gorgés de sang. Le cœur bat avec beaucoup de rapidité, et il est difficile de bien suivre ses mouvements. Cependant on en distingue deux principaux alternant ensemble : l'un dans lequel le tiers supérieur de l'organe est porté en avant; l'autre dans lequel sa pointe ou sa partie inférieure se porte en bas et en avant, et vient y frapper violemment le doigt, par un allongement rapide qu'il est impossible de nier. A peine une ou deux minutes sont-elles écoulées, que l'animal est pris de convulsions, fait des bâillements et meurt. On adapte bien vite une seringue à la trachée mise préalablement à nu, et l'on pratique l'insufflation. Les mouvements continuent, mais bien différents de ce qu'ils étaient auparavant; ils n'ont plus la même énergie ni la même régularité; la pointe ne se porte plus en bas, ne s'allonge plus guère, seulement quand les oreillettes se contractent, elle éprouve un léger mouvement en avant, après quoi elle se rapproche un peu de la base du cœur; enfin, il ne reste plus que quelques légères contractions alternatives et intermittentes des appendices auriculaires et des ventricules avec rétrécissement général de leurs diamètres, et au bout de cinq minutes elles cessent tout à fait. Le cœur est gonflé et tendu, et perd une grande partie de son volume, quand on a évacué le sang au moyen d'une ponction.

Deuxième expérience sur un lapin adulte.—Ayant vu dans l'expérience précédente, que l'insufflation ne remplaçait que fort imparfaitement la respiration naturelle, et que les mouvements du cœur, entretenus par ce moyen artificiel, étaient bien loin de ressembler, sous le rapport de l'énergie et du rhythme, à ceux qui se faisaient avant les convulsions de l'agonie, j'imaginai, dans cette expérience, de conserver l'action d'un poumon, en ouvrant la poitrine par côté. De cette manière, la respiration se faisant en partie, les mouvements du cœur devaient durer plus longtemps, et j'avais de plus l'avantage de les observer par côté et de profil, et d'apprécier plus facilement leur étendue, qui se fait, comme l'on sait, en avant. Dans ce but, une section est pratiquée tout le long du bord droit du sternum, et l'on enlève toute la partie thoracique placée entre cette section et la ligne de l'angle des côtes. Le poumon droit est refoulé, la respiration a augmenté de fréquence et continue encore dans le poumon gauche. Le cœur bat avec énergie et rapidité, et l'on voit ses deux mouvements principaux beaucoup mieux en profil qu'on ne les voyait en face. Alternativement le tiers supérieur et les deux tiers inférieurs de l'organe sont portés en avant par un allongement non douteux. Il y a cinq minutes que la poitrine est ouverte et que les battements continuent; les gros vaisseaux sont très engorgés, des convulsions ont lieu avec bâillements, et l'individu meurt. Les battements s'arrêtent, on insuffle. De nouveaux mouvements reparaissent différents de ceux qui existaient avant la mort. La pointe ne s'allonge plus en bas, le tiers supérieur ne se porte que faiblement en avant, il y a seulement contraction faible de l'appendice droit et des ventricules, dans laquelle le sommet de l'auricule et la pointe du cœur se rapprochent de leur base; ils continuent ainsi pendant trois minutes, s'affaiblissent et disparaissent.

Troisième expérience sur un lapin adulte. — J'ouvre le thorax comme dans l'expérience précédente; il se fait une hémorrhagie qui donne beaucoup de sang. Le poumon droit est refoulé, le gauche respire bien. Je constate deux mouvements principaux : l'un supérieur en avant, l'autre inférieur, dans lequel un stylet est repoussé en bas par la pointe, qui ensuite va frapper le sternum pour revenir à son état primitif; elle s'allonge visiblement. Les battements sont très rapides et difficiles à suivre en détail ; ils durent ainsi dix minutes, après quoi il se fait des convulsions, des bâillements, et le lapin meurt. Des mouvements se remarquent encore dans le cœur, bien qu'on ne fasse pas l'insufflation. De temps en temps, la pointe est portée en avant ; on remarque qu'avec ce mouvement coïncide la contraction de l'appendice; d'autres fois elle est prise d'un mouvement de contraction, dans lequel elle se rapproche de la base ; enfin, son mouvement en avant reparaît avec la contraction des oreillettes. Ces mouvements sont intermittents, ils diminuent peu à peu d'étendue et disparaissent enfin après un mouvement fibrillaire général, deux minutes après les convulsions de l'agonie.

On voit que, dans les deux expériences précédentes, j'étais parvenu, en conservant l'action du poumon gauche, à prolonger les battements du cœur assez de temps pour pouvoir les étudier à leur état naturel; mais leur extrême rapidité était un obstacle insurmontable à cette étude. Je fus pour cette raison obligé de mettre les lapins de côté et de continuer mes expériences sur les animaux dont la circulation est plus lente, en usant toutefois des mêmes précautions dans l'ouverture de la poitrine.

Quatrième expérience sur un chien de très forte taille. — Après une incision faite dans les parties molles, le long du bord droit du sternum, je coupe les côtes les unes après les autres avec un fort sécateur. Pendant ce temps l'animal, quoique contenu par des liens et des aides vigoureux, fait des efforts et des mouvements considérables. Enfin, quand la poitrine est suffisamment ouverte (au bout de deux minutes), l'individu est mort. Je vois que les deux poumons sont refoulés, les grosses veines distendues par le sang, et le cœur en état de turgescence extrême, présentant à considérer un mouvement léger de la pointe en avant coïncidant comme chez les lapins avec la contraction des oreillettes. Il s'en fait ainsi de huit à dix, le cœur ne se meut plus. Supposant que l'état de turgescence, dans lequel il se trouve, s'oppose à la continuation de ses mouvements, je fais pour le dégager une incision dans le ventricule droit. Il sort à l'instant par la plaie une grande quantité de sang noir en bavant, et à chacune des contractions des oreillettes qui sont revenues, le sang s'élève en jet de trois pouces, mais alors le mouvement de la pointe en avant est bien moins marqué qu'avant l'incision du ventricule; quand le sang a cessé de couler, le cœur est pris d'un mouvement fibrillaire général qui s'arrête bientôt.

Cinquième expérience sur un chien de très forte taille. — Les choses se passent à peu près comme dans l'expérience précédente. Pendant l'ouverture de la partie droite du thorax, l'animal fait des mouvements considérables et meurt avant que je puisse examiner le cœur battant à l'état naturel. Les poumons sont refoulés, les veines caves gorgées de sang, et le cœur, fortement distendu, n'exécute pas le moindre mouvement. Supposant encore que son extrême plénitude est la cause de son immobilité, je fais une incision dans la veine cave supérieure; il en sort beaucoup de sang noir; le cœur diminue peu à peu de volume et reprend des mouvements.

Ainsi, la pointe est portée en avant et se rapproche ensuite de sa base ; ce mouvement coïncide avec la contraction des oreillettes ; il s'en fait ainsi six ou sept, après quoi j'excise le cœur pour examiner ses mouvements à l'état vide. Il en sera question plus tard.

Le peu de réussite qu'avait eue dans ces dernières expériences l'ouverture de la partie droite de la poitrine pour la conservation du poumon gauche, m'empêcha de les continuer sur de plus gros animaux comme j'en avais l'intention d'abord. Je pensai que si ces deux chiens étaient morts avant que je pusse examiner les battements du cœur à l'état naturel, il en serait certainement de même chez les animaux à parois thoraciques plus épaisses et plus résistantes, pour la section desquelles il faudrait un temps encore beaucoup plus long. Là se bornent donc mes expériences sur les mammifères. Elles sont, il est vrai, incomplètes sous certains rapports; mais sous d'autres, elles nous ont donné des résultats qu'il est bon de rappeler avant d'aller plus loin. C'est justement pour ces deux raisons que j'ai tenu à les reproduire.

Ainsi, nous avons vu que les battements du cœur observés avant la mort, sont bien différents de ceux qui subsistent plus ou moins de temps après elle. Malgré l'extrême rapidité des premiers, nous avons établi qu'ils consistent en deux mouvements alternatifs réguliers, l'un du tiers supérieur du cœur en avant, l'autre de la pointe des ventricules, qui, presque en même temps, se porte en bas, en avant, et revient à son état ordinaire. Quant aux autres (les mouvements posthumes), ils sont irréguliers dans leur étendue et leur rhythme, et sont beaucoup moins énergiques. Le mouvement du tiers supérieur en avant est très peu marqué ; la pointe ne s'allonge plus en bas, quelquefois elle se rapproche de sa base, d'autres fois elle éprouve auparavant un léger mouvement en avant ; mais chaque fois que ce dernier existe, il coïncide avec une contraction notable des oreillettes. Enfin, pendant la vie, le volume du cœur varie beaucoup à chaque mouvement ; si l'on vient à faire une incision dans les ventricules, le système vasculaire se vide par des jets détachés, successifs, et lancés au loin. Après la mort, le volume du cœur ne varie guère dans ses mouvements; il est gonflé outre mesure par le sang qui stagne dans ses cavités et les gros vaisseaux par suite de l'asphyxie qui a causé la mort : et si l'on fait une incision aux ventricules, le sang sort en bavant continuellement, et s'élève en faible jet quand les oreillettes ou les ventricules se contractent. Remarquons de plus, que ces manières d'être des mouvements posthumes s'observent à peu près de même, selon que l'insufflation soit pratiquée ou qu'elle ne le soit pas; seulement, dans ce dernier cas, les mouvements sont encore plus irréguliers et durent moins de temps. On a donc eu tort, pour le dire en passant, de confondre les battements du cœur naturels, avec ceux que l'on entretient à l'aide de l'insufflation. Il y a entre eux une telle différence, que l'on pourrait en déduire que ceux-ci sont incapables d'entretenir la vie, si l'on n'avait déjà prouvé directement, qu'ils n'empêchent pas la chaleur animale de s'éteindre rapidement, et, qu'avec eux, il n'y a plus de pouls, de sécrétion et de nutrition.

La difficulté de pouvoir observer les battements du cœur à l'état naturel chez les mammifères, n'existe plus pour les oiseaux. On sait que ceux-ci ont, comme les grenouilles, la faculté de respirer longtemps, malgré l'ouverture du thorax, et que, dès lors, les mouvements du cœur se présentent toujours semblables dans chaque individu, sauf pourtant leur fréquence qui varie suivant l'âge et la grosseur de chacun d'eux. C'est ce qui m'engage à donner les expériences pratiquées sur eux, sous forme d'observation générale, comme je l'ai déjà fait pour la grenouille, et dans le même but d'éviter des répétitions inutiles. J'ai employé le vieux coq, l'oie surtout, dont les battements ne sont guère plus fréquents que ceux de l'homme, et j'ai pu me livrer à un examen détaillé, que l'extrême rapidité de ceux du lapin m'avait rendu impossible. Voici l'état de ces battements :

Le cœur des oiseaux subit deux mouvements analogues, pour l'énergie et la forme, à ceux qui s'observent sur le lapin avant les convulsions de l'agonie; mais leur succession, moins précipitée, permet de mieux les suivre, d'apprécier la durée relative de chacun d'eux, et la manière dont ils s'enchaînent avec ceux des appendices auriculaires, bien que ces derniers soient peu marqués chez les oiseaux. Ainsi, dans le premier mouvement, il y a augmentation de tous les diamètres ventriculaires avec projection de la pointe en avant, immédiatement suivie de leur raccourcissement avec retour de la pointe à l'état naturel. On peut s'assurer de cet allongement et de ce raccourcissement instantanés des diamètres, au moyen de deux doigts que l'on place dans deux points des ventricules diamétralement opposés, et qui, à chaque mouvement, sont écartés violemment l'un de l'autre, pour se rapprocher à l'instant même. Dans le second mouvement, le tiers supérieur du cœur se porte en avant, mais on peut voir qu'en même temps les appendices se dilatent et se portent également en avant : on voit aussi que, lorsque ce mouvement d'ampliation du tiers supérieur disparaît, les appendices se contractent en même temps et s'effacent. Ajoutons qu'ils se succèdent tous deux sans intervalle appréciable, de sorte que l'un disparaît en même temps que l'autre commence. D'après ce que nous venons de dire, on peut résumer ainsi l'état de ces deux mouvements :

Le mouv. infér. comprend :	L'augmentation de tous les diamètres; La projection de la pointe en avant; La diminution de tous les diamètres; Le retour de la pointe à l'état naturel.
Le mouv. supér. comprend :	Un commencement coïncidant avec la dilatation des appendices; Une terminaison coïncidant avec la contraction des appendices.

Il est évident que ce résultat de l'observation des battements du cœur chez les oiseaux exprime également l'état des mêmes battements chez les mammifères. Nous avons vu, en effet, que chez le lapin il y avait deux mouvements principaux, dont la forme, la succession et l'énergie étaient les mêmes que chez les oiseaux. Les mouvements des appendices seuls n'ont pas pu y être suivis, à cause de leur grande rapidité; mais il est impossible d'admettre qu'ils s'enchaînent autrement que chez les oiseaux avec les deux mouvements principaux, vu la structure identique du cœur dans les deux espèces.

Tels sont donc l'enchaînement et la succession des battements du cœur double à l'état naturel. Nous connaissons également les mouvements qui s'y font remarquer plus ou moins de temps après la mort, et qui, pour le répéter, diffèrent beaucoup des premiers; il nous reste, pour compléter leur histoire, à parler de ceux dont le cœur double est encore le siége après son extirpation, à l'état vide, par conséquent. Ces mouvements sont exactement les mêmes chez les mammifères et les oiseaux; voici comment ils se passent. Le cœur repose par sa face postérieure sur une surface plane : il est mou, aplati, en affaissement complet. Tout à coup, on voit les appendices éprouver un mouvement de contraction ou de resserrement de leur sommet, dans le sens de leur axe. Ensuite les ventricules se contractent également, leur pointe se rapproche un peu de la base; mais le plus grand rétrécissement se fait dans le sens de leur largeur, qui diminue au moins d'un tiers ; le diamètre antéro-postérieur est le seul qui subisse une espèce d'ampliation peu sensible à la pointe, et très marquée à la base. En un mot, les ventricules, d'aplatis qu'ils étaient, ont pris une forme conique, ce qui n'a pu se faire que par l'augmentation du diamètre antéro-postérieur aux dépens du transversal. Ces mouvements de contraction sont les seuls que l'on observe dans le cœur vide; ce qui permet de conclure que ceux de dilatation n'existent que par la présence du sang qui a subi une certaine impulsion, et qu'ils sont entièrement passifs.

Une circonstance a dû surprendre dans l'exposé que j'ai fait des mouvements du cœur double à l'état de plénitude ; c'est l'allongement de la pointe. Ce fait est si généralement nié aujourd'hui, que je crois devoir m'y arrêter un moment, et chercher le motif des opinions contraires qui ont si longtemps partagé les savants à ce sujet. Rappelons-nous que les mouvements de la pointe ne se sont pas constamment présentés les mêmes. Ainsi, nous avons vu que dans les battements qui ont lieu avant la mort de l'animal, il y a allongement de la pointe, et retour immédiat de la pointe à l'état naturel ; tandis que dans ceux qui persistent encore après la mort, il y a souvent raccourcissement subit de la pointe vers la base du cœur. Or, ne pourrait-il pas se faire que les partisans des deux opinions contraires sur l'état de la pointe dans la *systole*, se fussent appuyés sur les mouvements observés avant ou après la mort? Cette supposition devient une certitude, par le passage suivant de Sénac (1) : « On observe surtout ce raccourcissement dans le cœur des animaux quadrupèdes, lorsque son action commence à languir, lorsque les battements s'éloignent, lorsque la contraction se fait par un mouvement vermiculaire. » Haller paraît avoir été du même sentiment que Sénac, dans les expériences sur lesquelles il s'est fondé pour nier l'allongement dans la *systole*. On peut voir, dans le premier volume des *Opera minora,* qu'à part les mouvements du cœur de la grenouille, qui ne lui avaient pas semblé faire exception au système qu'il adoptait, il n'y est question que de ceux de différents *quadrupèdes* chez lesquels l'affaissement des poumons et la mort par asphyxie suivent de très près la section du thorax ; aussi dans ces animaux, les mouvements du cœur sont-ils notés irréguliers et avec raccourcissement de la pointe. Il s'écrie même quelque part (2), après l'examen des mouvements du cœur d'un chat : « Je vis le sommet du cœur approcher dès sa base, et je fus surpris des doutes qui

(1) Sénac, *Traité de la structure du cœur*, édit. de 1740, t. I, p. 292.

(2) *Mémoires sur les parties sensibles et irritables*, t. I, p. 342.

avaient pu s'élever sur un point qui me parut si clair. » Ainsi donc, Sénac, Haller, examinant les mouvements incomplets et vermiculaires du cœur chez les animaux morts, et voyant un raccourcissement de la pointe vers la base, nièrent l'allongement d'une manière absolue; tandis que Vésale, Winslow, etc., se fondant sur des expériences autres que ne les voulait Sénac, c'est-à-dire examinant sur des animaux vivants les mouvements du cœur réguliers, énergiques, virent la pointe s'allonger, et soutinrent le fait, bien que fort embarrassés de l'expliquer.

Mais quelle est la raison de cette différence d'état de la pointe, dans les battements naturels ou dans les mouvements posthumes? C'est ce qui ressortira de la discussion suivante, qui a pour but principal de démontrer que le système des battements dans le cœur double est le même que dans le cœur simple, malgré leur différente structure.

Pour cela reproduisons la succession et la valeur fonctionnelle des mouvements du cœur de la grenouille. Nous les avons ainsi représentés :

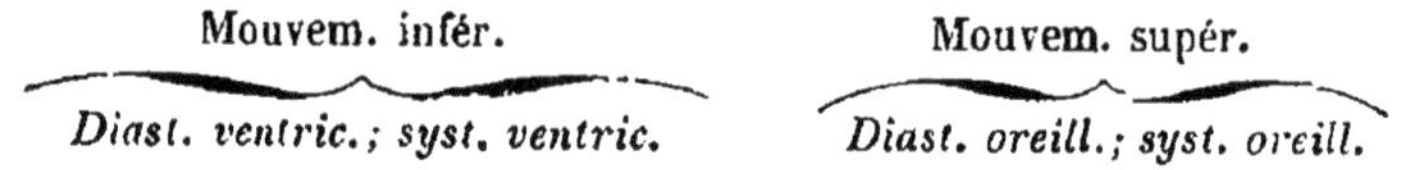

Reproduisons également ce que l'observation nous a appris de ceux du cœur double :

Le mouv. infér. comprend :
- L'augmentation de tous les diamètres;
- La projection de la pointe en avant;
- La diminution de tous les diamètres;
- Le retour de la pointe à l'état naturel.

Le mouv. supér. comprend :
- Un commencement coïncidant avec la dilatation des appendices;
- Une terminaison coïncidant avec la contraction des appendices.

Il est clair que si nous parvenons à établir que les mouvements partiels dont se composent les deux grands mouvements du cœur double sont : 1° la dilatation et la contraction ventriculaires pour le mouvement inférieur; 2° la dilatation et la contraction auriculaires pour le mouvement supérieur, il s'ensuivra nécessairement que le système circulatoire du cœur double est le même que celui du cœur simple. C'est ce que nous allons prouver, en commençant par le mouvement supérieur.

D'après les théories régnantes, ce mouvement est produit par la diastole ventriculaire ; or, ce point de doctrine soulève contre lui des objections sérieuses. Si le mouvement supérieur était l'effet de la diastole ventriculaire, il monterait successivement de la pointe à la base, en parcourant toute l'étendue des ventricules. C'est ce qui n'a pas lieu ; ce mouvement se fait uniquement et tout à coup à la partie supérieure du cœur, c'est-à-dire entre la naissance des deux artères et le point correspondant à la hauteur des orifices auriculo-ventriculaires ; pendant ce temps la pointe est au contraire retirée en arrière. A cet argument s'ajoute comme dernière preuve l'expérience suivante : si l'on rescise toute la pointe d'un cœur battant avec énergie et régularité, de manière à ouvrir les deux ventricules par leur partie inférieure, il se fait sept ou huit jets de sang bien détachés par lesquels se vide le système circulatoire. On remarque qu'ils ont tous lieu successivement dans le temps destiné au mouvement inférieur des ventricules ; le mouvement supérieur continue de se faire dans l'intervalle de chaque jet, bien que diminuant en proportion de la déplétion sanguine ; et tant qu'il dure, il ne sort pas la moindre quantité de sang par l'ouverture faite aux ventricules. Or, la persistance du mouvement supérieur, malgré les jets de sang qui désemplissent les ventricules, et l'absence de tout écoulement sanguin, pendant sa durée propre, ne mettent-elles pas hors du plus léger doute que le mouvement supérieur ne tient pas à la réplétion ou diastole ventriculaire? La chose me paraît si évidente que je crois inutile d'y insister davantage.

Puisque la dilatation des ventricules n'est pour rien dans la production du mouvement supérieur, voyons s'il ne sera pas possible de l'expliquer par celle des oreillettes. On peut le supposer d'avance, en procédant par voie d'exclusion; mais cette induction, déjà probante par elle-même, est considérablement renforcée par les considérations suivantes. Le mouvement en question se fait au tiers supérieur du cœur; les oreillettes circonscrivent exactement la partie postérieure du tiers supérieur du cœur. Le mouvement se dessine en avant; la position des embouchures veineuses dans la paroi postérieure des oreillettes fait que le sang qu'elles versent dans leurs cavités, doit nécessairement porter en avant leurs parois antérieures; d'un autre côté, nous savons que les oreillettes étant cachées derrière les ventricules, et que ceux-ci étant vides en ce moment, il s'ensuit nécessairement que les parois ventriculaires sont portées en avant, avec les parois antérieures des oreillettes qui leur ont communiqué, par voie de continuité, l'impulsion produite par l'afflux du sang veineux. Enfin, une circonstance bien importante, est l'enchaînement des mouvements des appendices avec le mouvement supérieur. En effet, si l'on réfléchit que les appendices, comme parties des parois auriculaires, se dilatent et se contractent en même temps que le reste de ces parois, on doit dès lors, à cause de la position superficielle et détachée qu'ils occupent, les considérer comme les signaux des diverses manières d'être des parties auriculaires profondes et cachées. Ainsi, la coïncidence de la dilatation des appendices avec le commencement du mouvement supérieur indique que toute la cavité des oreillettes se dilate pour produire ce mouvement; de même la coïncidence de leur contraction avec la disparition du mouvement supérieur indique que ce mouvement se termine par le resserrement contractile de la cavité entière des oreillettes, resserrement opéré surtout par le retrait des parois antérieures contre les postérieures qui sont à peu près immobiles.

Nous voilà donc arrivés à ce résultat, que le mouvement supérieur du cœur double est l'effet unique de l'action des oreillettes; qu'il se fait par la dilatation, et se termine par la contraction de leurs cavités. Il est donc exactement semblable sous le rapport de son siége, de sa composition et de sa cause, à celui du cœur simple.

Maintenant qu'il est bien démontré que le mouvement supérieur est entièrement affecté au jeu des oreillettes, on doit en conclure que l'inférieur comprend celui des ventricules, c'est-à-dire leur dilatation et leur contraction. C'est ce qu'il sera facile d'établir par l'analyse des mouvements partiels dont se compose le mouvement inférieur. Ces mouvements sont la projection de la pointe en avant, avec l'augmentation de tous les diamètres des ventricules, et le retour de la pointe à son état naturel, avec la diminution de tous les diamètres. Or, cet allongement, cette augmentation de diamètres, ne supposent-ils pas une ampliation, une dilatation? et le retour de la pointe à l'état naturel, avec la diminution des diamètres, n'indiquent-ils pas que la dilatation précédente cesse par le raccourcissement ou la contraction des fibres ventriculaires? Cela n'est plus douteux quand on réfléchit à la nature des mouvements qui précèdent et suivent le mouvement inférieur. En effet, si nous nous rappelons qu'il s'enchaîne d'un côté avec la terminaison du mouvement supérieur, c'est-à-dire la contraction des oreillettes, et de l'autre avec le pouls ou la dilatation artérielle, en un mot qu'il leur est intermédiaire, on verra qu'il doit être en double rapport avec eux; d'abord en rapport passif de dilatation avec le premier, et ensuite en rapport actif de contraction avec le second. Ce mouvement inférieur comprend donc l'effet de la contraction des oreillettes et la cause du pouls artériel, et ce sont ces deux états rapides d'effet et de cause, de dilatation et de contraction, qui sont traduits à l'extérieur de l'organe, l'un par la projection de la pointe en avant, avec augmentation des diamètres ventriculaires, l'autre par le retour de la pointe et des diamètres à leur état naturel.

Il y a donc la même ressemblance entre les mouvements inférieurs du cœur simple et du cœur double, qu'entre leurs mouvements supérieurs; toutefois une petite différence dans la manière dont se fait le temps de dilatation ventriculaire mérite d'être notée. Nous avons vu que dans la grenouille, la dilatation ou turgescence ventriculaire se faisait également en bas, en avant, sur les côtés, et qu'elle était beaucoup mieux marquée dans ces trois sens que dans le sens postérieur. Dans le cœur double, cette dilatation n'est bien sensible qu'en avant, car on sait que les parois thoraciques sont frappées plus ou moins énergiquement par ce mouvement antérieur de la pointe. Comment expliquer ces deux manières d'être de la dilatation ventriculaire? par l'organisation différente de l'un et l'autre cœur. Dans la grenouille, l'oreillette est placée à la partie supérieure et un peu postérieure du ventricule, son axe est dirigé de haut en bas et un peu d'arrière en avant; il s'ensuit que l'ondée de sang lancée dans le sens de cet axe vient dilater le ventricule surtout en bas, en avant, et sur les côtés. Dans le cœur double les oreillettes sont placées beaucoup plus bas, relativement à la position des ventricules qui les recouvrent, comme nous l'avons dit, en avant. Les orifices auriculo-ventriculaires répondent à la partie moyenne des ventricules, et leurs axes sont dirigés en bas, mais aussi en avant et en dedans; il s'ensuit que les ondées sont lancées chacune obliquement dans ces trois sens. Mais comme dès lors elles convergent ensemble, le sommet de l'organe ou la pointe éprouve la résultante des deux forces que leur a imprimées la contraction des deux oreillettes et il se porte directement en bas et en avant. Cela est si vrai que lorsqu'on anéantit une ondée sanguine en ouvrant largement une des deux oreillettes, le mouvement antérieur de la pointe n'existe plus, et on la voit se porter à gauche ou à droite, suivant qu'on a conservé l'ondée droite ou la gauche (1).

(1) Au lieu d'ouvrir l'oreillette, il suffit quelquefois de la presser avec le doigt, pour la paralyser momentanément et obtenir le même résultat. On verra la pointe du cœur se porter toujours du même côté que l'oreillette paralysée. Ce fait expérimental prouve à lui seul la nature diastolique du mouvement de la pointe.

On doutera peut-être que l'allongement de la pointe en avant ne soit qu'un mouvement purement passif de dilatation, et l'on se demandera comment il se fait que les parois minces des oreillettes puissent en se contractant produire la dilatation des parois épaisses et charnues des ventricules. Nous répondrons à cela que s'il s'agissait d'une lutte entre la force contractile des ventricules et des oreillettes, celles-ci n'auraient certes pas l'avantage ; mais il n'en est pas ainsi. Quand les oreillettes se contractent, les ventricules sont dans un état de resserrement *tonique* qui ne peut pas résister à l'introduction du liquide violemment refoulé par les oreillettes. Il arrive ici, ce qui se fait dans les muscles de la vie animale, ceux du bras par exemple ; ainsi en supposant le biceps et le brachial antérieur raccourcis par la contraction, on ne les verra s'allonger qu'autant que le triceps se contractera, et cependant la force contractile de ce muscle est bien moindre que la somme de celle des deux fléchisseurs ; mais comme on sait que dans ce moment ceux-ci n'opposent pas leur contraction à celle du triceps, on n'est pas étonné de voir les plus forts se laisser aller à l'action du plus faible. De même les ventricules dans l'état de resserrement qui a succédé à leur contraction, ne peuvent s'allonger ni se dilater que par la contraction des oreillettes. Dans les muscles de la vie animale, cette force de contraction, nécessaire pour produire l'allongement des antagonistes raccourcis, et qui s'exerce réciproquement des extenseurs aux fléchisseurs, se transmet par les os qui reçoivent les insertions des uns et des autres. Dans le cœur c'est l'ondée sanguine qui est chargée de cette transmission ; c'est elle qui, en distendant mécaniquement les ventricules, leur communique toute la force d'impulsion qu'elle a reçue des oreillettes, en produisant un durcissement notable des parois ventriculaires vivement distendues. Ainsi donc l'allongement des muscles de la vie animale, la dilatation des cavités du cœur, sont des effets, des actions passives ; la dilatation des ventricules est l'effet de la contraction des oreillettes, celle des oreillettes est l'effet de l'impulsion *à tergo* du sang veineux, comme celle des artères ou le pouls est l'effet de la contraction des ventricules, et il n'y a dans le cœur pas plus de dilatations actives, d'aspirations, que l'anatomie n'y montre de fibres dilatatrices.

On doutera peut-être aussi que la dilatation et la contraction ventriculaires se succèdent assez rapidement pour se confondre en un mouvement qui paraît simple, et qui s'enchaîne déjà si précipitamment avec la contraction des oreillettes d'un côté et le pouls artériel de l'autre, que leur ensemble paraît être plutôt un état de synchronisme que de succession. Là-dessus nous ferons remarquer que la dilatation et la contraction ventriculaires, n'existant pas dans le mouvement supérieur, doivent nécessairement se rencontrer dans l'inferieur. Quant à la rapidité de leur succession, elle n'est pas plus inconcevable que celle très grande que nous offre le pharynx dans sa dilatation et dans sa contraction, et dont personne n'a jamais douté. Il y a même, sous le rapport d'action, une telle analogie entre ce dernier organe et les ventricules, que je crois important de la développer.

On sait que l'ondée alimentaire se forme dans la bronche, qu'elle en est chassée par l'élévation de la langue contre le palais, et qu'elle pénètre, non pas successivement, mais en masse dans le pharynx par son ouverture buccale qui est considérable; que celui-ci se dilate pour la recevoir, et qu'à l'instant même il se contracte pour la chasser dans l'œsophage; que ce double mouvement qui constitue le deuxième temps de la déglutition est très rapide, comme convulsif d'après Boerhaave, de telle sorte que l'ondée alimentaire ne fait que passer par le pharynx successivement dilaté et contracté; que pourtant cette succession si rapide de deux mouvements importants se complique encore de l'abaissement de l'épiglotte et de l'élévation du voile du palais, espèces de soupapes qui empêchent l'ondée comprimée par la contraction du pharynx de passer dans le larynx ou de remonter dans les fosses nasales. Nous allons voir que les choses se passent à peu près de même dans le cœur. L'ondée sanguine se forme dans l'oreillette, en est chassée par sa contraction, et pénètre non pas successivement, mais en masse dans le ventricule par son ouverture auriculaire qui est considérable; celui-ci se laisse dilater pour la recevoir, et à l'instant même il se contracte pour la chasser dans l'artère. Ce double mouvement est très rapide, comme convulsif, de telle sorte que l'ondée sanguine ne fait que passer par le ventricule successivement dilaté et contracté; cependant cette rapidité dans la succession de deux mouvements importants se complique encore de l'élévation des valvules auriculaires qui empêchent l'ondée sanguine comprimée par la contraction du ventricule de rentrer dans l'oreillette.

A part la nature de la dilatation, qui est active dans le pharynx et passive dans le cœur, le parallèle que je viens d'établir dans les mêmes termes entre l'action de ces deux organes est exact. Il nous donne une juste idée de la manière dont s'enchaînent les deux mouvements partiels qui composent le mouvement inférieur, et nous montre que l'ondée sanguine passe des oreillettes dans les artères par une déglutition des ventricules plus rapide encore que celle du pharynx, attendu l'énergie contractile plus grande du cœur.

On se demandera peut-être comment il se fait que l'oreillette se dilate seule, et que le sang qui y afflue reste dans sa cavité, sans tomber par son propre poids dans le ventricule, et sans le dilater en même temps que l'oreillette. Nous répondrons que, dans le moment où le sang se précipite dans l'oreillette, le ventricule qui vient de se contracter est revenu sur lui-même, et maintenu en état de resserrement par le fait de la tonicité musculaire. Ce resserrement tonique suffit pour empêcher le sang qui dilate l'oreillette de tomber dans le ventricule, et cela se conçoit d'autant plus facilement que le sang qui trouve dans l'oreillette des parois minces, cédant facilement pour le recevoir, n'est forcé par rien de faire irruption dans la cavité ventriculaire. Mais quand l'oreillette sera distendue par l'ondée sanguine, cette dernière ne sera-t-elle pas obligée alors, par le fait de cette tension, de pénétrer dans le ventricule? Cette circonstance ne peut pas se présenter; car, du moment que l'oreillette est suffisamment pleine, elle se contracte à l'instant même, et elle envoie son ondée dans le ventricule, qu'elle dilate. Nous retrouvons ici ce qui se passe dans l'acte de la déglutition, auquel nous venons de comparer le mode de progression de l'ondée dans les cavités du cœur. Quand l'ondée alimentaire vient d'être poussée en bas par la contraction des parois du pharynx, celles-ci restent rapprochées par un état non de contraction, mais de simple tonicité, comme les parois ventriculaires du cœur après la systole; et néanmoins ce resserrement tonique, quelque peu violent qu'il soit, suffit pour empêcher que le liquide qui peut être contenu dans la bouche en grande quantité vienne, par son propre poids, tomber dans le pharynx et le dilater. Cette dilatation ne se fait que par l'acte contractile et volontaire de la déglutition.

Après tout ce qui a été dit jusqu'à présent, il sera facile de saisir la raison des différents mouvements de la pointe, dans l'état naturel ou dans l'état posthume. Quand le cœur bat naturellement, la pointe s'allonge en bas et en avant, pour revenir immédiatement à sa position ordinaire, c'est-à-dire que les ventricules se dilatent immédiatement avant de se contracter, et que leur contraction n'arrive jamais sans le mouvement de dilatation qui la précède et la masque, pour ainsi dire. Le contraire se remarque dans les mouvements posthumes. En effet, on voit souvent que la pointe se rapproche de la base du cœur, sans allongement préalable, et cela tient à ce que les ventricules se contractent d'emblée, sans avoir été dilatés immédiatement auparavant. Cet isolement de la contraction ventriculaire, ainsi démasquée par l'absence de la dilatation qui la précède toujours pendant la vie, est un effet de l'irrégularité qui, dans l'état posthume, affecte les mouvements du cœur ; et comme cette irrégularité augmente à mesure que les mouvements s'affaiblissent, il s'ensuit, comme le fait remarquer Sénac, que ce n'est que dans le dernier affaiblissement de ces mouvements que s'observe surtout le raccourcissement de la pointe. Telle est la raison de la différence que les mouvements des ventricules présentent avant ou après la mort, et en même temps celle de la dispute qui régna si longtemps sur l'allongement ou le raccourcissement de la pointe du cœur. On voit que les deux partis avaient raison de soutenir, l'un que les ventricules devaient se raccourcir en se contractant, l'autre que dans le mouvement dit *de systole* la pointe s'allongeait ; mais ils se trompaient tous deux, en ne voyant dans ce mouvement que la systole, tandis qu'il se compose de la diastole et de la systole ventriculaires.

Terminons enfin cette discussion en prévenant un reproche de contradiction qu'on pourrait nous faire au sujet de la contraction des ventricules. Nous avons établi, d'un côté, que lorsque les ventricules se contractaient dans l'état de plénitude avant ou après la mort, ils éprouvaient un rétrécissement plus ou moins marqué dans les différents diamètres ; de l'autre côté, nous avons dit que dans l'état vide et après l'extirpation cette contraction avait lieu avec augmentation du diamètre antéro-postérieur. Expliquons cette différence. Quand les ventricules sont considérés à l'état de plénitude, ils ont une forme conique ; en se contractant, ils la conservent, mais avec des dimensions moindres. Quand le cœur est extirpé et mis sur une surface plane, il est mou et aplati par son propre poids. Si, dans cet état, les ventricules se contractent, ils tendent également à la forme conique ; mais la résistance que leur oppose le plan sur lequel ils appuient fait qu'ils n'y parviennent qu'en partie, et en s'arrondissant seulement en avant aux dépens de leur largeur ; ajoutons encore que cette augmentation du diamètre antéro-postérieur est toujours moindre que la diminution du transversal, de sorte qu'en somme il y a rétrécissement circulaire, conjointement avec le raccourcissement de la pointe à la base. On voit donc que, à l'état plein et à l'état vide, la contraction des ventricules se fait de même, avec rétrécissement des diamètres et forme conique, et qu'il n'y a de différence proprement dite que dans la manière d'être des ventricules au moment où arrive leur contraction (1).

Ces divers éclaircissements sur les mouvements du cœur double étaient nécessaires avant d'en venir à leur étude sur l'homme. Par là, quelques objections des plus importantes ont été prévenues, et l'on peut maintenant donner sous forme de résumé l'histoire générale de la circulation du sang dans les cavités du cœur.

Supposons l'oreillette contractée. La tête de la colonne veineuse, soumise à une impulsion continue, se trouve arrêtée aux embouchures des veines qui sont resserrées par la contraction de l'oreillette ; elle fait effort de toute part, et se précipite dans sa cavité aussitôt que le resserrement contractile est terminé. Le sang va choquer violemment la paroi antérieure de l'oreillette, et lui fait exécuter un mouvement antérieur énergique. Il continue ensuite de couler dans sa cavité jusqu'à ce que sa réplétion soit complète (2). Alors l'oreillette opère sa contraction, qui commence par le resserrement des embouchures veineuses. Cette contraction des embouchures fait cesser à l'instant la communication qui existait entre le sang arrivé dans l'oreillette et le reste de la colonne, et forme de cette manière l'ondée sanguine. Celle-ci, chassée avec force de haut en bas et d'arrière en avant, soulève les valvules auriculo-ventriculaires, débouche en masse par l'ouverture ventriculaire dans le ventricule qu'elle distend, et dont le sommet

(1) C'est par cet arrondissement que prend le cœur vide dans sa contraction, qu'il faut expliquer la prétendue dilatation active du cœur de requin, cité par Pechlin.

(2) Je répète que dans les animaux à cœur double, l'impulsion *a tergo* du sang veineux suffit pour produire la réplétion des oreillettes, et se passe de la contraction des veines qui n'existe pas chez eux ; tandis que dans la grenouille l'impulsion veineuse ne suffit pas pour la réplétion de l'oreillette, qui n'est complétée que par la contraction des veines caves.

éprouve alors un mouvement en bas et en avant. Elle n'est pas plutôt dans le ventricule que celui-ci se contracte ; sa pointe, qui était portée en avant, revient à son état naturel ; il se rétrécit dans tous les sens ; les valvules auriculo-ventriculaires s'appliquent contre leur orifice, et l'ondée sanguine, violemment refoulée, relève les trois valvules semi-lunaires et pénètre dans l'artère, qui subit alors ce mouvement bref de dilatation qu'on nomme *pouls*. Ces différents mouvements par lesquels l'ondée sanguine passe de l'oreillette dans l'artère se succèdent fort rapidement, comme convulsivement, de telle sorte que leur ensemble paraît former un mouvement unique, et que la contraction de l'oreillette, qui est le premier de tous, est presque isochrone avec le pouls artériel, qui en est le dernier. Cela fait que, dans le premier moment où le ventricule est complétement vide, l'oreillette commence à se dilater de nouveau ; et pendant que, d'un côté, les valvules semi-lunaires s'abaissent pour retenir le sang dans l'artère (1), de l'autre, une nouvelle ondée se forme dans l'oreillette par suite de l'introduction dans sa cavité du sang veineux qui s'y est précipité du moment que sa contraction a eu cessé.

Telle est la série des mouvements qui constituent un battement complet ou une révolution du cœur, et à l'aide desquels le sang passe de la veine dans l'artère. On doit, pour en avoir une juste idée, ne considérer que la contraction et la dilatation de l'oreillette : après la première et presque en même temps, ont lieu les mouvements du ventricule et de l'artère ; pendant la seconde, le ventricule est vide et l'artère immobile (2).

(1) Ne peut-on pas dire que les tubercules d'Arantius ont pour fonction principale de tenir la partie supérieure des valvules légèrement écartée de la paroi artérielle, de telle sorte que le sang ne puisse pas faire le moindre effort de haut en bas, sans augmenter cet écartement, et sans abaisser par conséquent les valvules ?

(2) J'entends parler ici des troncs artériels voisins du cœur.

Il suit de là que : 1° les valvules auriculo-ventriculaires et semi-lunaires sont soulevées successivement, mais presque dans le même temps, par le passage du sang qui est comme instantané ; 2° qu'il y a toujours une ondée complète ou incomplète dans le cœur, et il n'y en a jamais plus d'une à la fois ; 3° que le ventricule est en repos et vide pendant la dilatation et la réplétion de l'oreillette ; mais celle-ci ne se repose pour ainsi dire pas, étant toujours en action de contraction ou de réplétion, chassant le sang d'un côté, ou le recevant de l'autre sans interruption (1). On peut dès lors considérer l'oreillette comme l'agent central de la circulation, le cœur proprement dit, tandis que le ventricule ne serait que le commencement du tube artériel qui, par sa force musculaire énergique, viendrait achever rapidement l'ouvrage de l'oreillette, en refoulant au loin le sang qu'elle lui a envoyé, et en réagissant sur lui, non pas par tonicité comme les simples parois artérielles, mais bien par une puissante contraction.

Nous allons faire l'application de la théorie précédente au cœur de l'homme, en prenant pour point de départ ses deux phénomènes extérieurs, qui sont les bruits dits *normaux* et le soulèvement des parois thoraciques, dont il faut d'abord rechercher l'origine.

Les bruits sont au nombre de deux. L'un, appelé *premier* ou *inférieur*, a son maximum d'intensité dans les environs du cinquième espace intercostal gauche, assez près du sternum. L'autre, que l'on nomme *second* ou *supérieur*, a son maximum d'intensité trois ou quatre pouces au-dessus de l'autre et un peu à sa droite, par conséquent derrière le sternum, à peu près vers le milieu de sa hauteur ; ajoutons qu'il y a un silence marqué après le deuxième bruit.

Le premier bruit répond à un soulèvement musculaire que

(1) Ce qui prouve encore l'activité et l'importance de l'oreillette, c'est la dose considérable de vitalité qui lui est répartie. On sait en effet que ses contractions persistent encore plus ou moins de temps après celles du ventricule, et qu'elle est l'*ultimum moriens* du cœur.

l'on observe ordinairement à l'endroit où est son maximum d'intensité, c'est-à-dire dans le cinquième espace intercostal. Quant au second, on aurait tort de croire qu'il en est constamment privé. Ainsi, sur la quantité de personnes que j'ai examinées, j'ai observé six fois un soulèvement du deuxième ou troisième espace intercostal, près du sternum, coïncidant parfaitement avec le deuxième bruit qui y avait son maximum d'intensité. Dans ces cas, il était facile de remarquer les deux soulèvements supérieur et inférieur alternant ensemble avec chacun des deux bruits auxquels ils étaient unis. Une seule fois l'autopsie cadavérique me permit de m'éclairer sur cette espèce d'anomalie. Le cadavre étant encore intact, j'enfonçai un bistouri perpendiculairement dans chacun des deux endroits qui avaient présenté des battements, et qui étaient le deuxième espace intercostal et le quatrième près du sternum. Je découvris ensuite le cœur : il était placé longitudinalement en dehors du bord gauche du sternum ; je vis que la ponction supérieure avait pénétré dans l'oreillette droite en traversant d'arrière en avant les parois supérieures du ventricule droit, et que la ponction inférieure avait atteint le sommet de l'organe, deux lignes au-dessus de sa pointe. Je crus pouvoir conclure de ce seul fait, qu'une condition nécessaire pour la production du soulèvement supérieur était le rapport de la partie supérieure du cœur avec un espace musculaire, et que, si ce soulèvement était rare, cela tenait à la position ordinaire de sa base derrière le sternum.

Il est clair que les deux mouvements de la pointe et de la base du cœur qui produisent les deux soulèvements alternatifs des parties musculaires du thorax sont, pour l'inférieur, le temps de dilatation ventriculaire, et pour le supérieur celui de dilatation articulaire ; car nous avons démontré que ce n'est que par eux seuls que se font les deux mouvements antérieurs dont la pointe et la base du cœur sont alternativement le siége. Si, d'un autre côté, nous réfléchissons que chacun des deux bruits coïncide parfaitement avec chacun des deux soulèvements, et qu'ils ne font positivement qu'un ensemble, on en conclura que le bruit inférieur est avec le soulèvement inférieur l'effet simultané de la dilatation ventriculaire, et que le bruit supérieur est avec le soulèvement supérieur l'effet également simultané de la dilatation auriculaire. Au reste, nous ferons observer que Magendie et Hope reconnaissent aussi que le premier bruit répond au mouvement antérieur de la pointe, et le deuxième au mouvement antérieur de la base du cœur. Nous sommes en cela d'accord avec eux ; mais nous ne le sommes plus, quand ils appellent le premier mouvement *systole*, et le second *diastole* ventriculaires.

Maintenant que nous savons à quel état du cœur rapporter les deux bruits, occupons-nous d'eux seuls à l'exclusion des soulèvements qui n'ont pas de valeur significative particulière, et cherchons à connaître toute la série des mouvements du cœur par l'enchaînement des bruits et du silence. Le premier bruit, avons-nous dit, répond à la diastole ventriculaire; il nous indique, par conséquent, que la contraction des oreillettes la précède, que la contraction ventriculaire la suit, puis le pouls artériel. Mais comme ces divers mouvements sont si rapides, qu'ils paraissent n'en former qu'un, le premier bruit doit signifier l'ensemble de ces mouvements, et dès lors le passage de l'ondée des oreillettes dans les artères. Le deuxième bruit nous apprend que la dilatation auriculaire se fait par l'introduction subite du sang veineux dans la cavité des oreillettes ; enfin, pendant le silence, le sang veineux continue d'y couler jusqu'à ce que leur réplétion soit complète; alors elles se contractent de nouveau, et le premier bruit reparaît avec la dilatation ventriculaire, etc., comme nous venons de le dire.

On voit que dans ce système de bruits et de mouvements, tout se lie et s'explique. Il n'en est pas de même de celui des auteurs : qu'on se donne la peine de l'examiner, on verra que le passage du sang y est aussi incompréhensible que la nature des mouvements à l'aide desquels il s'y effectue. Comment, en effet, se rendre compte de la position de la systole ventriculaire entre la systole de l'oreillette qui la précède, et la diastole ventriculaire qui la suit? On suppose par là que le sang arrive dans le ventricule sans l'influence contractile de l'oreillette; mais alors à quoi bon la contraction de l'oreillette avant la systole ventriculaire? elle est complétement inutile.

Il nous reste à étudier au moyen de l'auscultation la durée relative des bruits et du silence, pour arriver à celle des différents états du cœur auxquels ils correspondent. Car, comme le fait observer Laënnec (1): « l'oreille juge beaucoup plus sûrement des intervalles les plus petits des sons et de leur durée la plus courte, que l'œil ne le peut faire des circonstances semblables du mouvement. » Partant de là, Laënnec a fixé ainsi le rhythme des bruits et des mouvements (2) : « Sur la durée totale du battement complet, un quart est occupé par un repos absolu de toutes les parties (le silence), une moitié par la contraction des ventricules (le premier bruit), et un quart par celle des oreillettes (le deuxième bruit). » D'après ce que nous avons dit jusqu'à présent, il est clair que nous ne pouvons partager l'opinion de Laënnec en ce qui concerne la manière dont il interprète les bruits et le silence; on va voir que nous ne sommes pas mieux d'accord, pour la durée relative qu'il leur assigne.

Si l'on ausculte les bruits normaux et réguliers d'un cœur qui présente le nombre de pulsations ordinaires, et qu'on cherche à savoir de combien de temps égaux se compose la durée totale des deux bruits et du silence, on reconnaît qu'il y en a trois qui reviennent d'une manière précise dans chaque battement. Ainsi, en comptant *un* sur le premier bruit, *deux* sur le second, on comptera *trois* dans le silence pour revenir compter *un* sur le premier bruit, etc. Il suit de là que la durée d'un battement complet est une véritable *mesure à trois*

(1) Laënnec, *Auscultation médiate*, édit. de 1826, t. II, p. 383.
(2) Laënnec, *ibid.*, p. 408.

temps, dans laquelle on peut figurer les deux bruits par deux *notes noires*, et le silence par *un soupir*.

Quand les pulsations sont rares, à quarante par exemple, il peut arriver que le silence contienne plus que la valeur d'un bruit, et la mesure à trois temps n'existe plus. Lorsqu'elles sont très précipitées, le silence contient, au contraire, moins que la valeur d'un bruit, et il est également impossible de compter trois temps. Mais à part ces deux espèces de cas exceptionnels, les uns en plus, les autres en moins, les trois temps se succèdent exactement dans le rhythme des bruits et du silence, dont la durée relative est presque toujours telle que je viens de le dire.

Qu'inférer de là? D'abord, que les deux bruits sont égaux, puisqu'ils répondent à des temps égaux. En conclurons-nous aussi que les dilatations ventriculaires et auriculaires auxquelles ils se rattachent sont égales en durée? Non, car nous savons positivement par l'inspection du cœur de la grenouille que l'une est beaucoup plus longue à se faire que l'autre. Nous en conclurons seulement que le choc du sang contre les parois des deux cavités, dans le moment où elles sont comme surprises par son arrivée subite, a une durée égale dans l'une et dans l'autre. Nous serons en cela parfaitement d'accord avec ce que l'observation journalière nous apprend de la durée des chocs; ils peuvent être plus aigus, plus retentissants les uns que les autres, mais leur durée proprement dite est toujours la même. C'est, au reste, ce qui arrive pour les bruits du cœur; le premier est ordinairement plus sourd que le deuxième, cependant tous deux n'en occupent pas moins un temps égal dans la durée totale du battement complet.

Ce point une fois bien établi, le rapport des trois temps de la *mesure* du cœur avec la série de tous les mouvements se présente de lui-même. En effet, la dilatation ventriculaire, cause du premier bruit, étant comme le centre de ce mouvement composé et rapide qui commence par la contraction de l'oreillette et finit par la contraction ventriculaire, il s'ensuit que tout ce mouvement se fait dans le premier temps, puisqu'il se rattache au premier bruit. Le deuxième bruit avec le deuxième temps n'est marqué que par l'arrivée du sang veineux dans l'oreillette. Enfin, pendant le troisième temps, qui est silencieux, l'oreillette continue de se remplir, jusqu'à ce que le premier temps revienne avec la contraction de l'oreillette qui provoque la dilatation ventriculaire et le premier bruit. On voit, par là, que le sang passe de l'oreillette dans l'artère en un temps, et que pendant les deux autres l'oreillette se dilate et se remplit; de sorte qu'en supposant un cœur battant 60 fois par minute, sa révolution ou son battement complet sera d'une seconde, l'ondée sanguine mettra 2/3 de seconde à se former dans l'oreillette, et 1/3 seulement à passer de l'oreillette dans l'artère.

Voici un tableau qui résume tout ce que j'ai dit sur la succession des mouvements du cœur, des bruits et des temps (1), et qui me paraît devoir en donner une idée claire et précise.

(1) Beaucoup de médecins emploient les mots *temps* et *bruits du cœur* comme parfaitement synonymes. C'est là une confusion déplorable qui embarrasse la discussion des théories du cœur.

TABLEAU

DE LA SUCCESSION DES MOUVEMENTS DU CŒUR, DES BRUITS ET DES TEMPS.

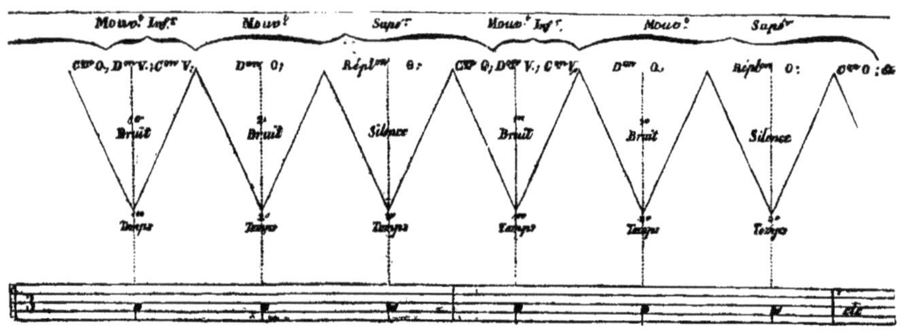

Je dois, en terminant cette exposition de la théorie physiologique des mouvements du cœur, mentionner par anticipation le fait pathologique de l'insuffisace des valvules aortiques, parce qu'il apporte une modification à ce que nous avons établi sur la succession des mouvements du cœur. En effet, nous savons qu'à l'état normal la diastole ventriculaire se fait vivement après la contraction de l'oreillette et avant la systole du ventricule; qu'ensuite le ventricule reste vide, resserré et inactif pendant l'abaissement des valvules semi-lunaires et la dilatation de l'oreillette. Eh bien! dans l'insuffisance, les choses n'ont pas lieu de la même manière. C'est ainsi qu'après la contraction du ventricule et pendant la dilatation de l'oreillette, il se fait un reflux de sang dans le ventricule par l'*hiatus* qui résulte de l'insuffisance; de telle sorte qu'il y a ici deux diastoles ventriculaires, une normale au premier temps, produite par la contraction de l'oreillette; l'autre anormale au second temps, produite par la réaction des parois aortiques. Or, cette dernière diastole, dont l'existence est entièrement morbide, est la source des autres altérations organiques et fonctionnelles qui se rattachent à l'insuffisance aortique. Il en résulte d'abord qu'à chaque battement du cœur, l'ondée normale qui est lancée dans le ventricule par la contraction de l'oreillette y rencontre une certaine quantité de sang qui le remplit déjà plus ou moins. Mais comme le ventricule n'est pas assez spacieux pour contenir cette masse surabondante de sang, il prête peu à peu à chaque pulsation, et finit par subir une dilatation de sa cavité.

On doit comprendre que la diastole ventriculaire qui, dans l'état physiologique, ne peut pas avoir lieu au deuxième temps, comme nous l'avons montré page 220, se fasse au contraire au deuxième temps, dans le cas d'insuffisance des valvules aortiques. En effet, le resserrement *tonique* du ventricule, qui suffit à empêcher que le sang affluant dans l'oreillette ne pénètre par son propre poids de l'oreillette dans la cavité ventriculaire, ce resserrement, dis-je, n'a plus assez de force pour produire le même effet vis-à-vis le sang qui est forcé par la puissante réaction des parois aortiques à refluer dans le ventricule. S'il y avait une cavité intermédiaire placée entre l'orifice aortique insuffisant et le ventricule, qui reçût le sang vivement expulsé de l'aorte avant de le transmettre au ventricule, de la même manière en un mot que l'oreillette reçoit le sang expulsé des troncs veineux avant de l'envoyer dans la cavité ventriculaire, il n'y aurait pas, avec cette cavité hypothétique, une diastole au deuxième temps dans l'insuffisance aortique, parce que le sang, refluant vivement dans cette cavité pour obéir à la réaction de l'aorte, n'aurait plus assez de puissance pour pénétrer par son propre poids de cette cavité dans le ventricule, en forçant la tonicité des parois ventriculaires resserrées. Mais comme une semblable cavité de décharge n'a pas lieu, le ventricule est forcé de subir immédiatement la puissance de la réaction aortique. Voilà pourquoi, dans le cas d'insuffisance, il y a une diastole pathologique au deuxième temps, en sus de la diastole physiologique du premier temps.

Nous venons de dire, en parlant de l'insuffisance aortique, que la dilatation considérable du ventricule, qui est une circonstance anatomique propre à cette maladie du cœur, tenait à ce que l'ondée qui est lancée de l'oreillette dans le ventricule, trouve ce dernier déjà rempli par le sang qui y a reflué de l'aorte. Je tirerai parti de ce fait pour dire que si, à l'état normal, il y avait, comme beaucoup de médecins l'admettent, deux diastoles ventriculaires, une au premier temps résultant de la systole auriculaire, l'autre au second temps dépendant de la chute du sang de l'oreillette dans le ventricule, le ventricule serait déjà plein quand y pénétrerait l'ondée lancée par la contraction de l'oreillette. Cette distension forcée du ventricule devrait amener à la longue sa dilatation; or on sait que sa capacité n'est pas plus grande que celle de l'oreillette. Donc le ventricule n'a pas deux diastoles à l'état normal, comme dans le cas d'insuffisance des valvules aortiques.

§ II. — Examen des principales expériences et opinions sur les mouvements du cœur.

Il y a peu de questions qui aient été aussi agitées dans ces dernières années, que la question des mouvements et des bruits du cœur. Des recherches sur ce point se sont succédé presque sans relâche depuis la découverte de l'auscultation ; mais nulle part, elles n'ont été poursuivies d'une manière plus ostensible que dans la Grande-Bretagne. C'est ainsi que nos confrères d'outre-mer, animés par un zèle qu'on ne saurait trop louer, se sont organisés en *comités* spéciaux, qui s'assemblent de temps à autre, pour forcer en quelque sorte les difficultés du sujet. Mais, malheureusement, les obscurités de la science ne sont pas des êtres auxquels on puisse imposer par l'autorité des personnes ou par un pompeux appareil d'expérimentation ; et il est presque inutile de rappeler qu'on ne parvient guère à les dissiper qu'après de pénibles tâtonnements poursuivis dans le silence et dans le secret de la solitude.

Ce sont surtout ces travaux publiés en Angleterre que j'ai le dessein d'examiner. Toutefois je dois dire que je n'ai pas eu à ma disposition toutes les publications anglaises faites sur le sujet qui nous occupe. C'est ainsi que je n'ai pu consulter que l'ouvrage de Hope et le dernier Rapport du comité de Londres, rédigé par le docteur Clendinning, et inséré dans le *London medical Gazette*, octobre 1840. Quant aux expériences de M. Williams et celles du comité de Dublin de 1834, dont j'aurai également à parler, je n'en ai eu connaissance que par les passages traduits que contient le *Traité d'auscultation* de MM. Barth et Roger (1). Au reste, je ferai remarquer que cette privation de quelques mémoires originaux n'est pas aussi regrettable qu'on le croirait d'abord ; en effet, toutes les conclusions des diverses expériences faites en Angleterre

(1) Première édition.

s'accordent dans les points vraiment importants de la question. Il est inutile de prévenir que je vais me placer au point de vue de la théorie que je viens d'exposer, pour examiner les expériences et surtout les conclusions des médecins anglais, au sujet des mouvements du cœur.

La question des mouvements embrasse deux questions secondaires qu'il ne faut pas confondre : l'une qui a trait à la succession, l'autre qui comprend la nature ou la forme des mouvements. De ces deux questions, la première ou celle de succession est sans contredit la plus importante, puisque, comme nous le verrons, elle dissipe d'une manière précise les incertitudes qui règnent sur la nature ou la forme des mouvements ; mais, de plus, elle apporte de grandes lumières sur le siége et la cause des bruits, de telle sorte qu'on doit regarder la question de succession des mouvements du cœur comme le *criterium* des différentes recherches qui ont pour objet la physiologie du cœur, soit normale, soit pathologique.

L'ordre de succession adopté par les expérimentateurs anglais se présente le même dans les rapports des différents comités et dans les relations d'expériences particulières. Voici en quoi il consiste : le premier temps est marqué par la contraction de l'oreillette et la contraction du ventricule, qui se succèdent rapidement ; puis, dans le second temps, on trouve l'abaissement des valvules semi-lunaires, la dilatation de l'oreillette et la dilatation du ventricule. Le second temps est plus long que le premier, car il comprend le repos du cœur ou la pause.

D'après ma théorie, la succession des mouvements du cœur se fait de la manière suivante : Contraction de l'oreillette, dilatation du ventricule, contraction du ventricule ; de ces trois mouvements, les deux premiers sont isochrones, et le troisième arrive rapidement après eux ; leur ensemble constitue le premier temps. Au second temps, il y a abaissement des valvules semi-lunaires et irruption brusque du sang des veines dans l'oreillette ; ces deux mouvements ont lieu d'une manière exactement isochrone. De plus, il y a un troisième temps consacré à la réplétion entière de l'oreillette.

Ces deux théories se ressembleraient (à part la distinction en deux temps de l'une, et la distinction en trois temps de l'autre), si la dilatation ventriculaire occupait le même point dans la succession des mouvements. Sous ce rapport, elles présentent une différence capitale, puisque dans le mode des expérimentateurs anglais, la dilatation ventriculaire se fait au second temps, tandis que dans le mien le ventricule se dilate au premier temps, et qu'il reste vide et inactif au second et troisième temps. Toute la question, comme on le voit, se réduit donc à savoir quel est au juste le moment précis de la dilatation ventriculaire. Or, la manière la plus simple de sortir d'incertitude à ce sujet est d'abord de recourir à l'inspection des mouvements du cœur chez les animaux où cet organe est transparent, comme, par exemple, chez la grenouille.

Les expérimentateurs anglais n'ont pas manqué d'employer un sujet aussi précieux d'investigation. Voici comment Hope rapporte ses observations à ce sujet (1). « En examinant la face postérieure du cœur d'une grenouille, dont l'action était réduite à 15 ou 20 pulsations par minute, toute l'oreillette, qui auparavant avait été cachée par le ventricule, étant maintenant exposée à la vue, on trouve que pendant un court espace de temps le ventricule en repos est distendu partiellement par le sang. L'oreillette se contracte par un mouvement bref, mais seulement partiellement, car les sinus veineux sont constamment pleins de sang dans cette expérience, que la circulation soit vive ou lente. Lorsque l'oreillette est relâchée de nouveau, et non jusqu'alors, on voit le ventricule s'élever soudain sur la base, raccourcir ses fibres et expulser le contenu. Après l'accomplissement de la systole, qui est indiqué par la couleur pâle, la diastole se fait observer et est

(1) *A Treatise on the diseases of the heart*, 1840, p. 11. — Ce passage et les suivants sont traduits aussi littéralement que possible.

marquée par un flux partiel de sang dénoté par la couleur rouge, et dans cet état le ventricule est en repos pendant un court espace de temps, jusqu'à ce qu'il soit de nouveau stimulé par la contraction de l'oreillette. On peut peut-être objecter que, comme les mouvements étaient très ralentis, les mouvements étaient *anormaux;* nous distinguions cependant les mêmes séries à 40 pulsations par minute. Le comité de Dublin a confirmé ces résultats. »

Cette observation des mouvements du cœur de la grenouille contient des *anomalies,* tant sur la nature que sur la succession des mouvements. Ainsi : 1° il est tout à fait anormal de voir le ventricule distendu partiellement par le sang : quand la dilatation ventriculaire se fait, elle est aussi pleine que possible; 2° l'oreillette ne se contracte pas partiellement, mais bien complétement, et il n'est pas naturel de la voir constamment pleine, comme le dit Hope; 3° enfin, pour en venir à l'objet en question, c'est-à-dire au temps précis de la dilatation ventriculaire, il faut regarder comme une grande anomalie, que la dilatation ventriculaire ait lieu dans le moment de repos du ventricule, et que cette dilatation du ventricule dure *jusqu'à ce que sa contraction soit stimulée par la contraction de l'oreillette.* La dilatation ventriculaire résulte uniquement de la contraction de l'oreillette qui la précède immédiatement, et elle est suivie immédiatement par la contraction du ventricule, qui ensuite reste vide et en repos pendant la dilatation de l'oreillette, jusqu'à ce qu'une autre contraction de cette dernière cavité le dilate de nouveau en lui envoyant une nouvelle ondée.

Au reste, on a peut-être dû remarquer que Hope lui-même a une certaine conscience des *anomalies* singulières qu'il a décrites, puisqu'il termine son observation en disant : *On peut peut-être objecter que, comme les mouvements étaient très ralentis, les mouvements étaient anormaux.* Mais il me semble que la question n'est pas précisément de savoir jusqu'à quel point le ralentissement artificiel des mouvements du cœur produit par Hope avait pu les rendre anormaux. Il suffit de poser en fait que ces mouvements étaient bien réellement et entièrement anormaux ; car il est impossible de les retrouver sur le cœur des grenouilles, quand les mouvements sont naturels et qu'ils se présentent au nombre environ de soixante par minute. Si, comme Hope ne manque pas de le dire, *le comité de Dublin a confirmé ses résultats*, je suis forcé de conclure, par suite de ce que j'ai vu si souvent, et de ce que je vois clairement encore au moment même où j'écris ces lignes, que le comité de Dublin s'est laissé influencer par l'autorité de Hope, et qu'il nous a donné pour des faits normaux une série d'anomalies qu'on est en droit de regarder comme étranges et inconcevables.

Le dernier rapport du comité de Londres contient aussi la relation d'une vivisection pratiquée sur une grenouille (1). Voici comment s'explique le docteur Clendinning, qui en est le rapporteur : « La première contraction après la pause ou la diastole ventriculaire est observée sur la veine cave, à laquelle succède immédiatement la contraction des sinus, et après, immédiatement, celle de l'appendice de l'oreillette, à laquelle succède la systole du ventricule, et la diastole ou relâchement de chaque partie succède dans le même ordre, la première des veines, puis celle de l'oreillette, et enfin celle du ventricule. La série des systoles mentionnées se succède tellement, qu'à une petite distance elle apparaît collectivement comme une ondulation commençant à la veine cave, plutôt que comme une série d'actions indépendantes. Dans la diastole, le ventricule est arrondi, plein, protubérant et foncé en couleur ; mais, à l'arrivée de la systole, il change rapidement de forme et de couleur, de violet devenant pâle, couleur chair de veau, et de rond et de volumineux devenant visiblement étroit et plus conique ou déprimé, étant clairement diminué dans toutes ses dimensions. »

(1) *Loc. cit.*, cinquième expérience.

Cette observation contient moins d'*anomalies* que celle de Hope. Ainsi on ne dit plus que l'oreillette est constamment pleine, et que sa contraction n'est que partielle. Le ventricule non plus n'est pas distendu partiellement par le sang, puisque au contraire, dans la diastole, il est *arrondi*, *plein*, *protubérant* et *foncé en couleur*. Mais si cette description est exacte, dans ce qui a trait à la forme ou l'étendue des mouvements, elle ne l'est plus dans ce qui concerne leur succession. On y retrouve la même étrangeté qui existe dans les observations de Hope au sujet de la dilatation ventriculaire, puisque M. Clendinning nous dit que la systole ventriculaire succède à la systole de l'oreillette, et qu'il place la dilatation du ventricule dans la pause ou le repos. Or, comme je l'ai déjà exposé, ces deux états de dilatation et de pause sont complétement différents. La pause est caractérisée par la vacuité, le resserrement, l'inaction et la pâleur du ventricule ; elle arrive après la systole ventriculaire dont elle est la continuation, et elle coïncide avec la dilatation de l'oreillette. Après la pause ainsi comprise, la première contraction que l'on observe est, comme le dit M. Clendinning, la contraction de la veine cave. Quant à la dilatation ventriculaire, elle est beaucoup plus brève que la pause, elle est suivie immédiatement par la contraction du ventricule qui la sépare de la pause, et elle est précédée par la contraction de l'oreillette.

De cette manière, on voit que l'ondée sanguine qui remplit d'abord l'oreillette est lancée par cette dernière dans le ventricule qu'elle dilate, et le ventricule à son tour se contractant, la fait passer immédiatement dans l'aorte. Il résulte clairement de cet enchaînement de mouvements, que le passage de l'ondée dans les cavités du cœur se fait d'une manière continue, et qu'elle présente dès lors une véritable ondulation, ainsi que le dit très bien M. Clendinning. Mais si, comme le veut le même observateur, vous placez la dilatation ventriculaire immédiatement avant la contraction des veines caves, et après la contraction du ventricule, c'est-à-dire après cet état dans lequel le ventricule devient, suivant les justes expressions du rapport, *pâle, couleur chair de veau, étroit et déprimé*, il n'y a plus de continuité dans le passage de l'ondée à travers les cavités du cœur, et l'ondulation est impossible.

Je crois devoir rapprocher de ces observations des médecins anglais sur le cœur de la grenouille, celles que Haller a faites sur le même sujet. Celles-ci sont vraies, et dès lors ne s'accordent plus avec les précédentes. « *Utique in hoc animale auricula quæ rubra est dum plena, expallescit dum contrahitur, et dum adeò sanguinem suum in cor pellit. Ex eadem ratione, cor à recepto sanguine turget et rubet, et continuò post id tempusculum contrahitur, evacuatur, pallet, dum sanguinem suum per aortam arteriam expellit* (1). » Et plus loin (2) : « *Cordis motus bono ordine processit. Primæ pulsant duæ venæ eæque aurem replent. Hæc contrahitur, pallida fit, replet ventriculum ut distendatur, rubeat. Paulò post ventriculus inanitur, expallescit, et rubor iste in aortam transit.* »

Je ferai seulement une remarque au sujet de cette dernière expérience, et en ce qui concerne la dilatation de l'oreillette : c'est que la contraction des veines caves n'est pas l'agent unique de la dilatation de l'oreillette, comme on pourrait le croire d'après le passage de Haller. La dilatation de l'oreillette, dans la grenouille, se fait pour ainsi dire en deux fois. On y remarque un premier afflux de sang, qui résulte d'une simple décharge des veines caves engorgées, et puis on voit que la dilatation de l'oreillette est complétée par une contraction des veines caves, qui par là se débarrassent complétement du sang qu'elles contenaient. Du reste, je tiens peu à relever cette légère inexactitude de Haller, attendu que le fait de la contraction veineuse est peu important par lui-même, puisqu'il ne se trouve plus chez les animaux à cœur double ;

(1) *Opera minora*, t. I, p. 151, exp. 314.

(2) *Ibid.*, p. 158, exp. 360.

c'est en effet là qu'est le véritable terrain de la question qui nous occupe.

Jusqu'à présent j'ai montré que j'étais en désaccord complet avec les expérimentateurs anglais, au sujet des mouvements du cœur de la grenouille; mais qui est-ce qui prouvera que la vérité est de mon côté? Pour cela, je pourrais au besoin m'appuyer de l'autorité de Haller, mais ce recours est sans beaucoup de valeur, puisque dans peu je serai obligé de me séparer de Haller lui-même, dans ce qui a trait aux mouvements du cœur double. Je dois donc me borner à protester contre la singularité des observations précédentes, et en appeler au témoignage désintéressé de ceux qui n'ont pas encore pris de parti dans la question. J'ai d'autant plus de confiance dans la vérification de ce que j'avance, que l'inspection du cœur de la grenouille est très facile, et qu'elle ne nécessite pas un grand appareil d'expérimentation; dès lors cette vérification peut s'effectuer sans plus d'embarras qu'on en fait à ouvrir un livre, pour y constater la fausseté d'une citation. Mais il est bien important d'observer purement et simplement, et de se dépouiller de toute idée préconçue. Il faut surtout bien se garder de chercher à accorder le mécanisme des mouvements dans la grenouille avec celui que l'on croit présider à la succession des mouvements du cœur double; car si l'on négligeait cette précaution indispensable, l'intelligence prévenue pourrait en imposer aux sens, et l'on tomberait peut-être dans le même ordre d'*anomalies* que celles que nous avons déjà signalées.

Nous voici maintenant arrivés à l'étude du cœur double, étude qui consiste, je le répète, à savoir quel est le moment précis qu'occupe la dilatation ventriculaire dans la succession des mouvements. Je crois pouvoir dire d'avance que cette fixation n'est pas difficile; car bien que les choses ne soient plus ici transparentes à l'œil, comme dans le cœur de la grenouille, elles n'en sont pas moins tout aussi transparentes à l'intelligence; il suffit pour cela de quelques expériences très simples, aidées de sens commun et d'un peu de logique.

Mais pour que ces expériences soient faites avec toute la précision désirable, il faut que le cœur de l'animal, sur lequel on doit les entreprendre, offre à l'observateur une régularité et une plénitude parfaites dans ses mouvements, Or, cet avantage ne se présente guère que sur les oiseaux (1). Les mammifères, comme on le sait, ne peuvent pas subir les opérations préliminaires et indispensables à l'inspection du cœur, sans que leurs poumons s'affaissent, et qu'en même temps l'organe central de la circulation soit affecté d'un trouble extraordinaire qui aboutit bientôt à une cessation complète d'action. Au reste, on a été tellement frappé de cette impossibilité d'observer les mouvements du cœur après l'affaissement des poumons, qu'on a essayé de suppléer à la respiration naturelle par une respiration artificielle effectuée à l'aide d'un soufflet. Mais ce moyen n'assure pas, dans tous les cas, l'intégrité parfaite des mouvements du cœur ; je n'en veux d'autres preuves que celles que je trouve dans les expériences anglaises. Ainsi Hope nous apprend (p. 21) que sur les ânes employés en 1831, pour l'étude des mouvements du cœur, « il y avait de l'irrégularité, soit à cause de la manière dont l'animal était stupéfié, soit à cause de la respiration artificielle... le cœur devenait soudain gorgé, d'une couleur foncée, distendu du double, pendant que les mouvements étaient irréguliers ou entièrement suspendus... » Nous voyons également, dans le rapport Clendinning, que l'expérience 17e, pratiquée sur un chien, manqua entièrement à cause d'une distension et d'un engorgement du cœur ; et dans quelques autres expériences du même rapport, où la distension du cœur n'était pas portée au point d'empêcher tout mouvement, elle l'était encore assez pour produire chez les uns un défaut d'action des deux moitiés, chez les autres une suppression du

(1) En Amérique, on peut facilement employer avec avantage les grosses tortues.

second bruit, chez d'autres enfin, un reflux du sang dans les veines. Nous aurons plus loin l'occasion de revenir sur cette difficulté de maintenir les mouvements du cœur dans leur état normal, au moyen de l'insufflation.

Ces conditions importantes étant bien établies, je passe au moyen qui nous fera connaître précisément quel est le lieu qu'occupe la dilatation ventriculaire dans l'ordre de succession des mouvements. J'ai dit que ce moyen est simple; on va voir, en effet, qu'il ne peut pas l'être davantage. Il consiste, comme nous l'avons déjà dit, à resciser la pointe du cœur, de telle sorte que, les deux ventricules étant ouverts par leur partie inférieure, l'écoulement du sang par la plaie vienne nous apprendre à quel temps le sang pénètre dans les ventricules. Eh bien, quand cette opération est faite, on ne voit pas sortir la moindre quantité de sang dans l'état de repos ou de pause; on voit au contraire que le sang ne sort des ventricules qu'immédiatement après la contraction auriculaire. C'est alors seulement qu'il est lancé en forme de jets brefs, rapides, qui paraissent arriver dans les ventricules uniquement par la contraction des oreillettes.

On peut faire une autre expérience, si l'on veut connaître comparativement le moment où le sang pénètre dans les deux cavités du cœur, l'oreillette et le ventricule. Elle consiste à pratiquer deux incisions, une sur le ventricule d'un côté, l'autre sur l'oreillette du côté opposé. L'incision ventriculaire donne des jets de sang qui, ainsi que nous l'avons dit, ne sortent du ventricule que dans le moment où se fait la contraction des oreillettes. Quant à l'incision de l'oreillette, elle présente à considérer : 1° un jet qui a lieu dans le moment où l'oreillette se contracte, et qui, par conséquent est isochrone au jet qui se fait à l'ouverture de l'incision ventriculaire; 2° un second jet qui arrive immédiatement après le précédent et qui dépend de l'irruption soudaine du sang, des troncs veineux dans l'oreillette; 3° entre ce second jet et le premier, il y a un écoulement continu qui se fait en bavant, et qui remplit précisément tout l'intervalle qui existe entre les jets de l'incision ventriculaire, lequel intervalle constitue l'état de repos ou de pause (1).

De ces différents faits, il faut conclure : 1° que la dilatation des ventricules se fait uniquement après et par la contraction de l'oreillette ; 2° que l'état de repos ou de pause du cœur est marqué par la vacuité avec retrait du ventricule et par la dilatation de l'oreillette.

Dès lors, il est impossible d'adopter ce que Hope avance (2), sans avoir aucunement cherché à le démontrer : « Durant l'intervalle de repos, les ventricules sont pleins, étant restaurés à cet état par la diastole. » On ne peut pas davantage adopter le passage suivant du rapport Clendinning : « Quant à la diastole, il paraît que la diastole ventriculaire ou dilatation est entièrement passive... et qu'elle est effectuée en partie par un afflux de sang des veines commençant au moment de relâche du ventricule et continuant jusqu'à la systole suivante, et renforcée immédiatement avant cette dernière par un afflux rapide de sang des oreillettes (3)... » Effectivement, comme on vient de le dire, la dilatation ventriculaire est entièrement passive, mais cette dilatation passive est le résultat unique de la contraction de l'oreillette. De plus, il est impossible qu'au moment du relâche des ventricules, il y ait dans leur cavité *afflux de sang venant des veines et des oreillettes*, parce que, si l'on ouvre les ventricules au moyen d'une incision, on ne voit aucun écoulement se faire par l'incision, dans ce moment de relâche où l'on s'imagine que la diastole se produit.

Cependant je dois dire qu'on trouve dans le rapport Clen-

(1) Ces jets fournis par la section de l'oreillette sont beaucoup moins forts que celui que donne le ventricule. La raison en est simple : c'est que les premiers sont formés par des fractions de l'ondée, tandis que l'autre vient de l'ondée tout entière.

(2) *Loc. cit.*, p. 21.

(3) *Ibid.* p. 268.

dinning une expérience qui pourrait, jusqu'à un certain point, servir de prétexte au passage que je viens d'en extraire. Cette expérience a été pratiquée dans la 14e observation, et répétée ensuite plusieurs fois. Elle consiste à introduire un tube de verre dans le ventricule ; on voit alors une colonne de sang s'élever rapidement dans l'intérieur du tube au premier temps, et puis, dans l'état de repos ou de pause, cette colonne s'abaisse, et conserve un niveau fixe, pour remonter ensuite au premier temps. Il semblerait d'abord que, puisqu'il reste du sang dans le tube pendant la pause, le ventricule doit en contenir également ; mais cette conclusion n'est pas nécessaire. La présence du sang dans le tube tient à ce que le ventricule étant vide en ce moment, les parois viennent s'appliquer contre l'orifice du tube, et retiennent ainsi la colonne sanguine emprisonnée, jusqu'à ce qu'elle s'élève de nouveau à l'arrivée subite de l'ondée lancée par l'oreillette. Si, comme on le suppose, il y avait véritablement afflux de sang dans le ventricule pendant la pause, non-seulement il devrait y avoir du sang dans le tube en ce moment, mais encore la colonne sanguine devrait s'y élever, moins peut-être qu'au premier temps, mais enfin elle ne devrait pas y conserver un point fixe. Car, enfin, pourquoi le ventricule s'emplirait-il, sans que le tube qui est en libre communication avec lui s'emplît également ?

Ce que je viens de dire de l'expérience du rapport Clendinning ne prouve peut-être pas d'une manière irréfragable que le ventricule est vide pendant la pause, mais cela prouve certainement que cette expérience peut donner lieu à des interprétations différentes ; dès lors, elle a une valeur infiniment moindre que celle qui consiste à inciser purement et simplement le ventricule, et que je présente comme fournissant le fait principe de la question (1).

Mais, dira-t-on, si la dilatation ventriculaire n'a pas lieu

(1) Quand on pratique cette expérience, il faut bien prendre garde de ne pas considérer, comme venant de la cavité ventriculaire, le sang qui peut être fourni par la section des vaisseaux des parois cardiaques.

pendant la pause, à quoi tient donc ce mouvement d'ampliation que l'on observe en ce moment sur les ventricules? Il y a effectivement, pendant la pause, un mouvement d'ampliation ou de turgescence sur les ventricules : mais ce mouvement n'affecte que leur partie supérieure, et il résulte uniquement de la dilatation des oreillettes qui se fait alors. Les oreillettes ne peuvent pas augmenter de volume ou se dilater sans que la partie supérieure des ventricules qui est placée au-devant d'elles, soit portée en avant par le fait même de la distension des oreillettes; et ce qui prouve que ce mouvement n'est que le résultat pur et simple du déplacement des ventricules, et nullement de leur dilatation, c'est qu'il continue d'avoir lieu lorsque les ventricules ont été ouverts par une incision, même dans le point où ils proéminent.

Jusqu'à présent, nous avons démontré que le sang arrive dans les ventricules uniquement après la contraction de l'oreillette, et par le seul fait de cette contraction. Il faut donc, de toute nécessité, que la dilatation ventriculaire se fasse immédiatement après la contraction de l'oreillette, et que, par conséquent, le premier mouvement sensible que les ventricules nous présentent après la contraction de l'oreillette, soit constitué par une ampliation ou une augmentation de tous les diamètres de la partie ventriculaire. Or, c'est un fait évident que j'ai consigné dans mon premier travail. Il m'a été contesté, mais je le trouve confirmé par l'expérimentation subséquente des médecins anglais; et cette confirmation est d'autant plus probante et précieuse, que les observateurs précédents n'avaient certainement que faire de cette augmentation de diamètre, puisqu'elle est rapportée par eux à la contraction des ventricules. Voici d'abord ce que dit à ce sujet le docteur Williams : « A chaque contraction du cœur, on sentait avec le doigt la tension brusque et l'allongement des ventricules, et comme un choc bref, avec lequel le premier bruit coïncidait exactement (1). » Le même fait se trouve consigné et démontré

(1) Barth et Roger, *Traité d'auscultation*, 1re édition, p. 279.

rigoureusement dans le rapport Clendinning (obs. 3, sect. 1). « Un compas d'épaisseur (*callipers*) est appliqué sur les ventricules, comme pour prendre le diamètre du cœur. Les jambes de l'instrument avaient été attachées ensemble par une corde élastique et résistante. Dans quelque direction que l'instrument fût appliqué pour embrasser les ventricules, ou transversalement ou obliquement, le résultat uniforme était que les jambes de l'instrument étaient séparées avec force, et s'éloignaient l'une de l'autre dans chaque systole, et se rapprochaient ensuite dans chaque diastole. » Et plus loin, section 2 : « Le doigt et le pouce étaient appliqués à des côtés opposés des ventricules, et étaient poussés en dehors à chaque systole, pour se rapprocher dans la diastole. » Or, si réellement les ventricules augmentaient de volume dans la systole, et diminuaient dans la diastole, comme on vient de le dire, n'y aurait-il pas là de quoi renverser toutes les idées que l'on se fait sur l'action des muscles creux? Il est impossible que ce fait n'ait pas frappé le docteur Clendinning lui-même, car on voit qu'il avait admis (et cela avec vérité) un état précisément inverse pour l'oreillette. « Dans le moment de la systole auriculaire, on notait un affaissement de l'appendice, et une contraction subite dans toutes ses dimensions, suivi par un retour graduel à l'état de proéminence et de distension qui caractérise la diastole auriculaire. » (Obs. 1, sect. 2.)

Mais ce qu'il y a de plus étrange encore, c'est qu'après avoir rigoureusement démontré que le mouvement qu'il appelle systole présente une augmentation de tous les diamètres ventriculaires, le rapport Clendinning adopte en principe que le même mouvement est caractérisé par le resserrement des ventricules. Il y a plus, c'est que dans l'observation 19 (sect. 1), on prétend constater l'existence simultanée de ces deux faits. « Un fil est passé à travers la pointe du cœur, et un second à travers les parois au-dessus de l'orifice mitral; une traction est exercée en dehors et en haut, au point d'insertion, et l'on note ce résultat, que dans chaque systole chaque fil est rendu plus tendu... et, au moment de tension de chaque corde, un doigt avait été placé sur le point où chaque corde avait été attachée, et il en résultait une double sensation : la première, celle de la traction du cœur, indiquant la contraction du cœur et le rapprochement de ses extrémités ; la seconde, celle d'une impulsion extérieure dans le point des parois placé sous le doigt, indiquant l'ondulation du sang réagissant contre les parois des ventricules qui le compriment. » Il y a ici une contradiction des plus flagrantes et des plus matérielles qui se puisse voir; car si le doigt placé au point d'insertion du fil éprouve une impulsion extérieure, cette impression doit arriver au fil comme au doigt, et dès lors il est impossible d'admettre que dans le moment même de l'ondulation le fil soit tendu.

Est-ce à dire pour cela que je nie le raccourcissement des diamètres ventriculaires dans la systole? Certainement non. J'admets que les ventricules se resserrent quand ils se contractent; j'admets aussi que les ventricules augmentent de volume, mais je ne pense pas que cette augmentation se fasse dans le même moment que le resserrement. Le resserrement a lieu dans la systole, l'augmentation se fait immédiatement auparavant, et constitue la diastole. Il y a donc une succession rapide dans l'agrandissement et le resserrement des ventricules, mais non pas agrandissement et resserrement simultanés, comme le veut M. Clendinning; et, pour revenir sur la dernière expérience du rapport, voici comment il faudrait la modifier pour que le sens en fût vrai et concevable. « Il en résultait deux sensations *toutes différentes, qu'on aurait d'abord été tenté de croire isochrones (si la chose était possible), tant leur succession était rapide : la première,* celle d'une impulsion extérieure, dans le point des parois placé sous le doigt, indiquant l'ondulation du sang dans le ventricule *qui est violemment dilaté par l'oreillette ; la seconde,* celle de la traction du cœur, indiquant la contraction du cœur et le rapprochement de ses extrémités. »

Comme on le voit, les expérimentateurs du *comité* de Londres sont tombés dans une contradiction inexcusable, parce qu'ils n'ont vu que la seule systole dans le mouvement de la pointe du cœur ; mais ils ont servi la vérité en démontrant que, dans le mouvement de la pointe, il y a agrandissement et rétrécissement des ventricules ; car, du moment que l'existence de ces deux états si différents est bien établie, la logique la plus vulgaire suffit pour nous montrer d'une manière inflexible que ces deux états ne peuvent pas coexister ensemble, mais seulement se succéder avec rapidité, et appartenir dès lors à deux fonctions différentes des ventricules (1).

On sait que la plupart des physiologistes qui se sont occupés jusqu'à présent de l'analyse des mouvements du cœur n'ont vu également que la simple systole dans le mouvement de la pointe. Quant au volume que le cœur présente dans ce mouvement, ils ont adopté d'une manière exclusive l'existence de l'un ou de l'autre de ces deux états, que les observateurs du comité de Londres admettent simultanément. C'est ainsi que des auteurs, comme nous l'avons déjà dit plus haut, ont soutenu l'augmentation des diamètres dans la systole, ou l'allon-

(1) Dernièrement MM. Chauveau et Faivre, de Lyon, ont adressé à l'Académie des sciences (10 septembre 1855), la relation d'expériences analogues à celles qui ont été faites dans les différents comités anglais. Ils tuaient instantanément un gros animal, tel qu'un cheval, un chien, etc., en lui coupant la moelle cervicale, et puis ils pratiquaient immédiatement l'insufflation pulmonaire, à l'aide de laquelle ils maintenaient l'action du cœur dans un état considéré par eux comme normal. Toutefois, si l'on en juge par les faits exposés dans cette relation, on ne voit pas qu'il en soit réellement ainsi. En effet, on ne note pas une augmentation de tous les diamètres ventriculaires de la pointe du cœur, comme dans le rapport Clendinning. On ne note pas non plus une contraction énergique des oreillettes. On dit que les cavités cardiaques, en se contractant, n'expulsaient pas complétement le sang qu'elles contenaient, etc. Personne ne sera tenté de voir là l'expression de l'état normal, mais bien un défaut d'énergie contractile auquel la pratique de l'insufflation remédiait incomplétement. Il est très probable que, conséquemment à cette faiblesse contractile du cœur, il y avait faiblesse ou absence du pouls artériel. Pourquoi ne pas donner aussi cette langueur des battements artériels comme une expression de l'état normal ?

gement de la pointe, tandis que d'autres voulaient au contraire qu'il y eût alors raccourcissement des diamètres. Harvey et Haller ont contribué beaucoup, par leur puissante autorité, à faire prévaloir cette dernière opinion. Je vais m'arrêter quelque temps sur les travaux de ces deux grands maîtres, en commençant par ceux de l'immortel inventeur de la circulation.

Harvey admet comme un fait irréfragable que le sang n'arrive dans les ventricules qu'après et que par la contraction des oreillettes; il démontre ce fait par l'expérience que j'ai proposée, savoir, celle de la rescision de la pointe du cœur (1). « *Et hoc tempore, pulsante solùm auricula, si forfice cordis mucronem absecueris, exinde singulis auriculæ pulsationibus sanguinem effluere conspicies : et hinc pateat quomodo in ventriculos sanguis ingrediatur, non attractione, aut distentione cordis, sed ex pulsu auricularum immissus* (2). »

Plus loin (p. 33), Harvey insiste encore d'une manière particulière sur la progression du sang dans les ventricules. « *Primùm sese contrahit auricula, et ex illa contractione sanguinem contentum in ventriculum cordis conjicit; quo repleto, cor sese erigit, continuò omnes nervos tendit, contrahit ventriculos et pulsum facit, quo pulsu immissum ab auricula sanguinem continenter protrudit in arterias.*

Quelle doit être la conséquence immédiate à tirer de ce passage, relativement au mouvement de la partie ventriculaire du cœur? C'est sans aucun doute que, puisque l'oreillette lance en se contractant l'ondée sanguine dans le ventricule, *ex illa contractione contentum sanguinem in ventriculum cordis conjicit*, et qu'elle le remplit, *quo repleto,* il est évi-

(1) A l'époque où j'ai fait mon premier mémoire sur les mouvements du cœur, je n'avais pas pris connaissance de l'ouvrage d'Harvey, et j'ignorais complétement que cette expérience eût été pratiquée par lui. On verra plus loin que je me suis rapproché encore d'Harvey, dans un autre endroit. Mais on verra aussi que, si je suis d'accord avec ce célèbre physiologiste, sur deux points de faits, je leur donne une interprétation toute différente.

(2) *Harveii opera.* Londini, 1766, p. 29.

dent, dis-je, que cet afflux soudain de sang dans le ventricule vide ne peut pas se faire sans qu'il y ait à l'extérieur du ventricule un mouvement marqué de dilatation ou de pulsation. Cependant, jusqu'à présent, Harvey ne fait aucune mention d'un mouvement semblable; et quelque part (p. 29), il dit en termes formels que le cœur ne présente que des mouvements de contraction. « *Notandum est ubique omnes quas voco et in auriculis et in corde pulsationes, contractiones esse; et plane primò contrahi auriculas videbis, et in consequentia cor ipsum.* » Bien plus, il s'élève vivement contre l'opinion de ceux qui, déjà de son temps, pensaient que le choc de la pointe du cœur contre le thorax dépendait de la diastole. « *Hinc contrarium vulgariter receptis opinionibus apparet; cum eo tempore quo cor pectus ferit et pulsus foris sentitur, unà cor distendi secundum ventriculos et repleri sanguine putetur; quamquam contra rem se habere intelligas, videlicet cor dum contrahitur inaniri; unde qui motus vulgò cordis diastole existimatur, revera systole est, et similiter motus proprius cordis diastole non est, sed systole; neque in diastole vigoratur cor, sed in systole : tum enim tenditur, movetur, vigoratur.* » (Page 24.)

Mais, je le répète, où sera donc le mouvement extérieur, qui doit marquer l'arrivée subite et vive de l'ondée sanguine lancée par l'oreillette dans le ventricule vide, si, comme le veut à toute force Harvey, on regarde comme un résultat de contraction le choc de la pointe, qui est le premier mouvement que présente le ventricule après la contraction de l'oreillette? Harvey démontre que le ventricule ne se dilate que par la contraction de l'oreillette; or, cela revient à dire en termes rigoureux, que le ventricule subit un mouvement apparent de dilatation après la contraction de l'oreillette, car on ne peut pas plus admettre une dilatation du ventricule sans écartement ou mouvement extérieur des parois ventriculaires, que dans une question de lumière, on ne peut admettre l'ombre sans le corps qui la produit.

Les raisons que donne Harvey pour soutenir son opinion sont loin, ce me semble, de la rendre acceptable. Ainsi il pense d'abord qu'en admettant que le mouvement de tension et d'élévation des ventricules soit une dilatation, il faudrait conclure que le ventricule est dans l'inaction quand il se contracte, *dum contrahitur inaniri*. Mais loin de là ; car, quand les ventricules sont pleins de sang et que leurs parois sont écartés, il leur faut toujours une grande force pour que les parois se rapprochent en revenant à leur état naturel, et en chassant l'ondée dans les artères. Ces mouvements successifs sont tous deux énergiques et résultent de deux actions contractiles différentes : le premier, celui d'ampliation et d'élévation de la pointe, dépend de la contraction des oreillettes ; le second, celui de constriction et de retour à l'état naturel (qui est plus puissant encore que le précédent, mais qui ne s'exerce pas dans le même sens), est produit par la contraction des ventricules. Le mouvement de la pointe, dit Harvey, est affecté à la systole, parce qu'alors le ventricule déploie une action vive : *tenditur, movetur, vigoratur*. Cependant les artères présentent les mêmes résultats de *tension* ou de *dureté*, de *mouvement* et de *vigueur*, dans le moment où elles sont dilatées par la contraction du ventricule ; pourquoi ces résultats n'existeraient-ils pas dans les ventricules au moment où ils sont vivement dilatés par la force contractile des oreillettes ?

Ainsi qu'on doit le voir, la thèse impossible qu'Harvey cherche à défendre tient à ce que cet auteur célèbre a cru, comme tous les physiologistes antérieurs et postérieurs à lui, que le mouvement de la pointe du cœur ne répond qu'à une seule fonction. Il avait dès lors à opter entre la dilatation, qui lui était commandée par la systole antécédente de l'oreillette, et la contraction, que lui indiquait la nécessité d'une action énergique des ventricules. Dans ce conflit, c'est la contraction qui l'a emporté, et qui a dû l'emporter au détriment complet de la dilatation. Harvey aurait trouvé la place précise qu'occupent ces deux fonctions dans l'ordre des mouvements, s'il eût observé et analysé les deux états d'agrandissement et de resserrement qui se succèdent rapidement dans le ventricule après la contraction de l'oreillette.

Enfin, un autre argument employé par Harvey, pour montrer que le mouvement de la pointe est dû à la systole, c'est que la systole est le mouvement propre du cœur : *et similiter motus proprius cordis diastole non est, sed systole.* Si par *motus proprius* Harvey entend un mouvement propre à l'entretien de la vie, on peut dire que la diastole est aussi propre au cœur que la systole, car l'une suppose l'autre, et sans elles deux la vie ne peut pas exister. Il est bien plus probable que par ces mots Harvey veut parler des mouvements du cœur, après la mort et dans l'état de vacuité, parce qu'alors le cœur ne présente plus que des mouvements de contraction sans dilatation aucune; et c'est alors seulement qu'on doit accepter à la lettre ce qu'Harvey dit mal à propos des fonctions normales du cœur : *Notandum est ubique omnes quas voco et in auriculis et in corde pulsationes, contractiones esse; et plane primò contrahi auriculas videbis, et in consequentia cor ipsum.* Mais je crois d'autant mieux qu'Harvey a ainsi étudié les mouvements du cœur dans l'état de vacuité, qu'il le dit lui-même. En effet, il nous apprend qu'on observe très bien les différents caractères de la contraction ventriculaire, la dureté, le resserrement des parois, etc..., quand on a extirpé le cœur de l'anguille et qu'on l'a mis sur la main ou sur une table. « *Cor anguillæ exemptum et super tabulam aut manum impositum, hoc facit manifestum.* » (Page 23.)

La plupart des auteurs ont ainsi décrit les caractères de la contraction normale du ventricule, après l'extirpation du cœur et à l'état vide; or, cette étude entraîne à des erreurs très graves. Je vais encore une fois montrer que le cœur vide ne peut pas plus éclairer sur les caractères de la contraction que sur ceux de la dilatation.

Quand le cœur a été séparé du corps, et qu'on l'applique

sur une table ou sur la main, on peut remarquer qu'il est extrêmement mou dans l'intervalle de ses contractions (1). Il s'aplatit dès lors par son propre poids, ses cavités sont entièrement effacées par suite du contact immédiat de leurs parois, de telle sorte que le cœur se trouve alors exactement dans la condition d'un muscle non creux. Si, dans cette position, les ventricules se contractent, ils reprennent leur forme conique en acquérant de la dureté; mais cela ne peut pas se faire sans qu'ils perdent leur forme aplatie, et que par conséquent ils n'augmentent de volume, dans le sens perpendiculaire à l'aplatissement, aux dépens du sens de la surface aplatie. C'est ainsi que, lorsque le cœur a été couché sur sa face postérieure (comme on le met ordinairement) et qu'il se contracte, il augmente de volume dans le diamètre antéro-postérieur, aux dépens du diamètre latéral et du diamètre longitudinal, qui, antérieurement à ce mouvement, étaient augmentés par suite de l'aplatissement. Si, au contraire, le cœur a été placé et aplati sur un de ses côtés, quand il se contracte, c'est le diamètre latéral qui augmente aux dépens des diamètres antéro-postérieurs et longitudinaux. Quand enfin on place le cœur sur la base et qu'on le maintient ainsi, il est d'abord très affaissé sur lui-même; mais à la contraction des ventricules, le diamètre longitudinal augmente aux dépens de ceux de la base.

On voit par là qu'après l'enlèvement du cœur, les ventricules ne se contractent qu'en augmentant de volume dans un sens aux dépens des autres sens, et qu'ils se comportent dès

(1) Habituellement dans les autopsies on trouve le cœur ferme, et l'on pense qu'il l'est ainsi pendant la vie; mais c'est à tort. Pendant la vie, il est, dans l'intervalle de ses contractions, aussi mou que les autres muscles quand ils sont dans le relâchement. Si après la mort il acquiert souvent beaucoup de rigidité, cela tient à la roideur cadavérique à laquelle le cœur est soumis comme tous les muscles. On lui fait perdre facilement sa rigidité, en le pressant quelque peu avec les doigts; la mollesse qu'il retrouve alors n'est pas un effet cadavérique, comme on le croit généralement, mais elle constitue son état naturel.

lors comme les muscles non creux; ce qui, du reste, est bien naturel, puisque l'aplatissement de leurs parois et l'effacement de leurs cavités les ont mis exceptionnellement dans l'état de ces muscles. Veut-on avoir une idée plus exacte de la contraction normale, même après l'extirpation? Il faut pour cela remettre, autant que possible, le cœur dans sa condition de muscle creux, c'est-à-dire s'opposer à son aplatissement, en introduisant un stylet dans les cavités ventriculaires, et en écartant leurs parois, comme elles le sont nécessairement pendant la vie au moment de leur contraction. On voit alors que quand les ventricules se contractent, leurs parois écartées se rapprochent, avec diminution de tous les diamètres ventriculaires.

Mais il ne me suffit pas d'avoir démontré que la contraction du cœur vide ne ressemble plus à la contraction normale du cœur plein; je veux encore faire voir les conséquences fâcheuses qui sont résultées de l'inspection irréfléchie de cette contraction, pour la connaissance du mécanisme des mouvements. L'erreur généralement commise à ce sujet consiste, comme je l'ai souvent répété, à nier que la dilatation du ventricule se fasse immédiatement après la contraction de l'oreillette, et à ne pas admettre que le mouvement de la pointe réponde à deux fonctions. Or, cette erreur grave vient surtout de ce que, partant de la contraction du ventricule à l'état vide, on a fait à peu près les raisonnements suivants. On s'est dit : 1° Le choc de la pointe du cœur contre le thorax est bien évidemment produit par la contraction du ventricule, puisque, quand le cœur est séparé du corps, on voit encore un soulèvement de la pointe, avec augmentation du diamètre antéro-postérieur. 2° Il y a de la dureté au doigt quand s'élève la pointe, soit après l'extirpation, soit pendant l'état d'action normale, et cette dureté prouve une contraction dans les deux cas. 3° A l'état d'extirpation, le premier mouvement que le ventricule présente après la systole de l'oreillette, est un mouvement de contraction; donc, le mouvement analogue présenté pendant l'état de vie ou d'action régulière, doit être également produit par la contraction du ventricule. 4° Enfin, dans l'état d'extirpation, le soulèvement de la pointe et du diamètre antéro-postérieur ne comporte que la seule fonction de contraction; donc il en est de même du mouvement analogue présenté pendant la vie.

Tels sont les arguments spécieux par lesquels on s'est laissé entraîner à l'adoption d'une théorie erronée; voici maintenant, dans le même ordre, les circonstances importantes qui ont été méconnues à l'occasion de chacun des raisonnements précédents: 1° Il n'y a aucune parité à établir entre le soulèvement léger que présente le cœur extirpé et le soulèvement considérable qu'il offre lorsque dans l'état naturel le sang traverse le ventricule. Le premier se fait avec raccourcissement des diamètres de la surface aplatie, tandis que le second existe avec augmentation de tous les diamètres ventriculaires. De plus, le premier ne résulte pas de la contraction normale du ventricule, mais bien de l'état d'aplatissement qui met le cœur dans la condition d'un muscle non creux. 2° La dureté que présentent les ventricules contractés après l'extirpation ne prouve pas nécessairement que celle qui, dans l'état naturel existe sur les ventricules après la systole auriculaire, doive résulter également de la contraction; car, en admettant que les ventricules soient alors vivement tendus et dilatés par l'ondée que leur envoie l'oreillette, on comprend que les parois ventriculaires donnent au doigt la sensation d'une dureté égale, et même supérieure à celle qui, dans le cœur vide, existe sur les ventricules contractés. 3° Si, pendant l'état d'extirpation, le premier mouvement ventriculaire qui arrive après la systole auriculaire est un mouvement de contraction, on a grand tort de conclure qu'il en est de même pendant la vie. En effet, dans l'état naturel, la contraction de l'oreillette se fait sur une ondée; l'ondée chassée par l'oreillette doit dilater le ventricule, et dès lors le premier mouvement présenté par le ventricule après la systole auriculaire doit être un résultat de dilatation. A l'état naturel, la diastole ventriculaire arrive pendant la contraction de l'oreillette, parce que l'ondée ne peut pas quitter d'un côté l'oreillette, sans que de l'autre côté elle ne pénètre dans le ventricule. Après l'extirpation, c'est différent ; la systole du ventricule est séparée de celle de l'oreillette par un intervalle très léger, mais pourtant sensible, intervalle qui laisse pour ainsi dire en blanc la place qui serait occupée par la diastole, si le cœur agissait dans l'état naturel. 4° Enfin, comme le mouvement ventriculaire de l'état naturel consiste en une augmentation de tous les diamètres, et que celui de l'état d'extirpation ne présente qu'une augmentation du seul diamètre antéro-postérieur avec raccourcissement de tous les autres, on ne peut plus raisonner de l'un à l'autre, pour conclure que si le mouvement de l'état d'extirpation ne comporte que la seule systole, il doit en être ainsi du mouvement de l'état naturel. A l'état naturel, le mouvement ventriculaire comprend deux fonctions ; il commence par l'agrandissement du ventricule, le choc de la pointe, ce qui résulte de la diastole ; et il se termine par le retour de la pointe et des parois à leur état naturel, ce qui constitue la systole. A l'état d'extirpation, le mouvement ventriculaire comprend une seule fonction, ou plutôt un seul vestige de fonction, celui de la systole. Dans le premier cas, la contraction ne se fait pas d'emblée, et ne produit pas un mouvement proprement dit, puisqu'elle ne consiste que dans la cessation de la diastole, ou dans le retour des parois dilatées à leur état naturel. Dans le second cas, la contraction produit à elle seule le mouvement tout entier : elle embrasse l'élévation du diamètre antéro-postérieur et son retour à l'état naturel ; mais cela tient, comme nous l'avons dit, à l'état exceptionnel dans lequel le cœur agit alors ; car si le ventricule, au lieu de se trouver dans la condition d'un muscle non creux, a été préalablement mis en état de dilatation, alors la contraction ressemble à celle qui s'observe à l'état naturel, c'est-à-dire qu'elle ne consiste plus qu'en un simple retour des parties dilatées.

Là se termine la discussion entamée à propos des expériences de Harvey, je passe maintenant à l'examen de celles de Haller.

Haller suit exactement les mêmes idées que Harvey. Je vais exposer brièvement les passages de cet auteur, où elles sont consignées, mais je crois inutile de reproduire, à un aussi court intervalle, les réfutations précédentes, qui seraient les mêmes pour Haller que pour Harvey. Le physiologiste de Berne admet d'abord que la diastole ventriculaire ne se fait que par la contraction de l'oreillette. « *Cùm hoc cæterum aurium motu cordis diastole conjungitur, cùm nullum dubium sit quin auricularum expulso sanguine ventriculi repleantur* (1). » Malgré la contradiction dans laquelle il entre après l'adoption de ce fait, Haller admet, quelques lignes plus bas, que le premier mouvement présenté par le ventricule après la systole de l'oreillette est un mouvement de contraction. « *Post auricularum constrictionem sequitur ventriculorum contractio* (2). » On voit la conséquence de ces deux passages : c'est que, pour Haller, de même que pour Harvey, le ventricule ne présente pas de mouvement de dilatation. Effectivement, on n'a qu'à consulter les expériences nombreuses consignées dans le premier volume des *Opera minora*, on peut voir qu'il n'y est jamais question de la diastole ventriculaire. L'auteur a grand soin d'y noter les détails les plus minutieux, et pourtant il ne fait jamais mention que de la systole des oreillettes et de la systole des ventricules.

Quand je dis que Haller ne parle jamais des mouvements de dilatation ventriculaire, il faut l'entendre seulement des expériences pratiquées sur les animaux à cœur double ; car nous savons déjà que dans la grenouille il a fort bien noté que la dilatation du ventricule se fait visiblement, et qu'elle a lieu immédiatement après la contraction de l'oreillette. Voici une troisième expérience, où ce fait est rapporté d'une manière

(1) *Elementa physiologiæ*, t. I, p. 417.
(2) *Ibid.*

tout aussi explicite que dans celles que nous avons déjà citées : « *Utique vena cava ipso sursum hepate pulsat, et auriculam replet, hæc evacuata ventriculum. Is longior una fit dum repletur et latior. Quando verò agit et constringitur, tunc et pallet et brevior fit* (1). »

On a droit de s'étonner qu'avec de semblables faits Haller ne fasse aucunement remarquer la différence de mouvements qui lui sont présentés par le cœur transparent et le cœur double. Il garde là-dessus le plus profond silence, et il admet l'unité de la circulation cardiaque sans la moindre restriction. Dernièrement les expérimentateurs des différents *comités* anglais ont admis aussi que le système circulatoire du cœur était le même chez les animaux à sang froid que chez ceux à sang chaud. Quant à moi, j'embrasse complétement cette manière de voir ; mais je pense que pour établir avec vérité cette identité d'action, il fallait d'abord partir de ce qu'on voit clairement dans le cœur transparent, pour aller de là à l'analyse de ce qu'on voit moins clairement dans le cœur non transparent.

La grande raison pour laquelle Haller n'admettait pas un mouvement de dilatation dans le ventricule immédiatement après la systole de l'oreillette, c'est que le mouvement de la pointe qui arrive après elle, lui paraissait ne répondre qu'à la seule fonction de contraction, et que surtout ce mouvement était, d'après lui, caractérisé par un rétrécissement des diamètres ventriculaires. Cependant cette dernière loi souffrait, pour Haller lui-même, une exception qui lui fut présentée par le cœur de l'anguille. « *Motus sanguinis incipit a vena cava, sanguis venit in auriculam, et quando hæc contrahitur in ventriculum, id contractum, unico exemplo quod mihi hactenus innotuerit, longius fit... in eo statu conspicuam sanguinis undam in aortam propellit...* (2) »

J'ai voulu savoir par moi-même si réellement dans l'an-

(1) *Elementa physiologiæ*, t. I, p. 162.
(2) *Ibid.*, p. 157.

guille le cœur s'allonge dans la systole. J'ai vu effectivement qu'après la contraction de l'oreillette, le ventricule présente un allongement manifeste de la pointe et une augmentation de tous les autres diamètres; mais j'ai vu aussi que ce mouvement tient uniquement à la diastole ventriculaire qui se fait alors, et qu'il résulte de la systole antécédente de l'oreillette. Quant à la contraction ventriculaire, elle se produit lorsque l'allongement disparaît et que les parois ventriculaires se resserrent en revenant à leur état naturel; car c'est dans ce moment même que l'ondée arrive des ventricules dans l'aorte.

On voit donc que les choses se passent dans l'anguille comme dans la grenouille ; et l'on a de la peine à comprendre pourquoi Haller, qui rapportait dans la grenouille l'allongement de la pointe à la diastole (*is longior fit dum repletur*), n'ait pas remarqué que dans l'anguille l'allongement dépendait de la même cause ; et que la systole ventriculaire se faisait ici, comme chez la grenouille, par le simple rapprochement des parties dilatées, sans aucune exception à la loi générale, qui veut que les muscles creux se contractent par une diminution de tous leurs diamètres.

Il est infiniment probable que si cette similitude d'action dans les cœurs de la grenouille et de l'anguille n'avait pas échappé à Haller, cet auteur aurait cherché à savoir jusqu'à quel point elle pouvait s'étendre au cœur des mammifères et des oiseaux. Une fois qu'il aurait vu que l'allongement de la pointe résultait seulement de la diastole, il aurait peut-être accueilli avec moins de prévention l'expérimentation de ceux qui soutenaient fermement le fait de l'allongement. Il aurait pu alors arriver à concilier les deux opinions exclusives de l'allongement et du raccourcissement en trouvant : 1° que l'allongement de la pointe existe dans le cœur double, comme dans le cœur de l'anguille et de la grenouille, bien qu'il soit moins facile à constater, à cause de l'action plus rapide du cœur des oiseaux et des mammifères; 2° que cet allongement est produit par la diastole du ventricule, et qu'il est suivi immédiatement par la systole, qui consiste en un rétrécissement de tous les diamètres, ou plutôt en un simple retour des parois ventriculaires dilatées; 3° enfin, que le mouvement de la pointe comprend la diastole et la systole, et non pas la seule systole du ventricule.

C'est faute de suivre cette ligne si simple de comparaisons et d'inductions, que Haller nous a donné une longue série d'expériences contradictoires entre elles, qui, au besoin, pouvaient lui servir à faire trois théories différentes, et qui en définitive doivent se résumer ainsi : sur la grenouille il a bien vu et bien interprété ; sur l'anguille il a bien vu et mal interprété ; sur le cœur double il a mal vu, et par conséquent mal interprété ; et, par malheur, c'est justement d'après cette observation du cœur double que Haller a présenté dans sa Physiologie le rhythme et la nature des mouvements ventriculaires.

Après nous être étendu assez longuement sur les mouvements ventriculaires, il nous reste à parler de l'action des oreillettes. Ces cavités jouissent d'un mouvement régulier et alternatif de contraction et de dilatation. Leur contraction est énergique et complète; par elle les oreillettes envoient vivement dans les ventricules tout le sang qu'elles contiennent; et, immédiatement après le mouvement de la pointe, qui comprend la dilatation et la contraction du ventricule, les oreillettes se dilatent par l'afflux du sang qui arrive des veines dans leurs cavités.

C'est principalement sur les oiseaux et les reptiles qu'on peut observer facilement l'état normal et régulier des oreillettes; car quand les vivisections sont pratiquées sur les mammifères, même dans certains cas où l'insufflation a été employée sans réussir complétement, les mouvements auriculaires présentent à l'observateur un trouble qui résulte du défaut d'action de l'organe pulmonaire. Le sang, qui ne peut plus traverser librement le poumon, s'accumule dans les cavités droites, surtout dans l'oreillette, et y détermine une distension considérable. Il en résulte alors, soit un défaut d'isochronisme dans l'action des deux oreillettes, dont l'une est trop pleine et l'autre presque vide, soit une série de contractions brèves et incomplètes de la part de l'oreillette distendue. Mais de plus, comme le ventricule droit est distendu également, et qu'il ne peut plus admettre de sang, cela fait que les contractions incomplètes de l'oreillette ne produisent plus aucune dilatation dans le ventricule, et ne soulèvent plus nécessairement sa pointe. De cette manière, le sang étant d'un côté comprimé par l'oreillette, et de l'autre ne pouvant plus pénétrer dans le ventricule, est obligé de refluer en partie par les orifices des veines caves ; il y a alors un pouls veineux qui se voit manifestement et qui est isochrone à la contraction auriculaire (1).

C'est très probablement par suite de toutes ces anomalies

(1) Ce pouls veineux est noté souvent dans les expériences du dernier rapport de Londres. Sa première cause tient à l'absence de valvules veineuses ; et s'il n'existe pas à l'état normal, c'est que le sang chassé de haut en bas par la contraction de l'oreillette n'éprouve aucun obstacle à son entrée dans le ventricule. En effet, du moment qu'un obstacle existe sur le trajet des voies cardiaco-pulmonaires droites assez considérable pour s'opposer au libre passage du sang veineux, le sang est obligé de refluer dans les veines à chaque contraction de l'oreillette. Aussi le pouls veineux s'observe dans les rétrécissements des orifices auriculo-ventriculaire et ventriculo-artériel du côté droit ; on l'observe aussi dans l'obstruction des vaisseaux pulmonaires qui provient de l'asphyxie, et dans celle qui résulte du rétrécissement des orifices gauches. Haller comprend et explique de cette manière la formation du pouls veineux (*Physiologiæ*, t. I, p. 401). Il cite même des faits : « *Cum polypi in utriusque arteriæ grandi trunco essent, jugularium venarum pulsatio adparuit.* » (P. 42.) Ce serait dès lors nier la lumière que d'admettre avec MM. Barth et Roger (p. 276), que le pouls veineux est *un phénomène précisément observé dans les cas d'insuffisance tricuspide.* Ce mode de production du pouls veineux me paraît possible, mais je ne le regarde pas comme précisément observé. Au reste, on voit plus loin (p. 364), que MM. Barth et Roger reviennent eux-mêmes sur leur première assertion si exclusive, et rentrent en partie dans la voie de la vérité, lorsqu'ils disent que « le sang refluera dans les veines jugulaires, s'*il y a rétrécissement*, et surtout insuffisance de la valvule tricuspide. »

de l'oreillette, que certains observateurs, Barry, Hope, Despines, etc., ont dit que les oreillettes n'*avaient qu'une contraction faible et imparfaite* .., *qu'elles formaient un réservoir habituellement plein*..., *qu'il y avait souvent deux contractions de l'oreillette pour une contraction du ventricule*, etc., etc.... Toutes ces choses ont été réellement vues, mais on a pris pour une action régulière ce qui n'était que le résultat pur et simple du désordre de l'asphyxie ; et l'on a d'autant mieux adhéré à l'adoption de ces anomalies, que les observateurs précédents n'avaient que faire d'une action énergique et régulière des oreillettes, puisqu'ils admettaient que leur contraction était inutile pour la dilatation du ventricule.

Cependant je dois dire que les expérimentateurs du rapport Clendinning n'ont pas suivi les errements de leurs devanciers ; car ils ont su distinguer les anomalies de l'action régulière des oreillettes. « L'action systolique *normale* des oreillettes est énergique, instantanée et universelle ; les manifestations de contraction des appendices succèdent perceptiblement aux contractions des sinus, quoique par un très petit intervalle ; la diastole auriculaire *normale* est graduelle, continue et passive, et est effectuée par un afflux de sang veineux distendant progressivement la cavité des sinus à la pointe de l'auricule, et depuis la terminaison d'une systole de la cavité au commencement de la systole suivante (p. 268, sect. 4). » Pour que cette description fût complète, il aurait fallu ajouter que la diastole auriculaire ne coïncide pas avec la systole ventriculaire, comme cela est dit dans la section première des mêmes conclusions, mais que cette diastole auriculaire arrive immédiatement après la systole du ventricule, et que dès lors elle est isochrone avec l'abaissement des valvules semi-lunaires. Il eût été également important d'ajouter que la diastole auriculaire porte en avant la base du cœur, *cross of the heart*, de telle sorte que quand on n'examine pas les choses attentivement, on peut prendre ce mouvement de la base du cœur pour un effet de la diastole des ventricules; et effectivement, c'est ce mouvement de diastole auriculaire qui, dans la théorie commune, est donné pour la diastole ventriculaire.

J'ai tenu d'autant plus à consigner ici la description précédente de l'action des oreillettes, que les observateurs du dernier rapport de Londres, professant la même théorie que Hope et M. Despines, etc., sur la dilatation du ventricule, devaient être bien indifférents, pour ne pas dire opposés, à reconnaître une contraction complète et énergique aux oreillettes. Je tiens aussi, pour montrer toute la puissance de la vérité, à faire remarquer que ces observateurs n'ont pas été davantage influencés par mon premier travail sur les mouvements du cœur, puisque le rapporteur ne le connaissait pas, et qu'il garde à ce sujet le plus profond silence.

Nous avons maintenant un argument de plus, et un argument précieux à apporter en faveur de la vive et puissante contraction de l'oreillette, depuis l'examen fait sur la personne d'un jeune Allemand, nommé Groux, affecté d'une fissure sternale qui permettait de voir et de sentir facilement les mouvements de l'oreillette droite. Tous ceux qui ont pu examiner ce jeune homme ont été frappés de la grande ressemblance qu'il y a pour les mouvements, entre l'oreillette de l'homme et celle de la grenouille. Voici, au sujet de ces mouvements, la conclusion de la commission nommée par la *Société médicale des hôpitaux*, pour faire un rapport sur ce cas intéressant : « La partie du cœur découverte chez M. Groux par la scissure étant l'oreillette, il résulte de l'observation de ce fait une première démonstration : c'est que l'oreillette, dont la contraction énergique avait été plusieurs fois mise en doute, est douée d'une force de contraction non douteuse; car nous avons bien constaté que, des deux mouvements accomplis par cette partie du cœur, la systole était surtout active et énergique, tandis que la diastole était plus mollement accomplie, et la diminution considérable subie par cette partie de l'organe à chacune de ses contractions, le durcissement perçu dans ses parois, montrent la place importante que tient la systole auriculaire dans les fonctions du cœur (1). »

La relation du fait précédent me conduit tout naturellement à parler des cas d'ectopie qui se présentent quelquefois sur les nouveau-nés, et qui permettent également de voir et de sentir les mouvements du cœur. Mais si l'on considère que la vie n'est guère compatible avec ce genre de monstruosité, il s'ensuit que ces cas d'ectopie ne peuvent pas être observés longtemps, ni par beaucoup de personnes, et que dès lors il n'y a guère possibilité de rectifier des observations faites à la hâte et d'une manière irréfléchie. J'en ai examiné un cas sur l'indication de M. Giraldès, qui y trouvait avec raison une confirmation de tout ce que j'ai avancé sur les mouvements et bruits du cœur. D'autres personnes, au contraire, ont vu des faits d'ectopie dans lesquels ils ont cru constater la réalité de la théorie que je combats; cela est très facile à concevoir, c'est qu'ils ont observé sans trop vouloir pénétrer au fond des choses. Ainsi, par exemple, quand on a à se prononcer sur les deux mouvements que l'on voit affecter alternativement la pointe et la base du cœur, on dit résolûment que le mouvement de la pointe dépend de la systole ventriculaire, sans chercher à savoir si ce mouvement ne s'accompagne pas de l'augmentation des diamètres ventriculaires; et l'on dit de même que le mouvement de la base du cœur tient à la diastole ventriculaire, sans rechercher si ce mouvement diastolique ne se montre pas précisément dans la partie du cœur occupée par les oreillettes, et hors du siége des ventricules. Voilà comment l'erreur se perpétue par la tradition (2).

Dans mon premier travail, j'avais comparé le passage rapide du sang dans le ventricule à la déglutition (p. 219). Je

(1) *Archives générales de médecine*, octobre 1855, p. 399. — La commission était composée de MM. Bouvier, Roger, Beau, Monneret, Aran, Hérard, et Behier *rapporteur*.

(2) On peut examiner sous ce rapport une observation d'ectopie dans l'ouvrage de M. Stroda, traduit par M. Aran (*Traité de percussion et d'auscultation*, p. 206, Paris, 1854).

dois dire que j'ai retrouvé cette comparaison dans l'ouvrage d'Harvey. C'est ainsi que cet auteur célèbre, pour donner une idée exacte du mouvement rapide de la circulation cardiaque, apporte successivement l'exemple d'un engrenage de roues, du mécanisme de la platine de fusil, et enfin de la déglutition.

« *Isti duo motus, auricularum unus, alter ventriculorum, ita per consecutionem fiunt, servata quasi harmonia et rhythmo, ut ambo simul fiant, et unicus tantum motus appareat, præsertim in calidioribus animalibus, dum illa celeri agitantur motu. Nec alia ratione id fit, quam cum in machinis, una rota aliam movente, omnes simul movere videantur; et in mechanico illo artificio quod sclopetis adaptant, ubi compressione alicujus ligulæ cadit silex, percutit chalybem et propellit, ignis elicitur, qui in pulverem cadit; ignitur pulvis, interius prorepit, disploditur, evolat globus, metam penetrat; et omnes isti motus propter celeritatem, quasi in nictu oculi simul fieri apparent. Sic etiam in deglutitione: radicis linguæ elevatione, et oris compressione, cibus vel potus in fauces deturbatur, larynx a musculis suis et epiglottide clauditur, elevatur et aperitur summitas gulæ a musculis suis, haud aliter quam saccus ad implendum attollitur et ad recipiendum dilatatur, et cibum vel potum acceptum transversis musculis depremit, et longioribus attrahit; et tamen omnes isti motus, a diversis et contradistinctis organis facti cum harmonia et ordine, dum fiunt, unum efficere motum videntur et actionem unam, quam deglutitionem vocamus. Sic contingit plane in motione et actione cordis, quæ deglutitio quædam est, et transfusio sanguinis e venis in arterias. Et si quis (dum hæc habuerit in animo) cordis motum diligenter in viva dissectione animadverterit, videbit non solùm quod dixi, cor sese erigere, et motum unum fieri cum auriculis continuum, sed undationem quamdam et lateralem inclinationem obscuram... et quemadmodum cernere licet, quum equus potat et aquam deglutit, singulis gulæ tractibus absorberi aquam, et in ven-*

triculum demitti; qui motus sonitum facit, et pulsum quemdam et auscultantibus et tangentibus exhibet: ita dum istis cordis motibus fit portionis sanguinis e venis in arterias traductio, pulsum fieri et exaudiri in pectore contingit (1). »

Je demanderai comment Harvey pouvait comprendre l'ondulation du sang dans les cavités du cœur, sans admettre que le cœur présentât de mouvement de dilatation ; car il ne faut pas perdre de vue que par *isti duo motus*, cet auteur ne veut parler que des seules contractions de l'oreillette et du ventricule. Quand le cheval boit, on voit effectivement, comme le dit Harvey, une ondulation ou même un véritable pouls, *pulsum*, tout le long de l'œsophage ; mais il n'est jamais venu à l'esprit de personne de considérer ce *pouls* comme un résultat direct de contraction, bien qu'il s'accompagne de tension et de dureté, comme le pouls du ventricule. Il est produit par l'écartement ou la dilatation du tube œsophagien, et il est suivi immédiatement par le resserrement actif ou la contraction des parois de l'œsophage, qui pousse ainsi devant elle l'ondée alimentaire jusque dans l'estomac, de telle sorte que cette ondée ainsi poussée par la contraction ne peut pas effectuer sa descente sans dilater successivement tous les points du tube œsophagien. Eh bien ! à la rapidité près, les choses se passent de la même manière dans le cœur ; car si l'on considère l'oreillette et le ventricule comme constituant un tube unique (2), on

(1) *Loc. cit.*, t. I, p. 33.

(2) Ce tube existe réellement, il est conique ; sa base est aux oreillettes, et son sommet à l'origine des artères ; il existe des deux côtés. Il est coudé ou plié en deux, vers la pointe du cœur, ce qui fait que le ventricule est partagé en deux portions, que M. Bouillaud a le premier signalées (*Traité des maladies du cœur*, t. I, p. 9), et qu'il nomme portion *auriculaire* et portion *aortique* ou *pulmonaire*. Cette forme conique fait qu'à l'état naturel il n'y a pas de rétrécissement ou d'orifice abrupte ; les orifices sont marqués seulement par la présence des valvules. Ains il'orifice auriculo-ventriculaire se continue directement avec les parois de l'oreillette, il a un diamètre un peu moins grand que celui de l'oreillette et un peu plus grand que celui des ventricules : à son tour, la portion *auriculaire* des ventricules est plus spacieuse que la portion *arté-*

voit que l'ondée sanguine, poussée par une contraction immédiate et successive, traverse le tube cardiaque depuis son extrémité veineuse jusqu'à son extrémité artérielle, en dilatant successivement tous les points de ce tube, et en produisant au dehors un mouvement d'ondulation très apparent, bien que rapide, des parois cardiaques qui offrent dans le point successivement dilaté beaucoup de tension et de dureté.

Le rapport Clendinning explique, comme Harvey, l'ondulation du cœur par la contraction de ses cavités. « Le choc précordial est causé immédiatement par l'ondulation du sang, dans sa résistance à la compression soudaine des ventricules dans la systole. Cette réaction des fluides est d'abord perçue vers le fond des ventricules, et ensuite vers la pointe vers laquelle elle paraît être propagée par une ondulation continue avec grande rapidité. En conséquence de cette réaction du sang, les parois du cœur sont rendues convexes au lieu de comprimées et d'aplaties qu'elles étaient dans la diastole. » (Page 268, sect. 7.) On retrouve, dans ce nouveau passage, toutes les incohérences et les impossibilités que nous avons déjà signalées. Ainsi, on y voit des ventricules qui deviennent plus arrondis quand ils se contractent, c'est-à-dire quand ils se resserrent, et ces mêmes ventricules sont aplatis et comprimés quand ils se dilatent. Comment le rapporteur a-t-il pu fixer ainsi la nature des mouvements ventriculaires, après avoir annoncé que le ventricule de la grenouille est *arrondi*, *plein*, *protubérant* dans la diastole, et qu'il devient *étroit* et *déprimé* dans la systole? Il aurait fallu au moins ajouter que le cœur de la grenouille présentait des mouvements exactement inverses de ceux du cœur double, et c'était alors le cas

rielle. Enfin cette dernière diminue progressivement jusqu'à l'orifice qui est le sommet du cône. Il suit de là que l'ondée qui part de l'oreillette est obligée de traverser un espace de plus en plus étroit pour arriver dans l'artère; il faut donc que la force qui l'y pousse aille en augmentant. C'est pour cela que les parois du tube sont d'autant plus épaisses, qu'on va de la base au sommet du cône.

de déplorer plus que jamais le sort de l'intelligence humaine qui ne peut guère poser des règles sans rencontrer des exceptions désespérantes; mais on a passé silencieusement sur cette difficulté, puisqu'on note (p. 268, section 1) que le système des mouvements du cœur est le même chez les animaux à sang froid et chez ceux à sang chaud. Quant à l'explication de l'ondulation par la réaction du sang contre les parois contractées, il est difficile de croire que personne puisse s'en contenter. En effet, cela revient à dire que le sang tient plus de place quand il est comprimé que quand il ne l'est pas. Or cette conséquence ne serait pas même possible, dans la supposition où le liquide serait clos de toutes parts dans la cavité qui le comprime; elle est donc bien moins possible encore, quand on pense que le sang comprimé par les parois ventriculaires trouve une issue toute prête dans les orifices artériels.

De tous les observateurs qui se sont occupés jusqu'à présent de l'étude des mouvements du cœur, je ne connais que MM. Pigeaux (1), Corrigan, Stokes et Burdach (2), qui aient compris le passage du sang de l'oreillette dans l'artère au moyen de la dilatation et de la contraction successives du ventricule. Dès lors leur théorie se rapproche de celle que je soutiens ici; mais on voit qu'elle s'en écarte beaucoup, si l'on veut l'examiner avec attention En effet ces auteurs, après avoir ainsi fixé la succession des mouvements ventriculaires, viennent à dire (p. 254), que les deux bruits du cœur dépendent des deux mouvements du ventricule, le premier de la diastole, et le second de la systole. Or, leur théorie devient ici impossible, puisque, quand le second bruit s'entend, le pouls artériel s'est déjà fait sentir, et que par conséquent la contraction ventriculaire est complétement terminée. Le passage du sang

(1) Le docteur Pigeaux a quitté cette première théorie pour en adopter une autre qui se rapproche beaucoup de celle de Hope, et de M. Clendinning, etc

(2) *Traité de physiologie*, traduit par Jourdan, Paris, 1837, t. VI, p. 252.

à travers le ventricule est donc plus rapide encore que ne l'admettent les précédents observateurs, puisque le mouvement de la pointe qui embrasse la diastole et la systole a lieu immédiatement avant le pouls qui lui paraît comme isochrone, et surtout avant le second bruit, qui arrive après un intervalle marqué.

On voit par là que l'idée de ces physiologistes, qui est vraie quand elle est exprimée d'une manière générale, ne l'est plus quand elle est précisée. C'est qu'il y a tant de détails dans le mécanisme des mouvements du cœur, qu'il est impossible de trouver l'explication d'un fait, si cette explication ne s'étend pas aux autres faits qui précèdent ou qui suivent; sans cela il s'élève contre elle des difficultés insurmontables, qui sont présentées par les détails qu'elle n'a pas embrassés. Au reste, on verra amplement la confirmation de ce que je viens de dire dans l'examen de la question des bruits du cœur, que nous allons entreprendre. Mais auparavant, et pour terminer cette revue critique, nous devons mentionner une opinion nouvelle sur le mouvement en avant de la pointe du cœur.

D'après cette opinion émise par Gutbrod, partagée par Skoda, et soutenue en France par M. Hiffelsheim, on explique le mouvement de projection de la pointe du cœur par un effet de recul analogue à celui des armes à feu. La loi du *recul*, qui est incontestable en physique pour l'explication du mouvement rétrograde des armes à feu et d'autres machines analogues, n'est nullement applicable au cœur pour une excellente raison : c'est que dans les cœurs transparents des batraciens, des reptiles, etc., où les mouvements sont si faciles à examiner et à suivre, il est impossible de constater le moindre mouvement de recul pendant la systole, soit de l'oreillette, soit du ventricule. Cette intervention du principe physique du *recul* pour interpréter le mouvement de projection de la pointe du cœur, est une explication aussi peu satisfaisante que toutes celles qui ont été mentionnées page 197; il y a là une stérile abondance d'interprétations, qui prouve qu'en dehors du mouvement diastolique de la pointe, sa projection en avant est impossible à démontrer et à concevoir.

A. BRUITS NORMAUX.

Les bruits du cœur, comme nous l'avons dit, se divisent tout naturellement en bruits *normaux* et en *anormaux*. Les premiers sont liés à l'accomplissement des fonctions régulières du cœur, et donnent à l'oreille la sensation brève et instantanée d'un choc ou d'une tension brusque. Les autres se présentent comme le symptôme d'un état pathologique de la circulation cardiaque ; ils impliquent l'idée d'un frottement, et sont dès lors plus ou moins prolongés. Nous allons d'abord parler des bruits normaux.

L'investigation de la cause des bruits normaux comprend deux questions : 1° Y a-t-il dans le cœur des mouvements qui correspondent précisément aux bruits normaux ? 2° Quelle est la cause simultanée des mouvements et des bruits ?

1° Y a-t-il des mouvements qui correspondent précisément aux bruits normaux ? Les deux bruits normaux répondent l'un et l'autre à des mouvements d'impulsion vifs et secs (*jerking* des auteurs anglais) ; ce qui est très naturel, car puisque ces bruits donnent à l'oreille la sensation d'un choc ou d'une tension brusque, il faut nécessairement que le temps de leur production coïncide avec un mouvement de même nature. C'est ainsi que le premier bruit répond exactement à un mouvement qui se perçoit sur la partie inférieure des ventricules, et c'est dans ce point qu'il s'entend dans sa plus grande intensité. De même, le second bruit répond exactement à un mouvement qui existe sur la base du cœur, et c'est également en cet endroit qu'il s'entend le mieux. Mais il y a plus, c'est que les deux mouvements dont il vient d'être question ont entre eux les mêmes rapports d'intensité que les bruits auxquels ils se rattachent. En effet, le mouvement de tension brusque qui se perçoit à la pointe du cœur est plus marqué et plus vif que celui qui existe à la base du cœur, de même que le premier bruit normal est plus fort que le second. Je passe rapidement sur ces faits, parce que leur existence n'est pas douteuse pour tous les expérimentateurs qui ont pensé à les observer.

2° Quelle est la cause simultanée des mouvements et des bruits? Nous savons que le mouvement de choc ou de tension brusque que l'on perçoit sur la partie inférieure ou la pointe du cœur est le résultat de l'arrivée subite de l'ondée dans le ventricule, où elle est lancée par l'oreillette ; nous savons également que le mouvement semblable que présente la base du cœur est produit par le sang qui se précipite des troncs veineux contre la partie antérieure des oreillettes. Il s'ensuit par là même, que les deux bruits normaux dépendent de la double impulsion du sang qui détermine les mouvements auxquels ils sont liés. Ainsi, le premier bruit est produit par le choc de l'ondée contre les parois ventriculaires, et le second bruit tient au choc qui se fait contre les parois auriculaires. En définitive, le choc alternatif des deux ondées contre les parois ventriculaires et auriculaires, est traduit aux sens par le double résultat d'un sentiment de choc quand on y applique le doigt, et d'un bruit de choc quand on y met l'oreille. Et de plus, le premier mouvement ainsi que le premier bruit sont plus marqués que le second mouvement et le second bruit, parce que, dans le premier cas, l'ondée est lancée par la contraction des oreillettes, qui est énergique, tandis que dans le second cas l'ondée est chassée avec une force beaucoup moindre, par la réaction élastique des troncs veineux.

On comprend très bien que l'arrivée du sang dans le ventricule où il est lancé par la contraction de l'oreillette soit assez brusque pour produire le premier bruit normal, mais on ne comprend peut-être pas aussi bien que l'afflux du sang des troncs veineux dans les oreillettes soit assez instantané et assez vif pour déterminer le second bruit. Ici je sens qu'une explication est nécessaire, et je crois rendre cette explication plus claire, en rapportant l'expérience suivante. On prend une portion de gros intestin longue de 4 décimètres, que l'on sépare complétement du tube intestinal et du mésocôlon. On lie circulairement une de ses extrémités avec un fil, et, par l'autre extrémité, on remplit d'eau cette portion d'intestin jusqu'à la hauteur de 3 décimètres. De cette manière il reste, dans l'intérieur de l'intestin, une étendue de 1 décimètre qui ne contient pas d'eau, et qui, pour la réussite de l'expérience, doit être exactement privée d'air; on lie ensuite avec un fil l'extrémité restée libre jusque-là. Les choses étant ainsi disposées, on exerce avec les doigts une pression circulaire sur l'intestin, entre la portion pleine et la portion vide; on charge une personne de comprimer d'une manière notable et continue la portion pleine, et si alors on écarte brusquement les doigts qui exerçaient une pression circulaire sur l'intestin, le liquide se porte vivement contre l'extrémité vide en produisant en ce point un mouvement brusque et un bruit de choc appréciable même à distance.

Ce fait expérimental nous représente assez exactement le mode de production du mouvement et du bruit supérieurs. La pression continue, exercée sur la portion pleine de l'intestin, imite la pression continue qui s'exerce sur le sang, par suite de son accumulation incessante dans les troncs veineux; l'application des doigts qui sépare la portion pleine de la portion vide, remplit le rôle du resserrement contractile des orifices auriculaires qui séparent les troncs veineux gorgés de sang des oreillettes vides; enfin l'écartement brusque des doigts, qui permet l'irruption subite du liquide de la portion pleine dans la portion vide, fait l'office de la cessation brusque du resserrement contractile des orifices veineux, qui permet au sang accumulé dans les troncs veineux de se jeter dans la cavité vide des oreillettes.

On voit par là que le mode de production des deux bruits diffère en ce que le premier bruit du cœur est produit par la contraction brusque des oreillettes, et le second bruit est déterminé par l'élasticité continue des parois veineuses; mais, comme cette dernière ne peut s'exercer que dans le moment précis où cesse brusquement le resserrement des orifices veineux, il s'ensuit que la force qu'elle emploie pour chasser le sang dans l'oreillette et pour produire le second bruit, s'exerce avec autant d'instantanéité que la force de contraction avec laquelle l'oreillette fait dilater le ventricule et produit le premier bruit.

Jusqu'à présent on voit qu'il n'est guère possible de ne pas expliquer les deux bruits du cœur par l'impulsion alternative des deux ondées contre le ventricule et l'oreillette. Mais la raison de ce mécanisme se présente d'une manière encore plus certaine, quand on réfléchit à ce qui se passe dans les grosses artères. En effet, il y a dans les troncs artériels un mouvement sec et vif (*jerking*) et un bruit de choc; et tout le monde reconnaît unanimement que l'impulsion brusque du sang qui produit le mouvement de dilatation artérielle, est la même cause qui donne lieu au bruit de choc ou de tension brusque de l'artère. Or, ne doit-on pas admettre dès lors que l'impulsion alternative des ondées qui détermine dans le cœur les mouvements de dilatation, est aussi la même circonstance qui produit les deux bruits auxquels les deux mouvements sont liés ? On doit d'autant mieux se rendre à cette raison d'analogie, que dans l'artère il n'y a qu'une petite quantité de sang qui choque ou distend une paroi peu étendue, tandis que dans le cœur il y a une double ondée qui agit à l'unisson pour distendre brusquement et alternativement les parois des deux ventricules et des deux oreillettes.

Mais cette impulsion de l'ondée sanguine contre les parois cardiaques et artérielles, et cette autre impulsion produite artificiellement dans l'expérience précitée de l'intestin, comment agissent-elles pour déterminer un bruit? Est-ce que le bruit résulte de l'arrêt brusque de l'ondée, ou de l'extension subite des parois? Ne dépend-il pas plutôt d'une combinaison de ces deux circonstances? Voilà des questions sur lesquelles il me paraît impossible de se prononcer d'une manière positive. Il faut donc se borner à reconnaître d'une manière générale que les différents bruits dont il s'agit sont produits à l'occasion de l'impulsion du liquide contre les parois des cavités, sans qu'il soit possible de dire quelle part précise revient au liquide ou à la paroi, dans la production du bruit.

Comme on le sait, le premier bruit est plus sourd ou moins clair que le second bruit ; et pourtant, bien qu'on dise le contraire, leur durée est égale. On a la preuve certaine de ce fait, quand on veut appliquer à l'étude de leurs longueurs respectives la seule mesure rigoureuse que nous ayons, celle du rhythme musical. On trouve, au moyen de cette application, que la succession des bruits du cœur représente une véritable *mesure à trois temps*, dans laquelle le premier temps est occupé par le premier bruit, le second temps par le second bruit, et le troisième temps par le silence. Je tiens beaucoup à cette division rhythmique des bruits du cœur, d'abord parce qu'elle est rigoureusement vraie, et ensuite parce qu'elle nous donne la connaissance précise de la durée que le sang emploie à traverser les cavités du cœur (1). Quand j'ai comparé le rhythme des bruits du cœur à une mesure à trois temps (p. 228), j'ai dit que cette comparaison m'avait été fournie en partie par l'auscultation du cœur de l'homme à l'état normal. Maintenant je peux produire le résultat de quelques recherches sur l'étude comparative du rhythme des bruits chez les différents animaux.

J'ai trouvé que les bruits du cœur des mammifères présentent une mesure à trois temps, comme ceux du cœur de l'homme. Dès lors, les conséquences à en tirer pour la fixation

(1) On a donné aux bruits du cœur les noms de *premier* et de *second*, à cause de l'ordre dans lequel ils se présentent par rapport au temps de repos ou au silence. Cette dénomination doit être conservée puisqu'elle est naturelle, et qu'elle est unanimement adoptée ; cependant je dois faire observer qu'elle n'est plus juste, si l'on veut considérer seulement l'ordre physiologique de la production des deux bruits, parce que le *second* bruit qui dépend de la dilatation de l'oreillette, doit précéder nécessairement le *premier* bruit qui se rattache à la dilatation ventriculaire.

précise de la durée du passage du sang dans les cavités du cœur, sont les mêmes que pour le cœur de l'homme. Ainsi, chez les mammifères, la durée d'une révolution complète du cœur se partage de la manière suivante : un tiers de cette durée, qui est marqué par le premier bruit, est employé au passage de l'ondée de l'oreillette dans l'artère ; le second tiers, qui répond au second bruit, est affecté à la brusque dilatation de l'oreillette ; enfin le troisième tiers, qui est marqué par le silence, comprend l'achèvement de la réplétion de l'oreillette.

Chez les oiseaux, le rhythme des bruits n'est pas semblable à celui des mammifères. Les deux bruits sont séparés par deux intervalles égaux, et comme d'ailleurs ces bruits sont égaux entre eux pour la durée, il en résulte que le rhythme des bruits des oiseaux présente une mesure à deux temps, au lieu d'une mesure à trois temps. A part cela, l'enchaînement des mouvements et la production des bruits sont les mêmes chez les oiseaux que chez les mammifères. Toute la différence consiste en ce que le bruit auriculaire n'est pas séparé du bruit ventriculaire par un silence prolongé, et que par conséquent la réplétion de l'oreillette, au lieu d'être progressive comme chez les mammifères, est instantanée (1).

Mais ce qu'il y a de bien singulier, c'est que le rhythme des bruits du cœur du fœtus obéit à une mesure à deux temps, et qu'il ressemble dès lors à celui des oiseaux (2). Néanmoins cette similitude n'a pas de quoi nous étonner, quand on considère que le cœur du fœtus se rapproche de celui des oiseaux par un développement très peu marqué des appendices auriculaires. Or, cette absence presque complète de l'auricule diminue d'autant la capacité de l'oreillette. On comprend alors

(1) Il est inutile dès lors de faire remarquer que le tableau des mouvements du cœur, que j'ai donné, page 231, ne se rapporte pas au cœur des oiseaux, seulement pour ce qui a trait à la dilatation de l'oreillette.

(2) M. Pigeaux a signalé déjà ce fait, que le rhythme des bruits du cœur du fœtus diffère de celui de l'adulte, par l'égalité des silences qui séparent les deux bruits (*Thèses de Paris*, n° 24, 1832, p. 5).

jusqu'à un certain point pourquoi la réplétion de l'oreillette n'est pas progressive mais instantanée, pourquoi le second bruit n'est pas suivi d'un silence prolongé, pourquoi enfin le rhythme des bruits du fœtus se présente avec une mesure à deux temps.

L'impulsion du sang contre les parois des cavités cardiaques n'est pas la source unique des bruits que le cœur présente. Il est d'autres bruits dont la forme se rapproche un peu de ceux dont nous avons parlé jusqu'à présent, mais dont la cause est toute différente. Ces bruits sont au nombre de deux, et se confondent l'un et l'autre avec le premier bruit normal, auquel ils viennent s'ajouter comme des bruits de renforcement ou des bruits accessoires.

L'un de ces bruits accessoires donne à l'oreille la sensation d'un choc qui a un timbre légèrement métallique. Il est appelé *cliquetis métallique* par Laënnec, *auriculo-métallique* par M. Filhos, et *tintement métallique* par M. Bouillaud. Je crois avec MM. Barth et Roger que cette dernière dénomination doit être écartée, parce qu'elle s'applique déjà à un signe du pneumo-thorax ; mais si je ne suis pas d'accord avec M. le professeur Bouillaud sur le nom du bruit, j'adopte pleinement l'explication qu'il donne de son mode de production. Ainsi je pense que le bruit métallique est déterminé par la percussion violente de la pointe du cœur contre les parois thoraciques (1).

Lorsque les mouvements du cœur sont tranquilles, ce bruit n'existe pas, parce que la percussion de la pointe n'est pas assez énergique pour le produire. Mais toutes les fois que la région précordiale est vivement soulevée, comme dans les cas de palpitations, de fièvre, dans le stade de chaleur des fièvres intermittentes, dans la chlorose, après un violent exercice musculaire, etc., la pointe du cœur, qui est brusquement dilatée par la contraction des oreillettes, et qui acquiert beaucoup de tension et de dureté par le fait de cette dilatation,

(1) Pour M. Bouillaud, cette percussion se fait dans la systole ; je crois avoir démontré qu'elle se fait dans la diastole.

vient frapper en ce moment les parois costales avec force et produit le bruit métallique.

Le bruit métallique produit par la percussion de la pointe contre les parois thoraciques est quelquefois assez considérable pour que l'oreille nue puisse le percevoir à une certaine distance du thorax. Mais il faut remarquer que ce bruit de percussion, ainsi entendu à distance, est simplement mat; il n'est métallique que quand la conque de l'oreille est mise en contact médiat ou immédiat avec la région précordiale, et qu'elle reçoit l'ébranlement qui a été imprimé à cette région par la pointe du cœur. On peut observer et produire à volonté le bruit de percussion de la pointe du cœur, quand on trouve une personne qui veut bien se soumettre pendant quelques minutes à un violent exercice musculaire, comme, par exemple, celui de gravir à la course une côte rapide. La course finie, on remarque des battements de la pointe du cœur qui ébranlent la région précordiale; l'oreille, appliquée médiatement ou immédiatement sur cette région, perçoit à chaque battement un bruit de choc à timbre métallique; et si les battements sont considérables, on peut encore, après avoir éloigné l'oreille du thorax, entendre des bruits qui sont moins intenses qu'auparavant, et qui ne sont plus perçus avec leur forme métallique.

Différents auteurs, et entre autres Laënnec, ont observé souvent des bruits du cœur qui pouvaient s'entendre à une certaine distance de la poitrine (1). Eh bien! il est à croire que ces bruits résultaient seulement de la percussion de la pointe du cœur contre la paroi thoracique, et qu'ils n'étaient pas les retentissements extérieurs des bruits normaux qui sont produits à l'intérieur du cœur par l'impulsion de l'ondée sanguine. Pour cela, je me fonde sur cette observation de Laënnec qui est exacte, c'est que l'on ne peut jamais entendre à distance que le premier bruit du cœur, c'est-à-dire celui des deux bruits qui coïncide avec le choc de la pointe. Je me fonde aussi sur

(1) Laënnec, *Auscultation médiate*, 1826, t. II, p. 453.

d'autres faits que Laënnec n'a pas observés ; ainsi, toutes les fois qu'on entend des bruits à distance, on peut remarquer que ces bruits sont métalliques quand on met l'oreille en contact avec la région précordiale, et que par conséquent il y a un choc énergique de la pointe du cœur contre la paroi thoracique. Or, cette dernière coïncidence d'un choc violent de la pointe du cœur contre les côtes, et d'un bruit entendu à distance, prouve bien que le bruit est le résultat de la percussion des côtes, parce que sur un cadavre il est impossible de percuter la face interne de la paroi précordiale avec le doigt, de manière à imiter le choc énergique de la pointe du cœur, sans qu'on produise un bruit qui s'entend à une certaine distance, et qui est métallique quand on applique l'oreille sur la paroi percutée.

Laënnec admet, sans parvenir à le démontrer, que les bruits entendus à distance sont produits par la présence d'un gaz dans le péricarde ; ce qui lui fait concevoir cette opinion, c'est que la plupart des bruits que l'on perçoit à l'oreille nue, comme ceux des intestins, du pneumothorax, etc., sont déterminés par des gaz. Quant à l'intermittence du phénomène et son apparition subite après un exercice violent, Laënnec ne regarde pas ces faits comme contraires à son opinion ; mais il conçoit, pour les expliquer, une formation passagère de gaz dans le péricarde, car, dit-il, « on voit des exhalations gazeuses se former en quelques instants, à la suite des fortes contusions et des fractures (p. 457). » Il me semble que Laënnec ne résout nullement la grave difficulté qu'il a opposée si judicieusement à son mode d'explication, et que cette difficulté n'en est plus une quand on considère les bruits à distance comme résultat du choc de la pointe du cœur contre la paroi thoracique (1).

(1) La présence de gaz dans le péricarde peut donner lieu à des bruits que l'on entend à distance, mais il faut que les gaz soient mélangés avec du liquide. J'en ai observé un cas dans le service de M. Bricheteau, en 1835 : le bruit qu en résultait ressemblait à une chute d'eau sur une roue de moulin, et il

Enfin, pour me résumer en peu de mots, je dirai qu'il y a un bruit produit par la percussion énergique de la pointe du cœur contre la paroi précordiale; que ce bruit a un timbre métallique quand l'oreille est en rapport médiat ou immédiat avec la région du cœur; que dans certains cas de percussion violente, ce bruit peut être entendu à une certaine distance du thorax, et qu'alors il est simplement mat. Je dirai que ce bruit est exactement isochrone avec le premier bruit normal qui se fait à l'intérieur du cœur dans le moment où les parois ventriculaires reçoivent l'impulsion de l'ondée sanguine. Le bruit de percussion costale est beaucoup plus fort que le premier bruit normal, mais comme ce bruit ne s'entend que dans certaines circonstances exceptionnelles, il ne doit être considéré que comme un bruit accessoire au premier bruit normal.

L'autre bruit accessoire du premier bruit normal a été signalé dernièrement par MM. Williams et Hope. Il n'a pas une forme bien tranchée; il est plus sourd et surtout plus faible que le

était isochrone à chaque battement du cœur. Laënnec veut à tort que la présence de gaz soit la cause nécessaire de tous les bruits que l'on entend à distance; si les bruits du pneumothorax et ceux des borborygmes s'entendent de loin, c'est que ces bruits sont forts, absolument parlant. Pour que les bruits moindres que les précédents s'entendent à distance, il faut que le siége de ces bruits soit superficiel, comme par exemple celui du bruit qui résulte de la percussion de la pointe du cœur contre les côtes. On entend de même à distance certains bruits fournis par le frottement des lames du péricarde; tandis que les bruits anormaux, qui sont produits dans l'intérieur du cœur, ne sont perçus qu'au moyen de l'auscultation médiate ou immédiate de la région précordiale. On n'entend pas à distance les bruits normaux du cœur parce que leur siége est trop éloigné de la surface du corps; mais quand on les rend plus superficiels en enlevant le sternum sur des oiseaux, on les entend en approchant l'oreille du cœur à la distance de 4 à 5 centimètres. Il en est de même, comme nous l'avons déjà dit, pour les bruits respiratoires : on entend très bien à distance ceux qui existent dans le tube laryngo-trachéal, ou qui résultent d'un frottement considérable des plèvres; mais, du moment que les voies respiratoires sont recouvertes par la charpente du thorax, les bruits qui s'y passent ne peuvent être perçus qu'au moyen de l'auscultation médiate ou immédiate des parois thoraciques.

bruit normal. On l'obtient isolé de ce dernier bruit en auscultant à nu le cœur d'un animal, quand il est vide et qu'il a été séparé du corps. On le perçoit dans le moment où le ventricule se contracte, et comme le fait de la contraction ventriculaire est la seule circonstance à laquelle on puisse alors le rattacher, on l'appelle pour cela bruit musculaire.

Puisque le bruit musculaire est produit par la contraction ventriculaire à l'état vide, il doit être également produit par la contraction du ventricule à l'état de plénitude normale ; et comme dans ce dernier cas la contraction du ventricule est immédiatement précédée de la dilatation ventriculaire, et par conséquent du premier bruit normal, il s'ensuit que le bruit musculaire vient s'ajouter au premier bruit normal, et le prolonge pour ainsi dire. C'est par suite de cette combinaison des deux bruits normal et musculaire qu'il faut expliquer la prolongation du premier bruit, que les expérimentateurs anglais ont observée en auscultant à nu le cœur des ânes. Cette prolongation du premier bruit est particulière aux cœurs volumineux, parce que sur les cœurs des petits animaux, on trouve que le premier bruit normal n'est pas plus long que le second bruit normal.

Ensuite, il est important de remarquer que MM. Williams, Hope et les observateurs du comité de Londres signalent le bruit musculaire isolé comme faible, et qu'ils ne l'ont obtenu qu'en auscultant les cœurs à nu. Il est infiniment probable que s'ils avaient pensé à recouvrir, avec la paroi thoracique, les cœurs vides et extirpés qui leur présentaient le bruit musculaire à l'état d'isolement, et à ausculter ensuite la paroi, le bruit n'aurait pas eu assez de force pour venir jusqu'à leur oreille. De plus, il faut remarquer que les cœurs qui fournissaient ce bruit aux observateurs précédents étaient volumineux et appartenaient à de gros animaux, tels que les ânes ou les ânons. Or, la grande quantité des fibres musculaires était ici la cause du bruit, et cette cause est exceptionnelle, car si l'on veut rechercher le même bruit sur les cœurs vides des petits mammifères et des oiseaux, on ne le trouve pas, même en auscultant à nu; et cependant les cœurs de ces animaux, tout petits qu'ils sont, donnent lieu à des bruits normaux très marqués, quand le sang vient distendre librement les parois des deux cavités.

D'après cela, je pense que les docteurs Williams et Hope ne sont nullement fondés à considérer la contraction musculaire comme la source unique ou principale du premier bruit du cœur; il est raisonnable au contraire de ne regarder le bruit musculaire que comme un bruit accessoire au premier bruit normal. Il est infiniment probable que ce bruit existe sur le cœur de l'homme comme sur celui des mammifères où on l'a observé; mais ce qu'il y a de sûr, c'est que chez l'homme ce bruit n'arrive pas à l'oreille, car le premier bruit normal n'est pas plus prolongé que le second bruit. Il suit de là que le bruit musculaire ne doit être envisagé que comme un simple phénomène d'expérimentation, et qu'il doit être négligé dans la pratique ordinaire de l'auscultation.

Je crois devoir mentionner en outre un prétendu bruit de contraction auriculaire qui est signalé dans le dernier rapport du comité de Londres; on croit l'avoir entendu dans les expériences 4, 14 et 16. Suivant les expérimentateurs anglais, ce bruit serait produit par la contraction de l'oreillette, de la même manière que le bruit musculaire dont nous venons de parler est déterminé par la contraction du ventricule. Mais pour mettre hors de doute l'existence de ce bruit, il eût été nécessaire de le percevoir dans l'état vide du cœur, comme ils l'ont observé pour le bruit de contraction ventriculaire. Ce bruit auriculaire ne peut pas être constaté autrement, parce que dans l'état naturel des mouvements du cœur, la contraction de l'oreillette coïncide exactement avec le premier bruit normal qu'elle produit en lançant l'ondée sanguine dans le ventricule; et dès lors il est impossible de distinguer de ce bruit normal le bruit que l'on croit être inhérent à la contraction de l'oreillette.

Quelque longs et minutieux que soient ces différents détails sur les bruits accessoires du cœur, j'ai dû y entrer pour tâcher de les réduire à leur juste valeur. Je me crois fondé à conclure qu'en dehors de ces bruits, il y a dans le cœur deux bruits normaux qui se lient d'une manière nécessaire à l'état régulier des mouvements du cœur, et qui sont produits par l'impulsion alternative du sang contre les parois ventriculaires et auriculaires.

La simplicité et la sévérité de cette théorie des bruits normaux donnent à croire que les objections qu'on a dirigées contre elle n'auront rien de sérieux. On a dit « que le choc du sang contre les parois épaisses et flasques du cœur ne peut pas donner lieu à des bruits aussi sonores que le sont ceux du cœur (1). » A cela je réponds que les troncs artériels donnent des bruits de choc quand ils sont dilatés par le sang ; or, ce résultat doit à plus forte raison exister dans les cavités du cœur quand elles sont brusquement distendues par l'arrivée de l'ondée sanguine. MM. Barth et Roger ont présenté une objection assez semblable à la précédente. Ils avancent que « les oreillettes ne se contractent pas avec assez d'énergie, pour lancer le sang contre les parois ventriculaires de manière à produire un bruit aussi fort que le premier bruit... » et que « le sang ne pénètre pas dans les oreillettes assez brusquement pour déterminer un bruit aussi bref et aussi éclatant que le second bruit (2). » Ici je me contente de répéter ce que j'ai démontré ailleurs, c'est que : 1° les oreillettes se contractent avec assez d'énergie pour lancer le sang dans les ventricules de manière à produire un bruit, et que : 2° le sang pénètre assez brusquement dans les oreillettes pour y produire un autre bruit. Ensuite je ferai remarquer que MM. Raciborski, Barth et Roger abusent un peu de la valeur des termes quand ils disent que des bruits aussi *sonores*, aussi *forts*, aussi *écla-*

(1) Raciborski, *Traité de diagnostic*, p. 772.
(2) *Loc. cit.*, p. 276.

tants que ceux du cœur, ne peuvent pas être produits par le choc de l'ondée. Je suis tellement loin de cette manière de voir, que j'avoue ne pas connaître de bruits de choc plus faibles que ceux du cœur. Il me suffira de rappeler que ces bruits ne s'entendent guère que lorsqu'on a l'oreille appliquée sur l'endroit précis où ils se passent ; pour peu, en effet, que l'oreille s'écarte de ce point, ou qu'elle ne se trouve plus en contact médiat ou immédiat avec la paroi précordiale, immédiatement elle cesse de les percevoir. Le tictac d'une montre est assurément un des bruits de choc les plus faibles que l'on connaisse, cependant on est obligé de dire que ce bruit est encore plus fort, plus sonore et plus éclatant que le tictac du cœur.

Comme on le voit, la théorie des bruits normaux que je propose n'est qu'un simple corollaire de la succession des mouvements que j'ai exposée ; et c'est pour cela que je disais, en commençant, que toute la question des mouvements et des bruits était subordonnée à la connaissance précise de la succession des mouvements. De cette manière on peut comprendre pourquoi on a produit tant de théories sur les bruits du cœur : c'est que ces théories étaient toutes basées sur des successions de mouvements qui étaient erronées ; et il est permis de supposer que si, à l'époque de la découverte de l'auscultation, ou avait professé généralement la succession que j'ai exposée, on aurait vu facilement qu'il n'y avait qu'une seule manière de se rendre compte des bruits du cœur. Car, du moment qu'on aurait eu une diastole brusque au premier temps, et une autre diastole brusque au second temps, coïncidant l'une et l'autre avec un bruit dont le siége précis était le même que celui de la cavité dilatée, il est extrêmement probable qu'on aurait expliqué tout naturellement les bruits normaux du cœur par l'impulsion de l'ondée, de la même manière qu'on l'a fait pour les bruits de tension brusque qui se passent dans les artères au moment de leur diastole.

Puisque l'intelligence des bruits découle immédiatement de

la succession des mouvements que j'ai démontré être la véritable, je suis autorisé, par le seul fait de cette démonstration, à regarder comme non avenues toutes les théories de bruits qui ne peuvent pas cadrer avec ce système de mouvements. C'est ainsi que les opinions de Stokes, de Corrigan et A. Burdach, dont nous avons déjà parlé (p. 269) ne peuvent pas être admises, puisqu'elles supposent un fait qui n'existe pas, c'est-à-dire l'isochronisme de la contraction ventriculaire avec le second bruit. Nous mettrons également de côté la théorie de Laënnec qui suppose que l'oreillette se contracte au second temps, et celle de M. Despines, qui part de cette idée généralement adoptée que le ventricule se dilate au second temps. Cependant, il est deux théories, celles de Magendie et Rouannet, qui pourraient à la rigueur cadrer avec le système de mouvements que j'ai présenté, bien qu'elles n'aient pas été conçues d'après ce système. Je dois dès lors m'arrêter quelque temps sur elles pour apprécier leur valeur.

Magendie explique, comme l'on sait, les bruits normaux du cœur par la percussion alternative de la pointe et de la base du cœur contre la paroi thoracique, et il pense que ces deux mouvements du cœur sont produits, l'un par la systole, et l'autre par la diastole ventriculaires. Or, si l'on reconnaît que les mouvements antérieurs de la pointe et de la base du cœur dépendent de la diastole ventriculaire et de la diastole auriculaire, on pourrait encore adopter que ces mouvements, ainsi compris, produisent chacun, contre la paroi thoracique, un choc qui détermine les bruits normaux du cœur. Mais cette théorie ne peut plus être conservée depuis l'expérience de M. Bouillaud, qui, ayant mis à découvert le cœur d'un coq, a entendu encore distinctement les deux bruits normaux. J'ai répété dans le temps cette expérience, et j'ai vérifié l'exactitude du résultat annoncé par M. Bouillaud.

D'après la théorie de M. Rouannet, le premier bruit serait produit par les valvules auriculo-ventriculaires dans la systole du ventricule, et le second bruit serait produit par les valvules semi-lunaires après la systole du ventricule : dans ces deux cas, les deux bruits résulteraient, soit du choc du sang sur ces valvules, soit de leur extension brusque. Or, même dans mon système de mouvements, l'abaissement des valvules auriculo-ventriculaires a lieu au premier temps (1), et l'abaissement des valvules semi-lunaires se fait au second temps, dans le même moment que le sang se précipite dans les oreillettes. On pourrait donc à la rigueur conserver la théorie de M. Rouannet, tout en adoptant la succession de mouvements dont j'ai donné la démonstration. Je dis qu'on le *pourrait à la rigueur*, car il me semble que, regardant les bruits comme produits par une extension brusque de paroi, on devrait avoir plus de tendance, si l'on en avait le choix, à placer ces deux circonstances déterminantes des bruits sur les parois étendues des deux cavités du cœur, que sur des valvules minces et étroites.

La théorie de M. Rouannet règne d'une manière presque universelle, soit à l'état de pureté où l'a produite son auteur, soit diversement modifiée par MM. Bouillaud, Hope, Williams, etc. Cependant cette théorie n'est pas démontrée aussi rigoureusement qu'on pourrait le croire, d'après les expériences de nos confrères de la Grande-Bretagne ; mais avant de discuter la valeur de ces expériences, je vais montrer que l'abaissement des valvules n'est pour rien dans la production des bruits normaux, en commençant par le bruit supérieur ou le second bruit.

Le second bruit normal s'entend, comme on le sait, sur la base du cœur, au niveau des orifices artériels, et au niveau par conséquent de la cavité des oreillettes, qui est placée derrière ces orifices. Il s'accompagne d'un mouvement bref de choc (*jerking*) qui s'observe en ce point, et qui coïncide exactement avec le bruit; on admet unanimement cette coïncidence, et de plus on admet également que la cause qui produit le mouvement bref, est la même qui fait le bruit. D'après les

(1) Dans un temps presque indivisible après la dilatation ventriculaire.

expérimentateurs anglais, le mouvement et le bruit dépendraient l'un et l'autre de l'abaissement des valvules semi-lunaires; mais il est facile de prouver que cette opinion n'est pas fondée, en montrant que le mouvement et le bruit persistent encore, après que l'on a mis dans l'inaction les valvules semi-lunaires. On obtient ce résultat au moyen de l'expérience que nous avons déjà employée pour connaître le temps précis de la dilatation ventriculaire, je veux dire celle qui consiste à resciser la pointe du cœur. Dans cette expérience, le sang, qui sort en jet de l'ouverture faite aux ventricules, après chaque contraction des oreillettes, ne peut plus pénétrer dans les artères pour revenir abaisser les valvules semi-lunaires ; eh bien! après chaque jet, on perçoit encore le mouvement et le bruit supérieurs tant que le système vasculaire n'est pas trop épuisé par la sortie du sang. Au lieu de resciser la pointe du cœur, on peut, si l'on veut, couper les deux artères à leur naissance ; de cette manière on empêche encore l'abaissement des valvules semi-lunaires, puisque le sang qui doit les abaisser n'est plus retenu dans le tube artériel ; on observe également la persistance du mouvement et du bruit supérieur. Cette seconde expérience a l'avantage important de conserver les deux bruits du cœur ; tandis que dans la précédente, le premier bruit est anéanti ou affaibli par suite de la rescision, qui empêche la dilatation brusque de toutes les parois ventriculaires.

Ces expériences prouvent d'abord que le mouvement et le bruit supérieurs ne dépendent pas de la dilatation ventriculaire, comme Hope l'avait établi dans la première édition de son ouvrage. Elles prouvent, non moins certainement, que le mouvement et le bruit supérieurs ne dépendent pas davantage de l'abaissement des valvules semi-lunaires. On arrive donc par exclusion à trouver que ce mouvement et ce bruit sont produits par l'arrivée brusque du sang dans les oreillettes. Maintenant nous allons montrer que les raisons apportées par les observateurs anglais, en faveur de l'abaissement des valvules semi-lunaires considéré comme cause du second bruit, ne sont pas concluantes comme on le croit.

Ces raisons sont au nombre de trois (1).

PREMIÈRE RAISON. — *Le mouvement bref de choc et le bruit s'observent au niveau des orifices artériels.* Il ne faut pas oublier que la cavité des oreillettes est placée derrière les orifices artériels, et que l'argument qu'on tire du siége de ces orifices se rapporte également à la cavité des oreillettes. Mais il y a dans le siége du mouvement supérieur une circonstance qui prouve que ce mouvement et le bruit qui l'accompagne ne dépendent pas des valvules, c'est que ce mouvement est dirigé de dedans en dehors et d'arrière en avant. Or on ne conçoit pas que cette direction puisse tenir à l'abaissement des valvules semi-lunaires, qui se fait dans le sens de l'axe du cœur; au contraire on la comprend très bien en considérant que l'impulsion du sang qui dilate les oreillettes porte leur paroi antérieure en dehors et en avant.

SECONDE RAISON. — *Si l'on presse avec le doigt ou le stéthoscope sur l'origine des artères, le second bruit cesse de se faire entendre.* Cette raison ne prouve pas plus que la précédente, et pour le même motif; c'est qu'il est impossible de comprimer les orifices d'une manière notable, sans que cette compression ne s'étende aux oreillettes de manière à empêcher leur dilatation et la production du second bruit.

TROISIÈME RAISON. — Celle-ci est la plus importante des trois, puisque Hope nous assure dans son ouvrage (p. 28), que c'est elle qui l'a influencé au point de lui faire abandonner sa première théorie. *Quand il y a insuffisance des valvules semi-lunaires soit spontanée soit artificiellement obtenue dans les vivisections, on n'entend plus ou presque plus le bruit normal produit par l'abaissement des valvules, et à sa place il y a un bruit anormal de souffle.* Cela prouve-t-il nécessairement, comme on le prétend, que le second bruit normal s'est trans-

(1) Barth et Roger, p. 284.

formé en bruit anormal par suite de l'insuffisance valvulaire, et que par conséquent, les deux bruits normal et anormal sont produits l'un et l'autre par les valvules semi-lunaires? Non certainement, car on peut et l'on doit interpréter le fait d'une autre manière. On doit dire que l'insuffisance des valvules aortiques donne lieu effectivement à un bruit anormal : mais comme le reflux du sang qui produit ce bruit coïncide exactement avec la dilatation de l'oreillette qui détermine le bruit normal, il s'ensuit que les deux bruits normal et anormal se passent en même temps chacun dans un endroit différent. Si le bruit anormal est relativement considérable, il masque entièrement le bruit normal qui se fait derrière lui, et on l'entend seul ; s'il est moins intense, il masque incomplétement le bruit normal, qui, bien qu'affaibli, peut être entendu (1).

Mais, pour montrer que cette interprétation est la seule légitime, je dois appeler l'attention sur une combinaison particulière de bruits qu'on rencontre dans certains cas d'insuffisance, et que j'ai fait remarquer plusieurs fois aux élèves. On entend, sur le point de la région précordiale qui répond aux valvules aortiques insuffisantes, un bruit de souffle intense qui s'accompagne d'un bruit normal très peu marqué et presque nul. Le bruit de souffle n'existe que dans une étendue très circonscrite; et en dehors du lieu où il se fait entendre, soit à gauche, soit à droite, on perçoit le bruit normal aussi éclatant qu'à l'ordinaire. Pour l'intelligence de ce fait, il faut nécessairement admettre qu'il y a ici deux bruits différents de siége, qui se passent dans le même temps, l'un anormal, l'autre normal. Le bruit anormal ou valvulaire, qui est très intense vis-à-vis la base du cœur, masque en ce point le bruit normal ou auriculaire, en le rendant faible et étouffé. Mais, comme les bruits normaux ont la propriété de retentir plus loin que les bruits anormaux, il s'ensuit que le bruit de souffle

(1) Cette discussion repose sur la connaissance anticipée des bruits anormaux et de leur combinaisons avec les bruits normaux, comme nous le verrons un peu plus loin, à l'article des BRUITS ANORMAUX.

ne s'entend pas très loin, et qu'en dehors du lieu qu'il occupe, le bruit normal est perçu facilement, isolé du souffle qui le couvrait au centre de la région. Si maintenant on veut interpréter ce fait d'insuffisance au moyen de la transformation des bruits, on éprouve un embarras extrême; car on ne conçoit pas que le bruit normal, que l'on suppose transformé en bruit anormal, puisse s'entendre très distinctement sur les limites gauches et droites de la région précordiale.

Je crois avoir suffisamment démontré que le second bruit normal ne dépend pas de l'abaissement des valvules semi-lunaires. Prouvons maintenant que le premier bruit ne résulte pas davantage de l'action des valvules auriculo-ventriculaires. Les observateurs anglais croient démontrer que le premier bruit normal dépend de l'occlusion des valvules auriculo-ventriculaires, lorsque, après avoir introduit des instruments dans l'orifice auriculo-ventriculaire pour s'opposer à l'action des valvules, ils trouvent que le premier bruit normal est moins fort qu'à l'ordinaire, et qu'il est souvent remplacé par un bruit de souffle (1). Mais on peut et l'on doit encore interpréter ces faits d'une manière toute différente, en disant que la présence d'instruments dans l'orifice auriculo-ventriculaire rétrécit plus ou moins cet orifice, et que la difficulté que le sang éprouve à le franchir, lorsqu'il est lancé par la contraction de l'oreillette, donne lieu à un bruit de souffle, et affaiblit le choc de l'ondée contre les parois ventriculaires.

Toutefois je dois dire qu'il est impossible de démontrer rigoureusement que le premier bruit normal ne dépend pas de l'occlusion des valvules auriculo-ventriculaires. On ne peut pas employer ici le même genre de preuve que celui qui nous a servi pour la démonstration de la cause du second bruit, parce que, comme on l'a vu dans le paragraphe précédent, il n'est pas donné de s'opposer à l'action des valvules auriculo-ventriculaires, sans s'opposer en même temps à la libre impul-

(1) Barth et Roger, p. 285.

sion de l'ondée contre les parois ventriculaires. Nous sommes dès lors obligés de nous contenter de raisons fournies par l'analogie, et de dire : si le choc du sang lancé par l'élasticité des troncs veineux contre la paroi de l'oreillette fait un bruit, l'ondée lancée par la contraction de l'oreillette contre les parois ventriculaires doit en produire un à plus forte raison ; et si l'abaissement des valvules semi-lunaires n'est pour rien dans la production du second bruit, de même l'abaissement des valvules auriculo-ventriculaires ne doit contribuer en rien à la production du premier bruit. Mais, en dehors de ces preuves entièrement rationnelles, il en est une tirée du siége du premier bruit normal, qui n'est pas sans importance. Si ce bruit dépendait du choc et de l'occlusion des valvules auriculo-ventriculaires, il devrait s'entendre beaucoup mieux sur l'oreillette que sur le ventricule, parce que l'oreillette serait surtout ébranlée par le choc des valvules qui viendraient la percuter de bas en haut sur toute la circonférence de son orifice ventriculaire. Dès lors, le premier bruit aurait à peu près le même siége que le second bruit, puisque tous deux s'entendraient au niveau des oreillettes. Mais on sait que le premier bruit s'entend le mieux sur la pointe du cœur, c'est-à-dire dans l'endroit le plus éloigné du choc des valvules, et dans l'endroit où le choc de l'ondée lancée par l'oreillette s'effectue avec le plus d'intensité.

Enfin, il est une autre circonstance dont il importe de tenir compte, soit qu'on envisage les bruits normaux en eux-mêmes, soit qu'on les considère dans leurs rapports avec les bruits anormaux. C'est que les bruits normaux, qui donnent à l'oreille la sensation d'un choc simple, sont pourtant le résultat d'un choc double. En effet, comme les mouvements des deux moitiés gauche et droite du cœur ont lieu simultanément, les bruits de ces deux moitiés ont lieu également à l'unisson, de sorte que des quatre bruits qui sont produits dans les quatre cavités du cœur on n'en perçoit réellement que deux, un pour la double dilatation des ventricules, un autre pour la double dilatation des oreillettes. Eh bien ! il arrive que cet isochronisme parfait se détruit quelquefois. Les bruits se *dédoublent*, pour me servir d'une expression consacrée, c'est-à-dire que le bruit d'une seule cavité se fait entendre isolément. On peut alors percevoir trois et même quatre bruits normaux à la région précordiale. Mais il ne faut pas confondre ce genre d'anomalie des bruits normaux avec celle qui est produite par le passage successif et rapide des fractions de l'ondée dans les cas de rétrécissements, d'adhérence du péricarde, etc..., et sur laquelle nous aurons souvent l'occasion de revenir. Dans l'un et dans l'autre cas, on entend plus de deux bruits à la région précordiale ; mais, dans le premier, les bruits, bien que dédoublés, peuvent se succéder régulièrement et se joindre à des pulsations artérielles régulières ; tandis que dans le second cas, les bruits anormaux sont inégaux d'intensité, se succèdent sans ordre, et s'accompagnent d'un pouls irrégulier, petit et inégal. On doit concevoir, je pense, la raison de cette différence entre ces deux variétés d'anomalie des bruits normaux.

Nous avons vu que les bruits normaux étaient liés aux dilatations cardiaques. Il s'ensuit donc que lorsqu'un bruit normal s'entend isolément, le mouvement de dilatation qui l'accompagne doit se faire aussi isolément ; qu'en un mot le dédoublement des bruits doit entraîner le dédoublement des mouvements de dilatation. Cet isolement des dilatations cardiaques est presque impossible à constater pour les oreillettes, qui ne déterminent pour ainsi dire jamais ni choc ni soulèvement à la région précordiale. Mais il n'en est pas de même des ventricules, que l'on peut très souvent suivre dans leurs mouvements, et tâter, pour ainsi dire, à travers la paroi thoracique. Or, certains faits de choc et de soulèvement précordiaux ne peuvent guère s'expliquer que par le mouvement isolé des dilatations ventriculaires. Je rappellerai à ce sujet cette anomalie de rhythme que M. Bouillaud nomme *faux pas* du cœur, et qui est caractérisée par un choc précordial, un bruit normal, et une absence de pulsations artérielles.

M. Bouillaud pense que dans ce cas la contraction du ventricule gauche se fait *à vide*, c'est-à-dire qu'elle ne provoque pas une propulsion suffisante de sang dans les artères. Mais n'est-il pas plus naturel d'admettre qu'alors il y a battement isolé du ventricule droit? N'explique-t-on pas mieux de cette manière pourquoi il y a en même temps choc et bruit normal à la région précordiale, sans pulsation dans le système aortique? J'explique encore par cet isolement de mouvement un autre genre d'anomalie que j'ai observé quelquefois, et qui ne se trouve indiqué dans aucun auteur. Le pouls artériel coïncide avec deux chocs à la partie inférieure de la région précordiale, qui se succèdent rapidement, et qui n'ont pas lieu au même point. L'un se fait à droite, l'autre à gauche, séparés par un intervalle de deux pouces environ; et chacun d'eux s'accompagne d'un bruit normal. Il suffit encore de signaler ce fait pour montrer qu'on ne peut s'en rendre compte qu'en admettant un dédoublement des mouvements ventriculaires. Quant à la différence de siége de ces deux battements successifs, elle confirme d'autant mieux l'explication précédente, qu'elle est pour ainsi dire la conséquence pathologique des expériences que j'ai rapportées (p. 217), et qui avaient pour but d'isoler l'une de l'autre les deux circulations gauche et droite du cœur. Si l'on anéantissait l'action du cœur droit, l'oreillette gauche, en dilatant par sa contraction le ventricule correspondant, portait la pointe du cœur à droite; si, au contraire, c'était l'oreillette droite qui se contractait seule, la pointe du cœur était inclinée à gauche, et je concluais de là que le mouvement de la pointe en avant, dans l'état normal de simultanéité d'action des deux moitiés du cœur, était marqué par la *résultante* des deux lignes obliques convergentes que suivent l'une et l'autre ondée, dans leur passage de l'oreillette dans le ventricule.

B. BRUITS ANORMAUX.

Les bruits anormaux se subdivisent en bruits anormaux *intra-cardiaques* et *extra-cardiaques*.

1° Bruits anormaux intra-cardiaques.

Les bruits anormaux intra-cardiaques, ou plus simplement les bruits anormaux, se passent à l'intérieur des cavités du cœur, comme les bruits normaux; mais néanmoins ils diffèrent de ces derniers par la forme, le mode de production et le siége.

A. *Par la forme.* — Les bruits anormaux ne donnent pas la sensation d'un choc instantané comme les bruits normaux ; ils sont plus ou moins prolongés, et présentent des variétés nombreuses que l'on appelle bruits de *souffle*, de *râpe*, de *scie*, d'*oiseaux*, etc. Mais on peut dire en passant que l'on a accordé une importance exagérée à toutes ces variétés.

B. *Par le mode de production.* — Tandis que les bruits normaux résultent de l'impulsion brusque de l'ondée dans les cavités du cœur, les bruits anormaux dépendent de ce que l'ondée sanguine exerce un frottement exagéré lorsqu'il y a défaut de proportion entre le volume de l'ondée et le calibre des voies cardiaques. Ce défaut de proportion tient à un rétrécissement d'orifice.

C. *Par le siége.* — Le siége des bruits normaux est fixé aux parois des ventricules et des oreillettes. Celui des bruits anormaux affecte les orifices du cœur, soit que le rétrécissement dont il dépend soit absolu, soit qu'il soit relatif, comme nous le verrons plus loin. Je sais bien qu'on aura de la peine à accorder un siége différent pour les bruits normaux et pour les anormaux ; mais cependant, puisque les faits le commandent, il faut bien reconnaître que l'identité de siége pour les deux espèces de bruits est une conception sans fondement.

Ces différences entre les bruits normaux et les anormaux dans leur siége réel, leur mode de production et leur forme, prouvent qu'ils ont une existence séparée, et que les bruits anormaux ne sont pas, ainsi qu'on le dit généralement, une altération ou une simple transformation des bruits normaux. Les combinaisons auxquelles leur rencontre donne lieu sont infinies. En voici les principales variétés : 1° Si leur intensité est égale, on distingue très bien le bruit de choc du bruit de frottement. 2° Si le bruit normal est très faible, il peut être complétement masqué par le bruit anormal qui alors est perçu à peu près seul. 3° D'autres fois, si le bruit anormal est intense, et que le normal ait encore quelque force, ce dernier peut être entièrement masqué par le précédent dans toute la circonscription de la région précordiale où le bruit anormal existe ; mais, hors de cette ligne, on l'entendra parfaitement et isolément. En général, dans l'étude de ces combinaisons, il faut savoir : 1° que les bruits normaux retentissent beaucoup plus loin que les bruits anormaux ; car les premiers s'entendent souvent à la partie postérieure du thorax, tandis que les seconds dépassent rarement l'enceinte de la région précordiale. Leur intensité est ordinairement en raison inverse, parce que les rétrécissements qui produisent les bruits anormaux les plus marqués s'accompagnent habituellement d'une hypertrophie qui a pour effet d'affaiblir les bruits normaux.

Le plus ordinairement le passage du sang qui donne lieu aux bruits anormaux a lieu dans le sens naturel, c'est-à-dire des oreillettes aux artères, et c'est ainsi que nous l'avons considéré jusqu'à présent. Mais d'autres fois le sang suit une marche rétrograde ; ce qui arrive lorsque les valvules, devenues, par suite d'altérations diverses, incapables de fermer exactement les orifices, permettent à l'ondée de refluer dans la cavité d'où elle était partie immédiatement auparavant. Ces lésions d'orifices, appelées *insuffisances*, donnent lieu à des bruits anormaux qui dépendent de la même condition que ceux qui ont lieu dans le sens naturel de la circulation. En effet, ces insuffisances, quelque complètes qu'elles soient, ne le sont jamais assez pour que l'*hiatus* qu'elles forment ne soit plus ou moins entouré d'un rebord saillant, déterminé par les valvules ou les portions de valvules qui forment encore un reste d'obstacle à la rentrée de l'ondée sanguine. Celle-ci ne peut donc refluer librement par l'orifice insuffisant ; elle est plus ou moins arrêtée dans ce reflux par les rebords de l'insuffisance, qui font pour elle l'office d'un véritable rétrécissement, et qui agissent en conséquence pour la production du bruit anormal. Il n'a pas encore été donné d'observer un cas d'insuffisance complète, ou d'absence complète de valvules ; le cas échéant, il est très probable que l'on ne percevrait aucun bruit, parce que l'ondée pourrait refluer sans obstacle à travers l'orifice insuffisant. Enfin, une chose que tout le monde sait, et qu'il est bon de répéter ici, c'est que le même orifice peut présenter en même temps un rétrécissement proprement dit et une insuffisance. Cette complication est un double résultat de la même lésion qui a déformé les valvules, et l'on en conçoit très bien la possibilité. Il est inutile d'ajouter que, dans ces cas, des bruits anormaux sont produits au même orifice, soit par le flux, soit par le reflux de l'ondée.

Les différentes variétés de forme et d'intensité des bruits anormaux dépendent très probablement de plusieurs circonstances parmi lesquelles on doit compter la plus ou moins grande disproportion entre le sang et le vaisseau, la force d'impulsion de l'ondée, la nature de l'obstacle dans les cas de rétrécissement, etc... Mais il est impossible de dire précisément quelle est la cause particulière de telle ou telle modification. Tout ce qu'on sait de plus positif à cet égard, c'est que le degré le plus léger des bruits est le bruit de souffle ; le degré le plus fort est celui de râpe. Il annonce que le passage du sang est extrêmement difficile ; aussi coïncide-t-il presque toujours avec un frémissement (bruit cataire) qui, partant du cœur, vient s'irradier jusque dans la paroi précordiale où l'application de la main le fait percevoir. Dans certains cas on peut remarquer manifestement que les bruits anormaux du cœur ne sont pas semblables à l'inspiration et à l'expiration, et cette variation peut porter sur l'intensité et même sur la forme des bruits. La première fois que je fis cette observation, et que je me fus bien assuré que ces bruits ainsi variables provenaient du cœur et non pas des bronches, je crus avoir affaire à une péricardite, et je compris dès lors pourquoi ces bruits, que je supposais produits par le frottement des deux séreuses du péricarde, variaient suivant la pression plus ou moins grande de la paroi précordiale sur le cœur dans l'acte respiratoire. Mais l'autopsie vint me montrer que ma supposition était fausse, car le cœur ne présentait pas d'autres altérations qu'un rétrécissement de l'orifice auriculo-ventriculaire gauche. Je dus reconnaître dès lors que les bruits anormaux produits dans l'intérieur des cavités cardiaques pouvaient varier selon les différences de pression de la paroi thoracique; et je cessai bientôt de m'étonner de ce fait quand j'eus réfléchi à ce qui se passe dans les bruits artériels, que l'on change presque à volonté, en variant le degré de pression que l'on exerce sur l'artère avec le stéthoscope.

Je me hâte d'aborder un point de l'histoire des bruits anormaux qui est litigieuse, parce qu'il se lie immédiatement à la question de succession des mouvements que nous avons discutée, je veux parler du temps où se montrent les bruits anormaux produits par les rétrécissements de l'orifice auriculo-ventriculaire.

Nous avons établi au moyen d'une expérience simple et décisive, que le sang traverse l'orifice auriculo-ventriculaire au premier temps, et qu'il le traverse uniquement dans ce temps-là. Il résulte conséquemment de ce fait, que si cet orifice est affecté de rétrécissement, le bruit anormal produit par l'orifice rétréci doit avoir lieu seulement au premier temps ; et en effet, l'observation clinique est là pour prouver qu'il en est toujours ainsi.

Les choses ne doivent pas se passer de cette manière, d'après la théorie de mouvements que nous avons combattue. En effet, comme d'après cette hypothèse le sang traverse l'orifice auriculo-ventriculaire au second temps, on en conclut que les bruits produits par les rétrécissements de cet orifice n'ont lieu qu'au second temps. Mais alors comment se tire-t-on de la difficulté embarrassante que présentent les faits, lorsqu'ils viennent chaque fois donner un démenti à la précédente hypothèse? car il faut bien remarquer que pour chaque fait la difficulté est double : il faut expliquer : 1° pourquoi le bruit anormal n'existe pas au second temps; 2° et pourquoi il existe au premier temps.

Sur la première question on ne produit aucune raison satisfaisante, et même on ne cherche pas à en donner une. MM. Barth et Roger se contentent de dire que « le rétrécissement de l'orifice auriculo-ventriculaire est la lésion dans laquelle le souffle (c'est-à-dire le souffle au second temps) peut manquer le plus facilement (p. 358). » Hope dit également que les bruits anormaux au premier temps, produits par le rétrécissement de l'orifice auriculo-ventriculaire sont extrêmement rares (1). En somme, on regarde ces absences de souffle au second temps comme des *anomalies*, et l'on n'en persiste pas moins à reconnaître, en thèse générale, que les rétrécissements de l'orifice auriculo-ventriculaire produisent un bruit de souffle au second temps. Cependant je ne connais aucune observation réellement concluante d'un cas semblable : il n'y en a dans aucun auteur, pas même dans l'ouvrage de Hope (2).

(1) *Archives*, janvier 1841, p. 77. — Je renvoie à cet extrait de l'ouvrage de Hope, parce qu'il est plus à la portée des lecteurs français.

(2) Quand j'ai émis cette proposition, en 1839 et en 1841, on croyait que les rétrécissements de l'orifice auriculo-ventriculaire avaient pour symptôme un bruit anormal au second temps. Depuis cette époque on a abandonné peu à peu cette manière de voir, comme n'étant pas basée sur une rigoureuse observation clinique et nécroscopique.

Dans ces derniers temps, un de mes honorables collègues de la Société médicale des hôpitaux, M. Hérard, a tâché de remettre en honneur la présence des bruits anormaux du second temps comme symptôme des rétrécissements auriculo-ventriculaires. Il a publié, à cette fin, un mémoire dans les *Archives de médecine* (cahier de novembre 1853) ; de plus, il y a eu sur ce sujet une discussion dans le sein de la Société médicale des hôpitaux (*Bulletin de la Société médicale des hôpitaux*, nos 4, 5, 6). Je renvoie à ces deux sources ceux qui voudront connaître les détails de la controverse. Toutefois, je dois ajouter que M. Hérard,

La seule raison que Hope formule pour expliquer cette *rareté extrême* de bruits, est la suivante. « De nombreuses recherches m'ont conduit à attribuer cette faiblesse du bruit anormal, quand il existe, ou son absence dans des cas où l'on s'attendait à le rencontrer, à la faiblesse du courant sanguin qui, dans la diastole, passe de l'oreillette dans le ventricule ; il résulte de cette faiblesse que le sang traverse silencieusement l'orifice quand le rétrécissement est peu considérable (1). » On ne conçoit pas que Hope puisse expliquer l'absence des bruits par la faiblesse du courant sanguin, puisqu'il a admis précisément l'inverse auparavant. Il dit, en effet (2), que le ventricule gauche, dans la diastole, se remplit avec beaucoup d'*instantanéité*, et il trouve dans cette instantanéité de réplétion une circonstance qui s'oppose à ce que le reflux du sang par l'insuffisance aortique soit considérable. Hope n'est pas fondé davantage à dire que le *sang traverse silencieusement l'orifice quand le rétrécissement est peu considérable*, parce que si l'on consulte son ouvrage on y trouve des

pour donner une base solide à son principe séméiologique, admet qu'à l'état normal le ventricule se dilate au second temps.

Or, si réellement le sang traversait l'orifice auriculo-ventriculaire au second temps, pour aller dilater le ventricule, comme d'un autre côté, les rétrécissements de cet orifice sont loin d'être rares, on aurait assez souvent l'occasion de constater avec une complète facilité l'existence des bruits anormaux du second temps dans les cas de rétrécissements de l'orifice auriculo-ventriculaire, et il serait vraiment ridicule de mettre ce symptôme en question.

Quand on admet que le ventricule se dilate au second temps à l'état physiologique, on a une tendance extrême, après la constatation nécroscopique d'un rétrécissement auriculo-ventriculaire, à rapporter au second temps un bruit anormal du premier, lorsque le rhythme de ce bruit a été rendu douteux pendant la vie, par suite de trouble et d'irrégularité du cœur.

On est également très porté à négliger de constater rigoureusement les insuffisances aortiques peu apparentes, quand elles viennent compliquer les rétrécissements auriculo-ventriculaires bien évidents. Telle est, en général, la double source des cas de rétrécissement de l'orifice auriculo-ventriculaire avec bruit anormal au second temps.

(1) *Archives*, janvier 1841, p. 77.

(2) *Archives de médecine*, p. 73.

cas de rétrécissements de l'orifice auriculo-ventriculaire qui sont très prononcés : il y en a même un qui n'avait que le diamètre d'une plume de corbeau, *crow-quill* (1). Eh bien! dans ce cas, comme dans tous les autres, il n'est jamais question d'un bruit de souffle au second temps.

On voit que la difficulté qui résulte de l'absence des bruits anormaux au second temps, dans les rétrécissements auriculo-ventriculaires, n'est nullement résolue par les auteurs précédents. Voyons maintenant comment on se tire de la seconde difficulté, c'est-à-dire de celle qui ressort de la présence des bruits au premier temps. Pour celle-ci, on a exploité adroitement des circonstances anatomiques qui se rencontrent avec les rétrécissements auriculo-ventriculaires. Ainsi, comme souvent les orifices rétrécis sont affectés en même temps d'insuffisance, on dit que le bruit produit au premier temps est produit par le reflux du sang dans l'oreillette pendant la systole ventriculaire; de cette manière, l'insuffisance seule détermine le bruit, et le rétrécissement est tout à fait étranger à la production. « Dans ces cas, disent MM. Barth et Roger, nous avons souvent observé que la valvule mitrale indurée, épaissie et disposée en entonnoir, dont l'extrémité ventriculaire est très rétrécie, représente en même temps et par la même raison une espèce de cylindre toujours béant, qui permet le reflux du sang dans les oreillettes, au moment de la systole (2). »

Certes, je ne nie pas d'une manière absolue qu'il puisse y avoir un reflux du sang dans l'oreillette, et que ce reflux détermine un bruit anormal; mais je pense que cela ne peut arriver que dans des cas exceptionnels. En effet, on ne conçoit guère que le sang qui est pressé par la contraction du ventricule s'insinue avec peine dans l'oreillette, quand il trouve une issue si facile par l'orifice artériel; pour cette raison, je pense que le reflux dans l'oreillette se produit seulement dans le cas où

(1) *Treatise*, p. 571.
(2) *Traité pratique d'auscultation*, p. 359.

un rétrécissement de l'orifice artériel vient compliquer l'insuffisance des valvules auriculo-ventriculaires et vient entraver le passage du sang du ventricule dans l'artère ; et dans tous les cas il me semble démontré que quand un rétrécissement de l'orifice auriculo-ventriculaire s'accompagne d'une insuffisance du même orifice, on doit d'abord expliquer le bruit anormal par le rétrécissement, avant de chercher à savoir si l'insuffisance est pour quelque chose dans sa production.

Mais l'insuffisance ne peut pas rendre compte de tous les bruits liés à un rétrécissement de l'orifice auriculo-ventriculaire, parce qu'elle n'accompagne pas toujours ces rétrécissements. D'après MM. Barth et Roger il y a une autre circonstance anatomique, qui explique les bruits anormaux que l'on entend dans les mêmes rétrécissements. « Remarquons d'ailleurs que, même à défaut de cette disposition cylindrique qui permet le reflux, on constate souvent sur les valvules, outre le rétrécissement auriculo-ventriculaire, des aspérités qui suffisent pour expliquer la coïncidence du souffle avec le premier temps, puisque, sous l'influence de l'énergique contraction des ventricules, le sang frotte nécessairement avec bruit sur ces rugosités (p. 360). Cette raison est encore moins acceptable que la précédente, car des rugosités sur les valvules auriculo-ventriculaires occupent un espace trop peu considérable, relativement à la surface entière des ventricules, pour que le frottement du sang sur elles, puisse suffire à produire un bruit anormal. Ensuite, il faut remarquer que la face interne des ventricules est naturellement très inégale, à cause des colonnes charnues qui la sillonnent dans tous les sens : or, cette disposition si inégale ne donne jamais lieu à des bruits anormaux ; comment dès lors veut-on que ces bruits se produisent pour quelques inégalités de plus?

Mais l'insuffisance et les aspérités des valvules ne se rencontrent pas dans tous les rétrécissements auriculo-ventriculaires qui s'accompagnent de bruit anormal. MM. Barth et Roger le reconnaissent implicitement, car en disant que *sou-*

vent les valvules sont disposées en forme d'entonnoir, et que *souvent* on constate des aspérités sur les valvules, c'est avouer que quelquefois il y a des rétrécissements auriculo-ventriculaires sans insuffisance ni aspérités. Sous ce rapport, je suis parfaitement de leur avis; c'est ainsi que dans le courant des années 1836, 1838 et 1839, j'ai observé trois cas de rétrécissements de l'orifice auriculo-ventriculaire, purs de toute circonstance anatomique propre à constituer une échappatoire. Dira-t-on par hasard que le bruit anormal qui existait au premier temps dans ces trois cas, devait encore être rapporté à une cause inconnue ou imaginaire, plutôt qu'au rétrécissement!

Il résulte de toute cette discussion que la loi d'observation qui fixe au second temps l'existence des bruits anormaux produits par les rétrécissements des orifices auriculo-ventriculaires, est une véritable fiction. Les faits que nous venons d'analyser le démontrent amplement, et ils sont comme la conséquence pathologique de l'expérience par laquelle en incisant les ventricules on constate que le sang traverse l'orifice auriculo-ventriculaire au premier temps. Ces faits auraient dû suffire à montrer le peu de fondement de la théorie qui était professée généralement sur la succession des mouvements du cœur.

Il résulte encore de la discussion précédente, que puisque le bruit anormal produit par les rétrécissements auriculo-ventriculaires est distrait du second temps pour être rapporté au premier temps, les bruits anormaux du second temps appartiendront uniquement à une insuffisance des valvules aortiques, et que les bruits anormaux du premier temps seront les symptômes communs des rétrécissements auriculo-ventriculaires et des rétrécissements ventriculo-artériels. Effectivement, toute cette conséquence est l'expression de la vérité. De cette manière, il est vrai, les rétrécissements auriculo-ventriculaires et les rétrécissements ventriculo-artériels ne seront pas marqués par des signes d'auscultation différents;

mais que répondre à cela? sinon que cette confusion existe réellement, qu'elle a toujours existé, et que l'idée qu'on s'était formée en distinguant les deux espèces de rétrécissements par le temps différent de leurs bruits anormaux, n'a jamais été qu'une illusion.

Cependant, je dois dire que souvent on peut encore connaître si le bruit anormal produit au premier temps résulte d'un rétrécissement ventriculo-artériel, ou bien s'il appartient à un rétrécissement auriculo-ventriculaire. Dans le premier cas, le bruit anormal arrive immédiatement après le bruit normal qui s'entend dans toute son intensité, parce que l'ondée ne traverse l'orifice ventriculo-artériel qu'après avoir choqué vivement les parois ventriculaires. Au contraire, dans le second cas, le bruit anormal masque complétement le bruit normal, parce que l'ondée, qui est entravée par le rétrécissement des valvules auriculo-ventriculaires, choque peu vivement les parois ventriculaires, et produit un bruit normal peu marqué ; mais encore, ce bruit normal, tout faible qu'il est, se trouve encore précédé et couvert par le bruit de frottement que l'ondée détermine en traversant l'orifice rétréci (1).

On sait que les formes variées des bruits anormaux ne se rencontrent pas indifféremment aux deux temps du rhythme du cœur. Ainsi, les bruits de souffle, de lime, de râpe, etc., tous les bruits, en un mot, peuvent se présenter au premier temps, tandis que les bruits de souffle sont à peu près les seuls qui se fassent entendre au second temps. Cette différence de forme, que revêtent les bruits selon les temps, s'explique très bien si l'on veut réfléchir à la manière toute différente avec laquelle s'exécute le passage du sang qui les produit. En effet, pendant le premier temps, l'ondée sanguine, chassée de l'oreillette dans l'artère par les contractions plus ou moins puissantes des cavités cardiaques, surmonte vivement les obstacles

(1) M. Fauvel a confirmé ce principe de séméiologie cardiaque par des observations (*Archives*, janvier 1848).

qu'elle rencontre, et il en résulte alors, si les obstacles sont difficiles à franchir, un frottement considérable et des vibrations qui peuvent donner à l'oreille la sensation d'un bruit de râpe, et à la main celle d'un frémissement répandu sur tous les points de la région précordiale. Au second temps, au contraire, l'ondée, chassée plus mollement par la réaction de l'aorte, surmonte avec moins de force et d'instantanéité l'obstacle que lui présente l'*hiatus* de l'insuffisance, et il en résulte des frottements moins marqués et moins rudes que dans le premier cas.

On se demandera s'il ne serait pas possible de distinguer les rétrécissements auriculo-ventriculaires des rétrécissements ventriculo-artériels, par le siége différent que les bruits de ces deux rétrécissements auraient à la région précordiale. Cette distinction paraît assez fondée *à priori*, mais l'observation des faits lui est contraire, car elle nous montre que tous les bruits anormaux du premier temps, c'est-à-dire ceux des deux espèces de rétrécissements, s'entendent indifféremment vis-à-vis la pointe du cœur, tandis que les bruits du second temps, c'est-à-dire ceux de l'insuffisance aortique, sont perçus vis-à-vis la base du cœur. On conçoit jusqu'à un certain point ce résultat de l'observation, si l'on veut considérer que, pendant la production des bruits du premier temps, la pointe du cœur est en contact avec la région précordiale, et que pendant la production des bruits du second temps, c'est au contraire la base du cœur qui touche la paroi précordiale : il est dès lors assez naturel de percevoir la plus grande intensité de ces différents bruits dans le point précis de la région précordiale, auquel le cœur lui-même les transmet par contact, dans son mouvement alternatif de la pointe et de la base.

Mais comme il y a des exceptions à toutes les règles, surtout en pathologie, je dois dire que quelquefois les bruits anormaux du premier temps, ceux dus aux rétrécissements d'orifices, et les bruits anormaux du second temps, ceux dus à l'insuffisance aortique, auront par extraordinaire leur *summum* d'intensité, les premiers vis-à-vis la base du cœur, les seconds assez près de la pointe. Ces anomalies peuvent s'expliquer par les rapports du poumon qui, venant séparer le cœur de la région précordiale, tantôt vers sa pointe, tantôt vers sa base, empêcheront les contacts alternatifs de la pointe et de la base avec la paroi précordiale, et déplaceront dès lors les *summum* ordinaires d'intensité des bruits anormaux.

Je ne crois pas davantage qu'il soit possible de distinguer par le siége des bruits les affections valvulaires des cavités droites ou des cavités gauches du cœur. Ce que je viens d'avancer me paraît d'abord incontestable pour les affections des orifices artériels, parce que ces orifices sont placés chacun sur le même point, l'un antérieur, l'autre postérieur, et que dès lors on ne voit pas pourquoi les bruits anormaux produits à ces deux orifices s'entendraient les uns à droite et les autres à gauche de la région précordiale. Quant à l'idée de distinguer les rétrécissements auriculo-ventriculaires droits et gauches, par une différence de siége dans leurs bruits anormaux, si elle est moins irrationnelle que la précédente en théorie, elle est tout aussi impossible qu'elle dans la pratique. En effet, quand il y a affection organique des orifices, il y a en même temps dilatation des cavités et hypertrophie des parois; le cœur, dont le volume est ainsi augmenté, se déplace habituellement, et le plus souvent sa base s'incline fortement à droite, de telle sorte que souvent on trouve le cœur couché presque transversalement sur le diaphragme. Eh bien! je le demande, combien d'erreurs ne commettra-t-on pas dans tous ces cas de déplacement, si l'on veut rapporter aux orifices droits et aux orifices gauches les bruits que l'on percevra sur la partie droite ou sur la partie gauche de la région précordiale?

Hope prétend qu'il est possible de distinguer les affections de l'orifice aortique de celles de l'orifice pulmonaire, en observant si le bruit anormal se prolonge dans la direction de l'aorte ou dans celle de l'artère pulmonaire. « Ainsi, qu'on ausculte en remontant sur l'aorte (au second espace intercostal à droite du sternum) et sur l'artère pulmonaire (au second espace intercostal à gauche du sternum), on reconnaîtra aisément dans quel vaisseau le bruit est formé » (1). Cette règle d'observation ne doit pas être admise pour plusieurs raisons : 1° Le fait de la propagation des bruits valvulaires artériels le long des vaisseaux n'est rien moins que prouvé : quand on perçoit un bruit anormal fourni par les orifices artériels, on peut remarquer qu'il n'affecte pas une direction longitudinale parallèle à celle des vaisseaux, mais bien qu'il rayonne dans tous les sens autour d'un point central où est son summum d'intensité. 2° Les deux artères aorte et pulmonaire ne sont pas aussi écartées à l'état sain que l'avance Hope. 3° Les déplacements du cœur dont nous avons parlé entraînent nécessairement avec eux des déplacements imprévus dans la direction des artères aorte et pulmonaire.

Au reste, je dois faire remarquer que ce moyen de distinguer les rétrécissements artériels droit et gauche ne ressort pas de la pratique qui est consignée dans l'ouvrage de Hope, car on cherche vainement les observations dans lesquelles ce moyen de diagnostic a été appliqué. Il ne faut donc le considérer que comme un moyen de diagnostic entièrement théorique, et ce qui doit nous confirmer dans cette idée, c'est l'achèvement du passage que nous venons de citer. « Cette règle s'appliquera même aux insuffisances des valvules semi-lunaires, quoique ces bruits soient plus faibles et se prolongent moins dans les vaisseaux. » Or il est bien évident que Hope construit ici sur l'hypothèse pure, car il nous apprend au commencement de l'article (2), que les bruits d'insuffisance pulmonaire doivent être fort rares, *puisqu'il n'en a pas trouvé un seul exemple, ni dans sa pratique, ni dans celle des auteurs.*

Il ressort des différents détails que nous venons d'aborder, qu'il est impossible de distinguer les affections des orifices du cœur par le siége des bruits normaux sur la région précordiale. C'est une vérité pénible à dire ; mais il vaut cent fois

(1) *Loc. cit.*, p. 86.
(2) *Archives générales de médecine*, p. 75.

mieux avouer toute l'incertitude de ses moyens, que de faire parade d'une précision factice, et de se préparer par conséquent des désappointements fréquents dans la pratique.

Puisque nous en sommes sur la question de distinguer les affections des orifices droits et des orifices gauches, je dois indiquer le moyen que l'on suit le plus habituellement pour faire cette distinction. Comme on sait que les lésions des orifices gauches sont incomparablement plus fréquentes que celles des orifices droits, on se prononce, dans les cas douteux, pour les orifices gauches, et l'on a vingt chances contre deux pour ne pas se tromper.

J'ai traité jusqu'à présent des bruits anormaux à l'état régulier et manifeste, je vais maintenant parler de toutes les circonstances extraordinaires ou difficiles qui se rattachent à ces bruits.

Une première difficulté à se poser est de savoir si tout rétrécissement entraîne avec lui un bruit anormal. Cette question, comme on le voit, est une de celles que l'on peut résoudre par la numération; et cependant, bien qu'on ait suivi cette voie pour la juger, on est arrivé à des résultats bien différents. Ainsi, M. Bouillaud qui, un des premiers, a expliqué les bruits anormaux des rétrécissements par le frottement exagéré de l'ondée contre les rebords de l'orifice rétréci, M. Bouillaud, dis-je, assure que *sur vingt cas de rétrécissements, il n'y en a pas* 19 *où manque le bruit dont il s'agit* (1). M. Piorry, au contraire, soutient que les bruits sont loin d'être aussi constants dans les rétrécissements d'orifices que le veut M. Bouillaud. Il s'appuie à ce sujet sur deux notes communiquées par M. Dechambre. Dans la première, on voit que sur 26 cas de rétrécissements, il y avait eu sept fois seulement bruit de souffle; dans la seconde, sur 13 cas de rétrécissements, sept fois des bruits avaient été entendus (2).

(1) *Traité des maladies du cœur*, t. I, p. 175.

(2) *Traité du diagnostic*, t. I. p. 156.

On doit donc adopter d'une manière générale que les rétrécissements du cœur n'entraînent pas nécessairement avec eux l'existence des bruits anormaux. Si l'on veut se rappeler le mode de production de ces bruits tel qu'il a été exposé plus haut, on concevra la possibilité de ce résultat de l'observation ; car on verra que tout rétrécissement ne suppose pas nécessairement le défaut de proportion d'où résultent les bruits. En effet, soit un rétrécissement, et supposons que la cavité placée derrière lui, au lieu de se vider en une seule fois, comme cela se fait à l'état ordinaire, lance l'ondée sanguine à travers l'orifice rétréci en deux ou trois portions successives. Dans ce cas, il n'y aura plus défaut de proportion entre l'ondée ainsi divisée et le calibre des voies cardiaques, bien qu'il soit rétréci. Seulement, les bruits normaux seront plus nombreux, faibles et irréguliers, ainsi que les pulsations artérielles, par suite des chocs irrégulièrement répétés des fractions de l'ondée contre la paroi ventriculaire, et de leur pénétration également irrégulière dans les voies artérielles. Voilà un genre d'irrégularité de bruits normaux dont nous avons déjà parlé, p. 292. Nous comprenons maintenant la possibilité d'un rétrécissement sans bruit anormal, parce que le rétrécissement n'a qu'une part d'influence dans la production du bruit anormal; l'autre part vient du rapport dans lequel l'ondée se trouve avec l'orifice rétréci.

Il y a un autre mode d'irrégularité qui s'explique tout naturellement par la loi précédente. L'ondée divisée, au lieu de traverser l'orifice rétréci sans frottement exagéré, peut encore, bien que divisée, être assez en défaut de proportion avec le rétrécissement pour donner lieu à un bruit anormal. Pour que ce résultat puisse s'observer, il faut que le rétrécissement soit considérable, et que les divisions de l'ondée ne soient pas nombreuses, qu'elles se réduisent tout au plus à deux. Le passage de chacune des deux moitiés de l'ondée pourra donner lieu à un bruit de souffle, et par conséquent il sera possible d'entendre alors deux bruits de souffle successifs, tous les deux au premier temps, que, faute de connaître ce genre d'irrégularité, on serait tout disposé à rapporter, le premier au premier temps, et le second au second temps. Il y a ici sur les bruits anormaux du cœur, quelque chose d'analogue à ce que l'on constate quelquefois sur les bruits respiratoires. En effet, on sait, comme cela a été dit plus haut, que dans certains cas de tuberculisation mal précisée, on perçoit sous la clavicule un bruit inspiratoire divisé en deux moitiés séparées. On ne dit pas que la première moitié de ce bruit appartient à l'inspiration, et le second à l'expiration, parce qu'on est parfaitement sûr qu'ils se passent tous deux à l'inspiration, mais dans le cœur, et dans le cœur affecté d'irrégularité on peut, quand on n'est pas prévenu, subir ces illusions d'acoustique.

Une autre difficulté à se poser est de savoir si un bruit anormal dénote toujours l'existence d'un rétrécissement. Que répond à cela l'observation pure? C'est que souvent on constate pendant la vie un bruit anormal souvent notable, et qu'à l'autopsie on ne trouve pas un rétrécissement proprement dit pour s'en rendre raison. La seule lésion que l'on rencontre alors est une dilatation du cœur. C'est pour cela que l'on signale vaguement la dilatation cardiaque comme une cause de bruit de souffle, sans préciser aucunement l'influence de cette dilatation sur la production du bruit anormal. La dilatation du cœur détermine le bruit de souffle en exagérant le volume de l'ondée qui se trouve, par suite de cette augmentation, hors de proportion avec l'orifice ventriculo-artériel dont le diamètre est resté normal. Le passage de cette ondée volumineuse produit un frottement exagéré et un bruit de souffle à cet orifice ventriculo-artériel, de la même manière que dans un cas de véritable rétrécissement. C'est effectivement un rétrécissement relatif, puisque l'orifice est trop étroit relativement à l'augmentation de capacité de la cavité cardiaque. Nous avons déjà indiqué ce genre de rétrécissement par anticipation (p. 295); il en sera question d'une manière approfondie dans la section où nous traiterons des bruits vasculaires. Je peux dire d'avance que les bruits anormaux cardiaques que l'on fait dépendre d'une altération du sang rentrent dans ce mode de production.

Les faits, en quelque sorte irréguliers dont je viens de parler, c'est-à-dire les rétrécissements sans bruit de souffle, et les souffles sans rétrécissement absolu, ont fait dans le temps une telle impression sur l'esprit de Laënnec, qu'il plaçait la cause des bruits anormaux du cœur non dans les rétrécissements, mais dans le spasme du cœur. Il me semble qu'on doit généraliser autrement la cause des bruits anormaux. On doit dire qu'il y a bruit de souffle toutes les fois qu'il y a un frottement exagéré aux orifices ; et le frottement doit être exagéré toutes les fois qu'il y a défaut de proportion entre le volume de l'ondée et le diamètre de l'orifice. Ce défaut de proportion existera donc, soit dans les rétrécissements absolus, soit dans les rétrécissements relatifs, à condition toutefois que l'un et l'autre soient traversés par une ondée disproportionnée.

Enfin, nous allons terminer l'histoire des bruits anormaux, en signalant un genre d'irrégularité qui porte sur leur rhythme. Je veux parler du dédoublement des bruits anormaux, qui se fait comme le dédoublement des bruits normaux dont il a été question p. 291. Pour que les bruits anormaux se dédoublent, il faut qu'ils soient synchrones; or, ils le sont quelquefois. En effet, soit un rétrécissement de l'orifice auriculo-ventriculaire gauche qui, de proche en proche, a produit une dilatation de l'oreillette gauche, des veines pulmonaires, et surtout une dilatation des cavités droites. Par suite de cette dilatation, il se fait un rétrécissement relatif de l'orifice ventriculo-artériel droit qui donne lieu, comme le retentissement absolu de l'orifice auriculo-ventriculaire gauche, à un bruit anormal. Ces deux bruits anormaux, existant au premier temps l'un et l'autre, sont donc synchrones et paraissent n'en faire qu'un. Si, maintenant, nous supposons que les moitiés du cœur ne se contractent pas exactement ensemble, les deux bruits se dédoubleront absolument comme les bruits normaux. Alors, si l'on n'est pas au courant de cette irrégularité, on appellera bruit anormal du second temps, celui des deux qui arrivera le second à l'oreille, tandis qu'en réalité ce sont deux bruits séparés et successifs du premier temps.

2° Bruits anormaux extra-cardiaques, ou bruits du péricarde.

Les bruits anormaux du péricarde sont bien loin d'avoir l'importance des bruits anormaux intra-cardiaques, c'est-à-dire de ceux qui se passent aux orifices du cœur. Ils ne soulèvent aucune question de doctrine, de sorte que leur histoire se compose d'une série de propositions incontestées.

Ces bruits, si l'on peut s'expliquer ainsi, forment pour le cœur le pendant de ceux du frottement de la plèvre. C'est ce que nous allons voir immédiatement; cette analogie s'étend même à leur découverte.

En effet, les bruits du péricarde n'ont pas été découverts par Laënnec. Ils ont été indiqués vaguement par cet illustre pathologiste. Il en est de même, comme nous savons, des bruits de la plèvre.

Les bruits de frottement du péricarde ont été signalés avec une certaine insistance par Collin, élève de Laënnec (1); mais Collin, insistant seulement sur le bruit de *cuir neuf* qui est une forme extrêmement rare des bruits de frottement du péricarde, égara pour ainsi dire les observateurs, en leur donnant à croire que les bruits du péricarde se réduisaient à cette seule forme de bruit. Les bruits de frottement du péricarde ne sont bien connus que depuis un Mémoire de M. Stokes, publié en 1834 (2). M. Bouillaud, à la même époque, attirait sur eux l'attention des élèves.

Les bruits de frottement du péricarde tiennent à ce que

(1) *Des diverses méthodes d'exploration de la poitrine*. Paris, 1824.

(2) *Archives de médecine*, Paris, 1834, t. IV, p. 110.

cette membrane, qui à l'état sain possède une surface lisse et polie, est recouverte pathologiquement d'aspérités ou d'inégalités qui font que les glissements de ses deux feuillets contigus ne peuvent s'exécuter qu'avec des vibrations plus ou moins appréciables. C'est, comme nous le savons, la condition de production des bruits pleuraux.

On comprend que la nature des aspérités du péricarde influe sur la forme et l'intensité des bruits de frottement. Sous ce rapport on divise habituellement ces bruits en trois espèces : 1° bruit de frottement léger ou de frôlement ; 2° bruit de frottement rude ; 3° bruit de frottement très rude ou de raclement. Dans les deux derniers genres de frottement, il y a habituellement un frémissement tactile facilement appréciable à la main, et quand ce frémissement est très notable, on peut entendre à distance le bruit de frottement qui l'accompagne. Nous en avons cité un bel exemple, page 192. Du reste, il n'y a rien d'étonnant que ces bruits de frottement du péricarde puissent s'entendre à distance quand ils sont intenses, puisque nous savons que les bruits de choc de la pointe du cœur contre la région précordiale, qui après tout sont en quelque sorte des bruits normaux du péricarde, ont aussi la propriété de pouvoir s'entendre à distance.

Comme on doit bien le penser, les frottements du péricarde qui produisent les bruits, résultent à leur tour des mouvements alternatifs de la pointe et de la base du cœur, c'est-à-dire des mouvements de diastole ventriculaire et auriculaire. Quelquefois ces bruits auront lieu dans les deux mouvements alternatifs de diastole ventriculaire et auriculaire ; d'autres fois ils n'existeront que dans un seul de ces deux mouvements.

D'où viennent les aspérités du péricarde qui produisent les bruits de frottement? Évidemment de péricardite. Les bruits de frottement du péricarde sont donc un symptôme de péricardite, comme les bruits de frottement des plèvres sont un symptôme de pleurésie. Je dirai même que les aspérités de surface sont encore plus ordinaires dans la péricardite que dans la pleurésie. En effet, presque tous les anatomo-pathologistes ont comparé l'aspect des fausses membranes de la péricardite, tantôt à une langue de veau, tantôt au lichen qui recouvre certaines écorces, etc. C'est ce qui nous explique pourquoi les bruits de frottement du péricarde sont en général plus forts que ceux de la plèvre.

Néanmoins ces bruits sont loin de s'entendre dans toutes les péricardites. Cela tient à ce qu'un bon nombre de péricardite, ne réunissent pas les conditions nécessaires à la production de ces bruits. Quelques-unes en effet produisent des fausses membranes veloutées et lisses ; d'autres sont marquées d'emblée par des adhérences du péricarde ; d'autres enfin donnent lieu à des épanchements sans fausse membrane.

On présente habituellement les épanchements abondants comme une condition qui s'oppose à la production des bruits de frottement, même dans les cas où les fausses membranes sont organisées pour en produire ; et l'on dit que dans ces cas-là, le frottement est empêché par l'abondance de l'épanchement qui écarte trop les deux feuillets du péricarde. Cette circonstance anatomique, qui certainement s'oppose à la production des bruits de frottement dans la pleurésie, n'agit plus de la même manière pour les empêcher dans la péricardite. En effet, le liquide de l'épanchement écarte parfaitement l'un de l'autre les deux feuillets de la plèvre ; mais il ne peut pas empêcher le cœur de se mouvoir librement dans le sac du péricarde, et d'y exécuter des mouvements alternatifs, aussi facilement qu'un poisson se meut dans l'eau. Par conséquent le cœur, dans le cas où le péricarde est recouvert d'aspérités, pourra très bien, malgré un épanchement notable de ce sac membraneux, exécuter les mouvements qui doivent déterminer la production des bruits de frottement.

Comment distinguera-t-on les bruits anormaux du péricarde, des bruits anormaux qui se passent à l'intérieur du cœur? Cette distinction sera souvent difficile. Tout ce qu'on peut dire en général, c'est que les bruits du péricarde sont plus superficiels que les autres, et qu'ils apportent à l'oreille la sensation caractéristique d'un frottement de deux membranes. Quand ces bruits seront très intenses et accompagnés de frémissement cataire, on sera empêché de les confondre avec leurs analogues des voies cardiaques, par cette considération qu'on peut les entendre à distance, tandis que les bruits internes ne sont jamais perçus qu'à l'aide de l'auscultation médiate ou immédiate.

La difficulté sera également considérable quand les bruits anormaux extra-cardiaques coïncideront avec les bruits intracardiaques, et qu'il faudra faire la part des uns et des autres à l'aide d'une auscultation précise. Si l'on réussit dans quelques cas à faire cette distinction, il ne faudra pas trop s'étonner d'échouer dans plusieurs autres.

Enfin nous dirons, pour terminer, que ces bruits du péricarde peuvent exister d'une manière continue, éphémère, ou intermittente. Ils apporteront sans doute de grandes lumières sur le diagnostic de la péricardite; mais comme nous l'avons dit, ils sont loin d'exister dans toutes les inflammations du péricarde.

CHAPITRE II.

REVUE DES MALADIES DU CŒUR ÉTUDIÉES SOUS LE RAPPORT DE L'AUSCULTATION.

En faisant l'histoire des bruits cardiaques, nous avons plusieurs fois déjà mentionné certaines lésions du cœur, comme donnant lieu à des symptômes d'auscultation; nous allons maintenant revenir sur ce sujet, et présenter une revue concise des principales altérations anatomiques du cœur avec l'indication des signes d'auscultation qui sont attachés à chacune d'elles, dans l'état ordinaire ou régulier, d'abord à l'état aigu, puis à l'état chronique.

A l'état aigu, nous avons la péricardite et l'endocardite.

Elles sont souvent une manifestation de l'arthrite rhumatismale aiguë ; c'est une vérité mise hors de doute, et popularisée par M. Bouillaud. Elles se développent d'autant plus facilement dans l'arthrite, que le sujet est plus jeune ou que le sang contient moins de globules.

La péricardite présente les nombreuses formes de bruit de frottement du péricarde. Nous n'avons rien à ajouter à ce qui en a été dit dans l'article précédent.

L'endocardite aiguë peut donner lieu, même dès les premiers moments de son apparition, à des bruits anormaux du premier et du second temps, séparés ou réunis. Ces bruits tiennent à une altération inflammatoire, qui en se fixant sur les valvules, les a déformées très rapidement, et a dérangé leurs fonctions en affectant les orifices de rétrécissement ou d'insuffisance.

Les bruits anormaux de l'état aigu de l'endocardite se rattachent donc aux mêmes lésions fonctionnelles des valvules que les bruits anormaux dus aux altérations chroniques des orifices dont nous allons parler (1).

Les affections chroniques du cœur sont assez nombreuses. Il ne sera question ici que des quatre suivantes, que nous considérons comme les plus importantes : les rétrécissements, les insuffisances, la dilatation et l'hypertrophie. Nous réunissons les deux premières sous le nom d'affections *valvulaires*, et les deux autres sous celui d'affections *cavitaires*. Il est inutile de dire qu'elles se combinent ensemble, et qu'elles peuvent se trouver réunies toutes les quatre sur le même sujet.

Les affections valvulaires comprennent donc les rétrécissements et les insuffisances.

Les rétrécissements sont de deux sortes : les rétrécissements de l'orifice auriculo-ventriculaire et ceux de l'orifice

(1) Nous omettons de faire figurer ici les concrétions sanguines, parce que leurs signes d'auscultation sont bien incertains. Elles se rattachent, comme l'endocardite et la péricardite, à un sang couenneux ou fibrineux à l'excès, ce qui arrive surtout quand il y a diminution des globule.

ventriculo-artériel. Les bruits anormaux liés à ces deux sortes de rétrécissements existent au premier temps. Ils précèdent et couvrent le premier bruit normal, quand le rétrécissement affecte l'orifice auriculo-ventriculaire ; ils existent immédiatement après le premier bruit normal, quand c'est l'orifice ventriculo-artériel qui est rétréci.

Les insuffisances peuvent affecter les orifices auriculo-ventriculaires et ventriculo-artériels, mais ce n'est que dans l'orifice aortique qu'elles donnent lieu à des symptômes d'auscultation incontestés et incontestables. Nous ne parlerons donc que de l'insuffisance des valvules aortiques.

Nous avons montré que les bruits anormaux du second temps se rapportent uniquement à l'insuffisance des valvules aortiques, qu'ils soient prolongés, qu'ils soient courts, qu'ils s'entendent à la base ou vers la pointe du cœur. On doit reléguer parmi les faits extraordinaires ou exceptionnels, les observations dans lesquelles on a cru devoir rapporter le bruit anormal du second temps à un rétrécissement de l'orifice auriculo-ventriculaire.

Les affections cavitaires du cœur comprennent, avons-nous dit, la dilatation et l'hypertrophie (1).

La dilatation du cœur, d'après Laënnec, a pour symptôme des bruits normaux forts et éclatants. La pratique de l'auscultation en a consacré la réalité. J'ajouterai que nous comprendrons parfaitement le mode de production de ce symptôme, si nous faisons intervenir la théorie que j'ai donnée des bruits normaux. En effet, ces bruits résultent, avons-nous dit, de l'impulsion brusque de l'ondée sanguine contre les parois cardiaques ; donc ces bruits seront forts quand les cavités cardiaques seront dilatées , c'est-à-dire quand l'impulsion de l'ondée aura lieu sur une large surface.

(1) Il est inutile de faire remarquer qu'on peut rattacher aux affections cavitaires du cœur, un grand nombre de lésions, dont nous ne parlons pas, parce qu'elles n'offrent qu'un intérêt secondaire sous le rapport de l'auscultation, telles que le cancer, la dilatation partielle, la transformation graisseuse, etc.

On a rattaché aussi aux dilatations du cœur l'existence des bruits anormaux, sans chercher à préciser leur mode de production dans cette circonstance. La réalité de ce symptôme doit aussi être acceptée comme basée sur l'observation. On se rendra raison de l'existence des bruits anormaux dans la dilatation cardiaque, en considérant que dans ce cas les orifices ventriculo-artériels conservant leur calibre ordinaire, il en résulte un défaut de proportion entre leur diamètre, et l'ondée rendue volumineuse par suite de la dilatation cardiaque. Le bruit anormal tient ici à un frottement exagéré dépendant d'un rétrécissement relatif. Nous parlerons amplement de ces deux symptômes, c'est-à-dire de l'intensité des bruits normaux et de l'existence des bruits anormaux, quand nous en serons à la seconde section consacrée aux bruits vasculaires.

Quant à l'hypertrophie, notamment l'hypertrophie du ventricule, on dit, depuis Laënnec, qu'elle donne lieu à des bruits normaux faibles ou sourds. Nous concevrons parfaitement la raison de ce symptôme, en pensant que les bruits normaux dépendant d'une tension brusque des parois du cœur dans le mouvement diastolique, cette tension ne sera ni brusque ni facile quand le ventricule aura des parois épaisses et charnues. Du reste, nous trouvons ici la confirmation pathologique de ce que nous avons dit de l'éclat différent des deux bruits normaux. Nous avons montré que le bruit auriculaire ou le second bruit était plus éclatant que le bruit ventriculaire ou le premier bruit, parce que la tension brusque, nécessaire à la production de ces bruits, était plus facile avec les parois minces des oreillettes qu'avec les parois épaisses des ventricules.

Voilà ce que nous avions à dire sur les lésions cardiaques, considérées dans leurs rapports précis avec l'auscultation. Nous avons supposé que tout se faisait dans l'état régulier et manifeste; mais en clinique il n'en est pas toujours ainsi. Il y a des difficultés nombreuses pour la solution desquelles il faut en quelque sorte sortir de son sujet. Aussi, dans ce but, allons-nous aborder l'étude des signes rationnels des maladies du cœur, et de leurs rapports avec les signes physiques.

§ I. — Signes rationnels des maladies du cœur. — Asystolie.

Tout le monde accorde que la science des maladies du cœur a fait beaucoup de progrès, surtout depuis la découverte de l'auscultation ; mais on reconnaît aussi que les données théoriques de la pathologie cardiaque présentent souvent de grandes difficultés dans leur application au lit des malades. Ainsi, pour citer les principes de ces difficultés, je rappellerai : 1° Que la nécropsie vient souvent nous donner des démentis imprévus, quand on a voulu trop préciser le diagnostic d'une altération anatomique du cœur. 2° On rencontre souvent des maladies du cœur caractérisées par les symptômes rationnels les plus positifs, dont la gravité augmente jusqu'à ce que les individus succombent, et l'on ne trouve pas à l'autopsie des lésions qui expliquent suffisamment les symptômes observés et la mort. D'autres fois c'est l'inverse : il y a une altération valvulaire démontrée par des signes physiques irréfragables ; mais l'individu présente à peine des symptômes rationnels, et il peut vivre fort longtemps sans éprouver un dérangement notable dans sa santé. 3° Enfin, dans les maladies du cœur, il y a habituellement des lésions, constatées à l'autopsie, qu'il est très difficile d'accorder avec les symptômes observés pendant la vie, telles que la dilatation des cavités gauches avec la petitesse extrême du pouls, l'hypertrophie des parois avec l'enrayement de la circulation, etc.

Toutes ces circonstances difficiles de la pratique actuelle des maladies du cœur, et quelques autres encore dont nous n'avons pas fait mention, seront exposées ci-après. Nous chercherons à les analyser et à les éclaircir, en les rattachant à quelque principe pathogénique qui en rende compte d'une manière satisfaisante.

Lorsqu'un individu est affecté d'une maladie du cœur, que cette maladie est grave et progressivement mortelle, on observe une série de symptômes très positifs qui ont frappé de tout temps les observateurs. Voici l'ensemble de ces symptômes, dont les uns ou les autres sont plus ou moins prédominants, suivant les personnes et les cas :

La face est injectée, surtout aux joues et aux lèvres; la couleur de cette injection est rouge, souvent violacée. Il y a de la bouffissure aux paupières.

Les veines voisines du cœur, telles que celles du cou, de la face, etc., sont gonflées; ce gonflement est manifeste surtout aux veines jugulaires externes, qui ne se désemplissent pas, même pendant les inspirations. Ce dernier signe, donné par Laënnec, est un de ceux qui ont le plus d'importance, et qui à lui seul suffit pour montrer que l'organe central de la circulation est gravement dérangé dans ses fonctions.

Les veines jugulaires externes sont non-seulement gonflées, mais de plus elles présentent assez souvent une ondulation, ou pouls veineux, observé pour la première fois par Lancisi. Haller (1) et Bichat (2) ont expliqué tout naturellement ce pouls par l'oreillette droite, qui ne peut pas chasser complétement l'ondée sanguine dans le ventricule correspondant, à cause de la plénitude extrême où se trouve ce ventricule, par suite des différents obstacles morbides que le sang rencontre pour passer des cavités droites dans les cavités gauches à travers l'organe pulmonaire. L'oreillette droite, disent ces auteurs, exerçant son action contractile sur l'ondée, qui ne peut pénétrer entièrement dans le ventricule, en fait mouvoir dans le sens rétrograde une portion qu'elle pousse du côté de la périphérie : de là le pouls veineux.

(1) *Elementa physiologiæ*, t. II, 336.

(2) *Anatomie générale*, Paris, 1821, t. II, p. 226.

Ce pouls veineux est observé pour ainsi dire exclusivement dans les veines jugulaires externes, parce qu'étant sous-cutanées, elles apparaissent facilement sous forme de cordons bleuâtres, et que dès lors les pulsations y sont très visibles.

Il n'en est plus de même des veines jugulaires internes. Celles-ci sont profondes, sous-aponévrotiques, et ne sont pas accusées au dehors par un relief bleuâtre ; aussi le pouls veineux y est-il méconnu, bien qu'en raison du grand calibre des veines jugulaires internes il soit marqué par une pulsation considérable ; c'est même à cause de son volume que le pouls veineux des veines jugulaires internes est méconnu, car il est confondu facilement avec le battement des artères carotides. Cependant il y a entre ce pouls et celui des artères carotides de grandes différences : le battement des artères carotides donne au doigt la sensation d'un choc dur, tandis que le battement des veines jugulaires internes donne au contraire la sensation d'un choc très mou. Le battement des artères carotides ne peut pas être marqué et très apparent sans coïncider avec un pouls plein dans toutes les artères ; au contraire, les pulsations des veines jugulaires internes s'accompagnent d'un pouls artériel qui est toujours petit.

La petitesse des pulsations artérielles existe non-seulement quand il y a pouls veineux des jugulaires interne et externe, elle existe encore quand il y a seulement gonflement de ces veines sans pulsation. En un mot, la petitesse du pouls est un symptôme rationnel et habituel des maladies graves du cœur, telles que nous venons de les supposer : symptôme, par conséquent, qui vient s'ajouter encore à l'injection violacée des lèvres et à la bouffissure de la face, dont nous avons déjà parlé.

Au reste la petitesse du pouls, dans les maladies graves du cœur, est un symptôme aussi facile à concevoir qu'à observer ; car si, dans ces maladies, on voit les capillaires de la face s'injecter, les paupières devenir bouffies, les veines se gonfler avec ou sans pulsation rétrograde du sang veineux, cela tient évidemment à ce que le sang veineux est enrayé dans son mouvement et qu'il ne pénètre pas complétement dans le centre circulatoire; et par conséquent, puisque le centre circulatoire n'admet pas tout le sang qui lui arrive des veines, il doit en envoyer une quantité moins considérable dans les artères : donc le pouls artériel doit être petit quand les veines voisines du cœur sont distendues ; donc encore la petitesse du pouls artériel doit être et est effectivement en raison inverse de l'état de plénitude des troncs veineux. A ce caractère de petitesse que le pouls présente dans cette circonstance, il faut en ajouter d'autres que nous expliquerons plus tard, c'est que le pouls peut être en même temps irrégulier, inégal ; d'autres fois il est si fréquent et si petit en même temps, que l'on ne peut pas le compter.

A ces symptômes, qui indiquent de la manière la plus positive que le sang a de la peine à traverser le centre circulatoire, il y en a d'autres qui dénotent tout aussi bien le même embarras des fonctions cardiaques.

C'est ainsi que cette surabondance produite par le sang qui passe difficilement dans les artères fait éprouver un sentiment de gêne, d'embarras et de pesanteur à la région précordiale ; quelquefois même le patient ressent une véritable douleur qui a son siége dans le cœur lui-même, ou qui peut, par irradiation, se faire sentir dans les nerfs qui communiquent avec les plexus cardiaques, tels que les nerfs intercostaux, le plexus cervical, ou les nerfs du bras.

Constamment le malade éprouve une dyspnée qui s'aggrave singulièrement au moindre exercice musculaire, et quelquefois il s'y joint des palpitations.

Il y a, en même temps, des signes physiques faciles à constater sur la région précordiale à l'aide de la percussion et de l'auscultation. Nous en parlerons plus loin, quand nous discuterons la valeur des différentes lésions anatomiques qui affectent le cœur quand il donne lieu aux symptômes que nous venons d'exposer.

Mais nous n'en avons pas fini avec tous les symptômes rationnels des maladies organiques du cœur. Il nous reste à rappeler certaines altérations qui sont consécutives aux affections cardiaques, et qui ont une importance extrême dans la pratique : ce sont les congestions sanguines qui se font dans les principaux viscères, tels que les poumons, le foie, la rate, etc.; ces congestions vont quelquefois jusqu'à l'extravasation hémorrhagique, comme par exemple l'apoplexie pulmonaire, si fréquente lorsque le cœur est malade. Souvent le patient éprouve de la gêne et de la douleur dans le système spléno-hépatique, par suite de la stase sanguine qui s'y fait.

Notons enfin les hydropisies, qui, comme les congestions et les hémorrhagies viscérales dont nous venons de parler, et aussi comme les gonflements des troncs veineux dont nous avons parlé plus haut, ont leur cause principale dans l'enrayement qui affecte les fonctions du cœur.

On a peut-être droit de s'étonner que le groupe des symptômes précédents, qui est, comme nous le verrons, si naturel et si important, n'ait pas encore été envisagé à part, et par conséquent n'ait pas encore reçu de nom qui lui donne une existence pathologique ; c'est une lacune qu'il faut combler.

Ce groupe symptomatique indique de la manière la plus positive que la circulation est enrayée, c'est-à-dire que le cœur émet moins de sang qu'il n'en reçoit, ou encore qu'il y a contraction incomplète d'une ou plusieurs des cavités cardiaques. Il accuse donc une insuffisance de la systole du cœur. Partant de là, nous croyons pouvoir appeler *asystolie* l'ensemble des symptômes que nous avons exposés précédemment, à savoir, l'injection rouge ou violette de la face, la bouffissure des paupières, le gonflement des veines jugulaires externes, le pouls des jugulaires externes et internes, la petitesse du pouls artériel, le sentiment de pesanteur et de douleur à la région précordiale, la dyspnée, les palpitations, les congestions et hémorrhagies viscérales, l'hydropisie. Nous donnons à ces symptômes le nom d'*asystolie*, en comprenant aussi sous cette dénomination l'insuffisance de systole qui en est le point de départ et l'unique cause.

Comme nous l'avons dit en commençant, on ne doit pas s'attendre à rencontrer toujours ces symptômes réunis ; quelques-uns prédominent ou manquent chez certaines personnes ; enfin il va sans dire que ces symptômes varient d'intensité suivant la gravité de la maladie ; par conséquent l'asystolie sera légère, médiocre ou considérable.

Lorsque l'asystolie est portée progressivement au plus haut point, il arrive un moment où le cœur cesse définitivement de se contracter ; alors le patient succombe, et meurt, comme on le dit, de maladie du cœur. Ce viscère présente alors à l'autopsie des lésions très variables ; c'est ainsi qu'on peut le trouver affecté de rétrécissement de différents orifices, d'insuffisance des valvules aortiques, d'adhérence complète du péricarde, de dilatation, avec ou sans hypertrophie, de transformation graisseuse du cœur, etc. ; enfin, si l'asystolie a été rapide dans sa marche, on rencontrera des traces de péricardite aiguë, des polypes, etc. Dans les lésions soit chroniques, soit aiguës, que je viens de citer, la mort arrive habituellement dans les symptômes d'asystolie ; c'est donc l'asystolie qui donne aux différentes altérations du cœur leur gravité, si universellement reconnue.

D'autres fois, c'est l'inverse : on voit des personnes qui présentent des signes irréfragables d'une lésion anatomique du cœur, tels qu'un bruit de râpe au premier temps (rétrécissement des orifices aortique ou auriculo-ventriculaire), ou bien un bruit de souffle au deuxième temps (insuffisance des valvules aortiques), etc., sans que ces signes physiques s'accompagnent des signes rationnels ordinaires, c'est-à-dire de l'ensemble de ces symptômes que nous avons réunis sous le nom d'*asystolie*. Ainsi on ne trouve plus, dans ces cas-là, le gonflement des veines jugulaires, la bouffissure et l'injection de la face, la petitesse du pouls, la dyspnée, etc. ; l'individu, malgré la lésion matérielle dont son cœur est atteint, ne se regarde pas comme malade; il remplit ses différentes fonctions physiologiques, vaque à ses occupations, et n'éprouve des palpitations et de la dyspnée que quand il se livre à un exercice musculaire fatigant, et cela peut durer ainsi pendant un grand nombre d'années!

Si, dans les faits que je viens de signaler, et que chacun a pu observer comme moi, on ne trouve pas l'ensemble des signes rationnels des maladies du cœur, c'est qu'alors les fonctions du cœur ne sont pas enrayées; les contractions de cet organe ne sont pas incomplètes; en un mot, il n'y a pas asystolie. L'asystolie est donc une altération de fonction qui vient s'ajouter ou non aux différentes lésions anatomiques du cœur; il était donc important de la considérer à part et de lui donner un nom. Nous allons maintenant l'étudier plus à fond, en nous occupant surtout de sa cause et de son mécanisme.

Des causes de l'asystolie. — Nous avons dit que dans l'asystolie les fonctions cardiaques étaient enrayées, que le cœur émettait moins qu'il ne recevait; qu'en un mot, il y avait systole incomplète d'une ou de plusieurs de ses cavités. Cet embarras de la circulation indique deux choses : un obstacle dans les voies cardiaques, une contraction qui est insuffisante pour vaincre cet obstacle. Examinons ces deux conditions de l'asystolie, d'abord dans les rétrécissements d'orifices.

La condition de l'obstacle est évidente dans les cas de rétrécissement d'orifice. L'ondée, en effet, a de la difficulté à franchir le passage rétréci ; mais la nature, prévoyante, renforce et hypertrophie les parois cardiaques à un point suffisant pour que la force d'expulsion de l'ondée soit proportionnée à la grandeur de l'obstacle qu'elle doit vaincre. De cette manière, le cœur fonctionne comme à l'ordinaire, sans enrayement de la circulation, c'est-à-dire sans asystolie. C'est là le cas de ces personnes dont nous avons parlé, qui présentent les signes physiques de rétrécissement d'orifice, sans les signes rationnels des maladies organiques du cœur. Mais cet équilibre maintenu entre la force de contraction et l'obstacle ne dure pas habituellement toujours. Au bout d'un temps qui varie beaucoup, quelquefois même dès le début de la lésion valvaire, surtout si le rétrécissement est considérable, les parois cardiaques, même quand elles sont affectées d'hypertrophie, deviennent impuissantes à chasser complétement l'ondée à travers l'orifice rétréci. Dès ce moment, il y a enrayement de la circulation cardiaque ; la cavité placée en amont du rétrécissement se dilate, et l'on voit apparaître les différents signes rationnels des maladies du cœur, c'est-à-dire les symptômes d'asystolie.

Si l'obstacle est évident dans les asystolies liées aux rétrécissements d'orifices, il l'est beaucoup moins dans certaines asystolies graves, mortelles, qui ne présentent pourtant à l'examen nécroscopique aucune altération anatomique des valvules et des orifices. On ne trouve alors pour toute lésion qu'une dilatation d'une ou plusieurs des cavités du cœur, dilatation qui s'accompagne ordinairement d'hypertrophie. Dans ces cas-là, où est l'obstacle qui a enrayé la circulation et produit l'asystolie? Il est encore aux orifices, bien que ceux-ci soient libres de tout rétrécissement : c'est ce que nous allons démontrer à l'aide d'une digression physiologique.

En effet, considérons l'orifice aortique pendant l'état de repos du ventricule gauche ; il est fermé par l'abaissement des trois valvules semi-lunaires, sur lesquelles pèse toute la masse du sang rouge, qui agit moins encore par son poids que par la force de réaction de toutes les parois artérielles dont elle subit la pression. Les trois valvules aortiques sont donc maintenues abaissées par une force considérable, et il faut par conséquent que l'ondée sanguine qui doit les soulever pour pouvoir passer complétement, et d'un seul trait, du ventricule dans l'aorte, soit poussée par une force supérieure à celle qui les maintient abaissées : or le ventricule gauche possède cette force nécessaire à la propulsion intégrale de l'ondée ; il la doit à la texture musculeuse, tout à la fois serrée et épaisse, de ses parois.

Pareil obstacle existe aussi à l'orifice pulmonaire du ventricule droit; mais celui-ci est moins considérable que le précédent, parce que la force qui presse sur les valvules semi-lunaires du côté droit et les maintient abaissées est moins puissante que celle qui pèse sur les valvules semi-lunaires du côté gauche : aussi le ventricule droit, qui doit vaincre l'obstacle médiocre apporté par l'abaissement des valvules de l'artère pulmonaire, a-t-il des parois moins épaisses et moins puissantes que celles du ventricule gauche.

Enfin il n'est pas jusqu'aux oreillettes qui n'aient aussi leur obstacle à vaincre, et l'on considère que l'ondée qu'elles chassent doit soulever les valvules de l'orifice auriculo-ventriculaire et écarter les parois du ventricule. Mais cet obstacle est beaucoup moins considérable que celui qui est apporté par l'abaissement des valvules semi-lunaires aortique et pulmonaire; c'est pour cela que les parois des oreillettes sont minces et comme membraneuses, comparativement à celles des ventricules droit et gauche, qui sont épaisses et très résistantes.

Il résulte de ces considérations physiologiques que l'ondée sanguine, à sa sortie de chaque cavité du cœur, rencontre un obstacle normal plus ou moins considérable ; mais elle le franchit complétement et d'un seul trait, grâce à une force de propulsion qui lui est imprimée par la contraction de chaque cavité et qui est proportionnelle à la grandeur de l'obstacle.

Eh bien! supposons maintenant que la force contractile d'une cavité du cœur vienne à diminuer sous l'influence de causes que nous étudierons plus loin, on comprend facilement que l'obstacle normal, que nous savons exister à la sortie de cette cavité, sera transformé immédiatement, par suite de cette insuffisance contractile, en un obstacle réel, que l'ondée ne franchira plus qu'avec une extrême difficulté et d'une manière incomplète. Il y aura donc enrayement de la circulation cardiaque, et partant asystolie.

Mais ce n'est pas tout : il se produira, dans ce cas, des lésions anatomiques faciles à comprendre; l'ondée, ne pouvant plus sortir complétement de la cavité, impuissante à se bien contracter, distendra peu à peu cette cavité, qui finira par être affectée de dilatation, et, par suite d'une loi de pathogénie admise par tout le monde, les parois de la cavité dilatée s'hypertrophieront peu à peu. Cette hypertrophie pourra d'abord donner un surcroît de force à la contraction de la cavité affaiblie, et l'aider à surmonter l'obstacle qui se trouve à sa sortie ; mais la cause qui, une première fois, a diminué la force contractile de cette cavité agira de plus en plus, malgré l'hypertrophie. L'obstacle sera dès lors de moins en moins franchi, et le malade succombera dans les symptômes de l'asystolie. Ainsi donc, diminution de la force contractile d'une cavité du cœur, ondée franchissant incomplétement l'obstacle normal qui se trouve à son orifice de sortie, dilatation de cette cavité, puis hypertrophie de ses parois : telle est la série des différentes lésions fonctionnelles et anatomiques qui se succèdent habituellement dans cette circonstance.

C'est là le cas assez fréquent de ces sujets qui meurent avec tous les signes d'un obstacle à la circulation, et qui pourtant ne présentent à l'autopsie aucune altération des valvules ou des orifices. On ne trouve alors, pour toute lésion, qu'une dilatation de cavité, avec ou sans hypertrophie, et l'on se demande avec étonnement comment une dilatation, surtout une dilatation avec hypertrophie, peut expliquer ces symptômes rationnels qui indiquent d'une manière si positive que le sang éprouve de la difficulté à traverser les cavités du cœur?

Nous venons de donner la raison de cette difficulté ; nous y reviendrons plus loin, en parlant des causes qui agissent pour déterminer cette faiblesse de contraction des cavités cardiaques.

Après avoir indiqué le mode de production de l'asystolie dans les rétrécissements d'orifice et dans les cas de dilatation et d'hypertrophie sans lésion d'orifice, nous devons mentionner aussi l'insuffisance des valvules aortiques, pour montrer ce qui se passe quand elle est frappée d'asystolie.

Nous supposerons que l'orifice aortique, affecté d'insuffisance valvulaire, ne présente pas en même temps de rétrécissement, c'est-à-dire que l'insuffisance est *pure*. Voici, comme nous le savons, les symptômes principaux de cette affection. Le sang reflue de l'aorte dans le ventricule gauche, à travers l'*hiatus* de l'insuffisance, pendant la pause du cœur, ce qui produit un bruit de souffle au deuxième temps du cœur. Dès lors le ventricule gauche contient déjà une certaine quantité de sang quand y pénètre l'ondée sanguine chassée par l'oreillette. Cette ondée s'augmente, en passant dans le ventricule, de la quantité de sang qui y a reflué ; il en résulte une ondée surabondante qui, pénétrant en masse dans le système aortique, produit un pouls extrêmement plein et fort, accompagné de bruit de souffle artériel. Après la contraction du cœur, le sang reflue de nouveau de l'aorte dans le ventricule, et puis une nouvelle ondée venant de l'oreillette traverse de nouveau le ventricule, en emportant avec elle le sang qui vient d'y pénétrer par l'insuffisance, etc. Le ventricule, forcé de se distendre pour admettre l'ondée qui vient de l'oreillette, alors qu'il contient déjà une certaine quantité de sang, le ventricule, dis-je, finit par se dilater d'une manière souvent considérable, et en même temps ses parois s'hypertrophient pour pouvoir chasser dans l'aorte cette quantité surabondante de sang qui est arrivé là par deux voies opposées.

Telle est la circulation cardiaque dans l'insuffisance ; elle n'est pas enrayée; elle est seulement, si l'on peut s'exprimer ainsi, surchargée d'une certaine quantité de sang qui, tour à tour, rentre de l'aorte dans le ventricule, et qui en sort, avec l'ondée normale chassée par l'oreillette.

Cet exposé du mécanisme des symptômes de l'insuffisance des valvules aortiques nous fait voir que cette maladie peut exister sans avoir les symptômes rationnels des maladies du cœur. Effectivement on rencontre fréquemment des individus qui présentent les signes physiques de l'insuffisance sans être affectés de bouffissure, de gonflement des veines jugulaires, etc. ; ils éprouvent seulement des palpitations notables quand ils se livrent à un exercice musculaire un peu violent, mais néanmoins ils vaquent à leurs occupations et n'ont pas l'air d'être malades. Cet état de choses peut durer longtemps; il dure ainsi tant que l'ondée lancée par l'oreillette traverse le ventricule et arrive complétement dans l'aorte avec le sang qui a reflué. Du moment que le ventricule, bien qu'hypertrophié, cesse de se contracter avec énergie pour soulever les valvules semi-lunaires et qu'il ne lance plus complétement dans l'aorte tout le sang qu'il contient, l'ondée de l'oreillette cesse par là même de pénétrer en masse dans le ventricule; elle s'accumule peu à peu dans la cavité auriculaire, puis, de proche en proche, le sang engorge les veines pulmonaires, le poumon, l'artère pulmonaire, les cavités droites, les grosses veines du tronc et du cou; enfin l'asystolie existe avec tous les symptômes qu'elle comporte et l'issue funeste qui la termine.

Jusqu'à présent nous avons vu que l'asystolie pouvait exister dans les rétrécissements d'orifices, dans les dilatations avec hypertrophie sans altération d'orifices et dans les insuffisances aortiques; nous avons vu encore que, dans ces différentes lésions anatomiques, l'asystolie dépendait toujours d'un obstacle soit réel, soit relatif, contre lequel venait échouer la contraction insuffisante des parois cardiaques.

Nous allons rechercher maintenant les causes qui agissent sur les parois cardiaques pour diminuer l'énergie de leurs contractions; de cette manière, nous aurons fait connaître les deux conditions de l'asystolie, un obstacle et une contraction insuffisante.

Les causes qui agissent sur les parois cardiaques pour diminuer l'énergie de leurs contractions sont les suivantes :

1° Les différentes circonstances physiologiques ou morbides qui font accumuler le sang dans les cavités droites du cœur, soit qu'il y arrive en plus grande quantité de la périphérie, soit qu'il ait de la difficulté à traverser l'organe pulmonaire pour se rendre dans les cavités gauches. On conçoit que cette accumulation de sang distende à un degré considérable les parois cardiaques, que celles-ci reviennent difficilement sur elles-mêmes, qu'elles soient pour ainsi dire *forcées*, et que leur contraction ne se fasse plus que d'une manière faible et incomplète.

On doit rapporter à ce genre de causes la maladie appelée *asthme*, *emphysème*, *bronchite à râles vibrants généralisée*. On sait que les asthmatiques présentent habituellement à l'autopsie, avec les lésions propres de cette espèce de bronchite, une dilatation hypertrophique du cœur, sans altération des valvules. On doit expliquer cette affection cardiaque en disant que la circulation pulmonaire étant vivement entravée pendant tout le temps que dure l'obstruction bronchique qui produit l'attaque d'asthme, il en résulte une accumulation de sang dans les vaisseaux capillaires du poumon, dans l'artère pulmonaire, puis dans les cavités droites, et même dans les veines du cou, qui sont visiblement distendues pendant la dyspnée asthmatique. Ces distensions souvent répétées des cavités droites finissent par les dilater et les hypertrophier.

A ce genre de cause mécanique, il faut rapporter encore l'habitude du chant, des cris, et surtout la course prolongée. L'exercice du pas gymnastique, chez les troupes légères, occasionne des affections du cœur chez les soldats qui y sont prédisposés. Je sais, d'une manière positive, que, dans le corps des chasseurs à pied, des réformes ont souvent lieu pour ce genre de maladie.

L'affection du cœur résultant de cette accumulation de sang qui force ainsi les parois cardiaques et les rend inhabiles à se bien contracter est tout à fait semblable à ces difficultés de miction qui succèdent à une accumulation d'urine dans la vessie, dont les parois, distendues à l'excès, ont perdu par là même une grande partie de leur force contractile. Nous aurons encore l'occasion de reproduire cette comparaison, qui établit un juste rapport entre les affections du cœur et celles de la vessie.

Ces dilatations, qui succèdent aux accumulations de sang dont nous venons de parler, et qui s'accompagnent habituellement d'hypertrophie, n'existent pas seulement dans les cavités droites, mais elles affectent encore les cavités gauches. On s'en rendra compte facilement, si l'on veut se rappeler l'organisation du cœur. Ce viscère est constitué par des fibres musculaires dont les unes sont propres à chaque cavité et les autres communes à tout l'organe; en d'autres termes, le cœur est, selon l'expression de Winslow, un sac musculaire renfermant deux autres sacs musculaires. Les fibres musculaires qui constituent le sac commun sont disposées en deux couches (unitives de M. Gerdy), l'une superficielle, l'autre profonde, qui renferment, unissent et renforcent les deux sacs auriculo-ventriculaires.

Maintenant on comprendra que l'accumulation de sang que nous avons montré distendant et dilatant les cavités droites, porte son action extensive non-seulement sur les fibres propres des cavités droites, mais encore sur les fibres du sac commun, qui, à la longue, sont également forcées et affaiblies : celles-ci, qui ont perdu par là une partie de leur énergie contractile, cessent de coopérer activement non-seulement à la contraction des cavités droites, mais encore à la contraction des cavités gauches, qui sont presque réduites à l'action de leurs fibres propres. Mais les fibres propres du ventricule gauche sont insuffisantes par elles-mêmes à soulever les valvules aortiques, qui, ainsi que nous l'avons dit, sont abaissées par la pression de tout le sang artériel, sur lequel réagit encore l'ensemble complet des parois artérielles; ces fibres propres sont par conséquent insuffisantes aussi à faire passer complétement l'ondée sanguine dans le système aortique, d'autant plus qu'en sus il y a dans les cavités gauches un défaut d'innervation consécutif à l'asystolie des cavités droites. Le ventricule gauche, se contractant mal, s'évacue mal; il finit peu à peu par se dilater, et la dilatation gagne aussi l'oreillette du même côté, depuis qu'elle ne peut plus envoyer la totalité du sang qu'elle contient au ventricule mal évacué et à moitié plein.

Voilà donc les quatre cavités du cœur successivement dilatées par suite de la distension primitive des cavités droites. Il est inutile d'ajouter que ces dilatations successives, en vertu d'une loi pathogénique admise généralement, s'accompagnent insensiblement d'hypertrophie.

On voit par là que le cœur ne s'affecte pas seulement et toujours dans celle de ses cavités qui subit une distension mécanique. Les cavités sont, pour ainsi dire, solidaires les unes des autres, et elles peuvent toutes successivement s'affecter, par suite de l'altération du sac commun qui les renferme et les réunit.

2° Une autre cause qui agit sur les parois cardiaques pour diminuer l'énergie de leurs contractions est l'anémie globulaire. On voit une preuve de cette influence dans les cas d'insuffisance des valvules aortiques, où la plénitude extrême du pouls semble si positivement indiquer la saignée. Quand on satisfait à cette décevante indication, on ne tarde pas à voir apparaître tous les symptômes de l'asystolie, tels que la petitesse et la faiblesse du pouls, le gonflement des veines jugulaires, la dyspnée, etc. On en comprend la raison : le sang, privé d'une proportion de ses globules, n'a plus assez de force stimulante pour faire contracter énergiquement le ventricule gauche, qui, dans le cas d'insuffisance des valvules aortiques, reçoit, comme nous l'avons dit plus haut, par ses deux orifices, une quantité surabondante de sang ; il ne peut plus chasser complétement cette ondée surabondante dans l'aorte ; il y a dès lors asystolie, et cette asystolie résulte, comme l'on voit, de la perte des globules qui a diminué l'énergie de contraction du cœur.

Cette recommandation de ne pas pratiquer la saignée dans l'insuffisance des valvules aortiques, malgré le développement extrême du pouls, a été faite, comme l'on sait, par M. Corrigan. On devrait la généraliser, et l'appliquer non-seulement aux cas d'insuffisance aortique, mais encore aux rétrécissements d'orifice. J'ai vu plusieurs fois des malades affectés de rétrécissement que l'on saignait plusieurs fois, dans le but de diminuer leurs palpitations, présenter bientôt la dyspnée continue, la petitesse du pouls, le gonflement des jugulaires, etc., et finir bientôt par succomber. Dans ce cas, on diminuait encore l'énergie des contractions du cœur, en diminuant la proportion des globules, et les parois cardiaques n'avaient plus la force nécessaire pour vaincre l'obstacle apporté par le rétrécissement. Au reste, nous reviendrons sur cette question à propos des indications thérapeutiques fournies par les maladies du cœur.

3° Enfin un ordre de causes qui agit comme les deux précédentes pour affaiblir les contractions du cœur, c'est l'ordre des causes morales, c'est-à-dire le chagrin profond, le désespoir, la contrariété, la peur, etc. On a presque nié assez généralement, dans ces dernières années, l'action de ces causes sur les maladies du cœur, parce qu'on était exclusivement préoccupé des altérations anatomiques des valvules, et qu'on ne concevait pas l'influence des causes morales sur ces altérations valvulaires. Mais la tradition, et surtout l'observation, forcent à reconnaître l'existence d'affections cardiaques, caractérisées seulement par des dilatations avec ou sans hypertrophie, qui font périr les malades avec tous les symptômes rationnels des rétrécissements valvulaires, et qui peuvent résulter seulement de l'action des causes morales. Voici un fait, entre plusieurs autres, qui démontre que des affections du cœur graves et mortelles sont produites par des causes de ce genre.

Observation. — Un homme d'une cinquantaine d'années éprouve une émotion vive, déterminée par la peur d'être écrasé ; à l'instant même, il ressent une douleur sourde, profonde, dans la région précordiale, et à dater de ce moment il se plaint de palpitations et de dyspnée. Je le vois au bout de deux mois ; il a la face bouffie, les lèvres un peu violettes, les veines jugulaires sont gonflées ; le pouls est petit, irrégulier, inégal ; les bruits du cœur normaux, sont irréguliers, inégaux d'intensité ; il y a une matité considérable à la région précordiale ; la dyspnée est continue et s'exaspère considérablement au moindre mouvement ; les symptômes vont en augmentant, et le malade succombe au bout de trois semaines.

A l'autopsie, on trouve un cœur très augmenté de volume ; les quatre cavités sont dilatées et hypertrophiées, mais néanmoins le ventricule gauche paraît plus ample que le droit ; il n'y a ni rétrécissement ni insuffisance aux orifices.

Je pourrais donner plusieurs observations de maladies organiques du cœur déterminées par les causes morales ; mais je me borne au fait précédent, dans la conviction où je suis que ces maladies ne sont pas très rares, et qu'on les observera quand on voudra bien les voir.

Mais il ne suffit pas de présenter des faits de dilatation du cœur déterminée par les causes morales ; il faut encore en bien comprendre le mode de production, pour que, frappé de leur possibilité on s'empresse de les reconnaître et de les admettre quand elles se présenteront à l'observation.

Nous dirons d'abord que les causes morales, et particulièrement les causes morales dépressives, telles que la peur, le chagrin, etc., dont nous voulons parler, portent, à l'instant même, leur influence débilitante sur des organes variables, suivant les individus. Ainsi, chez les uns, elles agissent sur le larynx en altérant la voix ; chez d'autres, sur les agents de la locomotion, en paralysant l'action des membres inférieurs ; chez quelques-uns, sur la tête, en produisant des vertiges ; chez d'autres, sur l'estomac, en occasionnant des vomissements ; et enfin, chez plusieurs, sur le cœur, en affaiblissant l'énergie normale de ses contractions, et en enrayant ses fonctions, ce qui donne lieu immédiatement à un sentiment d'anxiété et d'angoisse précordiale.

Les quatre cavités du cœur ne subissent pas également l'effet débilitant des causes morales. Supposons que leur influence porte surtout sur le ventricule gauche, qui a à soulever l'obstacle apporté par les valvules semi-lunaires, et qui est organisé puissamment pour vaincre cet obstacle considérable. Le ventricule gauche sera donc paralysé dans son action contractile, et ne pourra pas chasser complétement dans l'aorte le sang qu'il contient. Il sera dès lors forcé de se distendre, pour recevoir, en sus du sang qu'il contient encore, l'ondée que lui envoie l'oreillette, et cette distension, répétée à chaque contraction de l'oreillette, viendra encore s'ajouter à l'influence débilitante de la cause morale pour diminuer son énergie contractile.

La vessie, dont nous avons déjà parlé à propos des distensions mécaniques du cœur, nous fournit encore ici une similitude de désordres déterminés chez elle par l'influence des causes morales. On sait que chez certains individus prédisposés, et notamment chez les vieillards, des rétentions d'urine complètes ou incomplètes dépendent d'une inertie des parois vésicales, déterminée par le chagrin, la peur, une préoccupation d'esprit, etc.; on peut même voir ce double résultat des causes morales, l'inertie du cœur et de la vessie, se succéder chez le même individu. J'ai soigné dernièrement un homme d'une soixantaine d'années, qui, sous l'influence d'un chagrin profond, présenta tous les symptômes d'une asystolie, tels que petitesse du pouls, dyspnée excessive au moindre exercice, gonflement des veines jugulaires, hémoptysie apoplectique, etc. Ces accidents furent amendés considérablement par l'emploi de la digitale; mais, la cause morale persistant toujours, la vessie finit par s'affecter, et il se déclara une rétention d'urine par insuffisance contractile des parois vésicales.

Tels sont les trois ordres de causes qui agissent sur les parois des cavités du cœur pour diminuer l'énergie de leurs contractions, et pour produire l'asystolie. Quelquefois ce résultat est intermittent, et n'existe que dans les moments mêmes où les causes précitées ont influencé les contractions du cœur; ce n'est que plus tard, lorsque la répétition des causes a exagéré définitivement l'extension du cœur, que ce viscère est affecté d'une impuissance continue, et que l'asystolie est permanente.

Enfin n'oublions pas qu'ici, comme toujours, il faut des prédispositions individuelles, qui font que chez certains sujets le cœur est bien plus facile à être affecté que chez d'autres. Et l'on rencontre souvent des individus soumis antérieurement à des attaques d'asthme, à des anémies ou à des causes morales, qui pourtant ne présentent aucun symptôme d'enrayement des fonctions du cœur.

Voilà maintenant connues les deux conditions de l'asystolie, c'est-à-dire l'obstacle et la contraction insuffisante. L'obstacle est, comme nous le savons, de deux sortes : naturel (les valvules à soulever) ou morbide (rétrécissement d'orifices). L'impuissance contractile est plus grande dans les asystolies où l'obstacle est naturel que dans les autres, parce que l'obstacle constitué par les valvules normales à soulever est beaucoup moins considérable que celui qui est dû à des rétrécissements.

Pour en revenir à une comparaison que nous avons déjà faite, nous dirons que la vessie, considérée dans ses rétentions urinaires complètes ou incomplètes, nous présente aussi, comme le cœur, deux genres d'obstacle : l'obstacle normal, constitué par l'occlusion naturelle du col vésical, et les obstacles morbides, dus aux rétrécissements du canal de l'urèthre. Les obstacles morbides du canal de l'urèthre ne sont pas dès le commencement accompagnés d'une insuffisance contractile des parois vésicales ; mais, comme dans le cœur, ils finissent presque toujours par la provoquer au bout d'un temps plus ou moins long. Ajoutons que les rétentions d'urines dans lesquelles l'obstacle est dû à l'occlusion naturelle du col vésical, sont toujours marquées par une inertie plus considérable que dans les cas d'obstacles morbides. Enfin terminons ce parallèle en disant que le résultat de la contraction incomplète de la vessie est une dilatation de ce viscère, s'accompagnant souvent d'hypertrophie de ses fibres musculaires. Il n'y a qu'une différence, capitale si l'on veut, entre la vessie et le cœur, c'est que l'inertie de la vessie peut être absolue, complète, sans danger de mort immédiate; tandis que dans le cœur, une cavité ne peut pas cesser complétement de se contracter sans que la vie soit suspendue.

Jusqu'à présent nous n'avons envisagé l'asystolie que dans les maladies chroniques du cœur, celles qui sont comprises sous les noms de *rétrécissements*, *insuffisance*, *dilatation*, *hypertrophie ;* mais l'asystolie existe aussi dans les affections aiguës du cœur, et dans d'autres maladies où le cœur n'est affecté que secondairement ; elle s'y rencontre également avec la double condition de l'obstacle et de l'impuissance contractile. C'est ce que nous allons exposer en peu de mots.

Les maladies aiguës du cœur, qui sont graves et qui impliquent un danger immédiat, ne doivent leur gravité qu'à l'enrayement qu'elles déterminent dans les fonctions du cœur, c'est-à-dire à l'asystolie. Citons d'abord les concrétions sanguines du cœur. Il est évident que la présence des concrétions sanguines dans les cavités du cœur constitue un obstacle souvent considérable au passage du sang, et que les parois cardiaques, dilatées par l'accumulation du sang, deviennent bientôt impuissantes à se contracter pour vaincre l'obstacle apporté par la concrétion.

La péricardite également n'est grave que par les symptômes d'asystolie qu'elle détermine, telles que la petitesse du pouls, la couleur violacée des lèvres, la dyspnée, l'angoisse profonde, etc. On trouve la raison de cette asystolie dans les lésions anatomiques qu'elle produit : ainsi quelquefois c'est une adhérence complète qui unit le cœur au sac du péricarde; les parois cardiaques, bridées par l'adhérence, se contractent mal, et n'ont plus la force de soulever les obstacles naturels des orifices. D'autres fois les fausses membranes de la péricardite, très épaisses et résistantes, entourent le cœur dans tous les sens, le resserrent et l'empêchent de se dilater pour recevoir la quantité normale de sang qui doit le traverser. Dans cette forme anatomique de la péricardite, l'obstacle se trouve dans le défaut de dilatation des cavités, qui se contractent d'une manière insuffisante, par cela même que leur dilatation est incomplète (1). Enfin le cœur peut s'enrayer sur le déclin de toutes les maladies, lorsque l'on meurt, comme on dit, par le cœur. Le pouls devient très petit, intermittent ; il y a de l'injection violette des lèvres, avec altération profonde des traits. Le malade éprouve de la dyspnée, il a la respiration fréquente : ce sont là les caractères d'une asystolie véritable, qu'on pourrait appeler *agonique*, et qui tient ou à une concrétion polypeuse ultime, ou à une diminution notable dans la contractilité d'une ou de plusieurs des cavités du cœur.

§ II. — Des palpitations considérées en elles-mêmes, et dans leur rapport avec l'asystolie.

On appelle *palpitations* les battements du cœur, toutes les fois qu'ils deviennent forts ou étendus au point d'incommoder le malade.

Les battements du cœur sont produits par le choc de la pointe de cet organe contre la paroi thoracique. Or, comme nous l'avons démontré, ce choc a lieu pendant la diastole ventriculaire, et résulte de l'impulsion de l'ondée sanguine qui est lancée dans le ventricule par la contraction de l'oreillette.

(1) J'ai observé, en 1853, à l'hôpital Cochin, un jeune homme affecté de fièvre typhoïde légère, qui, sur la fin de la maladie, présenta les signes physiques les plus positifs d'une péricardite, tels qu'un double bruit de frottement et une matité très étendue à la région précordiale ; mais il n'y avait ni petitesse du pouls, ni anxiété, ni altération particulière des traits, ni douleur dans le cœur, etc. On n'eût jamais pensé à une péricardite sans la percussion et l'auscultation. Elle n'influa aucunement sur la convalescence de la fièvre typhoïde, et ne donna jamais lieu à aucun symptôme grave. D'où vient cela ? C'est que cette péricardite, bien que considérable sous le rapport des produits inflammatoires, fut sans influence sur l'action du cœur, et exista, en un mot, sans s'accompagner d'asystolie.

Donc les palpitations, qui sont une exagération des battements du cœur, accusent une vive contraction des oreillettes. Donc, dirons-nous encore, sans qu'il soit besoin de le démontrer, plus l'ondée sur laquelle se contractent vivement les oreillettes sera volumineuse, plus les diamètres ventriculaires seront agrandis pendant la diastole, et plus par conséquent les palpitations seront considérables.

On a admis, comme corollaire de la théorie qui explique le choc de la pointe du cœur par la systole ventriculaire, que plus le ventricule est hypertrophié, plus le choc est considérable. Or, cette conclusion est erronée comme le principe physiologique dont elle découle.

J'ai constaté, entre autres observations, un fait pathologique que je regarde comme très concluant dans cette question, et que je vais rapporter en peu de mots. Un homme vigoureux âgé de 40 ans, vint à l'hôpital Necker, pour se faire traiter d'une fièvre intermittente quotidienne qu'il avait depuis deux mois, ne se plaignant que de cette fièvre, et n'ayant ni enflure des pieds, ni bouffissure de la face, ni palpitations. Une seule chose attirait vivement l'attention chez cet homme, c'était un pouls développé, fort, et soulevant violemment le doigt. Le cou était le siége d'une secousse très marquée produite par la pulsation des carotides, qui présentaient, ainsi que les sous-clavières et même les crurales, un frémissement cataire non douteux, et un bruit de soufflet des plus marqués. Il n'y avait, à la région du cœur, aucun battement sensible à la main ou à l'œil, et les deux bruits normaux étaient remplacés chacun par un bruit de soufflet. Cet individu mourut dans un étouffement subit, un mois après son entrée. A l'autopsie, on trouva le cœur d'un volume considérable, environ trois fois gros comme le poing du sujet. Ce volume provenait surtout de l'hypertrophie du ventricule gauche, dont la cavité pouvait loger un œuf de dinde, et dont les parois avaient huit lignes d'épaisseur. Il y avait un rétrécissement peu marqué de l'orifice auriculo-ventriculaire gauche, produit par l'épaississement cartilagineux de la valvule antérieure, et insuffisance des valvules aortiques par suite de la rupture de l'attache commune des deux valvules semi-lunaires.

On ne pourrait expliquer ce fait par la théorie généralement admise, qu'en supposant aux artères une action propre, indépendante du cœur, c'est-à-dire une dilatation active ; mais ce serait moins une explication qu'un échange de difficulté. On en rend, au contraire, très bien raison, en disant que les oreillettes n'étant pas assez fortes pour soulever violemmont la masse des ventricules hypertrophiés, il ne pouvait pas y avoir choc sensible de ceux-ci contre la paroi thoracique ; tandis que le ventricule gauche, très dilaté et hypertrophié, envoyait complétement une volumineuse ondée dans les artères. Par conséquent, la différence très grande qui existait entre le pouls artériel et le *pouls ventriculaire* provenait de la différence également très grande de la force relative des ventricules et de celle des oreillettes.

Voici sur ce sujet qui nous occupe le témoignage d'un observateur justement estimé, du docteur Corrigan (1). Dans les différents cas d'hypertrophie qui s'étaient présentés à lui « le cœur était beaucoup augmenté de volume par suite de l'élargissement du ventricule gauche dont la cavité et la paroi rappellent par leurs dimensions celle du cœur de bœuf. Les autres parties du cœur, quoique développées en même temps, d'une manière notable, étaient néanmoins très différentes de l'accroissement du ventricule gauche. Malgré cette hypertrophie considérable, l'impulsion est toujours moindre que dans l'état normal. » Ce fait d'une hypertrophie considérable du ventricule, joint à une absence de battements, est donné par le docteur Corrigan comme un résultat ordinaire de son observation. Peut-on s'en rendre compte en continuant à admettre que le choc de la pointe du cœur contre le thorax est l'effet de la systole ventriculaire ? Je ne le pense pas. Il me semble

(1) *Archives*, 1832, décembre, t. XXX, p. 546.

au contraire, que cette opinion, généralement admise sur la physiologie du cœur, est formellement renversée par la circonstance pathologique que je viens de signaler.

Les palpitations s'accompagnent toujours d'un sentiment de dyspnée variable ; mais la réciproque n'est pas vraie, car, comme nous le verrons plus loin, il y a souvent des dyspnées dépendant d'affections du cœur, qui sont ressenties, même à un degré considérable, sans coexister avec des palpitations.

Comme on sait, les palpitations se montrent à l'état sain, surtout dans le cas où un individu vient de faire un exercice musculaire très violent. Le sang veineux, expulsé des muscles par leur contraction, arrive en très grande quantité au cœur ; l'ondée se forme plus volumineuse qu'à l'ordinaire dans l'oreillette, et celle-ci, douée momentanément d'une force de réaction proportionnelle à la surabondance de l'ondée, la lance vivement dans l'intérieur du ventricule, et fait choquer la pointe du cœur contre la paroi thoracique. Tel est le mécanisme des palpitations dans ce cas.

Nous avons dit que dans les cas de rétrécissement d'orifices et d'insuffisance des valvules aortiques, il survenait des palpitations après l'exercice musculaire, et que les palpitations étaient à peu près le seul symptôme rationnel de ces altérations valvulaires quand elles ne s'accompagnent pas d'asystolie. Le mécanisme de leur production est semblable à celui des palpitations qui surviennent à l'état sain, et dont il a été question précédemment. Seulement il faut dire que dans les altérations valvulaires précipitées, et surtout dans les cas de rétrécissement, le passage du sang à travers les voies cardiaques étant gêné, sans pourtant être enrayé (puisque nous supposons absence d'asystolie), cette gêne est encore augmentée par l'afflux considérable du sang qui arrive au cœur, chassé par la contraction musculaire ; il en résulte qne les cavités cardiaques sont momentanément dilatées par une plus grande quantité de sang qu'à l'état sain, et que la pointe s'allongeant davantage dans la diastole va frapper très vivement la paroi thoracique. Aussi les palpitations provoquées par l'exercice sont-elles beaucoup plus considérables quand il y a rétrécissement ou insuffisance, que quand le cœur se trouve à l'état sain. Passons maintenant aux palpitations dans l'asystolie.

Les individus affectés de maladies organiques du cœur avec asystolie ne sont pas habituellement sujets aux palpitations, même dans les circonstances qui les provoquent à l'état sain, c'est-à-dire après l'exercice musculaire. Ce point de séméiologie cardiaque est facile à concevoir. En effet, puisque le cœur est affecté d'asystolie, et que la contraction des cavités est insuffisante à chasser complétement l'ondée sanguine dans les artères, on comprend que la même contraction ne soit pas assez forte pour produire ces battements forts et énergiques qu'on appelle des palpitations. Mais, si l'exercice ne provoque pas habituellement des palpitations dans les cas d'asystolie, elle produit au moins toujours une dyspnée intense qui va souvent jusqu'à la suffocation, et qui rend les malades incapables de faire le moindre mouvement. Cette dyspnée tient à ce que l'afflux du sang dû à la contraction musculaire vient augmenter notablement la quantité déjà considérable de celui qui, par suite de l'asystolie, surcharge déjà les poumons et le cœur.

Cependant quelquefois, et comme par exception, on observe des palpitations dans certaines asystolies; on se demandera alors comment il se fait qu'un cœur qui est enrayé dans ses fonctions contractiles puisse battre assez énergiquement contre la paroi thoracique, pour donner lieu à des palpitations. Mais on concevra la possibilité de cette coïncidence si l'on se rappelle ce que nous avons dit plus haut, à savoir que le choc de la pointe du cœur qui produit les palpitations a lieu non dans la systole ventriculaire, comme on l'a cru longtemps, mais bien dans la diastole, lorsque le ventricule est dilaté violemment par l'ondée que lui envoie la contraction de l'oreillette. De cette manière, il peut très bien se faire que dans un cas d'asystolie dépendant d'une faiblesse contractile du ventricule gauche, les oreillettes aient conservé une certaine force de contraction, et qu'en dilatant vivement la cavité ventriculaire, celle-ci, très agrandie par suite de son état de dilatation, aille choquer de sa pointe la paroi thoracique, pour produire des palpitations.

Toutefois, je dois dire que même dans les cas d'asystolie du ventricule ainsi remarquables par une contraction notable de l'oreillette, il arrive un moment où cette dernière cavité perd aussi presque entièrement sa force contractile ; alors les palpitations sont impossibles, mais la dyspnée devient excessive ; c'est ainsi que se déroulent les symptômes des maladies du cœur, quand elles sont progressivement mortelles.

§ III. — Des bruits cardiaques considérés dans leur rapport avec l'asystolie.

Les palpitations ne sont pas le seul symptôme qui soit ainsi modifié ou plutôt annulé par l'état d'asystolie, nous allons voir que le même effet a lieu pour les bruits du cœur. Ce point de séméiologie, déjà indiqué (page 308), va être mis en évidence par l'exposition concise des faits suivants :

Observation. — Un homme de trente-cinq ans, affecté d'une maladie du cœur depuis deux ans, arrive à l'hôpital Sainte-Marguerite, présentant les symptômes suivants : injection violette des lèvres, bouffissure des paupières, gonflement permanent des veines jugulaires externes ; le malade est forcé de rester assis sur son séant à cause de la dyspnée considérable qu'il éprouve, dyspnée qui augmente à chaque mouvement. Il n'y a pas de battements sensibles à la région précordiale, le malade ne se plaint pas de palpitations. Les bruits normaux du cœur sont irréguliers, petits, confus, impossibles à suivre, sans mélange de bruits anormaux ; le pouls est petit, irrégulier, inégal, très difficile à compter.

On lui administre de la digitale en poudre, à la dose de 20 centigrammes par jour; quelques aliments légers.

Au bout de quatre jours, on note un changement considérable. La face n'est plus injectée, les paupières ne sont plus bouffies; il n'y a plus de gonflement aux veines jugulaires; il n'y a plus de dyspnée considérable; le malade peut dormir, se lever et marcher; les bruits normaux sont réguliers, plus intenses qu'auparavant; on perçoit, pour la première fois, un bruit de souffle râpeux, intense, qui précède et couvre le premier bruit normal; le pouls est régulier, égal, plus volumineux que précédemment, au nombre de soixante-dix par minute.

Le malade, considérablement soulagé comme on le voit, sortit de l'hôpital au bout de quelques jours. Il y rentra un an après, avec tous les signes rationnels indiqués plus haut. Il mourut presque immédiatement, et présenta à l'autopsie un rétrécissement de l'orifice auriculo-ventriculaire gauche, et de plus une dilatation avec hypertrophie du cœur, portant surtout sur l'oreillette gauche et les deux cavités droites.

Il y a dans cette observation de rétrécissement d'orifice deux états tranchés : un état d'asystolie, quand le malade entre à l'hôpital, et puis, au bout de quelques jours, une période d'amélioration caractérisée par la disparition des caractères de l'asystolie. Dans le premier état, nous remarquons, entre autres symptômes, une absence de bruits anormaux qui apparaissent très marqués dans la seconde période, lorsque les symptômes d'asystolie se sont dissipés. Il est facile, je crois, de saisir la raison de cette différence. Quand l'asystolie existait, l'oreillette gauche avait sa force de contraction considérablement diminuée, et ne pouvait pas chasser l'ondée complétement et en masse à travers le rétrécissement. La cavité auriculaire faisait l'office d'un réservoir constamment plein de sang, sur lequel ses parois se contractaient d'une manière brève, répétée, irrégulière. C'est pour cela que les bruits normaux, résultant de l'impulsion de ces fractions d'ondée, étaient irréguliers, multipliés et très peu intenses; et en même temps il y avait absence de bruits anormaux, parce que les très petites quantités de sang chassées par les contractions incomplètes de l'oreillette étaient trop peu abondantes pour produire un frottement exagéré sur les rebords de l'orifice rétréci. Lorsque ensuite les symptômes de l'asystolie se sont dissipés, et qne l'oreillette a eu repris sa force de contraction ordinaire, l'ondée sanguine a traversé en masse et complétement le rétrécissement. Les bruits normaux sont alors redevenus réguliers, plus intenses et moins fréquents. On a de plus entendu un bruit anormal, parce que l'ondée, forcée, par la contraction plus énergique de l'oreillette, de traverser complétement et en masse l'orifice rétréci, n'a pu vaincre le rétrécissement qu'à l'aide d'un frottement considérable.

Observation. — Un homme de cinquante ans environ arriva à l'hôpital Saint-Antoine, présentant les signes d'un rétrécissement de l'orifice aortique. Les bruits normaux sont réguliers, intenses; le premier est suivi d'un bruit de râpe qui dure jusqu'au second exclusivement. Il y a du frémissement cataire. Le malade se plaint seulement de palpitations quand il marche vite ou qu'il monte les escaliers. Il n'y a eu ni gonflement des veines jugulaires, ni injections de la face, ni autre symptôme d'asystolie; le pouls est à soixante-dix. Le malade reste quinze jours à l'hôpital.

Au bout d'un an, il revint dans un état très grave, survenu à la suite de vives contrariétés; la face est bouffie, les veines jugulaires sont gonflées et affectées de pulsations évidentes; la dyspnée est permanente, le malade ne peut pas se coucher et reste continuellement assis sur son lit; il n'accuse plus de palpitations; les bruits normaux du cœur sont irréguliers, confus, peu marqués, et inégaux d'intensité; de temps en temps, on constate un souffle bref et léger qui suit le premier bruit normal; il n'y a plus de frémissement cataire; le pouls est, comme les bruits normaux, irrégulier, confus, fréquent et inégal.

Le malade, affecté en outre d'œdème des membres inférieurs et d'hémoptysie, meurt au bout de huit jours. On constate, à l'autopsie, un rétrécissement assez considérable de l'orifice aortique ; le cœur est très gros, ses quatre cavités sont dilatées et hypertrophiées ; il y a des noyaux d'apoplexie pulmonaire dans le poumon gauche.

Cette observation est pour ainsi dire la contre-partie de l'avant-dernière. Quand le malade vint à l'hôpital pour la première fois, il était affecté de rétrécissement aortique sans asystolie. L'ondée sanguine, chassée par une vive et complète contraction du ventricule gauche passait en masse et d'un seul coup à travers l'orifice rétréci. Il en résultait un frottement considérable ; de là le bruit de râpe avec frémissement cataire que l'on percevait chez ce malade. Les choses changèrent plus tard lorsque le malade fut en proie à de vives contrariétés. Sous cette fâcheuse influence, les contractions des cavités gauches devinrent faibles et incomplètes ; il y eut enrayement de l'action du cœur, et tous les symptômes de l'asystolie apparurent. Comme dans l'observation précédente, l'ondée ne traversa plus le rétrécissement que par fractions, petites, inégales et irrégulières ; aussi le frottement du sang contre les bords du rétrécissement ne fut plus assez fort pour produire un bruit de râpe avec frémissement ; il n'y eut plus qu'un léger souffle, et encore ce souffle n'avait-il lieu que de temps en temps, et seulement lorsqu'il passait par l'orifice une fraction d'ondée plus considérable que les autres.

L'asytolie fait ainsi diminuer et même disparaître les bruits anormaux, non-seulement dans les rétrécissements, mais encore dans l'insuffisance des valvules aortiques.

Observation. — Dernièrement, à l'hôpital Cochin, une femme entra avec tous les symptômes de l'asystolie la plus marquée. Il n'y avait pas de bruit de souffle évident ; les bruits normaux étaient confus, tumultueux, irréguliers ; le pouls également irrégulier et petit. Au bout de quatre jours d'emploi de la digitale, les symptômes d'asystolie se dissipèrent; le pouls devint régulier, plein, et beaucoup moins fréquent; les bruits normaux ne furent plus confus ni tumultueux, et en même temps on perçut, au deuxième temps, un bruit de souffle très marqué qui se prolongeait pendant toute la longueur du silence.

On comprend facilement que, par suite de l'asystolie, le ventricule gauche étant plein et ne chassant le sang que par fractions petites et rapprochées (comme le pouls l'indiquait) : le reflux du sang de l'aorte dans le ventricule ne put pas se faire en assez grande quantité pour produire un bruit de souffle évident; ce résultat n'eut lieu que lorsque le ventricule acquit assez de force pour se contracter complétement et laisser un intervalle notable entre ses contractions, intervalle pendant lequel il était dilaté par le sang qui refluait de l'aorte dans sa cavité. Je pourrais facilement ajouter un grand nombre de faits à ceux que je viens d'exposer; mais il me suffit ici d'en montrer pour ainsi dire la possibilité, et c'est pour cela que je me borne aux précédents.

Ces faits nous permettent de conclure que, dans l'asystolie, il n'y a pas de bruits anormaux, ou, s'il y en a, ils sont beaucoup moins intenses qu'avant l'asystolie.

Nous pouvons maintenant nous prononcer sur quelques points de la séméiologie des affections du cœur. C'est ainsi que les bruits anormaux, qui sont si importants dans le diagnostic des affections valvulaires, n'ont guère de valeur que dans les cas qui ne s'accompagnent pas d'asystolie, c'est-à-dire dans la première phase de la maladie; et lorsqu'un individu affecté de maladie du cœur présente depuis un certain temps du gonflement des jugulaires, de la bouffissure de la face, des bruits normaux, ainsi que le pouls, petits, confus et irrégulier, sans bruits anormaux; lorsqu'en un mot l'asystolie existe avec tous ses symptômes, il est impossible de dire s'il y a des lésions valvulaires ou s'il n'y en a pas. Tout ce qu'on peut reconnaître, et cela à l'aide de la percussion, c'est que le cœur a acquis un fort volume, et qu'il le doit à une dilatation accompagnée probablement d'hypertrophie. Et par contre, toutes les fois qu'on a affaire à un rétrécissement sans asystolie, les voies cardiaques sont très peu dilatées en amont de l'orifice rétréci, et dès lors il n'y a pas une matité considérable à la région précordiale. Or, comme nous avons dit plus haut que les bruits anormaux étaient intenses dans ces rétrécissements sans asystolie, il s'ensuit que dans les maladies valvulaires du cœur, l'étendue de la matité précordiale est en raison inverse de l'intensité des bruits anormaux,

Il est inutile de faire remarquer, en terminant cet article que la connaissance de l'asystolie pouvait seule nous donner la clef des difficultés seméiologiques précédemment indiquées; dès lors nous devons apprécier de plus en plus l'importance du rôle que remplit l'asystolie dans la pathologie cardiaque.

§ IV. — Des rapports de l'asystolie avec la dilatation du cœur.

Nous avons dit plus haut que dans les autopsies des individus morts d'asystolie, on trouvait les différentes lésions soit aiguës, soit surtout chroniques du cœur, telles que les rétrécissements, les insuffisances valvulaires, les adhérences du péricarde, la dilatation, l'hypertrophie, les polypes, les pseudo-membranes épaisses de la péricardite, etc. Nous ne reviendrons pas ici sur les différents rapports de cause à effet qui existent entre ces lésions anatomiques et l'asystolie. Nous parlerons seulement de la dilatation et de l'hypertrophie pour signaler et chercher à éclaircir toutes les obscurités qui règnent au sujet de ces deux altérations cardiaques.

La dilatation est la plus fréquente des lésions cardiaques qui accompagnent l'asystolie, soit comme cause, soit comme résultat. En effet, du moment que les parois d'une cavité du cœur cessent de se contracter assez complétement pour que cette cavité soit évacuée, elle se distend peu à peu par suite de l'accumulation de sang qui s'y fait, et la dilatation existe; il va sans dire que la dilatation, dans le cas où elle est l'effet de l'asystolie, en devient cause à son tour, en affaiblissant la force contractile des parois distendues.

Ainsi donc, toutes les fois qu'on trouvera manifestes les symptômes de l'asystolie, on pourra diagnostiquer une dilatation cardiaque, ou l'*anévrysme du cœur*, comme l'appelait Lancisi ; mais, de plus, l'existence des symptômes d'asystolie permettra aussi d'en fixer le siége dans les cavités droites. En effet, il est impossible que les gros troncs veineux du cou soient distendus, ou qu'ils soient affectés de pulsations rétrogrades, sans que l'oreillette et le ventricule droits qui leur font suite ne soient également distendus; seulement, la difficulté du diagnostic sera de savoir si la dilatation des cavités droites est simple, ou bien si elle est compliquée de celle des cavités gauches dans les cas si nombreux où cette dernière est primitive, et s'est étendue aux cavités droites par les vaisseaux pulmonaires qui sont également dilatés. Ce point différentiel sera souvent impossible à préciser. Néanmoins, quand il y a des symptômes d'apoplexie pulmonaire, il est extrêmement probable que l'asystolie existe primitivement dans les cavités gauches ; et que l'hémorrhagie pulmonaire résulte d'un engorgement mécanique du poumon par le sang qui s'y est accumulé par suite de l'imperméabilité incomplète des cavités gauches.

Il se présente, au sujet de la dilatation, un fait de coïncidence en quelque sorte contradictoire et que nous avons déjà signalé en tête de ce chapitre, c'est que l'on constate souvent une dilatation des cavités gauches et la petitesse du pouls. Pourquoi le sang surabondant qui remplit ces cavités dilatées, ne donne-t-il pas une plénitude extrême au pouls en pénétrant dans les artères? Parce que dans ce cas il y a asystolie, et partant contraction incomplète du ventricule gauche, qui par là se trouve transformé en un réservoir toujours plein. Le sang ne sort du ventricule que par fractions petites, régulières ou irrégulières ; de là la petitesse du pouls que l'on observe alors. Cela est si vrai que, quand le ventricule gauche, bien qu'affecté de dilatation et même de dilatation considérable, se contracte complétement, comme cela se voit dans l'insuffisance des valvules aortiques, une ondée exagérée pénètre alors dans les artères et donne au pouls un grand volume. Le pouls ne devient petit dans l'insuffisance que lorsque la contraction du ventricule dilaté devient incomplète, c'est-à-dire lorsque arrive l'asystolie. Passons maintenant à l'hypertrophie.

§ V. — Des rapports de l'asystolie avec l'hypertrophie du cœur.

Après la dilatation, l'hypertrophie est la lésion que l'on observe le plus fréquemment dans l'asystolie, et tout d'abord on voit qu'il y a encore ici un enchaînement de deux faits en apparence contradictoires ; car comment concilier ensemble l'asystolie, c'est-à-dire la faiblesse ou l'enrayement des fonctions cardiaques, avec l'hypertrophie, qui signifie surcroît de force, de contraction et d'activité ? Nous allons voir que cette conciliation n'est pas dans le fond aussi difficile qu'elle le paraît.

En effet, nous avons dit : 1° que, dans toute asystolie, il y a un obstacle morbide ou physiologique et une contraction insuffisante de la cavité placée en amont de l'obstacle ; 2° que cette cavité se dilate par suite de l'accumulation du sang, qui n'a plus assez de force pour franchir complétement l'obstacle, et qu'en même temps aussi les parois de la cavité dilatée s'hypertrophient

Voilà ce que nous avons dit. On doit comprendre que l'hypertrophie est ici une lésion médicatrice employée par la nature pour empêcher que l'enrayement des fonctions cardiaques ne soit porté trop loin, et pour retarder le dénoûment fatal auquel tend nécessairement l'asystolie ; car la faiblesse asystolique va toujours en augmentant, ce qui dépend surtout de la persistance de sa cause ; la dilatation augmente aussi, et avec elle l'hypertrophie, Mais il arrive un moment où l'hypertrophie ne peut plus croître en proportion de la faiblesse des fonctions cardiaques ; elle s'arrête ; alors la faiblesse l'emporte tout à fait, et l'individu meurt d'asystolie avec une hypertrophie considérable.

Ainsi, dans cette évolution physiologico-pathologique que nous venons d'exposer, on voit que l'hypertrophie, bien que considérable, l'était encore moins que la faiblesse d'innervation qui a fini par arrêter les mouvements du cœur ; on voit encore que, si la nature n'avait pas fait les frais d'une hypertrophie considérable, l'asystolie eût été mortelle longtemps auparavant.

Il ne faut donc pas s'étonner, après qu'un individu est mort avec tous les signes les plus positifs d'enrayement et d'arrêt des fonctions cardiaques, de rencontrer à l'autopsie un cœur dilaté et très hypertrophié. C'est que l'hypertrophie est une lésion qui suppose une faiblesse antécédente, et qui, habituellement, n'empêche pas cette faiblesse d'augmenter peu à peu et de l'emporter tout à fait.

L'hypertrophie est ainsi accolée à la faiblesse non-seulement dans le cœur, mais encore dans la vessie et même dans l'estomac. On sait, en effet, que ces deux derniers viscères ont quelquefois leurs fibres musculaires manifestement hypertrophiées, dans les cas où depuis longtemps leurs fonctions sont enrayées et leur puissance contractile diminuée.

Les idées que je viens d'exposer sur la pathogénie de l'hypertrophie sont bien différentes de celles qui ont cours généralement depuis Corvisart, qui les a fait adopter. C'est même l'occasion d'examiner la division longtemps classique proposée par ce médecin sur les anévrysmes *actifs* et *passifs*. « On doit reconnaître, dit Corvisart, deux espèces de dilatation du cœur : l'une active, l'autre passive. L'existence réelle de ces deux espèces est prouvée au médecin par des symptômes différents et propres à chacune d'elles ; à l'anatomiste par l'observation constante et multipliée de deux états bien distincts dans lesquels se trouve le cœur quand il a été le siége de cette maladie. »

« Dans la première espèce (la dilatation active), le cœur est dilaté, les parois épaissies, la force de son action augmentée. »

« Dans la seconde (la dilatation passive), il y a évidemment aussi dilatation, mais avec amincissement des parois et diminution de force dans l'action de l'organe (1). »

Cette distinction, qui paraît aussi vraie que rationnelle, contient beaucoup d'erreurs.

D'abord il est reconnu aujourd'hui, et c'est M. Louis qui le premier en a fait, je crois, l'observation, que la dilatation du cœur avec amincissement est assez rare. Si donc la diminution des fonctions du cœur ou l'asystolie ne se voit que dans cette forme de dilatation, il s'ensuit que l'asystolie n'existe que rarement. Or cette conséquence serait très fausse, puisque l'asystolie est un ensemble de symptômes cardiaques qui se voit fréquemment.

Si la dilatation avec amincissement est rare, en revanche la dilatation active (avec hypertrophie) est extrêmement commune. Mais ce qu'il y a de rare, c'est de voir cette seconde forme de dilatation avoir pour symptômes des phénomènes de suractivité dans les fonctions cardiaques. Nous l'avons déjà dit et nous le répétons encore, ce qu'on observe alors ce sont des symptômes d'enrayement de l'action du cœur, c'est-à-dire d'asystolie.

Nous avons dit aussi que quelquefois on trouve dans les maladies du cœur avec asystolie des battements exagérés, qui doivent s'expliquer par une contraction notable de l'oreillette, coïncidant avec une contraction faible du ventricule. Corvisart (2) présente ces battements exagérés comme un caractère de dilatation active ou de surexcitation des fonctions cardiaques. Mais comment en serait-il ainsi, quand on voit ces battements exagérés s'accompagner de bouffissure de la face, de gonflement des veines jugulaires, et des autres signes qui

(1) *Essai sur les maladies du cœur.* Paris, 1811, p. 64.

(2) *Ibid.*, p. 142.

dénotent un enraiement des fonctions du cœur? Dans la grande majorité des cas, les palpitations ne se rattachent pas aux maladies graves du cœur, mais bien aux affections dites nerveuses ou chlorotiques. Nous reviendrons sur ce point.

Corvisart trouve aussi dans le pouls des caractères qui indiquent que l'anévrysme est actif et que la circulation est excitée. Il dit que le pouls est alors fort, dur, vibrant, et résistant au doigt qui le comprime (1). Ces caractères du pouls ne se trouvent guère que dans une seule forme de dilatation du cœur, celle qui se lie à l'insuffisance des valvules aortiques. Nous avons dit plus haut quel était le mécanisme de la plénitude du pouls dans cette circonstance. Le pouls est plein alors, parce que le reflux du sang a augmenté le volume de l'ondée qui pénètre dans l'aorte, et que le ventricule, dilaté et hypertrophié par suite de cet excès de sang, se contracte complétement pour chasser en totalité cette ondée surabondante. Mais, au bout d'un temps plus ou moins long, le ventricule cesse de se contracter complétement; alors les symptômes d'asystolie apparaissent, le pouls perd sa plénitude, la face devient bouffie, les veines jugulaires se gonflent, etc., et cependant l'hypertrophie des parois ventriculaires ne disparaît pas pour cela.

Observation. — Dernièrement il est venu à l'hôpital Cochin un homme présentant au plus haut degré tous les symptômes d'asystolie ou d'anévrysme passif : respiration haute et entrecoupée, yeux vitreux, face violette, mains froides; pouls irrégulier, insensible; gonflement énorme des veines jugulaires, et absence complète de battements sensibles à la région précordiale. Il mourut au bout de deux jours. A l'autopsie, nous trouvâmes un véritable cœur de bœuf; toutes les cavités étaient dilatées et très hypertrophiées; il y avait une insuffisance des valvules aortiques.

Corvisart n'aurait pas hésité à diagnostiquer ici un ané-

(1) *Ibidem.*

vrysme avec amincissement des parois, et cependant c'était un anévrysme des plus actifs au point de vue anatomique. Le malade dont il s'agit avait présenté, probablement à une certaine époque, les symptômes ordinaires de l'insuffisance, tels que le pouls plein, dur et résistant, le bruit de souffle au second temps; mais ils avaient disparu depuis le commencement de l'asystolie, qui était portée au plus haut degré quand le malade entra à l'hôpital.

Bien que le pouls soit plein, dur dans l'insuffisance aortique, ce n'est pas une raison pour reconnaître dans cette affection une augmentation des fonctions circulatoires. On pouvait le croire du temps de Corvisart, parce qu'alors on ne connaissait pas le mécanisme de l'insuffisance des valvules aortiques; mais maintenant on ne peut plus accepter pour une exaltation des fonctions circulatoires cet état dans lequel une certaine quantité de sang, placé pour ainsi dire en dehors de la grande circulation, va tour à tour du tronc aortique au cœur, et du cœur au tronc aortique.

Le but de la distinction de Corvisart était surtout d'appliquer un traitement différent aux anévrysmes actifs et passifs; mais nous verrons plus tard que cette indication n'a pas de réalité. On peut le prouver d'avance en montrant que l'insuffisance des valvules aortiques, qui, d'après les caractères de plénitude et de force du pouls, était pour Corvisart le type de l'anévrysme actif, et réclamait, dès lors, l'emploi des émissions sanguines, que l'insuffisance, dis-je, est regardée actuellement comme une affection dans laquelle on ne doit jamais tirer du sang.

On sait que Corvisart considérait l'augmentation des parois du cœur, ou l'hypertrophie, comme une lésion qui n'existait jamais sans être liée et consécutive à la dilatation ou anévrysme; et en cela il avait parfaitement raison. Bertin renversa cette opinion. Il admit que l'hypertrophie des parois existait avec trois états différents de la cavité; celle-ci pouvant être normale, dilatée ou rétrécie. Bertin donna à ces trois états organiques le nom d'hypertrophies *simple*, *excentrique*, *concentrique*.

Cette division a été généralement adoptée; cependant elle ne paraît guère fondée quand on veut tenir compte des faits suivants, dont il sera amplement question dans la section des bruits vasculaires.

Le cœur, quand il est à l'état parfaitement sain, a des cavités très étroites. C'est une chose facile à constater après les morts subites, et notamment après celles qui sont produites par de grandes hémorrhagies soit sur l'homme, soit sur les animaux qu'on sacrifie dans un but expérimental. Ainsi on peut remarquer, sur les cœurs observés dans ces circonstances, que le diamètre du ventricule gauche est égal à celui de l'orifice aortique. Il en résulte nécessairement que les parois du ventricule ainsi rétréci sont plus épaisses que si sa cavité était dilatée, absolument comme le sont les parois de la vessie quand celle-ci est vide; et il y a ainsi une sorte de disparate entre la cavité étroite du ventricule et l'épaisseur de la paroi.

Telle est l'hypertrophie concentrique de Bertin. Je suis donc amené à la regarder comme représentant l'état normal du cœur, puisqu'on l'observe infailliblement sur ceux qui sont morts subitement et qui n'ont jamais été malades. Et si on l'observe aussi quelquefois chez des individus morts de maladie, on doit, ce me semble, admettre qu'ici on a toujours affaire à un état normal du cœur, et que cet état de capacité normale n'a pas été modifié par la maladie (1).

Comme nous le verrons plus loin, certaines maladies ont la propriété de déterminer dans les fibres musculaires du cœur

(1) Quelques individus peuvent avoir le cœur naturellement gros, comme l'on a certains muscles développés, et cela en dehors de toute influence morbide; s'ils viennent à mourir de mort subite ou violente, on trouvera chez eux le cœur à un état très marqué d'*hypertrophie concentrique*, et pourtant cette prétendue hypertrophie ne sera au fond qu'un cœur sain et fortement organisé.

un état de relâchement par suite duquel il se fait une dilatation des cavités cardiaques. Cette dilatation, qui n'est pas très marquée, et qui peut être constatée fréquemment dans les salles d'autopsies, a passé jusqu'à présent pour être la capacité normale du cœur. On admettait seulement l'état de dilatation dans les cas où les cavités cardiaques ont des diamètres considérables.

Les choses étant expliquées et établies comme je viens de le dire, on voit que la division de Bertin doit être interprétée dans un sens bien différent de celui que son auteur lui avait attaché. Ainsi l'*hypertrophie simple* est pour nous une hypertrophie jointe à une dilatation modérée, l'*hypertrophie excentrique* est une hypertrophie avec dilatation considérable, et l'*hypertrophie concentrique* représente l'état sain ou normal du cœur.

Ce qui prouve, en sus des raisons apportées plus haut, que cette prétendue hypertrophie concentrique n'est pas une maladie, c'est que jusqu'à présent on n'a pas pu parvenir à lui trouver des symptômes réels, et à lui assigner des signes diagnostiques. Qu'on lise nos meilleurs auteurs sur ce sujet, et l'on sera convaincu que ce que je viens de dire est parfaitement vrai.

Nous croyons devoir terminer cet article par quelques considérations historiques, dans le but de confirmer ce qui vient d'être dit sur l'hypertrophie du cœur.

L'augmentation de la substance musculaire du cœur, c'est-à-dire, comme nous l'appelons maintenant, l'hypertrophie du cœur, a été observée depuis longtemps. Mais nulle part on ne trouve une observation d'hypertrophie du cœur plus complète, mieux raisonnée que dans les œuvres de J. Mayow, qui est, comme on le sait, un physiologiste éminent du XVIIe siècle. Cette observation n'étant pas connue dans l'histoire de l'hypertrophie du cœur, et n'étant citée nulle part, je ne puis guère m'empêcher d'en reproduire ici le sommaire, en insistant sur les points les plus importants. La voici donc telle que je l'ai traduite du latin (1) :

Un jeune homme de vingt ans souffrait, depuis quelques années, de palpitations tellement violentes, que les côtes étaient portées en dehors, et que la région précordiale présentait une voussure assez remarquable, *tumorque in sinistro pectore satis insignis apparebat*. Ce malade ne pouvait pas se livrer à un exercice musculaire notable, sans éprouver de la dyspnée et des palpitations qui allaient bientôt jusqu'à la défaillance. Enfin, il arriva qu'après avoir fait une longue route en voiture, il éprouva un paroxysme de dyspnée si considérable, qu'il succomba après plusieurs syncopes successives.

A l'ouverture du cadavre, le cœur apparut très volumineux, surtout le ventricule droit, qui était beaucoup plus grand qu'à l'ordinaire; de plus, la portion musculaire de sa paroi était très épaissie et fortement organisée : *quin et latus ejusdem musculare valde crassum et robustum erat*. Le point où la veine pulmonaire se décharge dans le ventricule gauche (c'est-à-dire l'orifice auriculo-ventriculaire) était presque fermé par une production cartilagineuse : *vena autem pulmonalis qua se in ventriculum sinistrum cordis exonerat, cartilagine ei intus adnascente fere occlusa est ;* de telle sorte que le sang pouvait à peine traverser le ventricule gauche. Ce rétrécissement, continue Mayow, était la cause, non-seulement des palpitations, mais encore des autres phénomènes ; car, comme il empêchait le sang de traverser le ventricule gauche, il fallait de toute nécessité que le sang refluât à travers les vaisseaux pulmonaires, et vînt distendre le ventricule droit. Mais le ventricule droit devait à son tour se contracter vivement, pour pousser autant que possible cette masse de sang à travers le poumon dans les cavités gauches. C'est pour cela que ses parois étaient fortes et épaisses : *hinc etiam latus*

(1) *J. Mayow opera*, Hagæ comitum, 1681, p. 374.

dextri ventriculi adeo crassum, validumque erat; car les muscles, assujettis à un exercice violent, se développent bien plus que les autres : *quoniam scilicet musculi exercitio violentiori assueti præ cæteris augentur.*

Telle est en substance l'observation de Mayow. On voit que l'hypertrophie du cœur y est parfaitement indiquée, et qu'elle est surtout interprétée de la manière la plus légitime et la plus judicieuse; chose réellement admirable, quand on se reporte au temps où notre auteur vivait, c'est-à-dire à l'époque où la grande découverte d'Harvey commençait à peine à sortir de sa période d'apparence paradoxale, période que traversent presque toujours les vérités scientifiques avant d'être reconnues et acceptées. Aujourd'hui qu'on a une si grande habitude des explications empruntées à la circulation harvéienne, on ne raisonnerait pas autrement sur un fait analogue.

J'ai dit que l'observation précédente était de Mayow. Toutefois il y a une restriction assez sérieuse à apporter à cette indication. Cet auteur, en effet, nous apprend qu'elle n'est pas de lui, mais bien de son ami Thom. Millington, qui la lui a communiquée. Reste à savoir si les réflexions si importantes qui l'accompagnent sont de Mayow ou de Millington. C'est ce qu'il me paraît impossible de décider.

Quoi qu'il en soit, le fait que je viens de rapporter se trouve dans les opuscules de Mayow; il est patroné par cet éminent physiologiste; il doit dès lors figurer avec son nom dans les annales de l'hypertrophie du cœur, puisque c'est le premier fait dans lequel on signale l'hypertrophie, et surtout dans lequel on donne la théorie véritable de cette altération cardiaque, théorie qui assimile l'hypertrophie du cœur au développement que l'exercice répété produit dans les muscles volontaires.

Cette théorie, qui est généralement admise, passe habituellement pour appartenir à Corvisart, mais cet auteur en rapporte l'honneur à Blancard: Sénac l'attribue également à Blancard.

Blancard, comme on le sait, est un médecin hollandais de la fin du XVIIe siècle. Il s'est occupé de travaux de compilation, et s'est fait connaître surtout par un lexique médical qui a eu un grand succès, et qui même encore est consulté souvent.

Or, j'ai fait des recherches dans les œuvres de Blancard, pour savoir au juste ce qu'il en était de cette opinion que lui prêtent Corvisart et Sénac.

Effectivement, j'ai trouvé dans cet auteur une observation accompagnée de réflexions par lesquelles il compare l'hypertrophie du cœur au développement des muscles exercés depuis longtemps (1). Mais en y regardant de près, j'ai vu facilement que ce fait était en tout semblable à celui que j'ai rapporté plus haut. Les idées sont identiques, les phrases même sont identiques; seulement, les expressions diffèrent autant que possible, et il est difficile de ne pas en conclure qu'elles ont été changées dans un but de dissimulation. Bref, c'est la même observation, ce sont les mêmes réflexions qu'on trouve tout à la fois dans Mayow et dans Blancard.

Maintenant, pour qu'on ne puisse pas penser que Mayow a rapporté l'observation de Blancard, il me suffira de dire que l'ouvrage de Mayow fut imprimé en 1669, et que la première publication de Blancard parut seulement en 1688, c'est-à-dire à peu près vingt ans après.

Il est donc bien établi, par ce rapprochement de dates, que Blancard a détourné à son profit l'observation importante de Mayow. Mais j'ai poussé mes recherches plus loin. J'ai fait, auprès des auteurs graves, une sorte d'enquête sur la probité scientifique de Blancard.

J'ai consulté d'abord Haller (2). Voici ce que j'ai trouvé : « *Idem a Morgagno accusatus, alienas adnotationes pro suis edidisse, tectis veris auctorum nominibus.* »

(1) *Opera medica*, 1701, t. II, p. 113.
(2) *Bibliotheca medicinæ practicæ*, Basiliæ, 1779, t. I, art. BLANCARDUS.

Voilà donc Blancard accusé par Morgagni d'avoir donné les observations des autres pour les siennes, en cachant le nom de leurs véritables auteurs. Et remarquons que cette accusation est rapportée par Haller, sans le moindre mot qui puisse l'atténuer.

Il était curieux, comme on doit le penser, de savoir précisément sur quoi portait l'accusation de Morgagni, et si par hasard l'observation de Mayow était en cause. J'ai donc parcouru dans Morgagni les différentes lettres où il traite des maladies du cœur, et j'ai vu, dans la *vingt-troisième*, qu'effectivement cet auteur se plaint de Blancard, en lui reprochant de s'être approprié deux observations qui appartiennent, l'une à Rivière, et l'autre à Fabrice de Hilden; mais le nom de Mayow n'est jamais prononcé.

Néanmoins, les récriminations de Morgagni nous ôtent jusqu'au moindre scrupule de formuler une accusation grave contre Blancard, en ce qui concerne le fait de Mayow. Nous dirons donc, pour résumer ces recherches historiques, que l'observaton et la théorie de l'hypertrophie du cœur ont pour premier auteur Mayow ou Millington; et c'est à tort que l'honneur de cette découverte a été jusqu'à présent attribué à Blancard.

On se demande involontairement comment il peut se faire que des médecins érudits, tels que l'étaient Corvisart et surtout Sénac, aient ainsi méconnu le premier observateur de l'hypertrophie du cœur. Mais on conçoit, jusqu'à un certain point, la possibilité de cette erreur, en considérant que l'observation de Mayow est, pour ainsi dire, enfouie dans un opuscule physiologique dont le titre n'a pas trait aux maladies du cœur (1), tandis que celle de Blancard est réunie à plusieurs autres observations du même genre dans son *Praxis medica*. Or, on cherche plus naturellement les faits pathologiques

(1) *Tractatus quartus de motu musculari et spiritibus animalibus, obiter de motu cerebri, nec non de usu lienis et pancreatis.*

dans les ouvrages de médecine que dans ceux de physiologie.

Nous avons établi, avec la plupart des bons auteurs, que l'hypertrophie du cœur était tout simplement, comme son nom l'indique, une augmentation survenue dans la substance musculaire du cœur.

Donc, devrions-nous dire, cette augmentation de matière contractile doit entraîner avec elle une augmentation des fonctions cardiaques ; et, par conséquent, le cœur frappé d'hypertrophie devrait toujours donner lieu à une grande excitation de la circulation

Si l'on s'en rapporte à Corvisart, il en serait toujours effectivement ainsi, car on sait que son *anévrysme actif* est sensé avoir pour symptômes tous les caractères d'une grande activité des fonctions circulatoires.

Cependant, comme nous l'avons dit, cette opinion de Corvisart est journellement démentie par les faits ; et l'on constate habituellement une hypertrophie souvent considérable d'une ou de plusieurs cavités du cœur, chez des sujets qui, pendant la vie, présentaient des symptômes d'enraiement de la circulation, tels que bouffissure, congestion de la face, pouls petit, gonflement des veines, etc.

Cette coïncidence habituelle de l'enraiement des fonctions cardiaques et de l'hypertrophie du cœur a frappé, de tout temps, par son étonnante apparence de contradiction.

C'est pour cela que certains auteurs n'ont pas voulu voir une augmentation de structure musculaire dans l'épaississement des parois du cœur. Ainsi, Lancisi compare cet épaississement des parois cardiaques à l'engorgement passif qui affecte certains viscères, tels que la rate, le foie, etc. : « *Hoc malum non cordi duntaxat, sed singulis pene visceribus solet accidere, ita ut nunc hepar, lien, uterus, aut renes vitio stagnantium fluidorum insolito majorem molem augeantur* (1). »

(1) *Lancisi opera*, Romæ, 1745, t. IV, p. 291.

Portal comprend aussi de la même manière l'hypertrophie du cœur : « Les parois de quelques cœurs, dit-il, à proportion qu'elles se dilatent, deviennent plus épaisses. Ce surcroît d'augmentation de volume dans les parois provient d'une humeur épanchée entre leurs fibres musculaires, qui en gêne ou détruit l'action (1). »

Voilà donc des auteurs recommandables qui adoptent, en principe, la coïncidence de l'épaississement des parois du cœur avec la gêne de ses fonctions, et qui regardent cet épaississement comme le résultat d'une altération profonde du muscle cardiaque.

On pourrait peut-être dire que ces auteurs, bien que tenant une place glorieuse dans la science, ne sont plus à la hauteur des connaissances actuelles, et que, depuis eux, on a pour ainsi dire changé la pathologie du cœur. Cependant nous retrouvons des idées analogues aux leurs, même dans la science actuelle. C'est ainsi que M. Legroux a soutenu, dans un travail publié en 1837 (2), que l'hypertrophie considérable du cœur était accompagnée de symptômes de stase sanguine, tels que dyspnée, congestion faciale, hydropisie, etc., et que cette hypertrophie n'était pas une simple augmentation de substance musculaire, mais bien le résultat d'une altération inflammatoire de la fibre musculaire.

Certes, je ne pense pas qu'on puisse nier, depuis les travaux de M. Bouillaud (3), la large part d'influence que l'inflammation exerce sur le développement des maladies du cœur. Mais l'inflammation agit seulement sur la partie fibro-séreuse du cœur, pour donner lieu aux différents obstacles qui enraient la circulation cardiaque (lésions valvulaires, adhérence du péricarde), et ce n'est que d'une manière indirecte et médiate que se développe l'hypertrophie de la partie muscu-

(1) *Anatomie médicale*, Paris, 1804, t. III, p. 92.

(2) *Expérience*, 30 novembre, 1837, t. I, p. 82, 83.

(3) *Traité clinique des maladies du cœur*, 2e édition, Paris, 1841.

laire, c'est-à-dire pour contre-balancer l'influence des obstacles créés par l'inflammation. Les partisans de l'inflammation considérée comme cause directe et immédiate de l'hypertrophie, apportent, comme argument en faveur de leur opinion, le fait de l'hypertrophie des amygdales survenant après l'amygdalite. Ce fait ne peut être nié ; mais on peut et l'on doit nier l'assimilation pathogénique qu'on veut établir entre le tissu musculaire du cœur et le tissu glandulaire de l'amygdale. Pour asseoir d'une manière légitime et incontestable la raison d'analogie par laquelle on veut prouver la nature inflammatoire de l'hypertrophie du cœur, il faudrait montrer les muscles de la vie animale s'hypertrophiant à la suite d'un phlegmon développé dans leurs interstices ou sur leur limite. Or, il est inutile de dire qu'on n'a jamais rien vu de semblable ; et si alors on observe une lésion musculaire consécutive au phlegmon, c'est bien plutôt une atrophie qu'une hypertrophie.

Avec cela, comment croire qu'une inflammation de quelques millimètres d'étendue affectant une valvule semi-lunaire, qu'elle rend *insuffisante*, a produit par extension phlegmasique une hypertrophie de tout le ventricule gauche ? surtout quand on considère que la même étendue d'inflammation située ailleurs qu'aux valvules, à l'intérieur ou à l'extérieur du cœur, ne détermine aucun changement dans la texture musculaire de ce viscère.

Je ne pense donc pas que l'hypertrophie du cœur dépende d'un travail de nature inflammatoire. Je n'adopte pas davantage l'opinion de Lancisi et de Portal, qui expliquent l'hypertrophie par une infiltration passive de liquide. Mais j'accepte pleinement ce fait de coïncidence établi par eux, que l'épaississement des parois du cœur, c'est-à-dire l'hypertrophie, l'augmentation de la substance musculaire du cœur, s'accompagne habituellement des symptômes qui indiquent un enraiement des fonctions du cœur.

Comme je l'ai fait entendre plus haut, on ne meurt pas d'hypertrophie, mais malgré l'hypertrophie. On meurt parce que l'hypertrophie n'a pas suffi à renforcer l'action du cœur affaiblie par une cause antécédente, telle que dilatation, rétrécissement, etc. Toutefois l'hypertrophie n'a pas été inutile; elle a rendu le service d'assurer pendant longtemps l'exercice des fonctions du cœur, et, par conséquent, de prolonger la vie.

S'il fallait une preuve de plus à l'appui de la thèse que je soutiens, je la puiserais dans un Mémoire de M. Bizot, sur le volume du cœur comparé dans la vieillesse et l'âge adulte (1) M. Bizot, après des recherches nombreuses et persévérantes, a démontré qu'à mesure qu'on avançait en âge, les cavités du cœur se dilataient et leurs parois s'hypertrophiaient, de telle sorte que dans l'extrême vieillesse, le volume du cœur est considérable, et égale à peu près celui que ce viscère nous présente à l'état d'anévrysme ou de maladie organique. M. Bizot, frappé de ce fait singulier, signalé déjà par Fischer (2), demande comment il est possible d'accorder cette hypertrophie sénile du cœur avec l'affaiblissement si notoire de la circulation chez les vieillards.

Nous répondrons qu'en fait la chose n'a rien d'extraordinaire, puisque, à l'état pathologique, c'est-à-dire dans les cas d'anévrysme, il y a habituellement hypertrophie du cœur et enraiement des fonctions cardiaques. Quant à la théorie du fait, nous dirons que, chez le vieillard, le cœur s'affaiblissant comme tous les autres muscles, l'ondée sanguine a de la peine à franchir les orifices du cœur, elle en dilate peu à peu les cavités, dont les parois aussi peu à peu s'hypertrophient. Cette hypertrophie pare à la faiblesse antécédente du cœur, mais pourtant elle ne va pas jusqu'à imprimer de l'activité aux fonctions cardiaques qui, en somme, sont beaucoup moins énergiques chez le vieillard que chez l'adulte.

(1) *Mémoires de la Société médicale d'observation*, Paris, 1837, t I, p. 262.

(2) *De senio ejusque morbis*, 1754.

La conclusion de cette digression historique et des considérations qui la précèdent, est que l'hypertrophie du cœur n'est pas, comme l'a prétendu Bertin, une maladie réelle qu'on doive envisager à part, une maladie dans l'acception ordinaire du mot. Il serait donc à désirer qu'on rétablît l'ancienne dénomination d'*anévrysme* ou de *dilatation* du cœur, employée par Lancisi et Corvisart, et qu'on la substituât au mot *hypertrophie*, si généralement adopté. On est malade de dilatation ou d'anévrysme du cœur avec ou sans lésion valvulaire, avec ou sans asystolie, avec ou sans hypertrophie ; mais on n'est pas malade d'hypertrophie, puisque l'hypertrophie est une lésion médicatrice qui a pour but de rétablir la force nécessaire à l'impulsion de l'ondée, lorsque le cœur est dilaté et qu'il y a des obstacles à ses orifices.

§ VI. — De la dilatation sans asystolie.

Nous avons, jusqu'à présent, signalé un genre de dilatation cardiaque qui ne s'accompagne pas d'asystolie, c'est celui que présente le ventricule gauche dans l'insuffisance pure des valvules aortiques; nous ne reviendrons pas sur ce que nous en avons dit.

Nous allons maintenant exposer un autre genre de dilatation cardiaque sans asystolie, que nous avons annoncé page 356, et que nous traiterons à fond quand nous ferons l'histoire des bruits vasculaires. Nous devons en dire quelques mots ici par anticipation.

Cette dilatation affecte les quatre cavités du cœur, elle n'est pas très considérable : c'est ainsi que le diamètre du ventricule gauche est le double seulement de celui de l'orifice aortique. C'est pour cela que, jusqu'à présent, elle n'a pas été remarquée, car on la prenait pour l'état normal de capacité des cavités cardiaques.

Cette dilatation s'accompagne souvent d'une légère hypertrophie; elle est le résultat d'une laxité qui affecte le cœur sous l'influence d'un sang altéré de différentes manières. Sous cette influence, le muscle cardiaque se relâchant, ses cavités se dilatent, de telle sorte que le cœur acquiert un volume plus considérable que ne le comporte la taille de l'individu.

On observe cette dilatation atonique dans la chlorose, les différentes espèces d'hydrémies, la fièvre typhoïde, les fièvres éruptives, la fièvre jaune, etc., et il est rationnel de faire dépendre cette dilatation, de l'altération du sang qui est propre à ces différentes maladies.

Eh bien, cette dilatation cardiaque propre aux maladies précédentes est remarquable en ce que la systole est complète, et que l'ondée, rendue exagérée par les cavités dilatées, est chassée en masse dans les artères. De là résultent certains symptômes dont nous allons parler.

Le pouls a un volume exagéré; la surabondance de l'ondée détermine, contre les parois des carotides, un frottement exagéré qui se traduit par un bruit de souffle ou de rouet. La même surabondance de l'ondée détermine également un bruit de souffle, par son passage contre les orifices ventriculo-artériels, qui, ayant à peu près conservé leurs diamètres normaux, se trouvent à l'état de rétrécissement relatif, eu égard à la dilatation des ventricules.

La plénitude du pouls et les bruits carotidiens qui sont un symptôme tout naturel des maladies caractérisées par une dilatation atonique des cavités cardiaques; ces symptômes, dis-je, tiennent à ce que les cavités dilatées se contractent complétement. Puisqu'il en est ainsi, les mêmes phénomènes doivent se rencontrer dans l'insuffisance des valvules aortiques, qui s'accompagne, comme nous le savons, d'une dilatation du ventricule gauche, avec contraction complète de cette cavité. Or, comme nous le verrons dans la prochaine section, les bruits d'artères et la plénitude du pouls existent aussi dans l'insuffisance des valvules aortiques; nous ajouterons que ces deux symptômes sont encore plus marqués dans l'insuffisance que dans les affections chlorotiques et pyrétiques, parce que la dilatation de l'insuffisance est plus considérable que celles des maladies que nous venons de nommer.

Les dilatations cardiaques des maladies chlorotiques et pyrétiques donnent encore lieu à un autre symptôme qui est propre aux affections du cœur en général, et qui existe particulièrement dans les rétrécissements sans asystolie : je veux parler des palpitations survenant d'une manière plus ou moins intense après un exercice musculaire. D'après ce qui a été dit plus haut, on doit comprendre leur mode de production dans les dilatations dont il s'agit. A l'état sain, avons-nous dit, le sang afflue des extrémités au cœur après l'exercice musculaire; dès lors l'ondée se forme plus grosse dans l'oreillette, et l'oreillette lance vivement cette ondée volumineuse dans le ventricule, qui, subissant une ampliation proportionnelle de ses diamètres, va frapper de sa pointe, avec force, la paroi thoracique. Or, si ce mécanisme nous rend compte des palpitations survenant après l'exercice dans l'état sain, il nous rendra compte aussi des palpitations bien plus considérables qui sont provoquées par l'exercice dans le genre de dilatation qui nous occupe. Ici, en effet, l'ondée se forme encore plus volumineuse qu'à l'état sain, puisque les cavités sont dilatées, et malgré cet état de dilatation, les cavités cardiaques ont conservé toute l'intégrité de leur force contractile.

Nous trouvons, dans ces symptômes des dilatations chlorotiques et pyrétiques, les caractères principaux assignés par Corvisart à l'anévrysme actif, c'est-à-dire la plénitude du pouls, les battements des artères, et les palpitations considérables. Toutefois nous ferons remarquer que si ces anévrysmes sont *actifs* dans leurs symptômes, ils ne le sont guère au point de vue anatomique. En effet, ces dilatations sont sans hypertrophie ou avec une hypertrophie très légère; et quant à l'étendue de la dilatation, elle est si peu marquée, que jusqu'à présent elle a été considérée comme l'état de capacité normale du cœur.

Ces dilatations propres aux affections chlorotiques et pyrétiques forment un ordre à part dans la pathologie cardiaque. Elles n'ont jamais été précisées comme elles méritent de l'être ; car les principaux phénomènes qui en dépendent, tels que les palpitations, la plénitude du pouls, les battements artériels, les vertiges, la céphalalgie pulsative, etc., étaient vaguement rapportés ou à l'état nerveux (chlorose, anémie), ou à l'état fébrile (pyrexies).

Ces dilatations chloro-pyrétiques peuvent à leur tour être frappées d'asystolie. Testa avait constaté implicitement le même fait, en disant que les hypochondriaques finissent par être affectés de maladies du cœur.

§ VII. — Indications thérapeutiques fournies par les différentes affections du cœur.

On comprend facilement que les indications thérapeutiques ne doivent pas être les mêmes dans les différentes affections du cœur dont il a été question précédemment ; c'est ce qui va être exposé à l'instant.

Affections valvulaires sans asystolie. — Ces affections comprennent, comme nous l'avons dit, les rétrécissements des divers orifices, et les insuffisances des valvules aortiques, avec contraction complète des cavités cardiaques.

Ces lésions valvulaires sont malheureusement incurables ; il n'y a donc aucune indication à suivre dans le but de les guérir. Tout ce qu'on doit chercher à obtenir, c'est la conservation de la puissance contractile dans son intégrité ; car nous savons que le malade ne court aucun danger, tant que les contractions sont complètes. Pour atteindre ce but, il faudra éloigner toutes les circonstances débilitantes, telles que causes morales dépressives, émissions sanguines, mauvaise alimentation, diète, exercice considérable, etc.

Comme ces lésions valvulaires avec systole complète donnent habituellement lieu à des palpitations incommodes après l'exercice musculaire, on pourrait, dans le but de les calmer, soumettre le malade à l'emploi des différents moyens antiphlogistiques; mais cette pratique, déjà condamnée pour l'insuffisance des valvules aortiques, doit l'être également pour le cas de rétrécissement; car dans l'un et l'autre cas on affaiblit l'action du cœur, et cet affaiblissement peut aller jusqu'à l'asystolie que l'on doit craindre avant tout.

Affections cavitaires sans asystolie, ou dilatations chloro-pyrétiques. — Cette affection ne requiert aucune indication particulière; elle dépend d'une altération du sang, et disparaît lorsque la maladie générale se dissipe et que le sang revient à son état normal. Le traitement de ce genre d'affection cardiaque se confond par conséquent avec celui de la chlorose, de l'hydrémie, de la fièvre typhoïde, des fièvres éruptives, etc., et de toutes les autres maladies générales caractérisées par un bruit de souffle aux carotides.

Il y a dans ce genre de dilatation un symptôme qui fournit de spécieuses indications pour les émissions sanguines, c'est la plénitude du pouls et les battements artériels. Les émissions de sang diminuent momentanément la masse sanguine, mais cette perte est bientôt réparée. Quant à la dilatation du cœur, elle n'en est pas diminuée; bien au contraire, elle augmente sous l'influence de l'aglobulie qui est le résultat nécessaire de ces déplétions. On peut limiter les indications de la saignée dans ces dilatations à ces cas assez rares où se développent les symptômes d'une congestion excessive qui compromet immédiatement les jours du malade. Il n'y a pas alors à attendre; il faut au plus tôt diminuer la masse du sang.

Asystolie considérée dans les lésions valvulaires ou cavitaires. — Nous voici arrivé aux maladies graves du cœur, aux maladies organiques du cœur par excellence.

L'indication est ici bien simple: c'est de renforcer l'action des parois du cœur, de telle sorte qu'il puisse se contracter assez vivement pour faire passer l'ondée complète à travers les obstacles morbides ou physiologiques qui se trouvent à l'orifice des cavités cardiaques.

Cette indication est naturelle, parce qu'elle concourt au même but que l'hypertrophie qui très souvent, ainsi que nous l'avons dit, ne suffit pas pour assurer l'intégrité des fonctions cardiaques.

Mais quel est l'agent qui permettra de remplir une pareille indication ? C'est la digitale.

Pour soutenir une opinion si opposée à celle qui est généralement adoptée sur l'action de la digitale, qu'on regarde au contraire comme ayant la propriété de calmer, d'enrayer ou de ralentir les mouvements du cœur ; pour soutenir, dis-je, cette opinion d'apparence paradoxale, je dois m'appesantir un peu sur les effets thérapeutiques de la digitale dans les maladies du cœur avec asystolie.

Supposons donc que, dans une affection de cette nature, il y ait, entre autres symptômes d'asystolie, un pouls petit, irrégulier, à cent vingt pulsations par minute. Si l'on administre la digitale, on pourra voir le pouls tomber de cent vingt à soixante par minute. Mais un autre fait coïncidant qu'on n'a pas suffisamment observé, c'est que les pulsations artérielles, en diminuant de nombre, ont augmenté beaucoup de volume ; c'est-à-dire que le pouls, qui était très petit, à cent vingt, est maintenant très plein à soixante, et en même temps il est devenu régulier. Pourquoi cela ? C'est qu'avant l'influence de la digitale, le cœur, frappé d'asystolie, se contractant incomplètement, n'envoyait dans les artères que des fractions d'ondée très petites, fréquentes et irrégulières, tandis que maintenant le cœur, stimulé par l'action de la digitale, se contracte à fond, et chasse des ondées complètes, régulières, et beaucoup moins fréquentes qu'auparavant.

Comment ne pas voir jusqu'à présent, dans l'exposition précédente, une preuve du renforcement contractile produit dans l'action du cœur par la digitale ? Mais poursuivons.

En même temps que le pouls se ralentit, se régularise, et se renforce sous l'influence de la digitale, apparaissent d'autres modifications très importantes dans l'état du malade; les veines jugulaires, qui étaient gonflées d'une manière permanente ou affectées du pouls rétrogade, reviennent à leur état normal ; la face cesse d'être injectée et bouffie, la dyspnée surtout disparaît ou diminue beaucoup ; bref, tous les symptômes les plus positifs d'asystolie sont dissipés, ou autrement dit, la circulation cardiaque n'est plus enrayée (1). Pourquoi encore? Parce que, depuis l'action de la digitale, le cœur se contracte complétement, et qu'il émet par les artères tout le sang qui lui arrive des veines ; dès lors il n'y a plus d'enraiement ni de congestion veineuse.

On voit donc, par ce qui précède, qu'on n'était guère fondé à trouver dans le ralentissement du pouls une preuve de l'action affaiblissante de la digitale. Nous allons montrer maintenant qu'on ne peut pas davantage, pour établir la même propriété, se fonder sur un autre phénomène thérapeutique de la digitale, la diminution ou la disparition des palpitations.

Nous avons dit plus haut que les palpitations se montraient peu souvent dans les maladies du cœur avec asystolie, et qu'alors elles tenaient à ce que, malgré l'état d'asystolie, les oreillettes avaient encore une certaine énergie de contraction. Eh bien! comment la digitale fait-elle cesser cet état de choses! Par un mécanisme bien simple : elle fait contracter complétement le ventricule ; celui-ci n'est pas dilaté par le sang d'une manière permanente, et dès lors il peut admettre le sang lancé par l'oreillette, sans éprouver, comme auparavant, un surcroît de distension qui fasse choquer sa pointe contre les parois thoraciques.

Ce qui prouve que la digitale enlève les palpitations en renforçant l'action du cœur, c'est qu'en même temps que les

(1) Cette supposition n'est autre que l'expression générale de ce que j'ai observé souvent et de ce qui est noté dans les faits rapportés plus haut (p. 343, 346).

palpitations disparaissent, les symptômes d'asystolie ou d'enraiement des fonctions cardiaques, tels que le gonflement des jugulaires, l'injection de la face, etc., disparaissent également.

Ce qui prouve encore que la disparition des palpitations dans les maladies graves du cœur n'est pas l'effet d'une action sédative ou affaiblissante de la digitale, c'est que les palpitations dites nerveuses, telles que celles de la chlorose, ne sont nullement amendées par ce médicament. Il devrait cependant en être ainsi, si la digitale agissait réellement sur le cœur à l'aide d'une propriété hyposthénisante. La digitale n'agit pas dans les palpitations nerveuses, parce que celles-ci ne sont plus liées à l'asystolie, et que c'est seulement en faisant disparaître l'asystolie du ventricule qu'elle les dissipe dans les maladies organiques du cœur.

D'après les idées généralement admises sur l'action de la digitale, autant on recommande cet agent dans les maladies organiques du cœur avec palpitations (les *anévrysmes actifs*), autant on les croit contre-indiquées dans les affections du cœur sans palpitations (les *anévrysmes passifs*). Effectivement cette contre-indication serait positive si la digitale était véritablement sédative des fonctions du cœur; mais nous pouvons assurer, après l'avoir observé bien des fois, que cet agent médicamenteux réussit très bien dans les cas d'anévrysmes passifs, c'est-à-dire qu'il rétablit la circulation enrayée; en un mot, la digitale a la même efficacité dans les asystolies avec palpitations (*anévrysmes actifs*) et dans les asystolies sans palpitations (*anévrysmes passifs*); et cette distinction des maladies organiques du cœur en anévrysmes actifs et passifs n'a pas plus de fondement réel en thérapeutique qu'en pathogénie.

La digitale est donc un tonique spécial du cœur; c'est, à vrai dire, le quinquina du cœur (1).

J'ai l'habitude de l'administrer en infusion de la manière

(1) L'opinion que je soutiens n'est pas nouvelle; Saunders, le premier, a admis que la digitale exerçait une action stimulante sur le cœur.

suivante : feuilles, 20 centigrammes; faites infuser dans une tasse d'eau. Le malade prend cette tasse d'infusion chaque matin à jeun.

Il faut que le malade continue avec persévérance l'usage de ce médicament; car, s'il vient à le suspendre, les symptômes d'asystolie tardent rarement à reparaître. Il faut encore que l'action de la digitale soit secondée par un régime alimentaire réparateur, et par les autres moyens d'une bonne hygiène.

Doit-on saigner, dans le but de diminuer la quantité de sang qui s'accumule en amont de l'obstacle, et dont la surabondance produit la plupart des symptômes d'asystolie? Cette pratique, qui paraît d'abord indiquée, est dans le fond très irrationnelle.

En effet, quand on fait une saignée, on diminue effectivement la congestion sanguine intra-thoracique, et l'on diminue aussi l'intensité des symptômes cardiaques, et surtout la dyspnée. Mais ce soulagement ne dure guère; le sang se répare vite dans sa partie séreuse, et difficilement dans sa partie globulaire. Il résulte de là que le cœur, affaibli encore davantage par la diminution des globules sanguins, a moins de force pour vaincre l'obstacle qui enraie la circulation et qui produit la stase sanguine; celle-ci devient plus considérable qu'avant la saignée, et si, pour la combattre de nouveau, on pratique une seconde émission de sang, on obtiendra encore un soulagement momentané, bientôt remplacé par un surcroît de congestion, dû à un surcroît d'affaiblissement des contractions du cœur. Bref, l'intensité de l'asystolie croîtra indéfiniment avec le nombre des saignées, et le cœur finira par tomber dans une impuissance absolue de contraction.

L'expérience clinique vient corroborer ces données rationnelles; elle nous montre les symptômes des maladies du cœur devenant de plus en plus intenses à mesure qu'on fait des saignées, et cela arrive ainsi d'une manière fatale, malgré les courts soulagements qui suivent immédiatement la déplétion sanguine.

Toutefois, en proscrivant d'une manière générale la saignée

dans les maladies organiques du cœur avec asystolie, on peut exceptionnellement l'employer dans le cas où l'on est appelé pour la première fois auprès d'un malade dont la suffocation est imminente. On pratique alors une légère émission qui fait gagner du temps, et qui permet d'administrer de la digitale et d'attendre son action.

SECTION DEUXIÈME.

AUSCULTATION DES VAISSEAUX.

Ce sujet est extrêmement vaste et fécond en applications de toutes sortes; et je peux annoncer d'avance que les bruits vasculaires qui jusqu'à présent ne sont considérés par beaucoup de personnes que comme un phénomène assez peu important, sont au contraire une source féconde de considérations pratiques, tant pour la symptomatologie que pour la thérapeutique.

Je montrerai, si je ne m'abuse, que les bruits vasculaires doivent apporter dans l'étude de plusieurs maladies générales la même exactitude que les bruits de la respiration et du cœur en ont apporté dans la connaissance des affections thoraciques.

Cette question des bruits vasculaires n'a pas cessé de m'occuper depuis la publication de mon premier Mémoire (1). J'ai recueilli, soit auprès des malades, soit dans les auteurs, tout ce qui pouvait éclairer l'objet de mes méditations habituelles; j'ai interrogé la nature au moyen d'expériences multipliées; et je crois posséder maintenant tous les éléments capables de faire passer dans l'esprit des autres la conviction que j'ai puisée dans l'observation des faits.

Cette section contiendra trois chapitres. Dans le premier,

(1) *Archives générales de médecine*, février 1838.

je traiterai des bruits vasculaires considérés en eux-mêmes ; dans le second, j'étudierai les différentes maladies auxquelles sont liés les bruits vasculaires ; dans le troisième, il sera question de corollaires divers et de généralités.

CHAPITRE PREMIER.

DES BRUITS VASCULAIRES CONSIDÉRÉS EN EUX-MÊMES.

Je parlerai d'abord des *bruits artériels* et ensuite des *bruits veineux*.

1° Bruits artériels.

L'exposition des bruits artériels comprend une partie descriptive et une partie théorique.

PARTIE DESCRIPTIVE. — Elle embrasse l'étude des bruits artériels sous le rapport de la *forme*, du *siége* et du *rhythme*.

A. *Forme des bruits.* — La forme des bruits artériels présente de nombreuses variétés, qui sont à peu près les mêmes que celles des bruits du cœur. Ainsi, les artères peuvent donner un bruit bref, instantané, qui apporte à l'oreille la sensation d'un véritable choc ; ce bruit ressemble tout à fait aux bruits normaux du cœur, et nous l'appellerons dès lors *bruit artériel normal*. D'autres fois les bruits artériels sont plus ou moins prolongés, et ils impliquent l'idée d'un frottement ; ces bruits présentent les mêmes nuances que les bruits anormaux du cœur, et dès lors ils doivent s'appeler *bruits anormaux des artères*.

Il y a néanmoins une restriction assez importante à faire à propos de la similitude que nous venons d'établir entre les bruits des artères et du cœur, et cette restriction porte sur ce que nous avons dit des bruits normaux. En effet, bien que les bruits normaux du cœur et des artères se ressemblent par leur forme, et par la sensation de choc ou de tension brusque qu'ils donnent à l'oreille, ils diffèrent considérablement en ce point, c'est que les bruits normaux du cœur s'entendent chez tous les sujets à l'état sain, tandis que l'audition des bruits normaux artériels constitue un fait qui n'est pas très ordinaire. Je sais bien qu'on parle tous les jours des bruits normaux de l'aorte, des carotides, etc., comme d'une chose habituelle et unanimement convenue ; mais si l'on veut mettre un peu de sévérité dans l'examen auquel on se livre à ce sujet, on verra que ces bruits, dont on place sans hésiter l'origine dans les artères, ne sont le plus souvent que le simple retentissement du premier bruit du cœur qui peut s'entendre tantôt vis-à-vis l'aorte, tantôt sur les carotides, etc., etc. On ne peut être positivement sûr de la réalité des bruits normaux des artères que lorsqu'on les perçoit sur des points où le retentissement des bruits du cœur ne peut pas arriver, comme sur les crurales. Eh bien! sur les crurales, il est très rare de percevoir un véritable bruit normal, c'est-à-dire un bruit de choc analogue à ceux du cœur dans l'état sain. Ces troncs artériels présentent seulement une pulsation ; mais fort rarement cette pulsation s'accompagne-t-elle d'un véritable bruit.

Il suit de là que les bruits artériels que nous appelons *normaux* à cause de leur ressemblance avec ceux qui existent dans le cœur à l'état sain, ne sont pas normaux pour la fréquence ou la règle, puisqu'ils constituent une sorte d'exception dans la pratique ordinaire. Il y a plus, c'est que ces bruits artériels dits normaux sont liés ordinairement (quand ils sont bien marqués) à des états pathologiques que nous ferons connaître plus tard, et qu'ils se rencontrent alors avec les bruits artériels anormaux ; de telle sorte que les artères qui en sont le siége simultané présentent tout à la fois un bruit de choc et un bruit de frottement.

La forme des bruits normaux artériels est toujours la même, et ne peut varier que par des degrés d'intensité ou d'éclat ; il n'en est pas de même des bruits anormaux. Les nuances nombreuses que présentent ces bruits ressemblent exactement à certains bruits connus dont ils ont emprunté le nom pour pouvoir être distingués les uns des autres. C'est ainsi que parmi les bruits anormaux des artères, il y a des bruits de *souffle*, de *râpe*, de *diable*, de *mouche*, les *bruits musicaux*, etc., etc.

Ces différentes variétés des bruits anormaux ne sont pas aussi importantes qu'on l'a cru d'abord, et elles n'annoncent pas des différences marquées dans les états pathologiques qui les produisent, car nous verrons plus tard qu'elles dépendent toutes d'une même cause; seulement, comme l'intensité de la cause peut varier, les effets de cette cause ou les bruits doivent aussi varier, et ces variations d'intensité sont traduites par les différentes formes de bruits que nous avons énumérés plus haut. C'est ainsi que les bruits musicaux, les bruits de mouche, doivent être considérés comme le degré le plus léger des bruits anormaux; le degré d'intensité moyenne est marqué par des bruits de souffle; quant aux bruits de rouet et de râpe, ils indiquent que l'état pathologique qui détermine les bruits anormaux est porté à son *maximum*. Cette division des bruits anormaux par gradation d'intensité résulte pour moi de l'observation attentive des différentes affections qui ont pour symptômes ces bruits. Quand l'affection est à son début, on observe les bruits musicaux, les bruits de mouche, les bruits sibilants; ensuite ces bruits passent à l'état de souffle; puis la maladie augmentant toujours, les bruits de souffle se transforment en bruits de rouet et de râpe. Enfin, quand l'affection suit une marche décroissante, les bruits de souffle reparaissent, pour revenir à l'état de bruits de mouche, de bruits sibilants, etc., quand la maladie est sur le point de se terminer. D'autres fois toutes ces variétés de bruits se transforment, changent d'un moment à l'autre, sous l'influence de circonstances éphémères que nous ferons connaître plus tard.

Il y a un phénomène qui accompagne ordinairement les bruits anormaux, c'est une vibration, un véritable frémissement qu'on perçoit en appliquant le doigt sur l'artère. Ce frémissement tactile est très marqué dans les bruits anormaux de grande intensité (ceux de râpe, de rouet) ; il ne l'est plus guère dans les simples bruits de souffle, ni dans les bruits sibilants, musicaux, etc. Toutes les fois que le frémissement vibratoire existe, on peut être sûr que l'artère qui en est le siége fournit un bruit intense à l'auscultation.

B. *Siége des bruits artériels.* — Sous le rapport du siége, on doit distinguer les bruits artériels en bruits locaux et en bruits généraux. Nous appellerons *locaux* les bruits artériels qui ne s'entendent que dans un point très limité du système artériel et qui y sont le résultat d'une affection circonscrite. C'est ainsi que les bruits déterminés par les *tumeurs anévrysmales*, les *tumeurs érectiles*, les *tumeurs* de toute sorte qui compriment les tubes artériels, tous ces bruits, dis-je, sont des bruits locaux. Les bruits *généraux* peuvent s'entendre dans plusieurs points du système artériel, et résultent alors d'une affection générale ou centrale de ce système. Nous donnerons en son lieu l'énumération des différentes maladies caractérisées par la présence des bruits généraux.

Je dois annoncer en commençant que l'étude des bruits généraux nous occupera entièrement ; les bruits locaux n'ont qu'une importance secondaire, et ne peuvent plus être mis sur la même ligne que les précédents ; c'est ce qui ressortira facilement de la série de recherches que je vais exposer. Je porterai donc mes investigations principales sur les bruits généraux et anormaux des artères, et ce sera d'eux seuls qu'il s'agira quand je ne spécifierai pas d'une manière positive que je veux parler des autres.

J'ai dit que les bruits artériels généraux, ou si l'on aime mieux, les bruits liés aux affections générales du système vasculaire, pouvaient s'entendre sur plusieurs troncs artériels ; mais on aurait tort de croire que les choses se passent toujours ainsi. Souvent les bruits produits par une maladie générale ou centrale du système artériel ne s'entendent que sur une seule artère ; et cette artère est ordinairement la même dans tous les cas où le bruit est ainsi limité à un siége unique : c'est la carotide. Il faut ajouter que ces bruits généraux coïncident très souvent avec un bruit anormal au premier temps du cœur, quand ils sont intenses, etc.

C. *Rhythme.* — Les bruits normaux artériels diffèrent entre eux par des rhythmes qu'il est très important de connaître. Ces différences de rhythmes sont au nombre de quatre : 1° Le bruit revient à chaque dilatation artérielle, et ne s'entend qu'une fois dans chaque révolution du cœur, c'est le bruit *intermittent simple*. 2° Le bruit artériel peut revenir deux fois dans chaque révolution du cœur. Il coïncide avec le pouls pour la première fois, et dans la seconde fois il arrive un moment après; mais entre chacun des deux bruits il y a un temps d'arrêt irréfragable. Ordinairement le premier des deux bruits, celui qui coïncide avec le pouls, est plus fort que celui qui survient après. Ce double bruit, que j'ai déjà fait connaître dans mon premier Mémoire (*Archives*, 1838) sans le distinguer par un nom particulier, s'appellera tout naturellement *bruit intermittent double*. 3° D'autres fois le bruit artériel n'est plus intermittent, mais il s'entend pendant toute la durée des révolutions du cœur sans s'arrêter jamais dans l'intervalle de ces révolutions, et sans présenter de temps à autre des renforcements ou des diminutions : c'est le bruit *artériel continu*. 4° Enfin, le bruit, bien que se faisant entendre d'une manière continue, présente un redoublement ou un renforcement qui revient d'une manière intermittente à chaque manifestation du pouls : c'est le bruit *continu avec redoublement* (bruit de diable de M. Bouillaud).

Nous devons maintenant indiquer les rapports des quatre variétés de rhythme avec les différentes circonstances de forme et de siége des bruits artériels.

Les brüits normaux (de choc) n'ont presque jamais d'autre rhythme que l'intermittent simple, tandis que les bruits anormaux (de frottement) présentent les quatre espèces de rhythme que nous avons précédemment distinguées. Les bruits anormaux dépendant d'affections générales du système artériel se montrent également avec les quatre espèces de rhythme précédentes. Toutefois, dans certaines affections où sur le même sujet plusieurs artères sont le siége de bruits anormaux, on remarque que les artères voisines du cœur sont le plus ordinairement affectées de l'une des trois dernières espèces de rhythme, tandis que les artères éloignées ne font entendre que le premier rhythme (l'intermittent simple). Les bruits anormaux liés à des affections locales ont le rhythme intermittent simple, l'intermittent double ou continu avec redoublement.

Nous reviendrons sur ces faits intéressants quand nous traiterons de la théorie des bruits artériels; mais avant d'en venir là, nous devons signaler toutes les circonstances qui président à la manifestation des bruits anormaux, et celles qui peuvent momentanément augmenter les bruits, les diminuer et même les faire disparaître.

La première condition nécessaire à la manifestation des bruits artériels généraux est que les artères soient voisines du centre circulatoire. Quand les bruits s'entendent dans plusieurs artères à la fois, ils sont beaucoup plus intenses sur celles du cou, du tronc, que sur celles des membres; et quand les bruits, bien que liés à une affection générale, ne s'entendent que sur une seule artère, ce n'est jamais sur une artère placée à la périphérie.

La seconde condition nécessaire à l'audition des bruits artériels est que les artères soient superficielles, comme la carotide, la crurale, la sous-clavière, la brachiale, ou l'aorte si la paroi abdominale est suffisamment rétractée. Dans certains cas, des artères profondément situées comme l'iliaque, peuvent produire des bruits; mais alors l'artère est sous-jacente à une tumeur qui, faisant l'office de stéthoscope, établit une série continue de vibrations entre le vaisseau et l'oreille.

Il résulte de ce que nous venons de dire, que la carotide, qui, de toutes les artères superficielles, est la plus rapprochée du cœur, doit être le siége ordinaire des bruits anormaux. Aussi est-ce cette artère sur laquelle portent les premières investigations, lorsqu'il s'agit d'étudier une affection du système circulatoire caractérisée par la présence des bruits artériels. Quant au procédé à suivre pour pratiquer l'auscultation de ce vaisseau, on sait que le stéthoscope doit être appliqué sur le point d'écartement des deux faisceaux inférieurs du muscle sterno-mastoïdien ; et il faut préalablement que le menton du sujet soit porté tout à la fois en haut et du côté opposé à celui que l'on ausculte, de telle sorte qu'il en résulte une tension suffisante de toutes les parties molles de la région sus-claviculaire qu'on examine. Les choses étant ainsi disposées, il faut exercer avec le stéthoscope une pression qui varie souvent beaucoup. On est quelquefois obligé d'appuyer médiocrement sur cet instrument, quand les bruits sont profonds ou obscurs. Si, au contraire, ils sont très intenses, pour ainsi dire superficiels, il suffit d'apposer simplement le stéthoscope sur la région cervicale ; car la moindre compression que subit alors l'artère suffit pour faire disparaître les bruits. Avec cela, je ferai remarquer qu'on doit ausculter la région carotidienne dans diverses positions. Tantôt un bruit ne s'entend bien que quand le malade sera ausculté debout ou assis ; tantôt il faudra, pour l'obtenir, que le malade soit couché, la tête reposant horizontalement sur un oreiller.

Puisque l'étude des bruits artériels généraux repose presque tout entière sur l'auscultation de la carotide, nous devons exposer toutes les circonstances qui sont particulières à ce vaisseau, et qui exercent une influence reconnue sur les bruits carotidiens. Nous pouvons dire d'avance que cette première série de circonstances produit une modification des bruits, en opérant un changement dans la position plus ou moins superficielle des artères carotides.

La première circonstance à indiquer tient au côté du cou sur lequel on examine les bruits carotidiens. C'est ainsi qu'ordinairement les deux artères carotides ne sont pas l'une et l'autre le siége de bruits également intenses. La carotide droite est ordinairement celle des deux artères qui donne lieu aux bruits les plus marqués ; et souvent même on entend des bruits très forts à droite, sans qu'il soit possible d'en percevoir sur la carotide gauche. Cette différence dans la manifestation des bruits carotidiens tient surtout à une différence de profondeur dans la position des deux carotides. Il est facile, en effet, de s'assurer sur le cadavre de ce fait anatomique, c'est que l'artère carotide droite occupe une position bien plus superficielle que la gauche ; et il est également facile de voir que la carotide droite doit cette position superficielle à ce qu'elle tire son origine du tronc innominé, qui est lui-même situé bien plus antérieurement que la crosse de l'aorte d'où part la carotide gauche. Les deux artères carotides sont situées, comme on sait, de chaque côté du larynx, dans un angle profond qui renferme aussi la veine jugulaire interne, le nerf pneumogastrique et le nerf grand sympathique ; mais chacune des deux artères n'occupe pas invariablement la même place dans cet espace angulaire. Ainsi, quelquefois, une carotide est superficielle, et tout à fait sous-jacente au muscle sterno-mastoïdien : telle est la situation ordinaire de la carotide droite. D'autres fois la carotide est placée tout à fait dans le fond de l'angle précité, et alors elle est pour ainsi dire resserrée entre la colonne vertébrale et la partie la plus postérieure de la face latérale du larynx. Dans cette dernière disposition, qui affecte surtout la carotide gauche, il est impossible d'aller chercher avec le stéthoscope les vibrations de l'artère, même en appuyant fortement l'instrument, parce qu'alors le pavillon du stéthoscope, arrêté d'un côté par le larynx, et de l'autre par la colonne vertébrale, ne peut pas pénétrer jusqu'au fond de l'angle où la carotide se trouve cachée, et dès lors ne peut pas se mettre en rapport médiat avec elle.

Mais, dira-t-on, on rencontre des individus chez lesquels c'est l'artère carotide gauche qui est au contraire le siége principal ou unique des bruits. C'est que chez ces individus, et par suite d'une de ces anomalies assez ordinaires dans le système vasculaire, la carotide gauche se trouve exceptionnellement placée dans une position plus superficielle que la carotide droite. Au reste, veut-on connaître un fait qui confirme la raison précédente, et qui en même temps permet d'indiquer d'avance le côté sur lequel les bruits s'entendront le mieux; c'est l'examen des pulsations carotidiennes de l'un et l'autre côté. Si ces pulsations sont plus marquées, plus superficielles à droite, les bruits y seront eux-mêmes plus intenses; si, au contraire et par exception, elles se montrent surtout à gauche, la carotide gauche sera dans ce cas le siége principal ou unique des bruits. Il suit de là que lorsqu'un individu présente des bruits plus marqués d'un côté que de l'autre, c'est toujours le même côté qui est le siége principal des bruits carotidiens; ce siége ne peut pas plus varier que la position superficielle du vaisseau qui favorise la manifestation des bruits. C'est ce qu'il est facile de voir sur une personne sujette à ces récidives si communes dans quelques-unes des affections qui donnent lieu à la production des bruits artériels. Le siége de plus grande intensité des bruits carotidiens ne change donc pas d'une maladie à l'autre chez le même individu; bien moins change-t-il dans le cours de la même maladie. Mais poursuivons l'exposition des autres circonstances qui font varier la position des carotides, et qui modifient l'intensité des bruits.

Si pendant que le stéthoscope est appliqué, comme nous l'avons dit, sur la partie inférieure et latérale de la région cervicale, et qu'il transmet à l'oreille des bruits de la carotide; si, dis-je, dans cette position du stéthoscope, on exerce au-dessus de lui avec le doigt une notable pression sur la carotide de manière à refouler ce vaisseau dans l'angle profond qui longe le côté du larynx, tout bruit anormal cesse à l'instant même d'être perçu. Si la pression est légère et portée seulement au point de produire une dépression d'un centimètre, les bruits éprouvent une diminution qui varie suivant le rhythme du bruit. En effet, le bruit est-il intermittent simple ou continu simple, il subit une diminution notable dans son intensité ou même disparaît. Est-il intermittent double, le plus faible des deux bruits qui caractérisent ce rhythme, c'est-à- dire le dernier, peut disparaître complétement, tandis que le premier diminue d'une manière notable. Enfin si le bruit est continu avec redoublement, on note un changement qui n'est pas moins singulier. Ce bruit disparaît aussitôt, à part toutefois la partie la plus intense, c'est-à-dire celle qui fait le redoublement, et encore le bruit, réduit pour ainsi dire à ce fragment, a-t-il une intensité beaucoup moindre que pendant l'existence de la continuité. Est-il nécessaire d'ajouter que les mêmes résultats s'observent si, au lieu de presser l'artère carotide avec le doigt au-dessus du stéthoscope, on se sert de cet instrument pour exercer une compression équivalente à celle du doigt?

Il y a une manière de faire diminuer et disparaître les bruits artériels qui a été indiquée par M. Donné, c'est d'exercer sur le larynx une traction qui l'éloigne du stéthoscope. M. Donné pense que la disparition des bruits tient alors à ce que l'artère carotide qui est restée à sa place ordinaire se trouve privée du contact du larynx qui lui servait de table d'harmonie. Je pense que la compréhension de ce fait rentre dans les cas précédents, c'est-à-dire que la disparition des bruits tient à ce que l'artère carotide a subi conjointement avec le larynx un déplacement qui a mis l'artère hors de la sphère d'action du stéthoscope. Et effet, il est impossible d'exercer une traction latérale sur le larynx sans que cette traction s'étende aux branches que lui fournissent les vaisseaux du cou; et il est impossible dès lors d'empêcher la carotide de suivre le mouvement de traction que subit le larynx. Au reste, veut-on une autre preuve qui achèvera de démontrer la vérité du mode d'action que nous soutenons ici, c'est d'examiner, avant et après la traction du larynx, les battements artériels dont l'intensité est pour ainsi dire la mesure de la position plus ou moins superficielle de la carotide. On verra alors à n'en pas douter que les pulsations artérielles diminueront d'intensité à mesure que le larynx sera porté du côté opposé à celui où l'on pratique leur examen.

Le même observateur a fait connaître une autre circonstance qui fait disparaître les bruits artériels, c'est l'effort. Si en effet, pendant qu'on pratique l'auscultation des carotides, on recommande de faire un effort à la personne qu'on examine, on suspend par là même l'existence des bruits pendant tout le temps que dure la contraction violente qui caractérise l'effort. La raison de ce fait, qu'on n'a pas encore donnée, ne diffère pas de celle des faits précédents; elle se trouve toujours dans la position moins superficielle de la carotide, rendue telle par suite de l'acte auquel s'est soumise la personne auscultée. En effet, quel est le résultat caractéristique et constant de cette espèce de contraction expiratoire qu'on appelle l'effort? c'est le gonflement considérable des veines du cou et des membres, et ce gonflement est dû au reflux du sang, qui est chassé des grosses veines du tronc, par suite de la contraction puissante de tous les muscles expirateurs. La veine jugulaire interne doit donc se gonfler outre mesure avec les autres veines du cou et des membres; et comme cette veine est située en dehors et un peu au devant de l'artère carotide, il s'ensuit tout naturellement que sa distension ne peut pas s'opérer sans que l'artère carotide ne soit déplacée en dedans, et refoulée jusque dans la partie la plus profonde de l'espace angulaire qui longe le larynx. Qu'y a-t-il alors d'étonnant à ce que l'artère carotide, qui cesse d'être en rapport avec le stéthoscope, cesse par là même de lui transmettre les vibrations dont elle est le siége?

Si au lieu de faire exécuter un effort complet à la personne que l'on examine, on lui recommande de mettre moins de force dans la contraction musculaire qui produit cet acte, de manière à faire ce qu'on pourrait appeler un demi-effort, il n'y a pas suspension absolue des bruits carotidiens. Ceux-ci subissent seulement une diminution qui, comme nous l'avons déjà indiqué à l'occasion de la pression exercée sur la région cervicale, suffit pour donner aux bruits des rhythmes différents ; c'est ainsi que des bruits continus avec redoublement perdent leur continuité pour passer à l'état de bruits intermittents simples, etc... Mais ce résultat, non plus que celui qui est déterminé par l'effort complet, ne se montre pas inévitablement chez tous les sujets, parce que chez tous les sujets la position de la veine jugulaire par rapport à la carotide n'est pas toujours tellement semblable que la distension de la veine doive nécessairement déplacer l'artère en dedans ou en arrière.

Hope a signalé une circonstance qui influence les bruits artériels par un mécanisme semblable à celui des faits précédents : c'est le mouvement alternatif d'inspiration et d'expiration. On remarque chez beaucoup de personnes affectées de bruits carotidiens, que ces bruits sont beaucoup plus pleins, plus intenses à l'inspiration que pendant l'expiration. Or, il faut ici se rappeler, 1° que les veines sont vides et aplaties dans l'inspiration par suite de l'aspiration que le mouvement inspiratoire exerce sur le sang veineux ; 2° que les veines, au contraire, se gonflent médiocrement dans l'expiration, soit par l'absence d'aspiration du sang veineux, soit par un reflux que l'expiration la plus légère suffit pour déterminer dans les veines.

Par conséquent la veine jugulaire doit comme les autres veines participer à ces mouvements alternatifs de retrait ou de plénitude pendant l'expiration et l'inspiration, et par conséquent encore si, chez un individu qui présente des bruits artériels, la veine jugulaire se trouve précisément placée entre le stéthoscope et la carotide, la différence de plénitude et de vacuité de cette veine pendant les deux temps de la respiration amènera nécessairement une différence dans le transport des vibrations de l'artère au stéthoscope et à l'oreille.

Enfin il n'est pas jusqu'à la position du malade pendant l'auscultation des carotides qui n'influe sur les bruits en changeant l'état de réplétion des veines jugulaires. C'est ainsi que les bruits carotidiens s'entendent beaucoup mieux quand le malade est debout ou sur son séant que lorsqu'il est couché. Si, comme M. Vernois l'a observé, la tête est dans une position déclive par rapport au tronc, les bruits disparaissent souvent d'une manière complète. Cela doit être ainsi, parce que les veines jugulaires, qui sont presque vides quand la tête est élevée, sont médiocrement pleines dans la position horizontale, et deviennent distendues à l'excès quand la tête est dans une position déclive.

J'ai déjà spécifié d'une manière particulière que pour observer ces résultats il faut que la veine soit précisément interposée entre la carotide et le stéthoscope. En effet, on comprend que si la veine n'occupait pas exactement cette place vis-à-vis l'endroit où le stéthoscope est appliqué, les différences de réplétion de la jugulaire interne ne pourraient avoir aucune influence sur la manifestation des bruits. J'insiste à dessein sur les conséquences de ces variations de rapports entre la veine et l'artère, pour montrer encore une fois (et ce n'est pas la dernière) que beaucoup de différences individuelles, regardées comme singulières dans l'auscultation des bruits artériels, tiennent tout simplement à des différences d'organisation ou de rapports anatomiques.

Telles sont les différentes circonstances qui influent sur la manifestation des bruits carotidiens en rendant plus ou moins superficielle la position des carotides. Il nous reste maintenant à en étudier d'autres qui modifient les bruits artériels sans apporter des changements dans les rapports anatomiques des troncs artériels.

M. le professeur Bouillaud a observé après Laënnec que, lorsqu'un individu affecté de bruits artériels se livre à un exercice musculaire notable, les bruits subissent une augmentation d'intensité et souvent dès lors un changement de forme ; c'est ainsi qu'un simple bruit de souffle passe en se renforçant à l'état de bruit de diable ou de rouet, etc., etc.

Mais en même temps que les bruits éprouvent ce changement, il y a à observer un fait connu depuis longtemps, mais dont la coïncidence extrêmement importante n'a pas été signalée avec le renforcement des bruits. C'est que les pulsations artérielles deviennent plus marquées et plus pleines, non pas seulement les pulsations des carotides, mais encore celles des radiales et de toutes les autres artères. L'exercice musculaire agit donc tout à la fois en renforçant les bruits artériels et en augmentant le volume des pulsations artérielles ; c'est tout ce que nous en voulons conclure pour le moment.

Ce qui prouve que cette conclusion est parfaitement légitime, et qu'il y a un rapport direct entre le développement passager du pouls et l'augmentation momentanée des bruits, c'est que la coïncidence est également vraie dans l'état opposé des bruits et des pulsations. Je veux dire que plus le pouls diminue de volume, plus aussi les bruits diminuent d'intensité. Voici l'expérience qui démontre le mieux la réalité de cette coïncidence. On applique la grande ventouse de M. Junod au membre inférieur de la personne qui présente des bruits carotidiens; puis on note l'état des bruits et du pouls. A mesure que les pulsations carotidiennes, radiales, etc., diminuent de plénitude par suite de l'attraction du sang dans le membre ventousé, on remarque une diminution proportionelle dans l'intensité des bruits, et un changement dans leur forme ou leur rhythme. Ainsi des bruits de rouet ou de diable très ronflants descendent à l'état de souffle, puis quelquefois à celui de bruit sibilant, etc.; les bruits continus deviennent intermittents, etc.; enfin il arrive un moment où le pouls éprouve un tel degré de réduction, que les bruits carotidiens sont complétement suspendus. Quand ensuite la ventouse est enlevée, on observe que les bruits et les pulsations reviennent à leur état primitif; toutefois cette réapparition des bruits se fait plus lentement que leur disparition, en raison de ce que le sang met plus de lenteur à rentrer dans ses vaisseaux qu'il n'en avait mis à les quitter.

Ce résultat d'une expérience qu'il est facile de répéter entraîne nécessairement avec lui cette conséquence, c'est que les bruits artériels diminueront ou disparaîtront même chaque fois que le pouls lui-même diminuera, de quelque cause que dépende sa diminution. C'est effectivement ce que j'ai observé. Trois malades qui présentaient des bruits artériels intenses furent pris d'une hémorrhagie considérable qui affaissa beaucoup le volume du pouls ; tant que le sang ne fut pas réparé et que le pouls resta petit, les bruits artériels furent nuls chez deux malades, et à peine appréciables chez le troisième. Deux femmes âgées et cachectiques, chez lesquelles les artères carotides étaient le siége de bruits intenses, furent affectées, à quelque distance l'une de l'autre, d'une diarrhée cholériforme très abondante qui amena une chute rapide des forces et du pouls; en même temps les bruits disparurent chez l'une et l'autre. Quand une chlorotique éprouve une lipothymie, c'est-à-dire une demi-syncope, dans laquelle le pouls est encore conservé, mais petit, on note infailliblement une diminution ou une disparition des bruits. Ces faits pourront paraître paradoxaux à beaucoup de personnes; mais qu'on veuille bien les examiner sans prévention, et l'on verra qu'ils sont vrais.

Enfin pour ne rien omettre de tout ce qui peut modifier les bruits artériels, je dois parler de ces circonstances indéterminées et comme mystérieuses, qui font qu'un bruit se suspend ou change d'un moment à l'autre, sans qu'on en sache la raison. Je crois que la cause de ces changements, qui ont été notés par M. Bouillaud et Laënnec, rentre, suivant les cas et les individus, dans l'une ou l'autre des circonstances que nous avons précisées plus haut; du moins j'ai pu toujours les interpréter de cette façon. Ainsi quelquefois c'est une femme chlorotique et hystérique sur laquelle vous êtes étonné de ne pas rencontrer un bruit que vous aviez constaté peu auparavant; mais cette femme est en proie à une attaque modérée d'hystérie, pendant laquelle il se produit des efforts qui suspendent les bruits en gonflant les jugulaires. D'autres fois la personne que vous examinez subit une contrariété ou une émotion profonde quoique momentanée, dont elle ne vous dit rien ; le cœur se contracte incomplétement, les pulsations artérielles sont à peine marquées, et d'après ce que nous avons vu dans l'expérience faite avec la ventouse Junod, les bruits doivent diminuer dans la même proportion que le pouls. Ce sera d'autres fois un état de lipothymie auquel vous ne prenez pas garde, et qui, en affaissant le pouls, produira le même résultat, etc., etc. Cela dit, passons maintenant à la partie théorique des bruits artériels.

Partie théorique. — Il ne faut pas confondre sous le rapport théorique les bruits artériels normaux avec les bruits artériels anormaux. Les bruits normaux, avons-nous dit, apportent à l'oreille la sensation d'un choc ou d'une impulsion brusque. Or, comme le choc ne peut provenir ici que du déplacement de la paroi artérielle par l'ondée qui est lancée du cœur, il s'ensuit que, chaque fois que ce déplacement de la paroi artérielle sera tout à la fois brusque, ample et énergique, il y aura production d'un bruit de choc, ou de tension brusque, c'est-à-dire d'un bruit normal. Nous indiquerons en leur lieu les différentes maladies dans lesquelles il y a un bruit normal considérable. Nous verrons que ce bruit se rencontre souvent avec les bruits anormaux.

Si l'on est généralement d'accord sur le mode de production des bruits normaux artériels, il n'en est plus de même sur celui des bruits anormaux. On reconnaît bien que ces bruits ne tiennent plus à un choc, et qu'ils dépendent d'un frottement; mais quelles sont les conditions dans lesquelles il faut que ce soient les artères ou le sang qui les traverse pour donner lieu au frottement qui produit les bruits anormaux ? Telle est la question en litige, que nous allons examiner.

Laënnec, qui a le premier fait connaître ces bruits, et qu'il faut toujours citer quand il s'agit d'un fait d'auscultation, les expliquait par le spasme des artères. Il ne précisait pas autrement leur cause immédiate, et il s'en tenait tout simplement à cette interprétation physiologique. Mais les observateurs qui l'ont suivi dans l'étude de l'auscultation, et notamment M. Bouillaud, ne s'en sont pas contentés. Ils ont montré avec beaucoup de raison que les bruits artériels étant un résultat physique de la même nature que les autres bruits du cœur ou de la respiration, il fallait, comme pour ces derniers bruits, en chercher le mode de production immédiat dans un ordre de causes purement physiques. Telle est effectivement la voie dans laquelle se sont engagés les différents médecins qui, depuis Laënnec, se sont livrés à cette étude.

Pour mettre plus d'ordre et de clarté dans l'exposition qui va suivre, nous traiterons d'abord des bruits artériels locaux, et nous arriverons ensuite aux bruits généraux. Nous ne cachons pas que cette division est tout artificielle, car nous verrons que le mode de production des uns et des autres dépend d'une condition unique. Mais comme les bruits liés aux affections locales des artères sont pour ainsi dire plus accessibles aux sens, et plus physiquement concevables que les bruits qui dépendent d'une affection générale ou centrale du système circulatoire, nous croyons tout naturel de commencer par eux l'étude que nous allons entreprendre, et de procéder ainsi du simple au composé.

Les affections locales du système artériel qui donnent lieu aux bruits sont : les *rétrécissements organiques des artères*, leurs *compressions*, la *tumeur anévrysmale*, les *tumeurs érectiles*.

1° Le mécanisme de la production des bruits dans les cas où un tube artériel est rétréci par un épaississement de la paroi, une incrustation osseuse, etc., est des plus simples à concevoir. Le bruit est produit alors parce que l'ondée sanguine, forcée de traverser un espace trop étroit pour elle, exerce contre les rebords du point rétréci un frottement exagéré, d'où résulte tout à la fois un bruit anormal et une vibration que l'on peut sentir avec le doigt. Comme on le voit, le mode de production des bruits artériels dans les cas de rétrécissement des artères est tout à fait identique à celui des bruits du cœur dans les rétrécissements des orifices cardiaques.

2° Les compressions des artères par une tumeur, et même par le stéthoscope, produisent les bruits par le même mécanisme que les rétrécissements dont nous venons de parler. Car il y a encore ici un obstacle à franchir; et l'ondée sanguine, qui est trop volumineuse pour l'espace étroit que lui laisse la compression de l'artère, produit un frottement exagéré, d'où résulte un bruit anormal. Toutefois il faut reconnaître avec Laënnec que la pression exercée sur un tronc artériel, tel que l'aorte, la crurale, etc., ne détermine guère des bruits anormaux que chez les individus qui en ont dans les carotides.

3° Les tumeurs anévrysmales des artères, qui sont si souvent le siége de bruits et de vibrations cataires, rentrent, pour le mécanisme des bruits qu'elles produisent, dans l'un ou l'autre des cas précédents. Ainsi quelquefois l'ondée sanguine éprouvera à son passage dans la tumeur des obstacles de nature différente. Quelquefois ces obstacles dépendront d'un caillot organisé, d'autres fois ils proviendront d'une compression du tube artériel par la tumeur elle-même.

Les tumeurs anévrysmales présentent encore un autre obstacle à la progression du sang, sur lequel on n'a pas jusqu'à présent appelé l'attention, bien qu'il joue un rôle des plus importants dans la production des bruits. Cet obstacle, que rencontre l'ondée sanguine quand elle pénètre dans la tumeur, est le sang lui-même que renferme habituellement la cavité de l'anévrysme. En effet, les parois du sac anévrysmal sont dépourvues de cette membrane moyenne qui, dans les artères, est l'organe avec lequel elles réagissent sur le sang qui leur est envoyé, de manière que, ce mouvement de systole étant opéré, elles soient toujours prêtes à admettre une nouvelle quantité de sang. Si donc l'artère anévrysmatique est privée d'une membrane aussi importante, il s'ensuit que le sang qui la pénètre reste dans l'intérieur de sa cavité, puisque rien dans l'organisation de la tumeur ne le force de cheminer du côté des capillaires. Il s'ensuit de là que la tumeur est toujours pleine de sang, et que, comme je le disais précédemment, ce sang, qui est là en permanence, apporte un obstacle réel à la pénétration de chaque ondée venant du cœur. Il y a par conséquent ici une somme totale de sang trop considérable par rapport à la capacité de l'anévrysme : de là un frottement exagéré qui donne lieu au bruit et au frémissement cataires.

4° Les tumeurs érectiles sont quelquefois le siége d'un bruit anormal très marqué, accompagné de frémissement. On sait que la dissection nous montre ces tumeurs comme composées d'artères considérablement dilatées, à parois très minces et flasques, s'entrelaçant et se contournant en mille replis tortueux, et remplies d'un sang coagulé. Si donc les parois artérielles qui entrent dans la composition de ces tumeurs sont ainsi minces et flasques, il est évident qu'elles doivent cette altération à une absence complète ou incomplète de la membrane moyenne ; dès lors ces artères sont incapables de se contracter sur le sang qu'elles reçoivent; aussi les trouve-t-on très dilatées et remplies de caillots sanguins. Ces sortes de tumeurs nous présentent par conséquent la même condition que celle qui, dans les anévrysmes artériels, donne lieu au bruit et au frémissement, à savoir, un vaisseau déjà plein de sang, qui en reçoit encore une nouvelle quantité à chaque pulsation du cœur. La distension du vaisseau est donc portée à son maximum chaque fois qu'il y arrive une nouvelle ondée, et il en résulte un frottement exagéré, cause tout à la fois du bruit et du frémissement.

M. Corrigan, qui le premier a cherché à se rendre compte de la production du bruit de soufflet dans les tumeurs érectiles, croyait en trouver la raison dans l'état de flaccidité des parois artérielles, et il voyait dans cet état de flaccidité une condition nécessaire à la manifestation des vibrations qui produisent les bruits. Je crois, contre l'opinion de cet observateur distingué, que les bruits ne dépendent pas d'une vibration due à la flaccidité, mais uniquement de ce que l'état de relâchement et d'amincissement des parois artérielles prive ces parois d'une réaction suffisante pour faire cheminer le sang du côté des capillaires, et permet dès lors dans ces vaisseaux une accumulation de sang qui est renforcée à l'arrivée de chaque nouvelle ondée.

M. de Laharpe (1) rejette l'explication de M. Corrigan, et en propose une autre qui ne me paraît pas plus admissible. Il pense que le bruit ne tient pas ici à une altération particulière des vaisseaux où il se produit, mais qu'il résulte seulement de la multiplicité des vaisseaux qui constituent la tumeur. Il suppose que tout vaisseau en fonction normale de circulation donne un bruit, mais que ce bruit est infiniment faible quand le vaisseau est unique ; si, au contraire, il y a réunion d'un grand nombre de vaisseaux sur le même point, on entendra alors très facilement une somme de bruits qui, considérés isolément, n'eussent pas été assez forts pour pouvoir être perçus. Nous ne nierons certainement pas que le nombre des vaisseaux qui entrent dans la composition des tumeurs érectiles n'influe puissamment sur l'intensité du bruit ; mais nous nierons qu'il n'y ait pas d'autre cause de bruits dans l'existence de ces tumeurs. Nous nierons surtout cette supposition de M. de Laharpe que tout vaisseau, même à l'état normal, donne un bruit ; si cela était, le tronc de l'aorte devrait toujours en produire de perceptibles, car le mouvement qui se passe dans ce gros tronc artériel résume bien à lui seul la somme de mouvements partiels qui se produiraient dans un groupe équivalent de vaisseaux de très petit calibre.

Si nous résumons les conditions qui donnent lieu aux bruits

(1) *Archives générales de médecine*, septembre 1838.

des différentes affections locales que nous avons passées en revue, nous voyons que tantôt le bruit est produit parce que le calibre du vaisseau a éprouvé une diminution dans ses diamètres, telle que l'ondée sanguine ne peut pas le traverser sans produire un frottement exagéré qui est la cause du bruit (rétrécissement des artères, compression par une tumeur, etc.). D'autres fois, le calibre du vaisseau n'a pas diminué, mais la quantité relative du sang a augmenté, par suite d'un défaut de rétraction de la paroi vasculaire, et il en résulte encore un frottement exagéré qui produit les bruits (tumeur érectile, tumeur anévrysmale). Nous trouvons par conséquent dans ces deux catégories de faits un principe général qui est la condition première de la production des bruits et du frémissement, c'est un défaut de proportion entre l'ondée sanguine et le calibre du vaisseau artériel. Passons maintenant au mode de production des bruits dans les affections générales.

M. de Laharpe, que nous avons déjà cité et que nous citerons encore parce que son travail a été accueilli avec une certaine considération, est un de ceux qui ont le plus cherché à trouver la raison physique de la production des bruits artériels dans les cas d'affection générale du système circulatoire.

Les deux conditions qui, d'après lui, paraissent immédiatement nécessaires à la production des bruits artériels sont le peu de densité du liquide sanguin et la vitesse de son courant. Là-dessus nous allons laisser parler M. de Laharpe lui-même pour l'entendre expliquer l'action de ces deux causes : « Lorsque la résistance que le cœur doit surmonter pour mettre le sang en mouvement est au contraire beaucoup au-dessous de la tension normale, un état de choses tout opposé au précédent (1) se manifeste. La masse du sang ayant diminué par une raison quelconque, les parois des vaisseaux relâchés ne

(1) M. de Laharpe vient de dire précédemment, dans un paragraphe qui est trop long pour être rapporté, que lorsque les artères sont tendues par un sang surabondant, il ne peut pas y avoir de bruits.

l'embrassent plus que lâchement. Une contraction modérée du cœur suffit pour projeter au loin une ondée sanguine légère qui rencontre peu d'obstacle sur son passage. Le pouls alors est vif, dépressible, vide dans l'intervalle des pulsations; le choc de l'ondée est brusque, mais il semble constituer toute l'ondée : celle-ci disparaît sans laisser au doigt le temps d'apprécier sa longueur. Alors aussi le cœur s'agite et palpite pour la moindre cause; son choc est vif, violent même... Le pouls paraît alors à l'observateur superficiel, plein et fort, tandis qu'il n'a réellement que de la vivacité sans plénitude. Tel est le pouls de beaucoup de chloroses, des anémies, des hypochondriaques, etc. Dans tous ces cas, le sang est plus fluide que dans l'état naturel : il est rare aussi qu'il n'y ait pas bruit de soufflet, au moins dans les carotides. (Page 45.) »

Donc il s'ensuit que, si chez une chlorotique on voulait renforcer l'intensité des bruits, il faudrait faire en sorte que, *la masse du sang ayant diminué par une raison quelconque, les parois des vaisseaux relâchés ne l'embrassent plus que lâchement ; une contraction modérée du cœur suffirait pour projeter au loin une ondée sanguine légère qui rencontre peu d'obstacle sur son passage*, etc., etc. Or, on possède un moyen aussi infaillible que peu dangereux de produire à volonté un tel état de choses, c'est l'application de la grande ventouse du docteur Junod. Mais, bien loin d'observer alors une augmentation des bruits carotidiens, on remarque, comme nous savons, que leur intensité diminue à mesure que le sang s'accumule sous la ventouse ; et enfin ils finissent par disparaître complétement quand les artères sont suffisamment relâchées sans néanmoins que la circulation ait cessé pour cela. Quand ensuite le sang rentre entièrement dans ses vaisseaux, quand les parois artérielles sont de moins en moins relâchées, les bruits reparaissent et reviennent à leur premier état d'intensité.

Forcé d'opter entre la théorie de M. de Laharpe et les conclusions immédiates de l'application de la grande ventouse, nous n'hésiterons pas à rejeter la susdite théorie, et à soutenir au contraire que les bruits croissent en raison de la tension des parois artérielles. Mais ce qu'il y a de bien singulier, c'est que cette proposition, qui, jusqu'à présent, domine tout notre travail, pourrait au besoin se justifier par l'expérience de M. de Laharpe lui-même. En effet, par suite d'une contradiction des plus singulières, M. de Laharpe nous assure positivement que le bruit de souffle croît avec la tension des artères ; et, ce qui est important à savoir, il ne présente pas cela comme une induction théorique, mais bien comme un fait de pure observation. « Lorsque M. Corrigan, dit M. de Laharpe, prétend que le bruit de soufflet disparaît dès que les parois de l'artère sont assez distendues pour que le jet du sang se fasse en masse, je cesse d'être de son avis ; *j'ai entendu et distinctement entendu le contraire à plusieurs reprises*. Le bruit de soufflet des artères ne diminue pas avec la tension de l'artère ou l'augmentation de force de l'ondée ; *il augmente.* » (P. 42.) Voilà donc notre proposition positivement confirmée par l'expérience de notre honorable adversaire.

M. de Laharpe place l'origine des bruits dans le liquide sanguin, qui, d'après lui, serait le siége d'oscillations sonores. Il est exclusif dans cette manière de voir, et il ne veut nullement que le bruit dépende du frottement du sang contre la paroi artérielle. Il est vrai que ce frottement, qui est admis par M. Bouillaud et par d'autres observateurs, est, pour ainsi dire, démontré par le frémissement cataire qui accompagne toujours les bruits quand ils sont très intenses. Mais M. de Laharpe, dans le but non avoué de détruire cet argument, a pris soin de faire, sur les artères d'un cadavre, des injections au moyen desquelles il a pu obtenir des bruits sans jamais noter le frémissement cataire de la paroi artérielle. Eh bien ! que faut-il penser des expériences de M. de Laharpe, qui nous apprennent que le frémissement n'accompagne jamais les bruits, tandis que la nature nous présente toujours les bruits intenses accompagnés de frémissement ? Et comment peut-on accepter des résultats expérimentaux qui ne nous reproduisent plus les faits pathologiques, et qui ne sont plus dès lors qu'un vain artifice d'expérimentation?

M. Vernois, qui a fait une thèse estimée sur la statistique des personnes affectées de bruits artériels, a produit aussi une théorie de ces bruits (1). Il pense qu'ils résultent du frottement du sang contre les plis qui se forment aux parois des artères, quand le sang a subi une diminution de sa masse. On a déjà contesté à M. Vernois l'existence de ces plis que jamais personne n'a pu voir; mais je lui opposerais en sus le fait de la ventouse Junod, par suite de laquelle la masse du sang diminue assez pour qu'il puisse se former des plis, et pour que dès lors, selon M. Vernois, les bruits artériels puissent se faire entendre; or, quand on fait l'application de cette ventouse, bien loin de produire des bruits, on fait disparaître ceux qui existaient, et leur disparition persiste tant que dure la réduction des vaisseaux et de la masse sanguine en circulation.

Le même fait me paraît d'une grande importance pour apprécier le résultat des recherches de MM. les professeurs Andral et Gavarret sur la coïncidence des bruits et de l'altération du sang qui paraît les provoquer. Comme l'on sait, ces observateurs font dépendre les bruits des artères de la diminution des globules. Ainsi, lorsque les globules ont assez diminué pour être, sur 1000 parties de sang, au-dessous du chiffre 80, le bruit artériel existe d'une manière constante, et cela sans aucune exception; de 80 à 100, on entend encore assez souvent les bruits; mais on ne les observe plus, en tant que liés à une altération du sang, lorsque le chiffre des globules s'est élevé au-dessus de la normale physiologique, qui est 127.

Il y a certainement entre le nombre relatif des globules

(1) *Études physiologiques et cliniques pour servir à l'histoire des bruits des artères.* Paris, 1837, in-4.

sanguins et les bruits artériels un rapport de coïncidence qu'on doit reconnaître comme vrai d'une manière générale ; mais les bruits dépendent-ils de l'état du sang lui-même, ou bien dépendent-ils plutôt d'une disposition inconnue du système artériel, qui accompagne le plus ordinairement la diminution des globules dans les proportions observées par MM. Andral et Gavarret? Telles sont les deux questions qu'on peut se poser à ce sujet ; et j'ajouterai que c'est la seconde de ces deux questions qui me paraît devoir être résolue par l'affirmative. En effet, si les bruits dépendaient seulement et immédiatement de la diminution des globules, les bruits devraient toujours coexister avec un sang pauvre en globules ; et dès lors on pourrait réduire le volume du pouls chez une chlorotique à qui on appliquerait la grande ventouse, sans pour cela faire diminuer et disparaître les bruits, puisque par cette manœuvre on ne changerait en rien la composition du sang. Or, si l'on veut bien répéter les expériences que j'ai faites si souvent, on verra que toujours, et quel que soit l'état du sang, on fait tomber les bruits en réduisant le volume du pouls.

En présence de pareils faits il est impossible de rattacher immédiatement les bruits à la diminution des globules. Il faut chercher par conséquent une autre disposition du système artériel, qui en rende raison sans aucune exception et pour tous les cas ; et ensuite il s'agira de montrer les rapports qui unissent si fréquemment la cause immédiate des bruits à la diminution des globules, et de concilier par conséquent les précieux résultats de MM. Andral et Gavarret avec mes recherches propres.

Ce que je viens de dire de la loi de MM. Andral et Gavarret, s'applique également à cette autre loi à peu près semblable que M. Bouillaud a formulée ainsi : « Règle générale, le bruit de diable existe chez les individus dont le sang est d'une densité de moins de 6° à l'aréomètre de Beaumé, et il n'existe pas au contraire chez les sujets dont le sang est d'une densité qui dépasse 6°. » Je crois encore qu'il y a habituellement coïncidence entre les bruits et la diminution de densité du sang ; mais je crois aussi, comme on le verra, et comme je l'ai déjà dit, que les bruits dépendent d'une disposition du système artériel qui se montre quand la densité du sang est ainsi diminuée.

Quand on veut étudier les bruits artériels au moyen d'expériences ou d'injections pratiquées sur les artères d'un cadavre, voici les résultats que l'on obtient :

1° On détermine à volonté des bruits anormaux en injectant avec un clysopompe de l'eau dans une artère. Il faut pour cela pousser vivement une forte ondée dans le tube artériel de manière à le distendre considérablement ; si l'ondée est moins forte, et si, par conséquent, les parois artérielles sont moins distendues que précédemment, les bruits sont moindres ; ils sont nuls quand on injecte une quantité de liquide qui suffit à peine à distendre le vaisseau.

2° On remarque que les parois artérielles sont toujours le siége d'un frémissement cataire dans le point où les bruits sont le plus intenses.

3° Si le tube artériel sur lequel on expérimente est long, et si l'on n'a pas eu la précaution de lier les branches qui en partent, il se fait par l'ouverture béante de ces branches un écoulement de liquide dont la somme augmente à mesure que l'on s'éloigne de l'extrémité qui est ajustée au clysopompe. Dans ce cas, on s'assure que les bruits les plus intenses, le frémissement cataire le plus fort, et la distension artérielle la plus considérable, se remarquent dans le point du tube le plus voisin du clysopompe ; à mesure que l'on s'éloigne de ce point et que l'on arrive sur les endroits du tronc artériel où les branches déversent une partie du liquide, il y a moins de bruit, moins de frémissement cataire et moins de tension artérielle. Près de l'extrémité libre du tube artériel, il n'y a plus ni bruit ni frémissement ; c'est à peine si à chaque coup de piston on y observe une molle pulsation (1).

Qui ne voit la conclusion à tirer de ces expériences, pour déterminer la cause immédiate des bruits et du frémissement artificiellement produits dans cette circonstance? Les bruits et le frémissement tiennent évidemment ici au frottement exagéré que produit une ondée trop grande pour la capacité du vaisseau : 1° parce que le bruit et le frémissement varient d'intensité avec la quantité de liquide que l'on pousse dans le vaisseau ; 2° parce qu'il y a une tension extrême du vaisseau dans le point où le bruit et le frémissement sont le plus marqués ; 3° enfin, parce qu'à mesure que la quantité du liquide contenu dans le tube artériel diminue par suite de l'écoulement qui se fait par les branches béantes de l'artère, le bruit et le frémissement diminuent pour disparaître complétement à l'extrémité libre du tube artériel (2).

Nous retrouvons donc, pour expliquer le bruit et le frémis-

(1) M. Piorry a fait, en 1834, des expériences avec un clysopompe dans le but d'éclairer la question des bruits du cœur et des artères, mais les conclusions de son travail diffèrent des nôtres. On peut consulter son Mémoire dans : *Arch. génér. de médec.* Paris, 1834, juin, p. 245.

(2) J'ai observé quelquefois, en pratiquant l'opération de la thoracentèse, un fait qui rentre pour l'interprétation dans l'expérience précédente. On sait que dans cette opération on recommande au malade de faire des efforts pour accélérer la sortie du liquide pleurétique, et effectivement, à chaque effort on voit le jet du liquide augmenter d'énergie. Eh bien, pendant que le jet augmente ainsi, on sent souvent un frémissement notable dans les parois de la canule, qui tient, sans aucun doute, au frottement exagéré déterminé par la surabondance momentanée du liquide qui traverse la canule.

C'est ici le cas de parler d'un autre fait analogue, sur lequel M. Bouillaud a le premier appelé l'attention, c'est que quand on vient d'uriner, et qu'on lance les derniers jets d'urine, on peut sentir un frémissement dans les parois du canal de l'urèthre. La raison de ce frémissement, sur laquelle M. Bouillaud ne se prononce pas, tient à la surabondance de l'ondée, qui est forcée par une contraction brusque et énergique de traverser vivement et en masse le canal de l'urèthre. Ce qui prouve que telle est la raison de ce frémissement, c'est que la dilatation du canal de l'urèthre qui l'accompagne est très considérable, et que le jet de l'urine est lancé plus loin que ceux qui ne s'accompagnent pas de frémissement.

sement produits dans cette expérience, la même formule que nous avons obtenue de l'observation et de l'interprétation des bruits artériels liés à une affection locale, à savoir, un défaut de proportion entre l'ondée et la capacité du vaisseau. Voyons maintenant s'il est possible de tirer la même formule de l'analyse des bruits qui sont liés à un état général ou central de la circulation.

Nous avons exposé, dans la partie descriptive des bruits artériels, un double fait qui est bien de nature à faire légitimement présumer que les bruits généraux dépendent aussi, comme ceux des affections locales, d'un défaut de proportion entre l'ondée et le vaisseau ; je veux parler du rapport direct que l'on observe entre le volume du pouls et l'intensité du bruit. Si, en effet, chez un individu affecté de bruits, le pouls vient à augmenter momentanément après un exercice musculaire, les bruits éprouvent un renforcement ; si au contraire le pouls baisse, comme après l'application de la grande ventouse, les bruits diminuent ou disparaissent. Dans le premier cas, la somme du sang contenu dans les gros vaisseaux a augmenté de toute la quantité de celui qui a été exprimé des capillaires par le fait de la contraction musculaire ; et dans le second cas, le sang a au contraire abandonné en grande partie les vaisseaux du centre pour se porter dans le membre ventousé. Or, n'est-il pas infiniment probable qu'au milieu de ces deux extrêmes, dont l'un augmente les bruits et l'autre les fait disparaître, il y a un état moyen de surabondance de l'ondée sanguine dans la maladie dont les bruits sont un symptôme, et qui dure autant qu'elle ? Voilà ce qui nous reste à démontrer.

Pour mettre plus de clarté dans l'analyse que nous allons faire, nous croyons devoir apporter une division dans l'étude des maladies qui produisent les bruits artériels généraux. Dans le premier chef, nous plaçons une seule maladie, c'est l'insuffisance des valvules aortiques (quand cette lésion est exempte d'asystolie) ; et dans le second, nous comprenons en masse les autres affections générales caractérisées par la présence des bruits. Nous verrons que cette division n'est ni arbitraire ni artificielle, mais qu'elle est pour ainsi dire commandée par des différences extrêmement tranchées et très importantes à préciser.

L'insuffisance des valvules aortiques établit une transition naturelle entre les affections locales et les affections générales ; car, bien que l'insuffisance soit caractérisée par une lésion des valvules de l'orifice aortique, il n'en est pas moins vrai que cette lésion, toute locale qu'elle soit, amène dans le système artériel un dérangement qui affecte en totalité ce système. Comme on le sait, cette lésion valvulaire permet au sang contenu dans l'aorte de rentrer dans le ventricule gauche pendant la pause du cœur. Il résulte par conséquent de ce reflux que l'ondée sanguine qui sort du ventricule après chaque contraction du cœur est surabondante, puisqu'elle se compose : 1° de l'ondée normale qui est arrivée par l'oreillette ; 2° de la quantité de sang qui a reflué de l'aorte dans le ventricule. Il y a aussi dans cette affection, comme lésions concomitantes de l'insuffisance, une dilatation et une hypertrophie très marquées du ventricule gauche ; ce qui se conçoit tout naturellement, puisque le ventricule est obligé de contenir une ondée considérable, et qu'il lui faut un surcroît de force et d'organisation pour chasser au loin cette ondée.

Les symptômes de l'insuffisance les plus importants à connaître pour le moment sont : 1° un bruit anormal qui siége au niveau de l'orifice aortique, qui occupe le second temps du cœur, et qui est produit à l'*hiatus* de l'insuffisance par le sang que la réaction de l'aorte fait refluer dans le ventricule ; 2° un bruit anormal dans les gros troncs artériels, qui est synchrone au premier temps du cœur, et qui s'accompagne de frémissement, de tension et de pulsation considérables des artères.

Le simple exposé que je viens de faire suffit pour nous montrer le mode de production des bruits artériels dans l'insuffisance. En effet, il sort du ventricule dilaté une ondée considérable; cette ondée est lancée en masse dans le système artériel par une contraction forte et complète, parce qu'il y a absence d'asystolie. Il résulte de cette violente propulsion un frottement exagéré produit par l'ondée surabondante contre les parois artérielles : de là par conséquent le frémissement, la tension, la pulsation des artères, et les bruits anormaux qu'elles produisent dans le moment où elles reçoivent l'ondée exagérée que leur envoie le ventricule.

Nous avons donc encore ici la même cause que celle qui nous a servi à expliquer les bruits artériels des affections locales, et ceux produits artificiellement dans les expériences que nous avons rapportées, à savoir, une ondée trop considérable pour la capacité des vaisseaux.

La même condition pathologique nous rendra compte aussi de la production des bruits artériels dans les maladies générales autres que l'insuffisance aortique. Mais comme ces maladies sont assez nombreuses, et comme surtout ces maladies, bien que se ressemblant sous le rapport de la présence des bruits, diffèrent néanmoins les unes des autres par des caractères bien tranchés, nous renvoyons leur étude au chapitre suivant. Là nous chercherons à les analyser d'une manière approfondie, et nous montrerons que ces différentes affections ont, en sus des bruits artériels, certains symptômes communs qui tous, comme les bruits, dépendent d'un défaut de proportion entre l'ondée sanguine et les artères. Pour le moment nous n'appuierons cette proposition sur d'autre preuve que sur le volume du pouls. D'un autre côté, comme nous ne pouvons pas dans ce premier chapitre parler de toutes les maladies autres que l'insuffisance dans lesquelles il y a des bruits artériels, nous prendrons seulement l'une d'elles, la chlorose, qui nous servira de type pour tout ce que nous allons dire sur l'état du pouls et les caractères des bruits dans les maladies autres que l'insuffisance.

Si la surabondance de l'ondée sanguine peut être prouvée par un symptôme positif, c'est surtout par le volume des pulsations artérielles ; or, l'augmentation du volume du pouls, soit à la carotide, soit à l'artère radiale, etc., est un fait qui se lie d'une manière essentielle à la présence des bruits artériels dans la chlorose. Toutes les fois qu'une affection chlorotique se développe, on peut voir que le pouls prend de l'amplitude, et cela en proportion de l'intensité des bruits ; de même, toutes les fois qu'une affection semblable diminue avec les bruits qui lui étaient attachés, il est également facile d'observer que le pouls diminue de volume dans le même rapport que les bruits.

J'ai souvent observé chez des personnes qui étaient affectées de chlorose à un léger degré, cette existence momentanée des bruits, après un exercice, une émotion pendant le travail de la digestion, etc., et chaque fois j'ai constaté que le pouls avait augmenté de volume, pour retomber ensuite quand les bruits disparaissaient. Laënnec avait aussi fait la même remarque ; mais cet illustre pathologiste, détourné d'une observation rigoureuse et précise par sa théorie du *spasme*, n'apporte pas dans la description du fait tous les détails désirables. « C'est surtout, dit Laënnec, chez les hypochondriaques jeunes et d'une constitution sanguine que l'on peut se convaincre que le bruit de soufflet n'a pas d'autres caractères que ceux d'une affection nerveuse et spasmodique. La plupart de ces sujets ne le présentent que par moments et dans une ou deux artères seulement. Si, lorsqu'ils sont dans un état de calme, on applique le cylindre sur la carotide, on n'entend que le bruit naturel des artères ; mais que le malade vienne à s'agiter en quelque manière, qu'il marche un peu vite, qu'il tousse, qu'il inspire fortement, qu'il éprouve une émotion de plaisir ou de chagrin, d'espoir ou de crainte, le son de la saccade artérielle se change sur-le-champ en un bruit de soufflet qui, quelquefois, devient sibilant, et, à mesure que le malade se calme, redevient sourd et finit par disparaître (1). »

(1) *Traité d'auscultation*, 1826, t. II, p. 443.

Cette durée éphémère des bruits ne s'observe pas seulement chez les hypochondriaques, mais encore chez plusieurs autres malades, que pour le moment et pour abréger, nous sommes convenus de supposer affectés de chlorose. Cette durée des bruits est ainsi éphémère, si l'affection à laquelle ils sont liés est extrêmement légère, car autrement les bruits seraient continus. Quant aux circonstances passagères qui provoquent l'apparition des bruits, Laënnec ne fait pas observer qu'elles déterminent un résultat qui se lie essentiellement à l'existence des bruits, c'est le développement du pouls. Ce célèbre pathologiste indique toutes les passions comme pouvant donner lieu aux bruits; or, il y a des exceptions à apporter à cette règle, car non-seulement il y a des passions qui ne produisent pas de bruits, mais nous savons et nous avons déjà dit (p. 390) que chez certains malades affectés de bruits continus, des passions agissant à l'improviste peuvent momentanément les suspendre. C'est donc ici le cas d'apporter une distinction importante dans les causes morales qui ont de l'influence sur les bruits artériels. Celles de ces passions qui agissent sur l'organisme en déprimant le pouls et en entravant l'énergie des mouvements du cœur, comme la peur, l'appréhension, etc., celles-là arrêtent les bruits artériels; celles, au contraire, qui développent le pouls en augmentant la force et l'activité du cœur, comme la joie, l'espérance, etc., celles-là, dis-je, provoquent momentanément l'existence des bruits, quand elles agissent sur un individu affecté d'une chlorose légère; et si ces bruits existaient déjà à l'état continu, elles produisent infailliblement sur eux une augmentation d'intensité.

Nous sommes donc bien loin de nier l'influence des troubles nerveux sur les bruits artériels. Seulement, nous ne croyons pas que cette influence soit immédiate, et qu'elle consiste, comme le pensait Laënnec, dans un spasme des artères. Les troubles de l'innervation qui produisent ou augmentent les bruits, déterminent ce résultat d'une manière médiate ou éloignée, en agissant d'abord sur le cœur dont les contractions deviennent alors plus amples et plus énergiques; le cœur, comme on le dit, *se dilate*, et l'ondée sanguine, augmentée momentanément par le fait de cette dilatation passagère, est poussée vivement et en masse dans les artères qu'elle distend brusquement; tandis qu'auparavant l'ondée, moins volumineuse, rencontrait moins d'obstacle dans les artères, y produisait moins de frottement, et y déterminait des pulsations moins marquées. Mais, je le répète, ce résultat momentané de l'augmentation d'action du cœur ne s'observe pas chez les individus dont la santé est parfaitement normale. Il faut pour qu'il ait lieu qu'on ait affaire à une maladie dont la nature est d'augmenter le volume du pouls; et il faut que la maladie soit assez légère pour que le pouls n'ait pas encore atteint ce degré qui s'accompagne de la présence des bruits permanents.

Pour étudier le pouls dans ses rapports avec les bruits artériels, il y a une précaution indispensable à prendre, c'est de l'observer comparativement, pendant, après ou avant l'existence des bruits. Sans cela, on serait exposé à des erreurs manifestes; car le volume des artères variant infiniment suivant les sujets, on serait souvent porté à regarder un pouls réellement plein, comme petit, parce qu'il se rencontre sur une artère radiale d'un très petit calibre. Quand on observe avec l'attention que je viens de recommander, on constate toujours que les pulsations qui paraissent petites pendant la coexistence des bruits artériels, sont encore plus petites après la disparition des bruits et la guérison de la maladie ; et par conséquent on ne peut pas se prononcer d'emblée sur le volume du pouls, si l'on ne connaît pas déjà l'état normal des artères chez le malade que l'on examine. On trouve dans un travail de MM. Becquerel et Rodier (1) deux faits qui, par suite des raisons que je viens de donner, ne font pas objection à la loi de coïncidence entre les bruits et le volume du pouls. Voici ces deux faits réduits à leurs détails les plus importants : « Deux

(1) *Gazette médicale*, 21 décembre 1844.

jeunes filles vinrent se faire saigner à la consultation de la Charité, pour certains symptômes, tels que vertiges, céphalalgie, etc. On constate chez elles un *bruit de diable modèle* aux carotides, le pouls est *filiforme.* » (P. 94.) Tous les cas de cette nature que j'ai observés longuement et attentivement me permettent de dire que l'état filiforme du pouls ne tenait pas ici à la petitesse réelle de l'ondée, mais bien au diamètre exigu de l'artère radiale. Si la maladie de ces deux jeunes filles eût été suivie jusqu'à guérison et cessation des bruits carotidiens, on se serait facilement assuré que le pouls, qui n'était pas plus volumineux qu'un fil tant que durait l'affection, était encore moins volumineux qu'un fil en état de santé parfaite.

Mais en voilà assez pour le moment sur la question de la surabondance de l'ondée dans les maladies générales qui sont liées à l'existence des bruits artériels. Ce que nous en avons dit suffira pour qu'on puisse bien saisir le mode de production des bruits dans ces maladies. Dans un autre endroit, nous achèveverons de démontrer la réalité de la surabondance de l'ondée sanguine, au moyen de preuves encore plus positives.

Nous avons dit que dans les maladies où il peut y avoir des bruits sur plusieurs artères, ces bruits se rencontraient sur les tubes artériels voisins du cœur; nous allons voir que ce fait se conçoit très bien avec la théorie que nous avons exposée. En effet, puisque le défaut de proportion entre le sang et les artères est la cause des bruits artériels, il faut de toute nécessité que ce défaut de proportion existe d'autant plus dans les gros troncs artériels qu'ils sont plus voisins du centre circulatoire. Or, cette conclusion à laquelle nous sommes conduits par l'induction est un des points les plus positifs de la physiologie. Qui ne sait que le système artériel augmente de capacité à mesure que l'on s'éloigne du cœur, et que c'est pour cela qu'on le compare à un cône dont le sommet est à l'orifice aortique et la base au système capillaire? Il suit donc de là que l'ondée sanguine lancée dans le système artériel, passe successivement d'un endroit plus étroit à un endroit plus large, et que si elle est trop considérable relativement aux vaisseaux qu'elle parcourt, ce défaut de proportion doit aller en s'affaiblissant à mesure que l'ondée s'éloigne du cœur. Au reste, si l'on désirait une preuve matérielle de ce que nous venons de dire, nous renverrions à l'expérience que nous avons rapportée. Nous verrions que les bruits et le frémissement artériels sont extrêmement forts dans le point le plus rapproché du clysopompe, là où la distension opérée par le liquide injecté est considérable. A mesure que l'on s'éloigne de cet endroit et que l'on rencontre moins de tension dans le tube artériel à cause de l'écoulement graduel qui se fait par les branches béantes de l'artère, le bruit et le frémissement diminuent, pour disparaître à l'extrémité libre du vaisseau (1).

Mais d'un autre côté, nous savons qu'il ne suffit pas à une artère d'être voisine du cœur, il faut encore, pour qu'elle transmette les bruits à l'oreille, que cette artère soit superficielle. Ainsi, d'après ce que nous venons de dire, la crosse de l'aorte et le tronc brachio-céphalique sont assurément le siége d'une tension et d'un frémissement plus considérables qu'aucun autre point du système artériel; mais attendu la situation profonde de ces vaisseaux, et attendu surtout leur contact avec le tissu pulmonaire qui est un mauvais conducteur du son, les vibrations de leurs parois ne peuvent pas arriver jusqu'à l'oreille, et ne peuvent donner aucun signe de leur existence. Les carotides, au contraire, quoique moins distendues et moins voisines du cœur que l'aorte et le tronc brachio-céphalique, donnent lieu à des bruits très marqués, parce que ces artères sont, pour ainsi dire, superficielles, et que leurs vibrations sont facilement transmises à l'oreille.

Ce que nous venons de dire du tronc innominé et du tronc aortique s'applique au cœur lui-même. L'ondée surabondante qui traverse les orifices artériels produit un bruit anormal qui

(1) Ce qui explique pourquoi les dilatations, soit simples, soit anévrysmales, sont si fréquentes à la crosse de l'aorte.

accompagne les bruits carotidiens ; et si l'on n'entend pas toujours ce bruit auormal du cœur, c'est parce que ce bruit n'arrive pas toujours jusqu'à l'oreille. Le poumon recouvre le cœur chez certains sujets, et il empêche dès lors le transport du bruit cardiaque anormal, comme il empêche chez tous les individus la manifestation du bruit qui se passe dans l'aorte et l'artère innominée. Si dans les cas de rétrécissements absolus des orifices, le bruit anormal du cœur s'entend plus habituellement que chez les chlorotiques, cela tient à ce que le défaut de proportion qui produit ce bruit est plus marqué que dans la chlorose. C'est pour cela que les bruits cardiaques produits par les rétrécissements absolus sont intenses, râpeux, accompagnés de frémissement cataire, toutes circonstances qui sont fort rares dans les bruits cardiaques de la chlorose.

La carotide droite, avons-nous dit, est plus souvent le siége des bruits que la carotide gauche ; et nous nous sommes expliqué cette différence surtout par cette circonstance que la carotide droite est plus superficielle que la gauche. Mais toute la raison de cette différence ne se trouve pas dans la position inégalement profonde de ces artères. Les deux carotides ne sont pas à la même distance du cœur ; la droite en est sensiblement plus rapprochée que la gauche, elle peut être dès lors le siége d'une impulsion plus considérable que la gauche ; pourquoi dès lors la tension, le frémissement et les bruits ne seraient-ils pas plus marqués dans cette artère que dans sa collatérale ?

Ce que nous venons de dire des conditions de siége nécessaires à la manifestation des bruits s'applique aussi bien à l'insuffisance valvulo-aortique qu'à toutes les affections que nous sommes convenu de comprendre sous le nom de chlorose. L'insuffisance et la chlorose se ressemblent donc en cela ; mais elles diffèrent essentiellement sous le rapport des bruits, par d'autres traits que nous allons faire connaître ; et de cette manière nous légitimerons la séparation que nous avons faite entre l'insuffisance et les différentes maladies que, pour abréger, nous comprenons sous le nom de chlorose.

Les différences dont nous allons parler portent sur la forme, l'intensité, le siége, et surtout le rhythme des bruits.

Dans l'insuffisance, les bruits ont souvent une forme de râpe, ils présentent dès lors une grande intensité ; ils existent non-seulement sur les carotides, mais encore sur les artères sous-clavières, les crurales, les humérales, etc. ; leur rhythme est intermittent simple. Dans la chlorose, les bruits ont moins d'intensité ; les plus marqués affectent la forme de souffle ou de rouet, et ils n'existent guère que sur les artères carotides. Quant à leur rhythme dans la chlorose, il est quelquefois intermittent simple, souvent intermittent double, mais le plus habituellement il est continu avec redoublement, ou continu simple.

Les différences qui portent sur la forme, l'intensité et le siége des bruits se comprennent tout naturellement, si l'on considère que, dans l'insuffisance aortique, l'ondée est d'un volume considérable à cause du reflux qui se fait dans le ventricule à chaque pause du cœur, et surtout parce que cette ondée est lancée dans les artères avec une grande force par les parois ventriculaires complétement hypertrophiées. Il résulte de la combinaison de ces deux circonstances propres à l'insuffisance que, dans cette affection, les frottements artériels sont plus intenses, plus râpeux et affectent un plus grand nombre de vaisseaux que dans la chlorose, où, par suite de la surabondance moindre de l'ondée, il se produit des frottements qui sont moins râpeux, moins intenses, et qui ne dépassent guère les artères carotides.

Mais la différence la plus curieuse à étudier est celle qui a trait au rhythme. Pourquoi ne rencontre-t-on que le bruit intermittent simple dans l'insuffisance, tandis que tous les rhythmes possibles, que nous avons distingués au nombre de quatre, s'observent dans la chlorose ? Pour nous fixer là-dessus, rappelons d'abord ce qui se passe dans l'insuffisance.

Cette affection, avons-nous dit, est caractérisée par deux sortes de bruits, l'un artériel, l'autre valvulaire, dont voici le mode d'enchaînement : une ondée surabondante est vivement chassée du ventricule gauche dans les artères; cette ondée produit un frottement exagéré qui se traduit par un bruit et un frémissement isochrones à la diastole artérielle; immédiatement après chaque diastole, chaque bruit et chaque frémissement artériels, il se fait, par suite de la tension extrême de la crosse de l'aorte, une réaction par suite de laquelle une partie du sang est refoulée à travers l'*hiatus* de l'insuffisance dans le ventricule; ce reflux produit au passage étroit de l'*hiatus* un bruit anormal qui est intermittent simple, comme celui qui a lieu aux artères, et il lui succède dans l'ordre le plus régulier.

Ce mécanisme et cet enchaînement de la production des bruits dans l'insuffisance nous donnent pour ainsi dire en même temps la raison des rhythmes si nombreux qui se trouvent dans la chlorose. En effet, nous avons également dans la chlorose une ondée surabondante qui est lancée par le ventricule dans les artères, et qui exerce à chaque diastole artérielle un frottement marqué par le bruit et le frémissement; mais surtout nous avons aussi une réaction de la crosse de l'aorte qui suit immédiatement sa diastole. Le sang surabondant pressé par cette réaction ne peut pas refluer dans le ventricule, puisqu'ici les valvules s'y opposent; il ne peut que se porter du côté des carotides. Par conséquent ces artères sont traversées par deux ondées successives qui sont mues, la première par le ventricule, la seconde par la réaction de l'aorte. Telle est la cause des rhythmes si nombreux qui existent dans la chlorose.

En effet, s'agit-il de concevoir le mécanisme du rhythme intermittent double, c'est-à-dire de celui qui est caractérisé par deux bruits de souffle successifs et sensiblement séparés, dont le premier est plus fort que le second; nous l'expliquons facilement par les deux ondées successives et séparées qui arrivent dans les carotides, dont la première, qui est mue par le ventricule, a plus de force et de volume que la seconde, qui dépend de la réaction de l'aorte. Supposons maintenant que les deux ondées, au lieu d'être séparées, arrivent dans les carotides sans intervalle appréciable, nous aurons le rhythme continu avec redoublement. Le redoublement tient ici à l'ondée cardiaque, qui, comme dans le cas précédent, a plus de force et de volume que l'ondée aortique. Si par exception les deux ondées qui arrivent dans les carotides sans aucun intervalle ont exactement le même volume et la même force, nous avons le rhythme continu simple. Enfin, dans certains cas assez rares, l'aorte, n'ayant pas assez de force dans ses parois, ou de capacité dans son calibre, ne pourra pas chasser une ondée suffisante dans les carotides; alors l'ondée cardiaque aura seule assez de volume ou de force pour déterminer un bruit, et nous aurons le rhythme intermittent simple.

Ainsi donc, comme nous le disions plus haut, les quatre rhythmes possibles de bruits carotidiens que présentent la chlorose dérivent tous les quatre des deux ondées cardiaque et aortique, pouvant ou ne pouvant pas se combiner ensemble. Nous devons nous contenter d'avoir indiqué d'une manière générale la possibilité des différents modes de production de ces rhythmes pour chacun d'eux, sans entrer dans des détails de précision qu'on pourra fournir plus tard.

Si maintenant nous revenons à l'insuffisance valvulo-aortique pour comparer ses bruits à ceux de la chlorose, nous voyons que ces bruits se ressemblent considérablement sous de certains rapports. Ainsi dans ces affections, c'est-à-dire dans l'insuffisance et dans la chlorose, il y a deux bruits qui résultent de deux ondées (1) ; et ces deux ondées proviennent, l'une de la contraction du ventricule, l'autre de la réaction de la crosse de l'aorte. Seulement leur différence est en ceci que dans la chlorose les deux ondées du cœur et de la crosse de l'aorte vont dans le même sens, et donnent chacune un bruit dans les carotides; tandis que dans l'insuffisance, l'ondée mue par la réac-

(1) A l'exception du rhythme intermittent simple de la chlorose qui, du este, est le plus rare de tous, et qui ne requiert que l'intervention d'une seule ndée, l'ondée cardiaque.

tion de l'aorte, au lieu de pénétrer dans la carotide et de faire vibrer cette artère comme l'ondée lancée par le cœur, cette ondée aortique, dis-je, est poussée dans un sens rétrograde, et donne un bruit à l'*hiatus* des valvules aortiques. Mais, comme on le voit, et malgré cette légère différence, ce sont toujours les deux mêmes ondées, et pour ainsi dire les deux mêmes bruits: car remarquons en sus ces autres caractères d'identité : dans l'insuffisance et dans la chlorose, l'ondée qui vient de la contraction du ventricule et qui se passe dans les carotides donne seule lieu à des bruits rudes et au frémissement cataire ; tandis que la seconde ondée, qui tient à la réaction de l'aorte, produit des bruits plus moelleux, qui ne s'accompagnent jamais de frémissement cataire, soit aux carotides (chlorose), soit à l'hiatus des valvules aortiques (insuffisance). Ajoutons, enfin, que la première ondée, qui est mue avec force par le cœur et qui passe rapidement dans les carotides, donne lieu à un bruit, qui bien qu'intense, est assez bref, tandis que la seconde ondée, étant chassée plus mollement et moins brusquement par la réaction élastique de l'aorte, produit un bruit beaucoup plus prolongé que le précédent, soit aux carotides (chlorose), soit aux valvules aortiques (insuffisance).

La réaction de l'aorte et des troncs artériels joue donc un rôle important dans la circulation. C'est une force qui vient s'ajouter à celle du ventricule pour chasser le sang dans les artères, et qui nous explique la production des bruits continus et des doubles bruits, non-seulement dans l'insuffisance et la chlorose, mais encore dans les affections locales. Rappelons-nous, en effet, qu'il peut y avoir dans certains cas de tumeurs anévrysmales, différents rhythmes de bruits qu'il est impossible de comprendre sans faire intervenir la force élastique des artères (1).

(1) M. Gendrin a publié (*Revue médicale*, 1845) sur le diagnostic des anévrysmes des grosses artères un Mémoire dans lequel il signale ce double bruit, qu'il explique par l'action successive de la contraction du cœur et de la réaction artérielle.

2° Bruits veineux.

Les veines sont le siége de bruits anormaux d'abord dans le cas de varice anévrysmale.

La varice anévrysmale donne lieu à un bruit et à un frémissement qui existent sur l'ouverture de communication entre la veine et l'artère, et qui se prolonge de là plus ou moins loin, en haut et en bas sur la veine ; c'est ce qu'il est facile de constater quand la varice anévrysmale se trouve placée sur un membre et qu'elle est superficielle. Je citerai à ce sujet le docteur Thurnam, qui, dans un Mémoire très important sur l'anévrysme variqueux (1), nous apprend dans le résumé des signes de cette maladie qu'elle présente « un bruit de scie ou de souffle superficiel, rude, intense, perçu au niveau de l'ouverture anévrysmale et dans la direction du courant sanguin ; bruit qui est continu, mais plus fort pendant la systole, moins intense dans la diastole, et encore moins pendant le grand silence. »

Le bruit et le frémissement rentrent encore ici pour le mode de production dans celui des deux cas précédents. La veine, par suite de son organisation normale, est dépourvue d'une membrane à l'aide de laquelle elle puisse réagir sur le sang artériel qu'elle reçoit; il y a donc, à chaque ondée nouvelle, distension de la paroi veineuse, par suite de la réplétion extrême à laquelle elle est soumise ; et il résulte de cette quantité surabondante de sang un frottement exagéré qui se traduit par un bruit et un frémissement cataire. Si maintenant le bruit et le frémissement sont plus forts sur l'ouverture de communication que sur la continuité de la veine, cela tient à ce que l'ondée, qui pénètre violemment de l'artère dans la veine, et qui va se briser contre le sang contenu dans ce dernier vaisseau, perd de sa force d'impulsion à mesure qu'elle pénètre dans la veine et à mesure qu'elle s'épuise pour ainsi

(1) *Archives générales de médecine*, 3e série, t. XI, juin 1841, p. 225.

dire sur l'obstacle que lui apporte le sang contenu déjà dans le tronc veineux.

Il y a, comme nous l'avons déjà dit, dans la production du bruit dû à la varice anévrysmale, une circonstance intéressante signalée par M. Thurnam, sur laquelle nous devons maintenant nous arrêter : c'est que le bruit, qui s'entend surtout à chaque contraction du cœur, peut néanmoins se prolonger d'une manière continue. A quoi tient cette particularité? M. Thurnam va nous l'apprendre. « Pendant la systole du cœur, dit l'observateur anglais, le courant qui traverse l'orifice est plus fort, et il en résulte un bruit plus intense. Pendant la diastole, en raison de la réaction élastique des artères sur le sang contenu dans leur intérieur, un courant moins fort est chassé à travers l'ouverture, et à ce moment un murmure un peu plus faible est perçu. Cette réaction des artères existe cependant non-seulement durant la systole cardiaque, mais aussi durant l'intervalle qui sépare les battements complets du cœur, et jusqu'à ce qu'elle soit remplacée par la systole suivante du ventricule; aussi, quoique le courant soit plus fort au commencement de cette réaction et qu'il soit synchronique à la diastole artérielle, néanmoins il se continue aussi pendant le temps du grand silence. De là, le murmure est continu, et il existe, bien qu'à un degré beaucoup moins marqué, pendant l'intervalle qui sépare la diastole de la systole suivante (1). »

M. Thurnam décrit seulement pour l'anévrysme variqueux cette double action du cœur et du tronc aortique, qui réagissent sur le sang, le premier par contraction, le second par élasticité ou tonicité, et qui donnent deux impulsions successives à l'ondée sanguine.

Les veines sont le siége de bruits anormaux, dans d'autres circonstances que nous allons indiquer.

On sait que dans l'effort, ou dans une expiration active, telle que la toux, le cri, etc., les muscles expirateurs se con-

(1) *Loc. cit.*, p. 223.

tractent vivement, et tendent à diminuer la capacité des différents vaisseaux du tronc. Les veines du thorax et de l'abdomen subissent surtout l'influence de cette action constrictive des muscles expirateurs; car une partie du sang qu'elles renferment est vivement chassée dans les veines de la cuisse, du col, etc., en refluant ainsi du centre à la périphérie. Or, chez beaucoup de sujets, du reste bien portants, et pour ne pas dire chez tous les individus, ce reflux se manifeste, soit à la veine crurale, soit à la jugulaire interne, par un frémissement cataire et un bruit anormal que l'on perçoit soit au-dessus du tiers interne de la clavicule, soit au-dessous de l'arcade crurale. Le bruit et le frémissement ne se montrent qu'une seule fois dans chaque acte expiratoire et au commencement de l'acte, parce que ce n'est qu'alors que le reflux veineux se fait dans toute son intensité. Pour provoquer la formation de ce bruit il vaut mieux employer l'effort que les expirations actives, comme la toux, parce qu'elles sont bruyantes, et qu'elles contrarient dès lors l'investigation que l'on s'est proposée; il faut que l'effort se fasse brusquement (1). J'ajouterai que le bruit et le frémissement, provoqués comme je viens de le dire, sont surtout marqués sur la veine saphène interne, quand elle est affectée de varice simple à peu de distance de l'arcade crurale.

Il suffit d'indiquer ce genre de bruit pour montrer qu'il dépend comme les autres d'un défaut de proportion entre le sang et le calibre du vaisseau. Les frottements exagérés qui produisent le bruit en question tiennent évidemment à ce que l'ondée rétrograde qui cause une surabondance de sang dans la veine est chassée avec force dans ce vaisseau par les muscles expirateurs.

(1) Je dois dire que M. Nélaton avait de son côté fait cette observation en se livrant à l'examen des individus affectés ou soupçonnés de hernie. Il avait remarqué que chacun des mouvements de toux que l'on provoque en cette circonstance pour clairer le diagnostic, déterminait un frémissement dans les veines de la région crurale.

Tels sont les deux cas où les veines sont le siége de bruits anormaux semblables à ceux des artères. On le voit, cela tient à ce que, dans ces deux cas, la circulation anormale qui détermine ces bruits est en quelque sorte une circulation artérielle. En effet, dans la varice anévrysmale, l'ondée qui produit le bruit est lancée de l'artère dans la veine anévrysmatique par la contraction du cœur et la réaction artérielle. Dans le cas d'effort, l'ondée veineuse va aussi du centre à la périphérie, et elle est poussée non par le cœur, mais par les muscles expirateurs qui ne le cèdent pas au cœur pour l'énergie et la vivacité de contraction.

La force active qui pousse l'ondée est donc d'une importance radicale pour la production des bruits veineux qui viennent de nous occuper. Or, comme une force semblable n'existe pas dans l'état régulier de la circulation veineuse, il est permis, je crois, de rejeter *a priori* l'existence de tout bruit produit dans les veines par le mouvement normal du sang, c'est-à-dire par ce mouvement continu qui a lieu de la périphérie au centre.

Cependant MM. Ogier Ward, en 1837, et M. Hope, en 1839, ont admis que les bruits continus qu'on entend sur la région carotidienne avaient leur siége dans les veines du cou ; M. Aran a adopté cette opinion des médecins anglais, et a cherché à l'étayer sur des preuves nouvelles (1). Le travail dans lequel M. Aran a défendu cette thèse a vivement ébranlé certains esprits, qui ont été influencés autant par la conviction profonde de l'auteur que par le talent qu'il a déployé dans son argumentation. MM. Hardy et Béhier sont à peu près les seuls qui aient résisté à l'entraînement général, en disant que cette théorie n'était pas démontrée, et qu'il fallait d'autres études pour l'amener à un certain degré d'importance et de probabilité (2), Cette théorie n'est pas, en effet,

(1) *Archives générales de médecine*, août 1843.

(2) *Traité de pathologie interne*, t. I, p. 405.

démontrée; c'est ce qui ressortira, je crois, de l'analyse critique des arguments du travail de M. Aran. Voici les deux propositions fondamentales de ce travail.

« 1° Le murmure continu simple et sans mélange de bruit de souffle intermittent a pour siége les veines;

« 2° Le murmure continu avec renforcement par le bruit de soufflet intermittent est composé de deux portions : une portion continue, qui a son siége dans les veines; et une portion intermittente, dont le siége est dans les artères (1). »

Ainsi donc, selon M. Aran, le bruit à rhythme continu simple que nous avons dit être produit dans les carotides par l'arrivée successive de deux ondées de même force et de même volume qui se succèdent l'une à l'autre sans aucun intervalle, et qui sont lancées l'une par la contraction du cœur, l'autre par la réaction de l'aorte; ce bruit, dis-je, d'après M. Aran, se passe uniquement dans les veines qui avoisinent la carotide. Et le bruit à rhythme continu avec redoublement, c'est-à-dire celui qui se passe aussi dans la carotide, qui y est produit également comme le précédent par la succession continue de deux ondées, mais de deux ondées inégales de force et de volume; ce bruit, dis-je, est, pour M. Aran, constitué par deux éléments tout différents de siége. La partie qui fait le redoublement, et qui, pour nous, est due à l'ondée venant du cœur, se passe, selon M. Aran, dans la carotide; l'autre partie, qui est moins intense, parce qu'elle dépend, comme nous l'avons dit, de ce que l'ondée aortique qui la détermine a moins de force ou moins de volume que l'ondée cardiaque, celle-là, selon l'hypothèse que je combats, a son siége dans les veines du cou.

La grande raison alléguée en faveur de cette localisation des bruits continus dans les veines est la suivante : « N'est-il pas naturel, dit M. Aran, de placer la cause d'un phénomène continu comme ce murmure, dans une cause continue, et par

(1) *Loc. cit.*, p. 424.

suite dans la circulation veineuse continue comme ce phénomène? » (page 420.) Oui, certainement, il faut placer dans une cause continue la cause de ce phénomène continu; mais il ne s'ensuit nullement qu'il faille nécessairement, pour avoir raison de cette continuité, s'adresser à la circulation veineuse. Est-ce que le sang artériel n'est pas affecté comme le sang veineux d'un mouvement continu? En effet, sans parler de la continuité du mouvement du sang et du bruit dans le cas de varice anévrysmale, continuité qui dans ce cas est un résultat bien évident de la circulation artérielle, je rappellerai que depuis longtemps la saine physiologie reconnaît une continuité au mouvement du sang dans les artères. « La force mécanique et la force vivante, dit Burdach (1), sont pour ainsi dire fondues ensemble, et la première prédomine dans les artères, tandis que c'est la seconde qui l'emporte dans le cœur. Quant à la part que l'une et l'autre prennent à la marche du sang, la force mécanique doit produire un effet proportionné à la cause par laquelle elle est sollicitée. Si donc l'artère se dilate et s'allonge sous l'influence de l'ondée de sang lancée par le cœur, elle se resserre et se raccourcit ensuite par le fait de son élasticité, de sorte que le sang *continue* d'y cheminer pendant la diastole du cœur. Lorsque dans une pompe le liquide mis en mouvement par le choc du piston agit littéralement sur un corps élastique et le met à l'état de tension, ce corps, après avoir reçu le choc du piston, revient à ses conditions antérieures de cohésion, et pousse encore le liquide, de manière que celui-ci coule non par saccades, mais sans interruption. » Si on était tenté de reléguer au nombre des rêveries germaniques l'opinion exprimée dans le passage que je viens d'emprunter à Burdach, je dirais que cette opinion se retrouve dans les traités les plus précis et les plus positifs de physiologie. Je dirai encore plus, c'est que la même opinion est pour ainsi dire passée à l'état d'axiome et d'aphorisme,

(1) *Traité de physiologie*, Paris, 1837, t. VI, p. 358.

puisqu'elle figure parmi les *questions* de physique que chaque candidat au doctorat est obligé de tirer au sort et de placer après sa dissertation inaugurale. La voici telle que je la trouve formulée dans la thèse de M. Gintrac (20 janvier 1845) et dans celle de M. Leroux (31 juillet 1845, n° 124) : *De l'élasticité des artères considérée comme servant de réservoir de compression pour rendre le mouvement du sang continu.*

Ainsi donc, comme on le voit, la continuité dans le mouvement du sang artériel était admise en principe ; seulement on n'avait pas cherché à partir de ce principe pour expliquer la continuité des bruits anormaux. Je suis, je crois, le premier qui ait donné cette explication ; je l'ai publiée en 1838, cinq ans avant l'explication spéciale que M. Thurnam en a faite aux bruits continus de la varice anévrysmale. Mais revenons à la théorie défendue par M. Aran.

En expliquant les bruits continus par la circulation continue des veines et les bruits intermittents par la contraction intermittente du ventricule, cette théorie ne résout pas toutes les difficultés de la question. Comment, en effet, pourrait-on avec elle se rendre compte de la production du bruit de souffle à rhythme intermittent double? Le second des deux bruits qui constituent ce rhythme ne peut se comprendre ni par la circulation veineuse, puisqu'il est intermittent, ni par la contraction ventriculaire, puisqu'il se fait entendre pendant la pause du cœur. Il faut de toute nécessité que ce bruit dépende de la réaction élastique de l'aorte, qui est ici intermittente, pour le produire ; or, une fois qu'on admet cette cause pour le second des deux bruits du rhythme intermittent double, on voit facilement que c'est la même cause qui contribue pour sa part à produire les rhythmes continus avec ou sans redoublement. Toute la différence consiste en ce que l'ondée, mue par la réaction artérielle, varie en force ou en volume. J'insiste d'une manière particulière sur l'objection tirée du rhythme intermittent double.

M. Aran a cherché à appuyer la théorie d'Ogier Ward sur des expériences. Il a poussé avec une seringue des injections d'eau dans la veine crurale, et a pu déterminer ainsi des bruits dans ce vaisseau. Mais je ne pense pas que ce mode d'expérimentation soit l'expression fidèle de ce qui se passe dans la nature. En effet, l'on sait, depuis les travaux de Parry et de M. Bérard aîné, que la progression du sang veineux vers le cœur résulte moins d'une force *a tergo* que d'une sorte d'aspiration déterminée par les mouvements inspiratoires; et cette aspiration se fait surtout sur les veines placées près du thorax, comme, par exemple, sur les jugulaires. Il fallait donc expérimenter d'une autre manière, et chercher à déterminer des bruits veineux, non pas en poussant du liquide dans les veines, mais en produisant par aspiration un mouvement de liquide dans ces vaisseaux. On aurait alors cherché à savoir si les bruits augmentent d'autant plus que le mouvement d'aspiration est plus fort, c'est-à-dire d'autant plus que les parois veineuses sont plus affaissées; car, d'après Hope, et comme nous le verrons plus loin, les bruits de la région carotidienne sont plus intenses quand le mouvement inspiratoire active le passage du sang veineux dans les jugulaires. Tout ce qu'on peut conclure des expériences de M. Aran telles qu'elles ont été faites, c'est qu'en poussant des ondées de liquide dans les veines on y produit des bruits anormaux. Or, de telles expériences ne sont que la représentation de ce qui se passe dans la varice anévrysmale et dans les veines crurales ou jugulaires quand on fait un effort ou une expiration active; elles prouvent, en un mot, qu'en injectant vivement un liquide dans les veines on détermine dans ces vaisseaux des bruits semblables à ceux des artères, mais elles ne prouvent pas autre chose.

M. Aran rapporte d'autres expériences qui lui paraissent de nature *à convaincre les plus incrédules*. Les voici avec tous les détails que l'auteur a jugés le plus propres à démontrer la théorie qu'il défend : « Si le murmure est superficiel, c'est-à-dire si une pression forte a pour résultat d'étouffer le murmure, tandis qu'il reparaît avec toute son intensité sous le simple poids du stéthoscope, il suffira de placer le doigt sur la veine superficielle la plus saillante, par exemple la jugulaire externe au-dessus du stéthoscope, pour faire cesser ce murmure; rien ne sera plus facile que de le faire paraître et disparaître alternativement en relevant et en abaissant tour à tour le doigt. Dans le cas où ce murmure se passe dans la jugulaire interne (ce qui est le cas le plus commun, et ce qui s'explique facilement par le grand diamètre de ce vaisseau et par la rapidité de la circulation qui s'y accomplit), ce murmure est presque toujours modifié par l'addition du bruit de soufflet artériel; mais la preuve que la portion continue, cette portion sourde et ronflante du murmure, n'appartient pas à la diastole artérielle, c'est qu'il suffit de placer légèrement l'index sous le bord antérieur du sterno-mastoïdien, au-dessus de la partie moyenne du cou, sur le trajet de la veine jugulaire interne (qui se trouve placée là assez superficiellement), pour faire cesser à l'instant même le murmure continu; le bruit de soufflet artériel persiste avec toute sa force et toute son intensité : de même si l'on arrête la colonne sanguine au-dessous du stéthoscope en glissant un doigt au-dessous de l'insertion du sterno-mastoïdien, et en allant comprimer la partie inférieure de la veine. Une autre expérience plus concluante encore consiste à faire placer le doigt d'un aide au-dessus du stéthoscope, dans le point indiqué plus haut; et lorsque le murmure est suspendu depuis quelques instants, on fait glisser le doigt de l'autre main au-dessous du sterno-mastoïdien pour aller comprimer la partie inférieure de la veine. Si l'on dit alors à l'aide de lâcher le doigt supérieur, le murmure reparaît, mais il cesse presque immédiatement; si on lâche le doigt inférieur, le murmure reparaît avec tous ses caractères. Enfin une dernière expérience consiste à comprimer avec le stéthoscope les veines jugulaires de manière à en effacer le calibre (ce que l'on exécute assez facilement en plaçant le stéthoscope à cheval sur le sterno-mastoïdien); si le muscle se laisse déprimer, le murmure continu disparaît, on n'entend plus que le bruit de soufflet artériel intermittent (page 422). »

La raison la plus importante du paragraphe que nous venons de citer, et celle qui domine tout le mémoire de M. Aran, est la suivante : quand on a affaire à un murmure avec redoublement et qu'on exerce sur la région carotidienne, soit avec le stéthoscope, soit avec le doigt, une pression qui intercepte la circulation veineuse sans comprimer la carotide, le bruit perd l'élément *murmure* et se trouve réduit au seul élément *redoublement;* par conséquent le murmure se passe dans les veines, et le redoublement est produit dans la carotide.

Nous avons déjà signalé le même fait en donnant l'histoire des différents rhythmes de bruits, mais nous ne nous sommes pas cru forcé d'en tirer les mêmes conséquences pour la création d'un murmure veineux. Nous avons dit : quand la carotide fait entendre un bruit continu avec redoublement, et qu'on exerce une pression sur elle de manière à diminuer l'intensité de ce bruit, la diminution que l'on obtient amène le résultat suivant : la partie la plus faible du bruit (le murmure) disparaît complétement, et il ne reste que la partie la plus forte (le redoublement), qui elle-même perd une partie de son intensité, car il n'est pas exact de dire avec M. Aran que l'élément redoublement *persiste avec toute sa force et son intensité*. Nous avons encore ajouté qu'un effet analogue s'observait sur le bruit intermittent double, bruit qui, ainsi que nous l'avons dit, n'est pas mentionné dans la théorie des murmures veineux, et qui me paraît devoir l'embarrasser. Le premier des deux bruits, le plus fort, diminue d'intensité, tandis que le second, qui est le plus faible, disparaît entièrement. Or, je le demande, ces effets ne sont-ils pas parfaitement compréhensibles avec des bruits siégeant uniquement dans les artères? Qu'est-il donc besoin pour s'en rendre compte d'imaginer des bruits moitié veineux et moitié artériels?

Mais, ne manquera-t-on pas de nous dire, la pression qui fait disparaître le murmure en conservant le redoublement n'agit pas sur la carotide, mais bien sur la veine jugulaire interne, dont la circulation est ainsi interceptée, sans qu'il en résulte aucune gêne dans la circulation carotidienne. On prétend, il est vrai, que les choses se passent ainsi; mais nulle part l'on n'en trouve une démonstration rigoureuse. En effet, les différents points où l'on recommande de pratiquer la pression pour comprimer la jugulaire sans agir sur la carotide, tels que le bord antérieur du sterno-mastoïdien, la partie moyenne et latérale du cou, l'insertion du sterno-mastoïdien et la partie inférieure du muscle sterno-mastoïdien; tous ces points, dis-je, ont des rapports aussi voisins avec la carotide qu'avec la jugulaire interne. Il est impossible, par conséquent, et illusoire, dès lors, de comprimer ces différents endroits de manière que la jugulaire seule subisse l'effet de cette compression.

Mais, dira-t-on encore, on prouve que la jugulaire externe est le siége de bruits anormaux; car cette veine, qui est sous-cutanée, et visible par conséquent, cesse, bien évidemment, d'en produire quand on la comprime; pourquoi dès lors n'en admettrait-on pas de semblables dans la jugulaire interne?

J'accepte ce raisonnement qui me paraît tout naturel dans l'hypothèse des bruits veineux, et je suis prêt à accorder la conséquence qui en découle si le fait dont on parle est lui-même réel, c'est-à-dire s'il se passe réellement un bruit anormal dans la jugulaire externe. Or, ce fait, qui paraît si positivement démontré, n'est rien moins que réel; et ici l'erreur est palpable parce que la veine jugulaire externe est sous-cutanée et accessible aux sens.

Quelle manœuvre conseille-t-on pour s'assurer que les murmures veineux siégent dans la jugulaire externe? On conseille *de placer le doigt sur la jugulaire externe, au-dessus du stéthoscope, pour faire cesser la murmure.* Mais la veine jugulaire externe, dans le point où l'on conseille de la comprimer, c'est-à-dire *au-dessus du stéthoscope*, se trouve encore située sur le trajet de la carotide, et dès lors la carotide doit subir encore l'effet de cette compression. Il faut donc, pour éviter cette simultanéité de résultat, chercher un point où l'on puisse presser la veine sans agir sur l'artère ; et un tel point peut se trouver ; il existe manifestement à la partie inférieure de la jugulaire externe. Dans cet endroit, la jugulaire externe est distante de plusieurs centimètres de la carotide, dont elle a abandonné le trajet vers le tiers inférieur du muscle sterno-mastoïdien, pour se porter manifestement en arrière de ce muscle et de l'artère, et pour gagner la partie moyenne de la clavicule. Eh bien ! quand on comprime la veine jugulaire externe dans cet endroit, on n'apporte aucun changement à la manifestation du bruit continu.

Cette expérience ainsi modifiée démontre bien évidemment qu'en comprimant la jugulaire externe *au-dessus du stéthoscope*, c'était en comprimant la carotide, qui se trouve aussi dans ce point, qu'on faisait disparaître le murmure continu. Mais voici une seconde expérience qui sert, pour ainsi dire, de contre-épreuve à la précédente et qui met tout à fait hors de cause la veine jugulaire externe dans la production des murmures continus. On place le doigt, comme recommande M. Aran, *au-dessus du stéthoscope*, c'est-à-dire sur le trajet de l'artère carotide ; mais, au lieu de le poser sur la jugulaire externe, comme le recommande encore M. Aran, et de comprimer cette veine, on le pose immédiatement à côté d'elle, de manière à n'apporter aucun obstacle au cours du sang veineux. On observe alors que cette pression, bien qu'exercée à côté de la veine, suffit néanmoins pour faire disparaître à l'instant le même murmure continu. Eh bien ! cela n'achève-t-il pas de démontrer que l'expérience recommandée par M. Aran, pour anéantir les murmures continus, n'agit pas sur la veine jugulaire externe, mais bien sur l'artère carotide, et uniquement sur cette artère ?

D'ailleurs, si la veine jugulaire externe était le siége de

bruits produits par le passage du sang dans son intérieur, elle devrait être gonflée, saillante et tendue comme cela se voit dans les veines superficielles qui donnent des bruits quand elles sont affectées d'anévrysme variqueux. Or, on ne voit rien de semblable dans la veine jugulaire externe, qui est au contraire affaissée et sans relief bien apparent, même dans le cas où on lui rapporte des bruits continus très intenses.

Pour ne rien omettre de toutes les raisons accumulées en faveur des bruits veineux dans le long paragraphe que nous avons cité, nous devons mentionner une autre expérience plus concluante encore, selon M Aran, que toutes celles dont nous avons déjà présenté l'analyse. Elle consiste à faire placer le doigt d'un aide au-dessus du stéthoscope dans le point indiqué plus haut ; et lorsque le murmure est suspendu depuis quelques instants, on fait glisser le doigt de l'autre main au-dessous du sterno-mastoïdien, pour aller comprimer la partie inférieure de la veine. Si l'on dit alors à l'aide de lâcher le doigt supérieur, le murmure reparaît, mais il cesse presque immédiatement. J'ai pratiqué un grand nombre de fois cette expérience sans jamais obtenir le résultat indiqué par M. Aran. J'ai donc tout lieu de croire que cet observateur distingué a pu s'en laisser imposer par quelque circonstance accidentelle survenue dans cette manœuvre expérimentale.

Il y a un argument tiré de la pratique des vivisections qui doit figurer ici, car il a son importance. C'est ce qu'on observe quand on pratique comparativement et alternativement sur des animaux différents, la section des carotides et des jugulaires. On voit une différence si marquée dans le mode d'écoulement du sang artériel ou veineux, que l'on pense involontairement à l'influence qu'il peut avoir sur la production des bruits vasculaires du cou. On conçoit très bien que ces bruits soient produits par le jet très énergique du sang artériel, qui est continu avec renforcement ; mais on comprend plus difficilement que l'écoulement beaucoup moins énergique du sang veineux puisse produire les mêmes bruits. Il est impossible de déterminer artificiellement les bruits en faisant une injection dans une veine ou dans une artère, si l'on ne pousse pas le liquide avec une force bien supérieure à celle que l'on observe dans le jet des veines jugulaires.

Pour ne rien omettre d'important, je dois citer un fait dû à l'observation de M. Bouillaud avec qui j'ai le bonheur de me rencontrer dans cette question du siége des bruits vasculaires du cou. M. Bouillaud, m'a-t-on assuré, rapporte dans ses Cours de clinique le fait d'un malade qui présentait un bruit continu très marqué sur la région carotidienne, et dont la mort, survenue presque à l'improviste, permit de constater une oblitération complète et ancienne des veines jugulaires avec état sain de la carotide, du côté où l'on avait entendu le bruit continu. Après ce fait, toute réflexion est inutile : en voici un autre qui lui sert de contre-épreuve (1).

Le 4 octobre 1855, est entré à l'hôpital de la Pitié, dans le service de M. Maisonneuve, un jeune homme de dix-sept ans. La moitié droite de la face est occupée par une tumeur cancéreuse de la grosseur des deux poings, paraissant avoir pris naissance dans l'orbite droit, et occupant l'œil, les paupières et les parties environnantes du même côté. On constate au plus haut degré tous les signes de la cachexie cancéreuse. Entre autres signes (6 novembre), l'auscultation révèle un bruit de souffle assez marqué au premier temps du cœur, et un bruit très intense de souffle continu avec redoublement dans la carotide droite. La carotide gauche n'a pas été alors auscultée. De fréquentes hémorrhagies se succédant et contribuant à épuiser le malade, M. Maisonneuve (6 novembre) fait la ligature de la carotide primitive droite. La ligature tombée, la plaie à peu près cicatrisée, permettant de donner au malade une position convenable, on constate à l'auscultation

(1) Je le dois à l'obligeance de M. Bougard, élève des hôpitaux, qui a une grande habitude de l'auscultation.

(21 décembre) un bruit de souffle intermittent simple dans la carotide gauche. La carotide droite, auscultée au-dessus et au-dessous de la ligature, ne donne aucun bruit. Au cœur, le même bruit existe toujours.

Ainsi donc, dans le premier fait, il y a bruit continu avec absence des veines jugulaires, et dans le second, il y a disparition du bruit continu avec oblitération de la carotide. La démonstration, comme on le voit, ne peut pas être plus complète.

Enfin, il reste un dernier fait auquel Hope attachait une grande importance pour la démonstration des bruits veineux, c'est l'augmentation ou plutôt le renforcement des bruits anormaux pendant l'inspiration. Car, comme le mouvement inspiratoire a pour résultat nécessaire d'accélérer le mouvement du sang veineux, en exerçant une sorte d'aspiration sur les veines voisines du tronc, et en particulier sur les jugulaires, Hope croyait tout naturel de voir dans cette accélération du sang des veines jugulaires la cause immédiate du renforcement de bruit qui se lie à l'inspiration. Nous avons déjà signalé ce fait dont la première observation remonte à Laënnec, et nous l'avons aussi expliqué par l'influence que la respiration exerce sur le cours du sang veineux ; mais nous n'avons pas tiré de cette influence, qui est incontestable, les mêmes conséquences que Hope. Partant de ce double principe que les bruits artériels sont d'autant plus intenses que l'artère est plus superficielle, et que l'artère carotide est d'autant plus superficielle que la veine jugulaire qui lui est superposée contient moins de sang, nous avons attribué le renforcement des bruits artériels, pendant l'inspiration, à ce que la veine jugulaire étant alors presque vide de sang, la carotide en est d'autant plus superficielle. Or, voici maintenant les raisons qui montrent que notre interprétation est fondée et que celle de Hope ne l'est pas.

1° Si les bruits se passaient réellement dans les veines et dépendaient de l'accélération que l'inspiration détermine dans le cours du sang veineux, ils devraient nécessairement (chez tous les individus qui présentent des bruits) subir un renforcement à chaque inspiration, car chaque inspiration détermine chez tous les individus une accélération dans le mouvement veineux des jugulaires Or, nous avons dit, et nous répétons fermement, que le fait du renforcement des bruits par l'inspiration est loin de s'observer dans tous les cas. Pourquoi? C'est, comme nous l'avons dit aussi, parce que la veine jugulaire n'est pas chez tous les individus justement superposée à la carotide dans le point où repose le stéthoscope, et que dès lors ses légères variations de réplétion pendant les deux mouvements respiratoires ne peuvent pas amener une plus ou moins grande facilité dans le transport des bruits carotidiens.

2° Si les bruits dépendaient immédiatement de l'accélération produite par l'inspiration dans le cours du sang veineux, ces bruits devraient varier d'intensité suivant les différents degrés de cette accélération, et par conséquent on devrait produire des bruits très intenses en faisant une inspiration rapide, et beaucoup moins intenses en faisant une inspiration lente et prolongée. Or, dans ces deux cas, le bruit est d'une intensité égale, et le summum d'intensité se trouve à la fin de chacune des deux inspirations rapide ou prolongée. Pourquoi encore? C'est que l'affaissement de la jugulaire, qui est la condition unique du renforcement des bruits, ne varie pas suivant que l'aspiration qui a désempli la veine a été faite brusquement ou lentement.

Je me crois donc suffisamment autorisé à conclure que les seuls bruits réellement veineux sont ceux qui sont produits dans les cas de varice anévrysmale, et ceux qu'on détermine à volonté dans les veines jugulaires et crurales ou saphènes en faisant un acte expiratoire et surtout un effort.

CHAPITRE II.

REVUE DES MALADIES CARACTÉRISÉES PAR L'EXISTENCE DES BRUITS ARTÉRIELS.

Il ne sera plus question dans ce chapitre des maladies locales avec bruits artériels ou veineux. Nous n'avons rien à ajouter à ce qui en a été dit dans le chapitre précédent. Nous nous occuperons donc exclusivement des maladies générales ou centrales caractérisées par la présence des bruits artériels.

On verra que ces maladies sont beaucoup plus nombreuses qu'on ne le dit. Nous continuerons à montrer, comme dans le chapitre précédent, que toutes les maladies dans lesquelles il y a des bruits artériels, sont caractérisées par un pouls plein et développé, et que dès lors ces bruits dépendent du frottement exagéré, déterminé par la surabondance de l'ondée sanguine qui produit la pulsation artérielle. Nous chercherons à préciser la cause de la surabondance de l'ondée artérielle dans ces maladies.

Nous avons déjà parlé par anticipation de l'insuffisance et de la chlorose pour poser la différence des bruits artériels dans ces maladies, en faisant observer que, sous le nom de chlorose, et pour abréger, je comprenais toutes les maladies autres que l'insuffisance dans lesquelles il y a des bruits artériels. Je vais actuellement donner la série de toutes ces maladies; mais auparavant, je dois traiter complétement de l'insuffisance valvulo-aortique.

§ I. — Insuffisance des valvules aortiques.

Ce qu'il y a de bien singulier à remarquer en commençant, c'est qu'on néglige assez habituellement de citer l'insuffisanee aortique au nombre des maladies qui produisent des bruits artériels ; et par conséquent on se prive de toutes les lumières que la connaissance de cette maladie peut répandre sur la question des bruits des artères. C'est ainsi que MM. Barth et Roger, dans le chapitre d'ailleurs si complet qu'ils ont consacré à cette question intéressante de l'auscultation, se contentent de mentionner l'insuffisance aortique, pour dire que « les souffles de l'insuffisance des valvules sigmoïdes de l'aorte retentiront dans la carotide au moment de la systole (1); » et ils ne parlent nullement des autres bruits qui sont produits dans la carotide elle-même, ainsi que dans les autres troncs artériels, et qui coïncident avec la diastole de ces vaisseaux. Sous ce rapport, M. de Laharpe a émis des opinions bien singulières (2); car non-seulement il ne comprend pas dans sa théorie les bruits qui affectent les artères dans l'insuffisance, mais encore il nie l'insuffisance simple des valvules de l'orifice aortique, c'est-à-dire celle qui ne se complique pas d'un rétrécissement du même orifice. Je ne m'arrêterai pas à démontrer à M. de Laharpe la réalité de l'insuffisance simple des valvules aortiques ; je me bornerai à affirmer que l'insuffisance simple de ces valvules est admise et a été observée par tous les médecins qui ont traité de cette affection; mais tous reconnaissent en même temps que l'insuffisance simple est beaucoup moins commune que l'insuffisance compliquée de rétrécissement.

Nous avons dit jusqu'à présent, que l'insuffisance simple des valvules aortiques était caractérisée par deux sortes de bruits : l'un qui se passe dans les artères où il est produit par la propulsion de l'ondée qui est lancée du ventricule; l'autre qui est déterminé, à l'*hiatus* de l'insuffisance, par le sang que la réaction élastique de l'aorte fait refluer dans le ventricule pendant la pause du cœur. Nous avons dit encore que le bruit artériel de l'insuffisance dépendait évidemment d'une surabondance de l'ondée sanguine, puisque cette ondée était constituée tout à la fois : 1° par la quantité normale de sang que l'oreillette fait passer dans le ventricule ; 2° par la portion

(1) *Traité d'auscultation*, 1844, p. 484.
(2) *Archives de médecine*, 1838, t. III, p. 33.

de sang qui reflue dans le ventricule après chaque systole du cœur. Enfin nous avons ajouté que le ventricule étant dilaté et hypertrophié dans cette affection, l'ondée surabondante était lancée avec force dans les artères : de là l'intensité du bruit artériel, sa forme râpeuse, le frémissement des artères, et leurs pulsations si apparentes. Quant à la différence des deux bruits artériel et valvulaire, nous avons dit que le premier était bref et râpeux, parce que l'ondée cardiaque qui le détermine était lancée brusquement et énergiquement par le ventricule ; tandis que le second était doux, moelleux et prolongé, parce que l'ondée aortique qui lui donne naissance est mue par la réaction de l'aorte, et que la force de réaction de cette élasticité est beaucoup moins intense et moins brusque que la contraction du ventricule.

Enfin, pour ne rien omettre de tout ce que nous avons déjà dit relativement à l'insuffisance, nous avons insisté sur un caractère que les bruits propres à cette affection partagent avec ceux des autres maladies générales, c'est que ces bruits sont d'autant plus forts qu'ils se passent sur les troncs artériels qui sont tout à la fois les plus superficiels et les plus voisins du cœur. C'est pour cela que les bruits sont beaucoup plus intenses sur la carotide que sur la crurale. Cela tient, avons-nous dit, à ce que cette artère, par suite de la proximité du centre circulatoire, contient, proportionnellement à son calibre, beaucoup plus de sang que l'artère crurale. Il en résulte dès lors des frottements plus intenses et des bruits plus considérables dans l'artère carotide que dans l'artère crurale.

Nous avons aussi présenté avec assez de détails les différences et les analogies qui se trouvent dans les bruits de l'insuffisance et des autres maladies générales ; mais nous croyons inutile de les reproduire, quelque importance que nous attachions à tout ce que nous en avons dit ; car nous devons maintenant moins faire l'histoire comparative de l'insuffisance, que l'exposition raisonnée des symptômes les plus caractéristiques de cette maladie.

Nous répétons que dans cette maladie les pulsations artérielles sont considérables. Nous devons ajouter que le pouls radial en particulier est plus plein et plus dur que dans toute autre maladie. Il est plein à cause de la surabondance si marquée de l'ondée, il est dur à cause de l'hypertrophie des parois ventriculaires, qui, en poussant vivement l'ondée, amène une tension extrême dans toute la généralité du système artériel; d'autres fois le frémissement cataire que l'on sent à la carotide s'étend jusqu'à l'humérale et même à la radiale : on dit alors que le pouls est vibrant.

Quand les bruits anormaux sont très marqués et que les pulsations artérielles sont considérables, il est rare qu'il n'y ait pas en même temps bruit normal ou bruit de choc dans les artères. Le bruit normal se fait entendre d'abord, et il est instantané comme le déplacement brusque des parois artérielles; puis, immédiatement après lui, on entend le bruit anormal qui est produit par le frottement que l'ondée exerce contre les parois des artères. Il m'est arrivé déjà plusieurs fois d'entendre le bruit artériel normal dans l'insuffisance. Il existait dans les principaux troncs artériels, et même on pouvait l'entendre à distance, en approchant l'oreille à 3 ou 4 centimètres du vaisseau.

Les différents symptômes dont nous avons parlé jusqu'à présent n'existent bien manifestement que lorsque l'insuffisance est simple, c'est-à-dire non accompagnée d'un rétrécissement de l'orifice aortique. Si, en effet, les valvules aortiques sont affectées d'une lésion organique qui, tout en amenant l'altération fonctionnelle de l'insuffisance, a aussi pour résultat d'apporter à la sortie de l'ondée sanguine un obstacle considérable; si en un mot il y a asystolie, quelle qu'en soit la cause, il n'y a plus dans les artères ni bruits anormaux intenses, ni frémissement cataire, ni pulsations énergiques. On en comprend facilement la raison. Par suite de l'asystolie, l'ondée ne pénètre plus dans les artères avec assez de volume et d'instantanéité pour exercer des frottements exagérés contre les parois artérielles. De cette manière l'insuffisance est privée de l'un des deux bruits que nous savons être les symptômes habituels de cette affection à l'état de simplicité; il lui reste alors le seul bruit produit pendant la pause du cœur à l'*hiatus*, de l'insuffisance, par la réaction élastique de l'aorte. Par conséquent ce bruit, dû au reflux du sang, est le symptôme caractéristique de l'insuffisance, soit simple, soit compliquée de rétrécissement. On peut même dire que ce bruit est le signe le plus pathognomonique de tous ceux que nous a révélés l'auscultation. Car toutes les fois que, hors le cas de péricardite, le cœur présente un bruit anormal au second temps, on est sûr que ce bruit dépend d'une insuffisance des valvules aortiques, sans qu'il soit besoin de recourir à un autre caractère concomitant pour asseoir son diagnostic.

Dans les cas où l'insuffisance est compliquée d'un rétrécissement de l'orifice aortique, elle acquiert un nouveau bruit qui est le résultat du rétrécissement lui-même. En effet, l'ondée en sortant du cœur ne peut pas traverser l'orifice aortique rétréci sans produire un frottement exagéré contre les bords du rétrécissement : de là un bruit anormal qui se passe au premier temps du cœur ; ce bruit alterne avec celui qui a lieu au second temps, et qui dépend du reflux de l'ondée à travers l'*hiatus* de l'insuffisance.

Si nous avons bien fait comprendre le mécanisme de l'insuffisance des valvules aortiques, on doit voir qu'il y a dans cette maladie un enchaînement de cause et d'effet sur lequel nous devons attirer l'attention. Ainsi, nous savons que la réaction de l'aorte est la cause déterminante de la dilatation avec hypertrophie du ventricule, en forçant le sang à refluer du système artériel dans le ventricule après chaque systole du cœur. Mais, à mesure que la dilatation du ventricule devient de plus en plus considérable, la quantité du sang qui reflue dans le cœur devient aussi de plus en plus grande. Il s'ensuit par là même que l'ondée qui est chassée par le ventricule dans les artères acquiert un volume qui tend toujours à augmenter, et que les pulsations artérielles deviennent toujours plus marquées. Or, les artères ne peuvent pas présenter une amplitude exagérée dans leurs pulsations sans subir comme le ventricule une dilatation de leur calibre. C'est ce qui arrive effectivement, et ce qu'il est très facile de constater sur le cadavre d'un individu affecté d'une insuffisance aortique, surtout si elle est libre de tout rétrécissement. On verra alors à n'en pas douter que, dans ce cas, les principales artères, telles que l'aorte (1), les sous-clavières, les carotides, les crurales, les humérales, etc., ont un calibre bien plus considérable que les mêmes artères examinées sur le cadavre d'un autre individu de même taille, de même sexe, etc.

Il y a donc dans le mode de production des différentes lésions qui dépendent de l'insuffisance, une sorte de cercle pathogénique par lequel la dilatation avec hypertrophie du ventricule, qui est d'abord l'effet de la réaction artérielle, devient à son tour la cause de la dilatation des artères. Dans cet enchaînement de résultats qui sont tour à tour et successivement cause et effet les uns des autres, on doit penser que la masse du sang ne doit pas rester à l'état normal. Il est nécessaire que cette masse augmente aussi pour satisfaire à l'augmentation de calibre du ventricule et des artères. Le sang est donc en excès dans l'insuffisance; mais, comme la partie excédante de la masse sanguine exécute seulement un mouvement de va-et-vient du cœur aux artères et réciproquement, il s'ensuit que cette partie excédante est pour ainsi dire placée en dehors de la circulation.

Pour mieux fixer l'attention sur l'histoire et sur la théorie que nous avons donnée des bruits anormaux dans l'insuffisance, nous croyons devoir exposer maintenant ce qui en a été dit par les auteurs qui s'en sont occupés avec le plus de succès.

(1) M. Charcelay avait déjà montré que, dans l'insuffisance, il y a ordinairement des dilatations à la naissance de l'aorte. (Thèses de Paris, 1834, n° 283.)

M. Corrigan (1) admet que le bruit de soufflet s'entend dans la région de l'aorte ascendante, de la courbure sous-sternale, et sur le trajet des carotides et des sous-clavières; il est isochrone aux pulsations de ces artères, à leur diastole. Ce médecin explique la formation de ce bruit par le reflux du sang qui met les artères dans un état de flaccidité très favorable à leurs vibrations. Enfin, dans certains cas où l'intervalle que les valvules insuffisantes laissent entre elles est très considérable, on entend, selon M. Corrigan, un double bruit dans l'aorte ascendante: l'un accompagne la diastole des artères, l'autre se manifeste immédiatement après.

M. Corrigan présente donc comme une sorte d'exception l'existence des bruits au second temps; il les signale seulement dans les cas où l'*intervalle des valvules est très considérable*. Nous pensons, au contraire, que toute insuffisance aortique donne lieu d'abord à un bruit anormal au second temps du cœur, à moins d'une asystolie considérable. Quant aux bruits artériels, ils sont véritablement exceptionnels, puisqu'il faut, pour qu'ils aient lieu, que l'insuffisance soit libre de rétrécissement. Ensuite, M. Corrigan place dans l'aorte le siége du bruit qui est isochrone au second temps; or, n'est-il pas plus naturel de le placer à l'*hiatus* de l'insuffisance, quand on réfléchit que ce bruit a toujours son *maximum* d'intensité vis-à-vis les valvules aortiques dont l'*hiatus* apporte au mouvement rétrograde du sang un obstacle qui fait l'office d'un véritable rétrécissement pour la production du bruit?

M. Corrigan affirme de la manière la plus positive que les bruits artériels, ceux qui ont lieu pendant la diastole des artères, s'entendent sur le trajet de l'aorte thoracique comme sur celui des carotides. Or, nous ne pensons pas que les choses se passent ainsi. Nous avons entendu très souvent les bruits sur les carotides, mais jamais nous ne les avons perçus sur le trajet de l'aorte. M. Corrigan n'aura-t-il pas considéré comme

(1) *Archives de médecine*, 1832, t. XXX, p. 543.

bruits aortiques ces bruits de souffle qui sont produits au premier temps du cœur dans les cas où l'insuffisance se complique de rétrécissement, et qui s'entendent souvent dans le trajet présumé de l'aorte ascendante? On doit d'autant mieux faire cette supposition, que M. Corrigan ne parle aucunement de ces cas où il y a combinaison de l'insuffisance et du rétrécissement.

Quant à l'explication que M. Corrigan donne des bruits en se fondant sur la flaccidité des parois artérielles, nous croyons difficile de l'adopter. Comment, en effet, peut-on invoquer une semblable cause, la flaccidité, quand on songe que les parois artérielles, au moment de la diastole et de la production des bruits, sont plus tendues et plus dures dans l'insuffisance que dans toute autre maladie?

Un élève de M. Rayer (1), M. Aristide Guyot, qui a fait une thèse justement estimée sur l'affection qui nous occupe (2), a le premier distingué les insuffisances *pures* de celles qui sont compliquées de rétrécissement. D'après cet observateur distingué, l'insuffisance pure est caractérisée par un pouls fort, bondissant, et par un bruit de soufflet qui remplace (3) le bruit clair ou le second bruit du cœur, et qui s'entend dans les grosses artères, la sous-clavière, la carotide, etc. Quant à l'insuffisance compliquée de rétrécissement, elle ne donne pas lieu à un pouls fort, bondissant, et le bruit de soufflet qui remplace le second bruit normal ne s'entend pas dans les artères voisines du cœur; il est limité à la région précordiale.

Nous avons adopté, comme on l'a vu, la distinction que M. Guyot a posée entre les insuffisances pures et celles qui

(1) Il est juste de reconnaître que M. Rayer, le premier en France, a donné de l'impulsion à l'étude de l'insuffisance valvulo-aortique, jusque-là observée par les médecins anglais.

(2) Paris, 1834, n° 163.

(3) M. Guyot, qui suit la théorie de M. Rouanet, regarde les bruits anormaux comme une transformation des bruits normaux.

sont compliquées de rétrécissement ; mais nous différons de cet observateur, en ce que nous séparons complétement les bruits artériels de la carotide, de la sous-clavière, etc., du bruit anormal qui masque le second bruit du cœur. Ce bruit du second temps, qui est produit uniquement à l'hiatus de l'insuffisance, est le symptôme habituel des deux espèces d'insuffisance, la simple et la compliquée ; il est isochrone à la systole des artères ; tandis que les bruits anormaux de la carotide, de la sous-clavière, etc., sont isochrones à la diastole artérielle, et partant à la systole du cœur. Nous croyons cependant que, dans certains cas fort rares, le bruit produit aux valvules insuffisantes pourra s'étendre par voie de retentissement jusque dans la carotide ; alors, mais seulement alors, ce bruit coïncidera avec la systole artérielle, comme l'admettent MM. Barth et Roger dans le passage que nous avons tiré de leur *Traité de l'auscultation*. Et ce bruit transmis aux carotides différera beaucoup, pour la forme et l'intensité, de celui qui se passe dans la carotide elle-même.

M. Charcelay, qui a fait dans sa thèse inaugurale (1) une statistique complète des différentes lésions dont l'insuffisance aortique est la conséquence, M. Charcelay, dis-je, a confondu aussi le bruit produit au second temps du cœur par l'insuffisance elle-même, avec les bruits qui se passent dans les artères. Voici une proposition extraite de cette dissertation, qui le prouve suffisamment : « L'insuffisance offre pour signe pathognomonique un bruit de souffle au second temps, ayant son maximum d'intensité à la racine de l'aorte, et se *prolongeant* plus ou moins loin dans cette artère et ses principales divisions. » (Page 34.)

Il est inutile d'augmenter le nombre de ces citations pour montrer quel était l'état de la science à ce sujet. On retrouve la même confusion dans tous les ouvrages élémentaires, excepté pourtant dans celui de MM. Hardy et Béhier (2), qui

(1) Paris, 1836, n° 283.
(2) *Loc. cit.*, p. 455.

adhèrent complétement à la distinction que j'ai posée entre les bruits artériels et le bruit produit à l'hiatus de l'insuffisance, suivant que l'insuffisance est pure ou compliquée de rétrécissement. Ces observateurs adhèrent également à la théorie que j'ai donnée des bruits artériels dans l'insuffisance, et admettent par conséquent que ces bruits dépendent de la surabondance de l'ondée.

§ II. — Des anémies.

1° De l'anémie qui survient après les pertes sanguines.

Nous voici arrivé à l'étude d'une affection qui paraît se prêter difficilement à la théorie que nous avons exposée Comment, en effet, peut-on expliquer par une surabondance de l'ondée, des bruits qui ne s'observent qu'après des pertes de sang plus ou moins considérables? Et n'est-ce pas affecter une tendance inexcusable vers le paradoxe et la contradiction que de supposer une *polyémie* jusque dans l'*anémie?*

C'est justement pour m'expliquer au plus tôt sur ces reproches en apparence si vrais, que je m'empresse d'aborder l'histoire des bruits dans l'anémie; car il est très probable que ces reproches tacitement formulés dans l'esprit du lecteur ont pu l'empêcher de se rendre aux différentes raisons qui militent jusqu'à présent en faveur de la théorie que j'ai donnée des bruits artériels. Et j'espère qu'après m'être nettement expliqué sur la question de l'anémie, on sera mieux disposé à accepter sans arrière-pensée, et sans faire de réserve, les autres preuves qui témoignent de la légitimité de cette théorie.

Voici d'abord les caractères principaux que l'on prête actuellement à l'anémie qui résulte des pertes de sang : *L'anémie est caractérisée par la pâleur de la face, la décoloration des tissus, la petitesse du pouls et l'existence des bruits artériels. Cette affection tient tout à la fois à ce que le sang contient une forte proportion de sérum, et à ce que la quantité de la masse sanguine est moindre qu'à l'état normal.*

Cette proposition, qui paraît être l'expression la plus pure de la vérité, n'est pourtant rien moins qu'exacte. En effet, elle confond sous un seul nom, et dans une même entité morbide, deux états qui doivent être essentiellement distingués l'un de l'autre. Je vais donner immédiatement la distinction précise de ces deux états, comme résumé anticipé de tous les faits qui nous occuperont bientôt :

1° *Une soustraction notable de sang produit à l'instant même la pâleur de la face, la décoloration des tissus ; le pouls est plus petit qu'avant la perte de sang ;* il n'y a pas de bruits anormaux artériels. *Les éléments du sang restant conservent leurs proportions normales. Les symptômes précédents tiennent uniquement à ce que la quantité de la masse sanguine est au-dessous de l'état normal. C'est là un état réel d'anémie.*

2° *Après un certain temps, qui varie suivant l'abondance de la perte de sang (quelques heures, un jour, deux jours, etc.), le pouls acquiert plus de volume ; il devient même beaucoup plus plein qu'avant la déperdition sanguine*, et à dater de ce moment, on entend des bruits anormaux dans les artères. *La plénitude du pouls et les bruits artériels paraissent tenir tout à la fois à ce que, par suite d'une réparation rapide et surabondante du sérum, la masse sanguine est en somme plus considérable qu'avant la perte de sang. Cet état serait donc une polyémie, mais une polyémie séreuse.*

Ajoutons que le premier état, celui d'anémie vraie, a une courte durée ; tandis que le second, celui de polyémie séreuse, peut se prolonger longtemps.

Nous verrons plus loin qu'il y a d'autres symptômes à ajouter à ceux que nous venons d'indiquer sommairement comme caractérisant les deux états d'anémie et de polyémie séreuse. Mais nous nous bornons pour le moment à exposer succinctement ces deux états ; nous allons paraphraser les différentes propositions à l'aide desquelles nous les avons distingués :

1° *Une soustraction notable de sang produit à l'instant même la pâleur de la face et la décoloration des tissus ; le pouls est plus petit qu'avant la perte de sang.* Cette vérité ne doit être un sujet de doute pour personne, car elle ressort de l'observation de tous les cas d'hémorrhagies observés tant sur l'homme que sur les animaux. Je crois donc inutile de m'y arrêter plus longtemps ; et je passe à la proposition suivante, qui est tout aussi vraie, mais qui me sera très probablement contestée.

Il n'y a pas de bruits anormaux artériels. On admet si unanimement l'existence des bruits artériels après les déplétions sanguines, qu'on ne voudra probablement pas qu'il y ait absence de bruits dans le moment où cette déplétion est évidente, et où la vacuité des vaisseaux est un fait réel, démontré par la petitesse du pouls. Cependant, qu'on interroge la nature au moyen d'expériences, et qu'on observe les malades surpris tout à coup par une hémorrhagie considérable, on verra, à n'en pas douter, que dans les premières heures qui suivent la perte sanguine et qui précèdent la réparation du liquide sanguin, il y a tout à la fois petitesse du pouls et absence des bruits carotidiens. Nous indiquerons plus loin certains faits qui, au premier abord, pourraient paraître constituer une exception à la règle que je viens de poser.

Les éléments du sang restant conservent leur proportion normale. Il est facile de constater ce fait sur un animal bien portant, auquel on a fait subir une large saignée. Si on lui fait une seconde saignée un quart d'heure ou une demi-heure après la première, on remarque que le sang de cette seconde saignée ne diffère pas sensiblement, pour la composition, de celui qui a été extrait dans la première. Mais si l'on tardait davantage d'opérer la seconde émission sanguine, si on la pratiquait après que l'animal a bu et que son pouls s'est élevé, on obtiendrait un sang qui, à cause d'une réparation commençante, différerait, par une forte proportion de sérum, de celui qu'on aurait extrait antérieurement.

Les symptômes précédents tiennent uniquement à ce que la quantité de la masse sanguine est au-dessous de l'état normal. C'est là un état réel d'anémie. Voilà encore une vérité qui ne pourra être contestée de personne. Il est clair, en effet, que si un animal a 5 kilogrammes de sang, et qu'on lui en tire 2 kilogrammes, il n'en aura plus que 3 kilogrammes, tant que la nature n'aura pas procédé au travail si rapide de la réparation du sérum sanguin. Si donc on observe la décoloration des tissus et la petitesse du pouls dans l'instant si court qui est placé entre l'émission et la réparation sanguines, il est tout naturel d'expliquer ces symptômes par une diminution dans la quantité du sang, c'est-à-dire par un état réel d'anémie.

2° *Après un certain temps, qui varie suivant l'abondance de la perte du sang, le pouls acquiert plus de volume.* Cette augmentation progressive du volume du pouls a lieu au fur et à mesure que le sang se répare par l'absorption du liquide des boissons. Le sang contient donc dans ce moment une proportion de sérum plus considérable que celle qui existait dans la première émission sanguine, ou dans une seconde saignée qui aurait été faite immédiatement après la première : c'est effectivement ce qu'il est très facile de constater sur un animal en le saignant à plusieurs reprises, et à des intervalles d'un jour ou deux. On voit alors, à n'en pas douter, que plus le volume du pouls augmente, plus la proportion du sérum est considérable.

Il (le pouls) *devient même beaucoup plus plein qu'avant la déperdition sanguine, et à dater de ce moment, on entend des bruits anormaux dans les artères.* On est si généralement convaincu que les émissions sanguines répétées doivent réduire le volume du pouls, on trouve ce principe si naturel et si conforme aux simples notions du sens commun, qu'on n'a pas eu assez de liberté d'esprit pour constater franchement la vérité à cet égard. On n'a pas vu que le pouls, qui est d'abord petit dans les premiers instants qui suivent la déperdition sanguine, s'élève progressivement, et devient, au bout d'un jour ou deux, plus plein qu'il n'était avant la soustraction du sang. Son volume est alors d'autant plus considérable qu'il y a eu plus de sang perdu, et ce volume persiste tant que dure l'état pathologique que l'on confond à tort avec l'état d'anémie vraie sous le nom générique d'*anémie*.

Si pourtant la perte de sang a été portée au point d'épuiser l'individu et de le jeter dans une prostration considérable, il peut y avoir défaut de réparation. Le pouls reste petit et insensible, et l'individu ne tarde pas à succomber, sans qu'il ait été possible d'entendre des bruits dans les artères, à partir de la dernière saignée.

Il n'y a qu'un seul cas où il sera possible d'entendre des bruits artériels immédiatement après une perte sanguine, c'est dans le cas où des bruits artériels existaient déjà avant la perte de sang, et à la condition toutefois que cette perte n'aura pas été considérable. Ce fait, comme on le voit, ne constitue pas une objection à ce que j'ai dit précédemment ; il prouve seulement que, dans le cas que je viens de supposer, l'hémorrhagie, quand elle est légère, ne réduit pas assez le volume du pouls pour qu'il y ait suppression des bruits. Mais, bien que le volume du pouls soit réduit par la déplétion sanguine, du moment qu'il y a bruit, le pouls est encore plus plein qu'il ne l'était dans l'état de santé parfaite. Il est inutile de dire que la diminution légère du pouls ne s'effectue pas ici sans qu'il y ait en même temps coïncidence dans la diminution des bruits ; et ensuite, au bout de quelques heures ou d'un jour, le pouls et le bruit reviendront à leur état primitif, et même le dépasseront pour monter encore à un degré de plus. Nous reproduirons ces faits à propos des expériences qui seront rapportées plus loin.

La plénitude du pouls et les bruits artériels paraissent tenir tout à la fois à ce que, par suite d'une réparation rapide et surabondante du sérum, la masse sanguine est en somme plus considérable qu'avant la perte de sang. Cet état serait donc une polyémie, mais une polyémie séreuse. Le fait de la polyémie séreuse, me paraît une conséquence toute naturelle des symptômes précités, surtout de la plénitude du pouls. En effet, nous avons vu jusqu'à présent que les bruits et le frémissement vibratile qui les accompagne dépendent toujours d'un défaut de proportion entre la quantité du liquide et le diamètre du vaisseau. Pourquoi la même condition ne présiderait-elle pas à la production des bruits et du frémissement qui s'observent après les pertes sanguines, quand nous retrouvons ici la coïncidence d'un autre fait qui achève de démontrer la réalité de la surabondance de l'ondée sanguine, je veux dire un pouls qui, dans toutes les artères, présente un développement exagéré de son volume ?

Mais la plénitude insolite des pulsations artérielles n'est pas le seul caractère qui témoigne de la polyémie après les pertes de sang. Cette plénitude du pouls s'accompagne encore de plusieurs autres symptômes que l'on a toujours regardés comme propres à la surabondance de la masse sanguine. Tels sont, du côté de la tête, les vertiges, les éblouissements, les tintements d'oreille, la céphalalgie pulsative, le sentiment de resserrement ou de constriction des tempes; et du côté du thorax, nous avons la dyspnée avec sentiment de resserrement, les palpitations, etc. Tous ces symptômes de plénitude augmentent d'une manière souvent effrayante, quand, après un exercice musculaire, le sang veineux afflue des muscles et se porte en grande abondance de la périphérie au centre ; et par contre, ils diminuent ou cessent même momentanément quand le malade subit une nouvelle perte de sang, ou qu'on lui applique une grande ventouse aux membres inférieurs. Il est vrai qu'aux symptômes précédents il se joint une faiblesse excessive avec pâleur de la face et des muqueuses; mais ces derniers phénomènes nous montrent que le sang, bien que surabondant, contient peu de globules et beaucoup de sérum, d'où résultent la décoloration des tissus et la langueur des forces.

Cet ensemble de symptômes, qui survient quelque temps après toute soustraction de sang un peu considérable, a été observé par Dupuytren chez les individus hémorrhoïdaires qui ont subi à plusieurs reprises des hémorrhagies. « On a vu, dit Dupuytren, que les sujets affectés de bourrelets hémorrhoïdaux dégénérés étaient réduits à un état d'anémie profonde, d'asthénie, provoqué par l'abondance et la fréquence des hémorrhagies. Les évacuations auxquelles les malades sont habitués de longue date ne sont pas subitement arrêtées sans qu'il se fasse une réaction sur toute l'économie. Un état général de pléthore artificielle s'établit, des congestions sanguines ont lieu vers les poumons, le foie, le cerveau, et des affections de ces organes peuvent survenir. Souvent les malades sont pris de syncopes, de spasmes, d'étourdissements, et tombent dans un état d'insensibilité alarmante ; leurs artères battent avec une telle violence, que l'on serait porté à les croire atteints d'une diathèse anévrysmale, si ces pulsations ne changeaient à chaque instant de siége et de forme ; et, chose remarquable, cet état de pléthore coïncide avec une couleur pâle, plus généralement jaune ou terreuse, de la peau et surtout de la face, avec une faiblesse particulière du malade (1). »

Les symptômes de *pléthore* avec *pâleur de la face* et *faiblesse* que le célèbre chirurgien de l'Hôtel-Dieu de Paris a remarqués chez les hémorrhoïdaires qui ont éprouvé des pertes de sang répétées, ces symptômes, dis-je, ne sont pas toujours aussi caractérisés. Le plus ordinairement ils n'attirent bien l'attention du malade et du médecin que lorsqu'un léger exercice musculaire vient pour ainsi dire les mettre en relief, en faisant refluer le sang veineux vers le centre circulatoire et en augmentant momentanément la congestion des principaux viscères. On a dû voir qu'un symptôme essentiel avait été omis par Dupuytren : c'est l'existence des bruits artériels,

(1) Dupuytren, *Leçons orales de clinique*, 1832, t. I, p. 354.

qui devraient être ici d'une intensité proportionnelle à celle des autres phénomènes observés par lui, surtout des battements violents des artères; mais cet oubli se conçoit, parce qu'à l'époque où Dupuytren professait, l'attention des médecins et surtout des chirurgiens n'était pas portée sur ce signe important. Quant à la *réaction de l'organisme* que cet observateur regarde comme la cause de cette *pléthore artificielle*, nous la préciserons plus loin, et nous montrerons positivement en quoi elle consiste. Nous verrons en un mot, que le volume exagéré du pouls, les bruits artériels, et les autres symptômes dits *pléthoriques* qui s'observent après les hémorrhagies, dépendent d'une condition anatomo-pathologique qui survient dans l'organe central de la circulation.

Comme on le pense bien, une semblable démonstration ne pouvait être tentée que sur les animaux. Il a donc fallu faire des expériences dont je me contenterai de donner les résultats principaux. J'en ai fait à deux reprises différentes, d'abord sur des chiens, puis sur des lapins.

Quand on fait à un chien une saignée abondante (1), immédiatement après, le pouls est petit, il n'y a pas de bruits artériels, l'animal a soif et boit; le lendemain le pouls a perdu la petitesse qu'il avait immédiatement après l'émission sanguine, et même il est un peu plus plein qu'il ne l'était avant la saignée. Pratique-t-on une seconde émission sanguine, le pouls redevient petit, mais néanmoins il l'est moins qu'après la première; l'animal boit de nouveau, et le lendemain le pouls a repris un volume qui est encore plus marqué que celui qui avait été noté le lendemain de la première saignée.

On fait ainsi chaque jour une nouvelle saignée, et le lendemain de chaque perte de sang on observe que le volume du pouls augmente de plus en plus; et néanmoins l'animal s'affaiblit progressivement, ses membranes muqueuses se déco-

(1) Ces saignées étaient faites à la veine jugulaire externe; elles étaient environ de 100 grammes pour un chien de 8 kilogrammes.

lorent, et le sang extrait de la veine contient une forte proportion de sérosité.

Après cinq ou six saignées, et le lendemain du jour où a été faite la dernière émission sanguine, le pouls a acquis un volume manifestement plus considérable qu'il ne l'était avant toute évacuation; le cœur est le siége de vives palpitations; les artères deviennent même frémissantes au doigt : c'est alors que l'on constate pour la première fois l'existence de bruits artériels, soit à la carotide, soit à la crurale, soit même au cœur. Il y a donc coïncidence entre l'apparition des bruits et le développement du pouls. Cela est si vrai que, si alors on pratique une nouvelle saignée, les bruits artériels diminuent en même temps que le pouls perd une partie de son volume, jusqu'à ce que l'animal ayant réparé cette nouvelle perte, le pouls reparaisse dans toute sa plénitude et les bruits dans toute leur intensité. Cependant ces réparations ont un terme, et il arrive un moment où le sang est si séreux, si dépourvu de globules, qu'il devient tout à fait impropre à entretenir la vie, et que l'animal périt de faiblesse.

Nous trouvons dans cette première série d'expériences la preuve de ce que nous avons déjà établi, savoir : 1° que les émissions sanguines déterminent progressivement un développement de plus en plus marqué du pouls au fur et à mesure que ces émissions se répètent; 2° que les bruits artériels déterminés par les pertes de sang n'apparaissent que lorsque le pouls a acquis un certain volume.

Mais nous devons pousser plus loin nos investigations; nous devons maintenant rechercher quelle est la cause de cette surabondance de l'ondée sanguine qui donne au pouls tant de plénitude. Il s'agit donc de savoir comment il se fait qu'à mesure que la proportion des globules sanguins diminue par suite des saignées répétées, et à mesure que celle du sérum augmente, que les tissus se décolorent, que la faiblesse musculaire devient plus grande; il s'agit, dis-je, de savoir comment il se fait que, dans ces circonstances, le cœur bat plus vivement, et lance dans les artères une ondée beaucoup plus considérable qu'avant toute perte sanguine et avant l'altération survenue dans la composition du sang.

Pour résoudre cette seconde question, je devais comparer l'état des individus saignés plusieurs fois à celui d'autres individus sains et vierges de toute expérimentation et par suite de cette comparaison je devais rechercher si, chez les animaux saignés, il n'y avait pas quelque condition particulière qui ne se rencontrait plus chez les animaux non saignés, et qui faisait que l'ondée lancée par le cœur était plus considérable chez les premiers que chez les seconds.

Or, pour faire cette comparaison avec précision et avec fruit, il fallait que les individus comparés entre eux fussent autant que possible semblables sous le rapport de la taille, de la forme, du poids, etc. ; et comme ces circonstances d'identité se rencontrent très difficilement sur les chiens, j'ai choisi les lapins, qui satisfont mieux à toutes les conditions que je recherchais : de là la nécessité d'une seconde série d'expériences.

J'ai procédé sur les lapins comme sur les chiens. Je leur faisais chaque jour une saignée de 60 à 80 grammes à la veine jugulaire externe, et je remarquai qu'à mesure que je répétais ces saignées, le pouls, examiné le lendemain de chaque émission sanguine, présentait plus de développement. Quant aux bruits, je dois dire que jamais je n'ai pu les percevoir, quelle que fût la plénitude du pouls. Au reste, je m'y attendais. Je pensais d'avance que les artères, même les carotides, sont trop petites sur le lapin pour que les vibrations de leurs parois, quelque intenses qu'elles soient, puissent être perçues par l'oreille. Nous ne pouvons donc plus nous occuper directement des bruits dans cette seconde série d'expériences, mais seulement du développement du pouls. Or, ce développement du pouls se remarque chez les lapins saignés tout aussi bien que chez les chiens. Notre but présent est d'en rechercher la cause ; et de cette manière nous rechercherons indirectement la condition première de la production des bruits, car nous savons que sur les chiens saignés, comme sur l'homme, leur apparition se lie d'une manière essentielle à la plénitude des pulsations artérielles.

Quand donc j'eus remarqué que le pouls des lapins saignés avait augmenté considérablement (ce qui arrivait ordinairement, comme sur les chiens, après la cinquième saignée), j'établis, le lendemain de la dernière émission sanguine, des points de comparaison entre le lapin saigné et un autre lapin non saigné.

J'observai d'abord que les pulsations artérielles étaient beaucoup plus développées chez l'individu saigné que chez l'individu sain ; et comme je pouvais penser que cette plénitude extrême du pouls chez le lapin saigné tenait à ce que chez lui la quantité du sang était plus considérable que chez le lapin non saigné, je cherchai à estimer cette différence présumée, en recueillant et en mesurant tout le sang fourni par une hémorrhagie épuisante, provoquée en ouvrant la carotide aux deux individus. Je tentai effectivement ce moyen, et je le répétai plusieurs fois; mais il ne m'a pas donné des résultats précis. Voici pourquoi : le lapin saigné, affaibli par la proportion énorme de sérosité de son sang, mourait beaucoup plus vite que l'autre individu qui était sain et vigoureux, et il mourait par conséquent avant d'avoir fourni tout le sang qu'il aurait pu émettre s'il eût eu autant de résistance vitale que l'individu sain ; et néanmoins, malgré cette différence dans l'état de réplétion des vaisseaux sanguins et dans la durée du temps qui précédait la mort, la quantité de sang extraite par la section des carotides était à peu près la même.

Il y a chez le lapin affaibli par les saignées une cause qui empêche ainsi le sang de sortir facilement des vaisseaux, c'est l'atonie des artères. Quand on a fait aux deux individus la section de la carotide, on remarque dans la manière dont coule le sang une différence qui démontre cette atonie artérielle. En effet, chez le lapin sain, le jet du sang est continu et énergique presque jusqu'à la fin de l'hémorrhagie, et il ne se renforce que légèrement à chaque contraction du cœur. Chez le lapin affaibli, il sort des ondées considérables à chaque contraction du cœur. Dans l'intervalle de ces ondées, le sang coule bien d'une manière continue, mais il ne sort plus avec la même force que chez le lapin sain.

Par suite des difficultés que je viens de signaler, j'ai renoncé à l'idée de pouvoir apprécier exactement la quantité relative de sang. Néanmoins, bien que l'état de surabondance sanguine ou de polyémie ne me paraisse pas susceptible d'être démontré par une mensuration rigoureuse, je n'en persiste pas moins à la considérer comme rationnelle chez les individus qui ont été soumis à des saignées répétées, et qui présentent un développement insolite du pouls. J'en donnerai les raisons plus loin.

Jusqu'à présent, nous n'avons pas encore trouvé la raison positive de cette surabondance si remarquable de l'ondée que le cœur lance dans le système artériel chez les individus saignés. Nous allons enfin la connaître par la comparaison du cœur faite à l'autopsie des lapins soumis aux saignées répétées, et des lapins sains, morts les uns et les autres d'une hémorrhagie épuisante, déterminée par la section de la carotide. Je dois dire que ces expériences comparatives ont été plusieurs fois répétées.

Chez l'animal mort en pleine vigueur, le cœur est revenu sur lui-même ; les cavités en sont effacées, surtout les cavités ventriculaires. Voilà, en effet, et avec raison, l'aspect sous lequel on nous représente le cœur des individus qui périssent d'une hémorrhagie foudroyante. Mais ce tableau ne serait plus fidèle pour le cœur des individus affaiblis antérieurement par des saignées. Chez ces derniers, morts également d'une hémorrhagie épuisante, le cœur est un tiers plus volumineux que celui des individus sains. Ses cavités présentent une dilatation manifeste ; souvent elles contiennent encore du sang, ce qui prouve, comme je le disais plus haut, que chez les lapins affaiblis par des saignées répétées, et à qui on ouvre la carotide, on ne peut pas obtenir une quantité de sang qui donne la mesure de celui qui circule dans les vaisseaux. Mais continuons Chez ces individus, il n'y a pas seulement dilatation des cavités cardiaques, la substance du cœur est encore hypertrophiée; en effet, bien que les cavités soient dilatées, leurs parois ont encore la même épaisseur que chez les lapins qui n'ont pas subi des saignées répétées. Mais ce qui met surtout cette hypertrophie hors de doute, c'est qu'en débarrassant exactement de leurs caillots le cœur des individus saignés plusieurs fois, et en comparant leurs poids avec celui du cœur des individus sains, on voit que le poids des premiers est sensiblement plus considérable que celui des seconds.

Cette dilatation avec hypertrophie légère du cœur, observée comme un fait constant chez les individus qui ont subi des pertes de sang, nous fournit des considérations intéressantes : 1° Nous voyons l'hypertrophie se développer sous l'influence d'un sang séreux, très pauvre en globules, et par conséquent mauvais réparateur. Mais cependant nous trouvons des cas analogues dans la pathologie. Ainsi, tout le monde sait qu'un cœur affecté de rétrécissement dans ses orifices peut subir une hypertrophie considérable, bien que le sang soit souvent aussi dépourvu de globules qu'après une perte sanguine. De même, le sang est également très séreux dans certaines cachexies cancéreuses, lorsque le pylore est affecté d'un rétrécissement squirrheux, et néanmoins les fibres musculaires de l'estomac peuvent alors s'hypertrophier d'une manière remarquable. Et d'ailleurs est-il nécessaire de rappeler que l'hypertrophie physiologique de l'utérus, qui est la condition anatomique de la grossesse, se développe quelquefois chez des femmes très affaiblies dont le sang renferme une très faible portion de globules? 2° La dilatation avec hypertrophie qui nous occupe est encore curieuse sous ce rapport, qu'elle se développe très rapidement. On peut, en effet, la constater après la cinquième saignée, c'est-à-dire qu'elle peut se former en cinq jours, en supposant une saignée par jour.

Quant au mode de formation de cette dilatation avec hypertrophie, voici, je crois, comment on doit s'en rendre compte : les saignées répétées, en privant le sang d'une grande partie de ses globules, ainsi que l'ont démontré MM. Prévost et Dumas, l'ont privé également de sa faculté excitante ou tonifiante. Par conséquent, cet appauvrissement du sang entraîne avec lui un relâchement dans tous les tissus, et surtout dans la substance musculaire du cœur. Les cavités cardiaques sont donc relâchées en conservant pourtant leurs rapports de capacité, et elles deviennent dès lors plus amples ou dilatées. Telle est donc la première condition qui préside à la dilatation des cavités du cœur dans le cas qui nous occupe : c'est l'atonie. Mais en même temps que le cœur se dilate, et par suite d'une loi de pathogénie que tout le monde admet, sa substance musculaire s'hypertrophie. Cette hypertrophie est ici nécessaire ; car le cœur, étant faiblement stimulé par un sang appauvri, et ayant d'ailleurs à réagir sur une ondée que la dilatation de ses cavités a rendue plus considérable, a besoin nécessairement d'un surcroît d'organisation, et d'un renforcement musculaire, pour pouvoir continuer ses fonctions.

Comme on le voit, nous connaissons maintenant la cause de ces palpitations cardiaques, et de ces battements artériels qui se montrent à mesure que le sang perd ses globules et qu'il devient plus séreux. On trouve cette cause dans l'ondée sanguine rendue surabondante par suite de la dilatation du cœur, résultant elle-même de l'atonie consécutive à l'appauvrissement des qualités du sang. Il va sans dire, dès lors, que les bruits artériels dont l'apparition coïncide avec un développement exagéré du pouls dépendent aussi de la même cause.

Nous trouvons de plus dans cette dilatation du cœur une preuve suffisante et rationnelle de la polyémie séreuse chez les individus qui ont subi des pertes de sang. Si, en effet, la capacité des cavités du cœur est visiblement augmentée, si l'ondée qui les traverse est aussi plus volumineuse qu'à l'état naturel, il est bien rationnel d'admettre qu'en somme la masse du sang est plus considérable chez les individus saignés que chez ceux qui ne le sont pas; et la masse du sang s'est ainsi augmentée, parce que le liquide des boissons qui se mêle au sang aura séjourné dans les vaisseaux, pour combler par là l'espèce de vide produit dans le cœur par suite de l'atonie qui l'a fait dilater. Il est vrai que ce sang surabondant n'est pas riche en globules; mais qu'est-ce qui empêche d'admettre que le sang puisse être tout à la fois très séreux et surabondant?

M. Marshall Hall a fait sur les effets des pertes de sang un mémoire important, qu'il serait injuste de ne pas citer avec tous les éloges qu'il mérite (1). Dans ce travail, l'observateur anglais n'a pas eu pour but d'étudier les bruits artériels, puisqu'il les indique à peine; il a voulu exposer tous les phénomènes qui suivent les émissions sanguines. Parmi ces phénomènes, il distingue la syncope, qui survient immédiatement après la perte de sang (quand celle-ci est considérable), et puis quelque temps après la syncope, vient la réaction, qui indique le retour, et même l'augmentation d'activité des fonctions circulatoires. Il dit qu'après quelques saignées, la réaction devient excessive; voici les phénomènes qu'elle présente : « L'action du cœur et des artères est accompagnée d'un frémissement particulier, et celle du cœur est caractérisée par un bruit de scie ou de râpe, auquel on a donné le nom de *bruissement*, et qui se fait entendre très distinctement en appliquant l'oreille sur la poitrine. La pulsation des petites branches artérielles, imperceptible dans l'état de santé, devient très marquée, les carotides et les crurales battent avec violence. » (Page 374.) Dans une de ses expériences, on voit les effets de cette réaction portés au point de déterminer une hémorrhagie cérébrale.

Le médecin anglais regarde cette réaction comme dépen-

(1) *Archives générales de médecine*, juillet 1833, p. 370.

dant d'une affection du cœur, mais d'une affection nerveuse, et il n'oublie pas de signaler l'erreur de ceux qui, après des hémorrhagies, pourraient s'en laisser imposer au point de croire à l'existence d'*une maladie du cœur ou de ses valvules* (1). D'après lui, cette réaction du cœur est la cause unique de tous les symptômes que présente alors le système circulatoire. Il parle à peine du sang, de sa réparation, et de son altération de composition au moment où les phénomènes de réaction sont excessifs.

Au reste, les idées que je soutiens en ce moment sur la réparation surabondante du sang après ces hémorrhagies ne sont pas entièrement nouvelles dans la science. J'ai déjà exposé les résultats de l'observation de Dupuytren à ce sujet, je vais maintenant citer Lancisi qui a émis des opinions plus ou moins semblables à celles que je défends.

Cet auteur a observé que le sang se répare surabondamment après les grandes hémorrhagies. « *Neque id sane reticeam, quod facile post longam praxim quisque per se didicit; nempe in hujusmodi magnis spontaneis hæmorrhagiis videri sanguinem propter inductam fermentationem, sua mole, ut ita dicam, fieri majorem, darique quandam veluti aeris particularum immissionem, vel conversionem in sanguinem. Usque adeo superstes intra vasa cruoris moles sufficit tum continuandæ ingenti evacuationi, tum implendis, elevandisque arteriis quæ adhuc magnæ duræque post ejectas multas rubri liquidi mensuras mirabiliter persistunt* (2). » Comme on le voit, ces réparations, notées par Lancisi, se font si rapidement, qu'il admet la conversion de l'air en sang pour s'en rendre raison. Du reste, cet auteur n'a constaté les phénomènes de cette réparation surabondante qu'après les hémorrhagies spontanées (*spontaneis*), à peu près comme Dupuytren ne parle de sa *pléthore artificielle* qu'après les éva-

(1) *Archives générales de médecine*, juillet 1833, p. 375.

(2) *Opera*. Romæ, 1745, t. I, p. 19.

cuations sanguines dues aux hémorrhoïdes. Ils n'ont par conséquent, ni l'un ni l'autre, généralisé la réparation du sang comme le résultat constant de toutes les émissions sanguines un peu considérables, soit naturelles, soit artificielles ; ils n'ont pas dit, ce qui était important à noter, que le sang surabondant était alors très séreux, et surtout que cet état surabondant du sang dépendait d'une dilatation atonique du cœur

Tout le monde doit voir facilement qu'il est impossible de reconnaître la polyémie séreuse après les grandes pertes de sang, sans réformer nécessairement quelques-unes de nos opinions en thérapeutique. Ainsi, 1° on doit admettre que les saignées répétées diminuent de plus en plus la proportion des globules, comme l'ont démontré, les premiers, MM. Prévost et Dumas ; mais c'est là que porte toute la déplétion sanguine. Tant que l'individu soumis aux pertes de sang peut réparer ces pertes au moyen du liquide des boissons, la masse du sang augmente, au contraire, par suite de la dilatation progressive des vaisseaux, et de la réparation exubérante du sérum. Voilà, je le sais, une opinion paradoxale; mais cette opinion ne l'est pas plus que celle de MM. Andral et Gavarret, qui nous ont appris que, dans les phlegmasies, la proportion de la fibrine du sang allait aussi toujours en augmentant à mesure qu'on tirait du sang au malade. Ces opinions sont donc, si l'on veut, paradoxales l'une et l'autre, mais toujours est-il qu'elles sont fondées sur l'observation des faits.

Il n'est guère possible de réfléchir à la polyémie séreuse qui nous occupe, sans mettre en question l'efficacité du fameux traitement de Valsalva dans les anévrysmes. Ce traitement, qui doit se prolonger longtemps, consiste, comme l'on sait, à saigner très souvent le malade, et à ne lui donner que des aliments très légers, dans le but de l'affaiblir, et de diminuer la force de propulsion de l'ondée sanguine du cœur dans les artères, et en particulier dans la cavité de l'anévrysme. L'emploi de ces moyens diminuera certainement la force générale du malade, mais il n'aura plus la même influence sur l'intensité des battements des artères et de la tumeur anévrysmale. Ces battements devront, au contraire, augmenter en plénitude et en énergie sous l'influence des saignées répétées, comme nous l'ont appris d'une manière si positive les expériences de M. Marshall Hall et les nôtres. Pour assurer la réalité du but qu'on suppose au traitement de Valsalva, il faudrait priver le malade de boissons; de cette manière, la déplétion du sang ne serait plus contrariée par une réparation surabondante qui viendrait augmenter l'intensité des battements artériels. Mais la soif vive qui tourmenterait alors le malade rendrait un tel traitement insupportable; et si, d'un autre côté, le malade pouvait s'y soumettre, il serait à craindre qu'il ne tombât dans un état d'anémie vraie qui, comme nous le verrons, devint bientôt incompatible avec la vie.

Néanmoins, quand on a beaucoup à craindre le retour d'une hémorrhagie, comme dans un cas de plaie d'artères, après l'opération de l'anévrysme, etc., il me paraît rationnel de s'opposer à tout développement ultérieur du pouls, en privant pour quelque temps le malade de boisson. Cette privation aurait moins d'inconvénient ici que dans le traitement de Valsalva, parce qu'elle ne durerait pas aussi longtemps.

Pour clore toutes les digressions qui nous ont été commandées par l'abondance des matières, nous devons résumer les caractères principaux de l'anémie vraie et de la polyémie séreuse, en supposant ces deux états portés à un haut degré.

Dans l'anémie, le pouls est petit, fréquent; pas de bruits artériels; il y a des syncopes, de la soif; le cœur est peu volumineux (1). Si l'anémie est excessive et portée au point d'entraîner la mort, il y a des convulsions, qui coïncident alors avec un pouls nul ou à peine appréciable.

Dans la polyémie séreuse, il y a de la céphalalgie pulsative, des vertiges, de la dyspnée, des palpitations, etc.; le

(1) On observe les mêmes symptômes de l'anémie, même la soif, quand on fait l'application de la grande ventouse Junod.

pouls est plein, les battements artériels sont visibles à distance, et plutôt rares que fréquents ; il y a des bruits dans les artères et au premier temps du cœur ; le cœur est volumineux. Les symptômes précédents augmentent par l'exercice. Ils diminuent au contraire momentanément à la suite d'une émission sanguine ou de l'application de la grande ventouse. Or, les mêmes moyens augmentent à l'instant même les symptômes de l'anémie vraie.

Il y a dans l'anémie et dans la polyémie séreuse deux symptômes communs qui sont cause que l'on confond à tort ces deux états sous le nom d'*anémie :* ce sont la pâleur et la faiblesse (1).

La pâleur dérive, dans les deux cas, de la même condition : c'est de la diminution des globules. Mais dans l'anémie vraie, le défaut de globules coïncide avec un défaut proportionnel des autres éléments du sang ; tandis que dans la polyémie séreuse, le défaut de globules se rencontre avec une même proportion surabondante de sérosité. Or, comme la sérosité du sang ne fait rien par elle-même pour la coloration des tissus, il s'ensuit que dans la polyémie séreuse, les tissus, privés d'une suffisante quantité de globules, doivent être aussi pâles que si le sérum n'existait pas.

Dans la polyémie séreuse, la pâleur s'accompagne ordinairement de bouffissure ; dans l'anémie, elle coïncide avec l'affaissement des traits et l'état grippé de la face.

Quant à la faiblesse, elle est considérable dans l'anémie vraie ; lorsque celle-ci est portée très loin, l'individu est obligé

(1) La syncope, qui est un symptôme pour ainsi dire caractéristique de l'anémie, peut se rencontrer aussi dans la polyémie séreuse. Dans ce dernier cas, elle survient lorsque, après un exercice musculaire, le sang arrive au cœur en plus grande quantité et surcharge, pour ainsi dire, cet organe. Elle est alors précédée par de violentes palpitations et par un sentiment de poids considérable au cœur, toutes circonstances qui n'ont plus lieu dans la syncope produite par l'anémie. Dans le cas de polyémie séreuse, comme dans celui d'anémie, la syncope dépend de ce que le cœur est momentanément tro faible pour continuer ses contractions.

de garder le lit ; il ne peut ni se mettre sur son séant, ni se mouvoir. Dans la polyémie séreuse, la faiblesse est beaucoup moins considérable, l'individu peut marcher, se promener, etc., ce qui prouve que, bien que la réparation du sang ne porte que sur la quantité du sérum, cette réparation suffit néanmoins pour donner aux fonctions circulatoires une activité nécessaire à l'accomplissement des autres fonctions de l'organisme.

Il y a une autre circonstance qui a pu contribuer aussi à faire confondre ensemble l'anémie vraie et la polyémie séreuse, c'est celle que je suppose dans l'exemple suivant. Un individu présente, à la suite de pertes sanguines, tous les caractères de la polyémie séreuse. Cet individu est pris tout à coup d'une nouvelle perte de sang considérable qui entraîne immédiatement la mort. On fait son autopsie, et l'on trouve peu de liquide sanguin dans les vaisseaux. On en conclut, et l'on croit bien conclure, que, puisque l'inspection cadavérique montre les caractères non douteux de l'anémie vraie, cette anémie existait nécessairement déjà avant la dernière hémorrhagie qui a foudroyé le malade. Or, c'est là qu'est l'erreur. Quand le malade présentait tous les caractères de la polyémie séreuse, tels que pâleur, bruits artériels, pouls developpé, etc., le sang, bien que séreux, était effectivement alors en quantité considérable, et si ce malade fût mort sans perdre de sang, on eût été étonné d'en trouver les vaisseaux remplis. Dans un cas semblable, il ne faut donc pas partir de l'anémie existante à l'autopsie pour nier la polyémie séreuse qui précédait l'hémorrhagie finale ; et il ne faut pas, je le répète, s'en laisser imposer par le symptôme *pâleur*, qui est propre à l'anémie et à la polyémie séreuse.

Enfin, pour terminer cet article, nous avons encore à paraphraser la dernière proposition de celles que nous avons émises sur l'anémie et la polyémie séreuse. La voici :

Ajoutons que le premier état, celui d'anémie, a une courte durée, tandis que celui de polyémie séreuse peut se prolonger longtemps.

D'après les expériences que nous avons rapportées, nous avons vu que l'anémie ne dure pas longtemps : au bout de quelques heures, le vide déterminé dans les vaisseaux est bientôt comblé par l'arrivée et le séjour dans ces vaisseaux du liquide des boissons. La nature procède donc le plus tôt possible à la réparation du sang perdu, et l'on peut dire d'elle, en se servant d'une ancienne expression métaphorique, qu'*elle a horreur de l'anémie*. Quand au bout de quelques heures, il y a toujours absence de bruits artériels, c'est-à-dire que le pouls est petit, languissant, et que la réparation n'a pas lieu, le malade est dans un danger imminent de périr de faiblesse et d'épuisement. L'anémie vraie est donc par elle-même un état très grave.

Quant à la polyémie séreuse, elle n'a plus la gravité de l'anémie vraie. Elle dure aussi beaucoup plus longtemps. Sa durée peut s'apprécier facilement sur les individus qui ont subi des émissions de sang répétées à l'occasion d'une maladie aiguë. Ordinairement, quinze jours suffisent pour le retour du sang et de l'organisme à son état normal. A mesure que l'alimentation se fait d'une manière régulière et progressive, on voit le teint perdre sa pâleur, les forces revenir, le pouls baisser de volume, les bruits artériels disparaître ainsi que la dyspnée, les palpitations, etc.; cet heureux changement tient surtout à l'augmentation des globules sanguins qui reprennent bientôt leur ancienne proportion sous l'influence réparatrice des aliments. Grâce à ce retour des globules, les artères, et surtout le cœur, retrouvent leur tonicité primitive ; les cavités cardiaques cessent d'être relâchées, elles se resserrent ainsi que les artères ; la dilatation du cœur disparaît. De cette manière la masse sanguine est réduite à sa quantité normale, par la diminution de capacité de ses réservoirs ; et ce résultat s'opère en même temps que le liquide sanguin perd sa proportion exubérante de sérum, et qu'il retrouve sa proportion normale de globules.

Comme on le voit, la dilatation du cœur qui survient après

les pertes de sang répétées n'a plus la gravité ni la durée de celles qui sont jointes à des lésions d'orifices ; c'est un point sur lequel nous reviendrons.

Quelquefois il arrive que la polyémie séreuse produite par les pertes sanguines dure beaucoup plus que nous ne venons de le dire. On la voit, en effet, se prolonger des mois, et même des années. Cette prolongation indéfinie tient à une circonstance pathogénique qui joue un rôle extrêmement important dans ce genre d'affection, c'est qu'alors il y a une diminution ou une altération persistantes soit dans l'appétit, soit dans les fonctions digestives. Par suite du défaut d'assimilation qui en est la conséquence, il ne se fait aucune réparation dans la qualité appauvrie du sang; les globules restent en proportion minime, et le sérum surabonde : de là la persistance de tous les symptômes de la polyémie séreuse.

De ces deux états qui surviennent après les hémorrhagies, et dont nous avons présenté l'histoire comparative sous les noms d'anémie vraie et de polyémie séreuse, il y en a un dont il ne sera plus question, c'est l'anémie vraie. Quant à la polyémie séreuse que nous appellerons encore indifféremment, *anémie globulaire*, *aglobulie*, *hydrémie*, *cachexie*, etc., nous la retrouverons dans toutes les maladies qui nous restent à examiner dans ce second paragraphe. Seulement nous verrons qu'elle ne dépend plus de pertes sanguines, mais qu'elle se développe sous l'influence de causes variées que nous chercherons à apprécier et à généraliser.

2° Chlorose.

J'envisage dans cet article la chlorose dans son type le plus pur, c'est-à-dire lorsqu'elle survient chez une jeune fille à l'occasion des difficultés de la menstruation, et qu'elle prend par conséquent son point de départ dans l'utérus. Cette opinion ne m'est pas personnelle; elle a été adoptée jusqu'à présent par es médecins les plus distingués. Je suppose également que la maladie est parfaitement caractérisée, voici les symptômes qu'elle présente ordinairement :

La face est pâle, bouffie ; il y a de l'œdème aux paupières, il est très marqué le matin après le sommeil ; il y a aussi de l'œdème aux malléoles : celui-ci se montre surtout le soir quand la malade n'a pas passé la journée au lit ; il y a beaucoup de répugnance pour le mouvement, avec un sentiment de lassitude et de pesanteur ; la marche est difficile et très fatigante ; il y a de la mollesse et de l'empâtement dans les masses musculaires ; les muscles deviennent douloureux après des contractions répétées ou énergiques ; il y a une grande sensibilité au froid.

Il y a de la céphalalgie de forme pulsative ; il peut y avoir aussi des névralgies fixées sur les branches nerveuses de la tête ; la malade éprouve un sentiment de constriction sur les tempes, comme si le cerveau était trop à l'étroit dans le crâne ; il y a des vertiges, de la somnolence, des éblouissements, des tintements d'oreille et la perception d'un souffle incommode ; le caractère est triste, mélancolique ; il y a des terreurs imaginaires et des appréhensions sur les suites de la maladie ; quelquefois même on observe de l'engourdissement dans les membres, et même de la paralysie (1).

La respiration est suspirieuse ; il y a de la dyspnée sous-sternale, un sentiment de resserrement du thorax et d'anxiété : pendant la nuit cette anxiété se change souvent en cauchemar ; il y a des douleurs fixées sur les nerfs intercostaux.

Il y a un sentiment de poids au cœur, accompagné de palpitations fréquentes ; cet organe paraît être à la malade plus volumineux qu'à l'état normal, et il l'est réellement : je m'en suis assuré au moyen de la percussion. Les battements du cœur sont augmentés en force ; ils donnent souvent à l'oreille un son métallique, surtout pendant la durée des palpitations. Les bruits normaux sont clairs et assez intenses pour s'en-

(1) Duchassaing, *Journal de médecine*, décembre 1844.

tendre dans toute la poitrine ; il y a assez souvent bruit de souffle au premier temps. Il y a des bruits anormaux dans les artères ; ils sont accompagnés de frémissement. Les pulsations artérielles, surtout celles des carotides, sont énergiques, et visibles de loin. Deux fois il m'est arrivé d'observer sur les crurales et les carotides des bruits normaux qui s'entendaient en approchant l'oreille à la distance de 4 centimètres. Le pouls radial, que l'on donne habituellement comme petit et faible, présente au contraire un volume plus considérable que dans l'état de santé. Les veines sont, comme les artères, plus pleines qu'à l'état normal, bien que moins foncées en couleur. On a dit que les veines du dos de la main étaient petites chez les chlorotiques ; mais il faut ajouter que ces veines sont encore plus petites chez les chlorotiques guéries que chez les chlorotiques malades ; et l'on doit se rappeler que tous les vaisseaux, soit veineux, soit artériels, ont un diamètre beaucoup moindre chez une jeune fille que chez un homme, et que la seule manière de juger de leur plénitude anormale est de les comparer pendant et après la maladie.

La muqueuse de la cavité buccale est peu colorée : elle est d'un blanc rosé ; il y a diminution ou altération de l'appétit ; les digestions sont difficiles ou douloureuses, accompagnées de nausées, de vomissements, etc. ; il y a des borborygmes, du ballonnement, de la constipation.

Les règles, d'abord nulles ou précédées des points douloureux de la névralgie lombo-abdominale (1), sont plus tard constituées par un sang séreux ; il y a de la leucorrhée dans l'intervalle des époques menstruelles.

Il n'y a rien de bien important à noter dans l'état des urines et de la transpiration.

Les altérations des liquides et des solides les plus importantes à connaître sont les suivantes : la proportion des glo-

(1) Voyez à ce sujet un mémoire rédigé par M. Axenfeld, *Union médicale*, avril 1850.

bules sanguins a diminué d'une manière extraordinaire; elle a baissé de 127 à 38, tandis que l'eau s'est élevée de 790 à 868 (Andral et Gavarret). Quant aux lésions des solides, on est moins fixé sur elles, attendu qu'on meurt rarement de chlorose : on admet que les tissus sont pâles, légèrement inbibés de sérosité, qu'ils sont évidemment relâchés; on dit aussi que le cœur est petit, atrophié. Mais ici on s'est moins laissé guider par l'observation que par une idée préconçue. Le cœur ne peut pas être petit à l'autopsie, puisque pendant la vie il lance dans les artères une ondée d'un volume exagéré.

L'existence des bruits artériels dans la chlorose a été, comme on sait, constaté pour la première fois par M. Bouillaud. C'est en partant de la considération fournie par le mode de production de ces bruits que je suis arrivé à reconnaître que le pouls était plein dans la chlorose, et qu'en sus il y avait d'autres symptômes qui ont été de tout temps rattachés aux affections *pléthoriques*, tels que les battements des artères, la céphalalgie pulsative, les vertiges, les éblouissements, les bourdonnements d'oreille, le sentiment de resserrement des tempes et du thorax, la dyspnée, les palpitations, etc.

Or donc, tous ces symptômes existent à un haut degré dans la chlorose; et ce qui prouve qu'ils sont liés réellement à une plénitude vasculaire, c'est que : 1° ils diminuent *immédiatement*, et pour quelque temps, quand la malade est saignée ou qu'elle subit l'application d'une grande ventouse; 2° ils augmentent au contraire d'intensité quand, à la suite d'un exercice musculaire, le sang veineux exprimé des radicules veineuses par la contraction des muscles afflue en plus grande quantité de la périphérie au centre. Le cœur, très dilaté par cette surabondance de sang, réagit d'abord sur l'ondée sanguine qu'il lance avec vigueur dans les artères, de manière à augmenter les bruits et à faire bondir les artères. Les malades disent alors qu'elles éprouvent dans la tête des battements semblables *à des coups de marteau*, que leur *crâne va éclater*, etc., etc. Le pouls radial est alors plus plein, et sa mollesse habituelle est remplacée par de la dureté. Mais souvent aussi le cœur ne peut pas suffire à cette dépense considérable de force; il s'arrête, et une syncope vient remplacer les palpitations qui avaient été portées au plus haut degré d'intensité.

Mais pourquoi, objectera-t-on, les tissus sont-ils ainsi décolorés dans la chlorose, si le sang y est effectivement en quantité surabondante? J'en ai déjà donné la raison à l'occasion de la polyémie séreuse produite par les pertes de sang : c'est que la surabondance sanguine qui existe dans la chlorose est constituée, comme dans la polyémie post-hémorrhagique, par un sang fort riche en sérum mais très pauvre en globules. Or, comme c'est uniquement dans les globules que réside la matière colorante du sang, il s'ensuit que les tissus qui renferment une très petite proportion de ces globules doivent être très peu colorés, quelque considérable d'ailleurs que soit la quantité de sérum dans laquelle les globules sont charriés.

Cet état du sang tout à la fois séreux et surabondant a été déjà admis dans la chlorose par différents auteurs. Sennert est celui qui en a parlé le premier : *Earum (virginum) enim corporis constitutioni cum sanguis iste crudus minime conveniat, etiam non assimilatur, sed redundat; unde color iste albus et tumor corporis oritur* (1). On retrouve la même idée dans Roderic a Castro (2), dans Frédéric Hoffmann (3), et dans Boerhaave (4). Néanmoins les auteurs que je viens de citer ne donnent aucune démonstration précise de ce qu'ils avancent; et ce qu'il y a surtout de bien surprenant, aucun d'eux, en parlant du pouls radial des chlorotiques, ne lui reconnaît de la plénitude, bien que tous, ou presque tous, ad-

(1) *Opera*, lib. IV, p. 629. Lugduni, 1626.
(2) *De morbis mulierum*, lib. II, p. 203. Coloniæ Agrippinæ, 1689.
(3) *Opera*, t. III, p. 312.
(4) *De morbis nervorum*, t. I, p. 158.

mettent qu'il y a des battements exagérés dans les gros troncs artériels.

La proportion minime des globules sanguins n'est pas seulement la cause de la décoloration des tissus dans la chlorose, c'est encore à ce défaut de globules qu'il faut rapporter l'état de langueur et de faiblesse qui se remarque à un si haut degré chez les chlorotiques. Enfin c'est aussi le défaut de globules qui a déterminé le relâchement des principaux tissus, de la peau, des muscles, des artères, etc., et qui a présidé à la dilatation des cavités du cœur. En effet, et comme nous le disions déjà à l'occasion des pertes de sang, le cœur ne peut pas éprouver une diminution dans la tonicité de ses fibres sans que ses cavités ne deviennent plus amples, c'est-à-dire dilatées.

Le défaut des globules sanguins dans la polyémie séreuse post-hémorrhagique tient à ce que les globules ont été soustraits directement à la masse sanguine par suite des pertes sanguines. Dans la chlorose, il n'y a pas de soustraction semblable ; si les globules manquent dans cette maladie, cela tient à ce qu'ils ne sont pas créés en quantité suffisante par le travail de la digestion ; les fonctions assimilatrices sont en souffrance, et dès lors les matières alimentaires ne sont plus convenablement élaborées pour être transformées en globules sanguins, et pour satisfaire par là aux pertes continuelles que ces globules subissent dans les différents actes de l'organisme.

Comme on le voit, le canal gastro-intestinal joue un rôle très important dans l'histoire de la chlorose, puisqu'il est le point de départ des altérations si remarquables que le sang éprouve dans cette maladie, et par conséquent des différents résultats qui dépendent de ces altérations du sang. Mais cependant si nous voulons remonter tout à fait à la première origine du mal, nous ne la placerons pas dans le tube digestif, mais bien dans l'utérus. Rappelons-nous, en effet, que le type de la chlorose vraie que nous envisageons ici dépend essentiellement des troubles de la menstruation. Il nous faut donc tenir compte de ce fait, et dire par conséquent que dans ce genre de chlorose les souffrances de l'estomac et de l'intestin dépendent elles-mêmes des souffrances de l'utérus.

Nous pouvons même chercher à préciser davantage l'ordre de succession de tous les symptômes, et les altérations diverses auxquelles ces symptômes sont liés. Voici le résumé pathogénique que l'on peut faire à ce sujet.

1° L'affection de l'utérus s'annonce par le défaut ou la difficulté de la menstruation, les douleurs de la névralgie lombo-abdominale qui la précède ou l'accompagne, par la leucorrhée.

2° Cette affection de l'utérus agit sympathiquement sur les organes digestifs. De là les symptômes suivants : l'absence, la diminution ou l'altération de l'appétit, les digestions longues, pénibles ou douloureuses, les nausées, les vomissements, le développement des gaz intestinaux, la constipation.

3° De cette altération dans les fonctions digestives et du défaut d'assimilation qui en est la suite, résulte un changement remarquable dans la composition du sang. Les globules diminuent, le sérum augmente, et augmente même tellement, que la masse du liquide sanguin est en somme plus considérable qu'à l'état normal.

A. La diminution des globules est le premier résultat du défaut d'assimilation ; c'est à elle qu'il faut rapporter la pâleur de la face, la décoloration des tissus, du sang des règles et des veines, la lassitude, la faiblesse musculaire, la répugnance pour le mouvement, la sensibilité au froid, la tristesse du caractère. C'est encore cette diminution de la quantité des globules qui enlève une partie de la tonicité à la peau, aux muscles et surtout aux artères et au cœur. De là la dilatation du cœur, et puis l'hypertrophie légère qui en est la conséquence.

B. L'augmentation du sérum est produite par le transport et le séjour du liquide des boissons ou des aliments dans le sang; et la dilatation atonique des réservoirs sanguins entraîne avec elle la surabondance générale de toute la masse sanguine. C'est par cette polyémie séreuse que l'on doit expliquer la céphalalgie pulsative, la somnolence, les vertiges, les éblouissements, les bourdonnements et le souffle dans les oreilles. la dyspnée, la respiration suspirieuse, l'anxiété, la constriction du thorax, les palpitations, le sentiment de poids au cœur, le cauchemar, les bruits normaux du cœur intenses, le bruit de souffle au premier temps, les bruits artériels anormaux, les battements artériels intenses visibles de loin, la plénitude du pouls. C'est encore à cette polyémie séreuse combinée avec le relâchement de la peau, qu'il faut rapporter la bouffissure de la face et l'œdème des malléoles et des paupières.

Quant à certains symptômes nerveux, tels que les névralgies des nerfs de la face et du cuir chevelu, de l'intercostal, la susceptibilité nerveuse, etc., qui existent à un degré médiocre dans la chlorose, et à un haut degré dans l'hystérie, nous verrons quand nous parlerons de cette dernière maladie, qu'ils résultent tous médiatement de l'anémie globulaire.

Il est inutile de dire que les différents symptômes que je viens de classer par ordre pathogénique sont plus ou moins marqués suivant les individus, et que même ils ne se montrent pas tous constamment. J'ajouterai que ces symptômes réagissent plus ou moins les uns sur les autres, de manière à passer de l'état d'effet à celui de cause. C'est ainsi que l'affection du tube digestif, qui est la cause de l'altération du sang, est à son tour influencée et augmentée par la diminution des globules sanguins. D'un autre côté, il ne faudrait pas croire que la division que j'ai établie plus haut repose sur des périodes parfaitement circonscrites et tranchées dans leur succession. Loin de moi une pareille idée! Les différentes altérations, soit fonctionnelles, soit organiques, dont j'ai montré la succession et les dépendances, se combinent tellement ensemble que les effets coïncident presque avec les causes, de manière à constituer un assemblage de phénomènes qui se montrent et augmentent tous ensemble.

Si nous jetons un coup d'œil rétrospectif sur les symptômes de la chlorose comparés à ceux de la polyémie séreuse post-hémorrhagique, nous voyons que dans l'une et l'autre maladie, l'état organo-pathologique du système vasculaire sanguin est identique : même dilatation du cœur, même altération du sang, mêmes symptômes dépendant de l'état pathologique du sang et de ses réservoirs. Dans la chlorose, il y a des symptômes dus à une affection de l'utérus et du tube digestif ; dans la polyémie séreuse, il n'y a rien de semblable, à moins qu'elle ne se prolonge indéfiniment sans nouvelles pertes sanguines : dans ce cas, il s'est développé une affection du tube digestif qui est cause de cette prolongation. Si le sujet est une femme réglée, on observera aussi une affection de l'utérus ; mais les symptômes utérins, au lieu d'être le point de départ de la maladie comme dans la vraie chlorose, ne se présenteront que comme effets consécutifs. Quant aux symptômes nerveux tels que les névralgies, ils ne se montrent guère dans la polyémie séreuse post-hémorrhagique qui se dissipe spontanément ; mais si cette polyémie séreuse se prolonge, on les observera aussi intenses et aussi nombreux que dans la chlorose : tous les symptômes de ces deux maladies sont alors identiques.

Comme on le voit donc, la chlorose est caractérisée par une anémie globulaire. Telle n'est pas l'opinion de MM. Becquerel et Rodier ; ces observateurs distingués admettent en effet que, dans certains cas de chlorose, la proportion des globules sanguins est la même ou à peu près la même que dans l'état normal. Ils citent à ce sujet l'observation de deux jeunes filles dont les règles étaient supprimées depuis quelque temps, qui vinrent se faire saigner à la consultation de l'hôpital de la Charité, parce qu'elles éprouvaient de la céphalalgie, des palpitations, de la dyspnée, etc. ; elles présentaient des bruits intenses aux carotides (1). L'analyse du sang, chez ces deux malades, montra que la proportion des globules sanguins différait infiniment peu de celle qui constitue l'état normal. Chez l'une, en effet, elle était de 123, et chez l'autre de 126, chiffres très voisins de 127, qui représente comme l'on sait la proportion de l'état sain.

A ce sujet, je ferai remarquer qu'il est très difficile, pour ne pas dire impossible, d'apprécier un cas individuel en partant d'une moyenne. Ces jeunes filles avaient, dit-on, un état à peu près normal des globules, parce que le chiffre en était de 123 et de 126, presque 127, qui est la moyenne-type de l'état sain. Mais qui est-ce qui nous dit que chez elles le chiffre normal des globules n'était pas supérieur à la moyenne 127 ? Il était peut-être très élevé, peut-être à 135 ou 141, et dès lors il se serait abaissé jusqu'à 123 et 126 par suite de l'état chlorotique, de manière à marquer pour elles un état notable d'anémie globulaire. Une moyenne suppose des quantités au-dessous et aussi au-dessus d'elle, car sans cela ce ne serait pas une moyenne; et par conséquent, le chiffre 127, moyenne d'un grand nombre de chiffres individuels représentant des proportions de globules, doit, pour certains cas supérieurs à ce chiffre, marquer pour eux un abaissement plus ou moins considérable.

Le chiffre de certaines femmes peut s'élever, ai-je dit, jusqu'à 135 et même 141 qui, d'après les consciencieuses recherches de MM. Becquerel et Rodier est la moyenne des globules chez l'homme. Rien en effet ne s'oppose à cette manière de voir; car si certaines femmes sont douées exceptionnellement comme les hommes du côté de la force musculaire, de la taille, etc., pourquoi n'en trouverait-on pas qui auraient le sang aussi riche que le leur en globules ? Avec cela doit-on admettre que le chiffre 127, qui représente la moyenne des

(1) *Loc. cit.*, p. 94. Ces malades avaient, selon MM. Becquerel et Rodier, le pouls *petit* et *filiforme*. J'ai déjà dit, p. 408, ce qu'il fallait penser de cette petitesse prétendue du pouls.

globules sanguins seulement chez les femmes de Paris, où la presque totalité de la population féminine est plus ou moins hydrémique, doit être accepté comme le chiffre des globules sanguins des différentes localités où les femmes n'ont rien à désirer sous le rapport de l'air, de la lumière et de la nourriture?

On voit, ce me semble, d'après les considérations précédentes, que les moyennes en général, et la moyenne du chiffre des globules sanguins en particulier, offrent la plus grande incertitude pour la fixation de certains cas individuels qui peuvent être au-dessus ou au-dessous de ces moyennes; que de plus, ces moyennes doivent varier selon les localités. Il nous sera donc permis de conclure, pour en revenir aux jeunes filles en question, que chez elles les chiffres 123 et 126 pouvaient aussi bien représenter pour elles un abaissement des globules, une anémie globulaire en un mot, qu'un état normal ou presque normal de l'élément globulaire. Maintenant, les raisons qui me décident en faveur de l'anémie sont les suivantes, que je trouve dans les détails de leurs observations : Ces jeunes filles habitaient Paris depuis quelques mois seulement; ce récent séjour avait altéré peu à peu leur santé; elles avaient pâli, perdu en partie leur appétit et leurs forces, etc. Comment veut-on que la proportion normale de globules qu'elles avaient apportée de leur province, n'ait pas diminué dans ce délabrement général de l'organisme?

Je n'ai pas toujours interprété ainsi ces deux observations importantes de MM. Becquerel et Rodier : c'est parce que je n'avais pas suffisamment réfléchi à l'incertitude extrême des moyennes pour la détermination des cas particuliers.

3° De la grossesse.

On trouve dans la *grossesse* deux variétés de polyémie : l'une locale, qui consiste seulement en congestions capillaires à la tête, dans les poumons, etc. ; l'autre générale qui, en sus de ces congestions capillaires, est caractérisée par la surabondance de l'ondée, par la dilatation du cœur, les bruits et battements artériels, etc., et qui affecte la plupart des femmes enceintes. La première espèce de polyémie dépend surtout de la difficulté que le sang veineux éprouve à revenir de la périphérie au centre, par suite du développement souvent considérable de l'abdomen et de la gêne de la respiration qui en résulte. Les symptômes communs à ces deux polyémies, tels que la céphalalgie, la pesanteur de tête, les vertiges, la dyspnée, l'anxiété, etc., forcent habituellement les malades à venir réclamer une saignée, et ils sont dissipés ou diminués à l'instant même où l'on pratique l'évacuation désirée.

La polyémie générale de la grossesse est encore une polyémie séreuse, puisque MM. Andral et Gavarret ont démontré les premiers que le sang des femmes enceintes contient plus d'eau et moins de globules qu'à l'état normal.

Quant à la pathogénie de cette plénitude hydrémique de la grossesse, voici, je crois, comment il faut la comprendre : L'utérus, étant modifié par la présence du produit de la conception, est le centre d'un travail analogue à celui d'un état pathologique, comme par exemple à celui qui se lie à une aménorrhée ordinaire. Il agit dès lors sympathiquement sur l'estomac, comme cela a lieu dans la vraie chlorose, et trouble les fonctions digestives. Consécutivement à cette dyspepsie, dont la forme varie beaucoup suivant les personnes, il se fait un appauvrissement du sang caractérisé par une aglobulie et une surabondance de sérum ; de là, la laxité des tissus, la dilatation du cœur, les bruits artériels et tous les symptômes de la polyémie séreuse qui se montrent ici comme dans la chlorose.

Quand on réfléchit à cette hydrémie qui est habituelle dans la grossesse, et qui dès lors devient pour ainsi dire physiologique, on se demande si elle n'a pas un but, comme par exemple celui de déterminer dans les tissus un degré de relâchement nécessaire à l'ampliation souvent extrême des parois abdominales, et à celle qui s'effectue dans les parois génitales lors de l'expulsion du fœtus.

Cette anémie globulaire n'a-t-elle pas encore pour but, en diminuant la proportion des globules, d'empêcher les engorgements locaux des capillaires, si faciles dans la grossesse où la circulation veineuse se trouve si enrayée par la distension souvent considérable de la cavité abdominale? Voilà des interprétations qui ont, ce me semble, leur côté rationnel.

Cet état de plénitude sanguine qui affecte ainsi les femmes enceintes nous explique la production de ces cas d'hémorrhagie cérébrale qui se remarquent quelquefois dans la grossesse, et qui ont été surtout étudiés par M. Ménière (1). Comme le titre de ce travail l'indique, des cas d'hémorrhagie cérébrale ont été aussi observés après l'accouchement, et au premier abord on en comprend moins la possibilité que pendant la grossesse et les efforts de l'accouchement. Mais si l'on veut bien considérer que les pertes de sang qui accompagnent l'enfantement déterminent une polyémie post-hémorrhagique caractérisée par les bruits, les pulsations artérielles, etc., et les autres caractères de la polyémie, on trouvera dans cette hydrémie *puerpérale* des conditions de surabondance favorables à la production d'une hémorrhagie.

Comme complément à l'histoire de ce genre d'apoplexie, M. Ménière fait suivre son mémoire d'une *note* de M. Larcher, dans laquelle ce médecin dit avoir observé que, dans la grossesse, il y avait hypertrophie du cœur et notamment du ventricule gauche. Comme on le comprend, ce fait n'a rien qui doive nous étonner, puisque nous avons montré jusqu'à présent que les bruits artériels supposent toujours une dilatation du cœur, à laquelle se joint ordinairement une hypertrophie légère mais appréciable. Voulant savoir décidément à quoi

(1) *Observations et réflexions sur l'hémorrhagie cérébrale considérée pendant la grossesse, pendant et après l'accouchement* (*Archiv. de médec.*, Paris, 1828, t. XVI, p. 489).

m'en tenir sur le fait annoncé par M. Larcher, je m'adressai à M. Ducrest, interne à la maison d'accouchements pendant l'année 1843. Je le priai de vouloir bien porter son attention sur ce point d'anatomie pathologique, et de prendre la mesure des parois du cœur sur un certain nombre de femmes qui viendraient à succomber après l'accouchement. M. Ducrest, dont le nom est, du reste, avantageusement connu dans la science, a fait à ce sujet des recherches marquées au coin de la plus rigoureuse exactitude. Il m'a remis un tableau statistique que je regrette de ne pouvoir publier en entier à cause de son étendue; je me contenterai de faire connaître les principaux résultats qu'il renferme.

Ce tableau est dressé sur un relevé de cent femmes, âgées pour la plupart de vingt à trente ans, et mortes en couches. Sur toutes, la mesure des parois du cœur a été prise à la partie la plus épaisse du ventricule gauche. Le maximum de cette épaisseur est de 0^{m},018 dans cinq cas; il s'élève même dans un cas à 0^{m},022; le chiffre le plus bas est de 0^{m},011 dans huit cas; chez la plupart, l'épaisseur est de 0^{m},016. La moyenne de toutes ces mesures est de 0^{m},015 (1).

Si maintenant on compare le chiffre de cette moyenne avec celui de 0^{m},010 donné par M. Bizot, comme représentant l'épaisseur normale du ventricule gauche chez la femme (2), on voit qu'il lui est supérieur de 0^{m},005. Il suit de là que le cœur des femmes, pendant la grossesse, est affecté d'hypertrophie, et dès lors on doit considérer comme exactes les premières observations faites à ce sujet par M. Larcher (3).

(1) Des cent cas portés dans le tableau de M. Ducrest, j'en ai écarté trois dans lesquels des altérations notables aux valvules pouvaient avoir exercé sur l'hypertrophie une influence indépendante de celle de la grossesse. Par suite de cette réduction, le relevé ne porte que sur 97 cas.

(2) *Mémoires de la Société médicale d'observation*, Paris, 1837, t. I, p. 262.

(3) Comme nous l'avons dit à l'article CHLOROSE, une moyenne offre la plus grande incertitude pour apprécier un cas particulier; il n'en est plus de même quand on compare une moyenne avec une autre moyenne.

L'abdomen des femmes enceintes est le siége de certains bruits anormaux qui ont exercé la sagacité des observateurs les plus recommandables, et sur la nature desquels on n'est pas encore bien fixé. Ils ont été tour à tour rapportés aux vaisseaux du placenta (Kergaradec), à l'artère nourricière du placenta (Laënnec), au passage du sang de l'utérus au placenta (Hohl), aux vaisseaux des parois utérines (Paul Dubois), et aux artères iliaques comprimées par l'utérus développé (Bouillaud).

Cette dernière opinion, soutenue par M. Bouillaud et adoptée par M. Jacquemier (1), me paraît la plus probable de toutes. MM. Barth et Roger penchent aussi vers l'adoption de cette théorie (2); mais ils se tiennent en même temps sur une certaine réserve qui leur paraît commandée par les difficultés que je vais reproduire.

« Si le souffle, disent MM. Barth et Roger, est l'effet d'une compression artérielle, pourquoi n'augmente-t-il point d'intensité lorsque l'on presse avec le stéthoscope sur l'utérus et médiatement sur les vaisseaux du bassin? Pourquoi même disparaît-il parfois, quand le cylindre est fortement appliqué sur la région antérieure de la matrice? »

Si les bruits de souffle dont il s'agit n'augmentent pas d'intensité, s'ils disparaissent même quand on appuie sur l'utérus, cela tient à ce qu'il ne suffit pas dans un grand nombre de cas, d'augmenter la compression d'une artère pour augmenter l'intensité de ses bruits. Les bruits requièrent un certain degré de compression, au-dessus et au-dessous duquel il sont ou altérés ou diminués. Il arrive ici pour les bruits des artères du bassin ce qui s'observe très fréquemment dans les bruits carotidiens, qui n'augmentent pas et qui disparaissent même

(1) *De l'auscultation appliquée à la grossesse*, etc. Thèses de Paris, 1837, n° 466.

(2) *Loc. cit.*, p. 553.

quand on presse un peu trop sur les artères carotides. Et de même qu'on voit quelquefois ces derniers bruits augmenter légèrement d'intensité par suite d'une légère pression, on voit aussi quelquefois les bruits de souffle du bassin augmenter notablement lorsqu'on pèse un peu sur l'utérus.

« D'où vient que dans certains cas où l'auscultation pratiquée sur l'abdomen ne révélait aucun souffle, on a pu, à l'aide du métroscope de M. Nauche, percevoir le bruit sur le col utérin, qui, placé au centre de l'excavation pelvienne, est éloigné des troncs vasculaires du bassin ? »

Il est permis de supposer que, dans le cas particulier dont il s'agit, le bruit de souffle était produit dans les artères hypogastriques. Or, on doit, ce me semble, reconnaître que le col utérin est plus rapproché de ces artères que la partie de l'utérus qui est en rapport avec la paroi abdominale. D'ailleurs, ne pouvait-il pas se trouver, entre la surface utérine et les parois abdominales, certains organes peu conducteurs du son, tels qu'une masse épiploïque ou une agglomération d'anses intestinales, qui empêchaient le transport des vibrations à l'oreille ? Qu'y a-t-il dès lors d'étonnant à ce que ces vibrations fussent alors seulement percevables sur le col de l'utérus ?

« Enfin, ajoutent MM. Barth et Roger, comment se rendre compte, par cette théorie, de la persistance du souffle dans des positions telles que la matrice ne comprimait certainement plus les grosses artères ? »

Il est beaucoup plus difficile qu'on ne croit et même il est souvent impossible de faire prendre à la femme *une position telle que la matrice ne comprime certainement plus les grosses artères*. Quand la femme sera jeune, primipare, l'utérus sera pressé avec force contre les parties profondes du bassin par la tension puissante des parois abdominales ; et dans ce cas on aura beau faire en sorte que l'utérus vienne peser de son propre poids sur la paroi abdominale antérieure pour cesser de comprimer les artères du bassin, on ne pourra pas parvenir à obtenir ce résultat. Les parois abdominales ne fléchiront pas sous le poids momentané de l'utérus, et elles ne cesseront pas dès lors de tenir l'utérus aussi fermement appliqué contre les parois du bassin, que lorsque la femme était couchée en supination.

Au reste, cette difficulté, signalée par MM. Barth et Roger, n'est pas particulière à la grossesse; je l'ai observée une fois chez une femme affectée d'un kyste de l'ovaire constaté par l'autopsie. Chez cette femme, la pression des artères du bassin par le kyste donnait lieu à un bruit anormal en tout semblable, comme l'on sait, aux bruits de souffle de la grossesse. Eh bien! chez cette femme, de même que chez un grand nombre de femmes enceintes, il était impossible de donner à la tumeur une position telle qu'elle cessât de comprimer les artères du bassin, et qu'elle cessât par conséquent de manifester le bruit de souffle.

Les bruits anormaux dont il est question présentent le plus souvent le rhythme intermittent simple, ainsi que cela s'observe sur les artères éloignées du centre circulatoire; ce qui tient à ce que l'ondée lancée par la réaction élastique de la crosse de l'aorte n'est pas douée d'une impulsion assez forte pour venir produire sa part de bruit jusque sur les artères du bassin. Cependant ce résultat se manifeste quelquefois; et c'est ce qui explique pourquoi des observateurs, et en particulier M. Cazeaux, ont noté des bruits *continus* sur l'abdomen des femmes grosses. On n'y a pas encore signalé des bruits à rhythme intermittent double; mais il est permis, je crois, de les rechercher avec une certaine probabilité de les rencontrer.

Au reste, si, comme M. Bouillaud entre autres nous l'atteste, on a trouvé sur les artères crurales des bruits aussi continus que ceux des carotides, il n'est pas étonnant que des bruits à rhythme semblable puissent s'entendre quelquefois sur les artères iliaques des femmes enceintes. Il ne faut donc pas considérer ce fait de la continuité dans les bruits de souffle abdominaux de la grossesse, comme un phénomène étranger aux bruits des artères.

Les bruits de souffle qui se font entendre dans l'abdomen des femmes grosses rentrent dans les bruits artériels que nous avons appelés *généraux*, parce qu'ils coïncident avec les bruits carotidiens, et qu'ils dépendent, comme ces derniers, d'une surabondance déterminée dans l'ondée sanguine par la dilatation du cœur. L'utérus, qui comprime médiocrement les artères du bassin, fait l'office du stéthoscope pour transporter à l'oreille les bruits qu'y produit l'ondée surabondante. Cette théorie diffère donc un peu de celle de M. Bouillaud, qui regarde les bruits artériels du bassin comme produits uniquement par la compression de l'utérus.

4° Hypochondrie.

L'hypochondrie, appelée encore *morbus flatuosus*, *morbus hypochondriacus*, *malum hypochondriacum*, *vapeurs*, *hypochondriacie*, etc., tire son nom de l'hypochondre, qui a été généralement regardé comme le siége ou le foyer de ses principaux symptômes.

Cette maladie est peu précisée, mal circonscrite, surtout quand on veut chercher à accorder les auteurs anciens avec les auteurs modernes.

Si nous faisons figurer l'hypochondrie dans cette revue, c'est que les bruits artériels se montrent au nombre de ses symptômes caractéristiques. Notre but est de rechercher le degré de lumière que ces signes physiques peuvent répandre sur la nature et la circonscription de l'hypochondrie. Et pourtant les bruits des artères ne sont mentionnés dans aucune des monographies qui ont été publiées dernièrement sur cette maladie.

On sait que la découverte des bruits artériels dans l'hypochondrie est due à l'illustre inventeur de l'auscultation, et l'on sait aussi que Laënnec n'a pour ainsi dire constaté leur présence que dans cette seule maladie ; chose bien faite pour étonner, quand on considère que l'hypochondrie est une affection moins commune que plusieurs de celles qui forment la matière de ce paragraphe. Nous chercherons en son lieu à nous rendre compte de cette singularité.

Avant de présenter les déductions que nous fournira l'étude des bruits artériels dans l'hypochondrie, nous allons reproduire d'abord la description des symptômes de cette maladie, telle que nous la trouvons dans les anciens auteurs. Ce n'est qu'en dernier lieu que nous exposerons les sympômes assignés à l'hypochondrie par les auteurs modernes ; et il nous sera facile alors de montrer que l'hypochondrie des médecins de notre époque n'est plus la même affection que l'hypochondrie décrite par Sennert, Willis, Highmore, Ettmuller, Hoffmann, Stahl, etc., etc.

On n'attendra pas de nous que nous reproduisions une à une les descriptions de l'hypochondrie données par chacun des médecins que nous venons de nommer. En agissant ainsi, nous allongerions considérablement notre article sans compenser cet inconvénient par une utilité réelle, attendu que ces différentes descriptions se ressemblent toutes au fond. Il suffit donc de présenter les caractères les plus saillants de la symptomatologie que l'on trouve dans les ouvrages des auteurs précités, et notamment dans celui d'Highmore, qui, sous le rapport symptomatologique, est, comme ce médecin nous l'apprend, et comme il est facile de le voir, la reproduction fidèle de tout ce qui était écrit à ce sujet (1). Voici donc les symptômes principaux de l'hypochondrie tels qu'ils sont consignés dans la monographie d'Highmore, et tels qu'ils étaient reconnus par les principaux auteurs : *Quæ sic*, dit Highmore, *a scriptoribus ordinantur* (p. 83) :

Ventriculus semper se male habet, et multa circa eum

(1) *Highmori exercitationes duæ : 1° De passione hysterica, 2° De affectione hypochondriaca.* Amstelodami, 1660, in-12.

mala apparent symptomata, cibos ferre nequit, sed male coquendo, in materiam nunc aqueam, acidam, acerbam, mutat. Quæ in ventriculo relicta, nunc sursum repit, et os ac linguam saliva et humidate aquea copiose replet, ut continuo expuere cogantur ægri; sæpe etiam vomitu rejicitur pituita viscida et acida. Hæc sæpe in ventriculo humorum præcedit ebullitio, et inde flatuum copia excitatur, qui miro quodam boatu continuo eructantur; vicinas vero distendunt partes, scilicet hypochondria...

Dolores etiam ventriculi adsunt vehementes (qui nonnullis ad dorsum usque procedunt, ut ab incautis medicis sæpe pro nephriticis habeantur) qui interdum jejunos, et interdum etiam a cœna molestant.

Alvus semper adstricta est, et pigre sua deponit excrementa, unde flatus retenti abdomen et hypochondria tendunt; dolor, fluctuatio, rugitus et murmura in sinistro latere audiuntur.

Æstus in hypochondriis et quasi inflammatorius affectus, molesto ardore et fervore interno, in hypochondrio, nunc uno, præsertim sinistro, nunc utroque, ægros affligit. Qui se magis exserit cum ingestis aliquo modo agitantur humores, cum largiori potu aut multiplici ciborum varietate infarcitur ventriculus; tunc genæ præcipue accenduntur, et tota facies rubore affunditur et incalescit.

Urina nunc tenuis est, paroxismi instantis judicium, sine sedimento et inconcocta; plerumque turbida, crassa, rubra, acris, interdum fœtida...

Adest anxietas cui sæpe accedit lipothymia, cordis palpitatio, velox et inordinatus cordis et arteriarum motus; pulsus varii, duri, nunc tardiores, nunc concitatiores, frequenter intermittentes, excruciant ægros ut jam de salute plane desperare soleant. Pulsatio præterea in hypochondrio sinistro, præcipue post motum vehementiorem aut iram affligit.

Respiratio difficilis est, præcipue si insueto modo commo-

veantur. Dolor et constrictio in pectore sentitur qui suffocationem minatur : multumque sollicitos reddit ægros.

In capite doloribus ita vexantur, ut cerebrum e cranio evelli conquerantur. Vertigine et mania inde sæpissime laborant. Si diuturni dolores sint cum vertigine associati, in epilepsiam et convulsiones, vel cæcitatem, interdum in utrumque, nonnunquam in apoplexiam incidunt. Memoria aboletur, circa oculos caligo observatur: aliis aurium fit sonitus, loquela deficit, et lingua quasi rigere sentitur. In nonnullis metus, tristitia, falsa imaginatio excrucial, ut se fascinatos, aliisve afflictos morbis facile credunt. In membris lassitudines spontaneæ, quietem affectare, et ad motum tardiores afficiunt. Dolores insignes et vellicantes in extremis digitis, tam manuum quam pedum, ac formicationis sensus et stupor excitantur.

Vigiliæ molestæ et somnus perturbatus cum insomniis terrore plenis, præsertim post mediam noctem molestare solent. . Post pastum facies rubore conspersa, multum accenditur, nunc universim, interdum circa genas et nasum solum coruscat rubor.

Après l'énumération de ces différents symptômes, Highmore a bien soin de dire qu'on ne les observe pas tous invariablement chez tous les sujets : *Symptomata hæc omnia non in omnibus reperire licet: sed alia in aliis, nunc pauciora, nunc plura apparent.* Il ajoute que quelquefois la nature guérit cette maladie par un flux sanguin qui affecte les hémorrhoïdes ; il faut remarquer que le sang évacué est séreux, et il revient ensuite, comme nous le verrons plus loin, sur le fait de cette altération du sang, à l'occasion de la théorie qu'il donne de l'hypochondrie.

J'ai vérifié l'exactitude des symptômes décrits par Highmore, chez plusieurs malades qui se sont offerts à mon observation, non-seulement en ville, mais encore dans les hôpitaux, où l'hypochondrie est bien plus commune qu'on ne le croit. Elle s'y rencontre en effet très souvent ; mais elle y figure rarement sous son véritable nom : elle s'appelle *gastralgie*, *dyspepsie flatulente*, *anémie*, *hypertrophie du cœur*, *gastrite chronique*, *congestion cérébrale*, etc., etc., suivant la prédominance des symptômes, et suivant surtout la prédominance des tendances systématiques du chef de service.

Il faut donc regarder le tableau symptomatologique d'Highmore comme l'expression de la vérité, à condition toutefois qu'on y ajoute les bruits artériels.

J'ai constaté en effet la présence des bruits artériels chez tous les malades qui m'ont offert l'ensemble des symptômes exposés précédemment, et j'ai également et directement constaté la coïncidence de la plénitude du pouls chez tous les hypochondriaques qui présentaient les bruits artériels à un haut degré.

Tels sont les symptômes qu'il faut ajouter à ceux que l'on trouve dans le tableau d'Highmore en y joignant toutefois encore l'analgésie que j'ai observée chez la plupart des hypochondriaques, et de plus la pâleur légère de la face, le froid aux pieds, et la mollesse des chairs, qui sont relatés par d'autres pathologistes. Quant aux autres symptômes qui viennent se grouper avec les précédents pour constituer, si je puis m'exprimer ainsi, le cortége complet des bruits artériels, on les trouve dans la description du médecin anglais. Ce sont : l'anxiété, les palpitations, les mouvements désordonnés du cœur, les battements violents des troncs artériels, les lipothymies, la dyspnée, le sentiment de douleur et de constriction dans la poitrine; les vertiges, les douleurs pulsatives dans la tête comme si le cerveau allait sortir du crâne, les éblouissements, les bruits dans les oreilles, et des congestions cérébrales qui vont jusqu'à la paralysie des mouvements de la langue, *loquela deficit*, et même jusqu'à l'apoplexie, *in apoplexiam incidunt*.

Highmore a soin de noter que plusieurs des symptômes précités augmentent d'intensité après le mouvement, après les repas ou l'ingestion de boissons copieuses. Or, j'ai observé moi-même des recrudescences momentanées dans ces différentes circonstances, et j'ai bien remarqué que pendant tout le temps qu'elles duraient, il y avait une intensité plus grande dans les bruits artériels, et plus de développement dans le pouls. J'ai même vu un malade chez qui les battements artériels étaient alors si considérables, qu'ils présentaient en sus des bruits anormaux un bruit normal qu'on entendait à distance, comme ceux dont il a été déjà question à l'article CHLOROSE. A ce sujet, je ne puis m'empêcher de citer un fait analogue rapporté par Th. Bartholin : *Mulier juvencula hafniensis omnibus virtutibus instructissima, affinitatis vinculo mihi conjuncta, continuis subinde capitis doloribus divexata, pulsum arteriarum carotidum in capite adeo sensit aliquando vehementem, ut e longe dissito loco sonus, horologii instar audiretur... causa autem flatibus adscribenda sanguinis copiæ, cum arteriarum duritie* (1). Ce qui tendrait à faire rattacher ce bruit intense des carotides à l'hypochondrie, c'est que Bartholin en place la cause première dans une affection flatulente, *flatibus ;* quant à sa cause immédiate, il la trouve dans une quantité surabondante de la masse sanguine, accompagnée d'ailleurs de dureté dans les pulsations artérielles.

La polyémie, que Thomas Bartholin regarde avec raison comme la cause matérielle du phénomène qu'il rapporte, doit être considérée comme un état pathologique qui se lie essentiellement à l'hypochondrie décrite par Highmore, Willis, Hoffmann, etc., et qui existe dans cette maladie comme dans la chlorose, la grossesse, etc.

En effet, dans l'hypochondrie et selon l'exposé d'Highmore, le sang est séreux. Il a donc perdu une partie de ses globules, parce que la dyspepsie flatulente prive l'organisme d'une quantité suffisante d'aliments convenablement élaborés. Le sang est dès lors faiblement excitant; il cesse de tonifier

(1) *Historiarum anatom.*, cent. I, hist. 18.

les tissus et notamment le cœur, qui se relâche et devient plus ample. Le cœur se dilate, puis s'hypertrophie plus ou moins, et dès lors une ondée surabondante pénètre du cœur dans le système artériel avec une force d'impulsion qui est la cause immédiate de plusieurs symptômes de cette maladie. Toutefois il ne faut pas considérer le défaut des globules comme l'unique cause qui détermine l'atonie du cœur; il s'y joint une faiblesse de réaction, une sorte de débilité nerveuse, qui sont propres à certains individus très impressionnables, et qui n'attendent pour produire le susdit état d'atonie que le moment où le sang cesse de posséder ses facultés tonifiantes dans toute leur intégrité. Ainsi, en supposant deux individus affectés au même degré et depuis la même époque de dyspepsie, l'un, s'il est *nerveux*, présentera tous les caractères de l'ampliation atonique du cœur, tandis que chez l'autre, doué de plus de solidité dans l'innervation, on ne constatera que les seuls symptômes de la dyspepsie.

Au reste, sous le rapport de la nature et de la génération des symptômes, on peut établir pour l'hypochondrie les trois mêmes séries que pour la chlorose. C'est ainsi que nous avons : 1° une série initiale de symptômes gastro-intestinaux, les gaz, la douleur d'estomac, les vomissements, la constipation, etc. 2° Nous avons aussi une double série de symptômes dépendant de l'état du sang, qui est tout à la fois privé de ses globules et surabondant dans sa masse. A l'insuffisance des globules se rattachent la pâleur légère de la face, le froid aux pieds, les lassitudes spontanées, la mollesse des chairs, etc.; tandis que la céphalalgie pulsative, la lourdeur de tête, la dyspnée après l'exercice, etc., se rapportent à la polyémie. 3° Enfin, il y a une série de symptômes purement nerveux, qui donnent un cachet caractéristique et essentiel à l'hypochondrie ; ce sont : les névralgies du dos, qui, selon Highmore, sont prises souvent pour des accidents néphrétiques, *pro nephreticis habeantur*, les névralgies de la tête, celles des nerfs intercostaux, et celles des pieds et des mains, *dolores vellicantes in extremis digitis.* Les sensations singulières accusées par les malades, l'analgésie et l'anesthésie, la toux nerveuse, la dysphagie, et un point sous-sternal dyspnéique qui part de l'estomac, et qui monte souvent jusqu'à la gorge sous forme de boule comme chez les hystériques. Il faut rapporter également à cette troisième série de symptômes nerveux la tristesse mélancolique, et surtout ces terreurs exagérées qui tourmentent continuellement les malades, *excruciant ægros ut jam de salute plane desperare soleant*, et qui jouent un grand rôle dans l'hypochondrie.

Dans tout ce que je viens de dire au sujet du mode de production et de la succession des symptômes de l'hypochondrie, je me suis, sans le savoir, rapproché en grande partie de la théorie d'Highmore, que je vais exposer tout au long. C'est ainsi que cet auteur met la première cause du mal dans l'estomac, qui a subi un relâchement et un affaiblissement de ses fibres : *Ventriculum mali causam præcipuam esse diximus. In ventriculo autem fibrarum nimiam relaxationem et debilitatem præcipue peccare, malique causam proximam constituere existimamus* (p. 104). Il résulte de là que les aliments ne sont pas suffisamment élaborés : la partie ténue des aliments est entraînée dans les vaisseaux lactés, tandis que la partie épaisse et nutritive n'est pas dissoute. De là, un sang léger, flatulent et sujet à la fermentation : *Unde ingesti cibi nec comprehendi, nec debito calore foveri, comminui et in intestina propelli poterint; sed partes tenuiores et spirituosæ, a debili fibrarum compressione in intestina protrusæ, a visceribus avidissime per vasa rapiuntur lactea : neglectis aut saltem non separatis crassis, mitioribus et fibrosis particulis nondum a ventriculo concoctis et dissolutis. Atque inde sanguis tenuior flatulentus, ac nimium spirituosus fermentationi perpetuæ obnoxius, ob fibrarum partiumque mitium inopiam, assimilationi ineptus generatur.* La fermentation continuelle à laquelle le sang est rendu sujet par sa nature séreuse et spiritueuse a lieu par suite de l'absorption des sucs extrêmement acides qui s'engendrent dans l'estomac des hypochondriaques. *Neque in ventriculo solum furentis hujus succi malitia reperitur, sed cum chylo distributus efficit ut ejus fermentatione tota fervescat sanguinis massa, in qua salium diversorum pugna, in toto venoso genere tumultuosam concitavit ebullitionem* (p. 155). Le sang soumis à cette fermentation, qui le raréfie et le dilate, ne peut pas pénétrer dans le cœur sans produire de l'anxiété, des palpitations, des mouvements désordonnés : *Anxietas et gravitas circa cor semper contristant ægros, dum scilicet sanguinis tenuioris fermentatione a succis acidis subitaque rarefactione, cordis sinus, flaccidique pulmonum lobi majori quam par erat copia infarciantur : adeo ut motu libero ac facili, cor suos thalamos ventilare nequeat* (p. 160) La même cause gêne la respiration et produit le sentiment de constriction du thorax : *Eodem modo distenda pulmonum vasa respirationem reddunt difficilem ; præcipue si motu violentiori subito rarefit sanguis jam a tenuitate et perpetua fermentatione satis mobilis : hinc pectoris sentiunt constrictionem graviterque respirant*. Les accidents cérébraux, tels que les vertiges, la douleur, les paralysies partielles, l'apoplexie, dépendent aussi de la raréfaction et du mouvement du sang : *Hæc flatulenti et tenuioris sanguinis exagitatio rapidusque motus ac fervor capitis concitant dolores : maniæ sæpe, vertigines, epilepsiæ et apoplexiæ nonnunquam auctores*. Enfin l'augmentation de volume du sang est la cause des veilles et des douleurs de toute sorte, soit physiques soit morales, qui affligent les hypochondriaques.

Comme on le voit, il y a dans ces considérations pathogéniques d'Highmore des choses qu'il est difficile de ne pas admettre. On doit en effet reconnaître que l'origine de la maladie est dans l'estomac, qui cesse d'élaborer convenablement les matières alimentaires. Il est également vrai que, de cette souffrance des fonctions digestives, il résulte un sang séreux et appauvri. Highmore a remarqué aussi avec raison que le sang, quoique ténu, *tenuior*, se présentait avec un volume plus considérable dans les vaisseaux, et que cette augmentation de la masse sanguine jouait un rôle dans la production des symptômes ; mais on ne saurait lui accorder que ce surcroît de volume du liquide sanguin tienne à une raréfaction ou dilatation du sang, résultant d'une fermentation continue que produirait l'introduction incessante des acides de l'estomac dans le système circulatoire. Si le cœur se présente alors avec un volume plus considérable, cela ne dépend pas d'une distension de ses parois par le sang, mais bien d'une ampliation atonique des mêmes parois, ampliation qui préexiste au volume exagéré du sang, et qui en est la cause efficiente, bien que d'un autre côté elle soit consécutive à la diminution survenue dans la proportion des globules sanguins. On ne saurait non plus accorder à l'auteur anglais que l'état de congestion des vaisseaux soit la cause productrice de tous les symptômes et de toutes les douleurs des hypochondriaques. Autant ce mode de production est probable pour les battements artériels, les palpitations, la céphalalgie pulsative, les vertiges, etc., autant il est problématique et incertain pour expliquer les veilles nocturnes, les terreurs imaginaires, et les névralgies du dos et des extrémités, qui peuvent aussi bien tenir à une influence purement sympathique de l'affection du tube digestif qu'à la congestion des vaisseaux. C'est pour cela qu'il est plus sage de classer ces derniers symptômes sous le nom de *symptômes nerveux proprement dits*, et de les séparer ainsi de ceux qui dérivent de l'affection du système vasculaire sanguin.

Pour donner une idée plus complète de l'histoire de l'hypochondrie tracée par Highmore, je ne puis m'empêcher de relater les causes qui d'après lui produisent la maladie, c'est-à-dire celles qui agissent en produisant le relâchement et la débilité de l'estomac, cause prochaine de l'hypochondrie : *Causæ remotiores sunt quæcumque fibras ventriculi flaccidas et debiles reddere soleant* (p. 106). Il met en première ligne les erreurs de régime, l'usage des aliments venteux, l'abus des boissons surtout chaudes ou spiritueuses : *Ab erroribus in dieta petuntur (causæ) cum cibis flatulentis, vel cum cibis nimium liquidis fibræ continuo imbuantur... spiritus etiam ventriculum maxime debilitant... ut vini, cerevisiæ aut alterius cujus vis spiritus : hinc etiam potatores malo huic sunt obnoxii.* Il signale surtout les causes morales et toutes celles qui agissent sur l'innervation : *Deinde laxas reddunt fibras ventriculi quæcumque spiritus, vel dissipant animales, ut nimia venus, magna sanguinis effusio, ægritudines longiores, frequentior hypercatharsis, animi affectus præcipue ira, curæ, tristitia, exercitatio statim a pastu, vigiliæ et lucubrationes.* Il n'oublie pas les suppressions des hémorrhoïdes et du flux menstruel : *Evacuationes suppressæ hemorrhoidum, vel mensium malum hoc generare poterunt.* Enfin, il reconnaît une débilité native de l'estomac, qui prédispose à l'hypochondrie et qui dépend de l'hérédité : *Naturalis etiam fibrarum laxitas et debilitas in ventriculo, ad hunc effectum conducere potest. Hæreditario jure malum hoc communicari cernimus.*

On sait que la monographie d'Highmore fut l'objet d'une discussion assez vive entre cet auteur et Willis ; or il n'est pas sans profit, pour la plus complète intelligence de l'affection hypochondriaque, d'indiquer en passant le sujet de cette discussion.

Willis s'escrime longuement à déposséder l'estomac du rôle important que Highmore lui avait fixé dans la production de l'hypochondrie; il veut absolument, et l'on ne sait trop pourquoi, que le point de départ de cette affection soit dans la rate, que les liquides acides vomis par les malades viennent de la rate, et que tous les autres symptômes, qu'il appelle *spasmodiques*, soient eux-mêmes consécutifs, par voie de sympathie, à l'affection primitive de la rate.

On voit donc par là que Willis, quoique grand partisan et pour ainsi dire créateur de l'état *nerveux* ou *spasmodique*, est loin de placer l'origine de l'hypochondrie dans le cerveau ou des nerfs, ainsi qu'on le dit. Il tient absolument à localiser le foyer du mal dans l'hypochondre gauche, dans la rate en un mot ; et c'est surtout parce que l'estomac n'est pas placé entièrement dans l'hypochondre, que, dans sa discussion avec Highmore, Willis ne veut pas de cet organe comme foyer des symptômes hypochondriaques.

Du reste, tous les auteurs anciens sont à peu près unanimes pour fixer le siége de l'hypochondrie dans la zone des hypochondres et l'épigastre. C'est ainsi qu'on a tour à tour fait dépendre cette maladie de l'estomac (Hippocrate, Dioclès, Highmore, de le Boë, Hoffmann, etc.), de la rate (Galien, Avicenne, Fernel, Sennert, Willis, etc.), du côlon (Ettmuller), de la veine porte (Stahl, Juncker), etc., etc. Mais Highmore est le seul qui, regardant le sang comme altéré à la suite de la dyspepsie, ait rapporté à une congestion sanguine les symptômes qui se montrent dans les principaux appareils. Il est vrai qu'en expliquant cette réplétion des vaisseaux par une fermentation du sang, Highmore partait d'une hypothèse imaginaire ; il est vrai aussi qu'en rapportant tous les symptômes nerveux de l'hypochondrie à la distension des vaisseaux, il exagérait l'influence symptomatogénique de cette distension. Mais à part ces imperfections, Highmore est le seul observateur qui ait bien vu que dans l'hypochondrie il y avait un état de plénitude sanguine ; et on doit lui concéder d'autant plus de mérite pour ce fait d'observation, qu'il ignorait ces signes physiques qui se lient ensemble pour mettre en évidence la plénitude des vaisseaux et la dilatation du cœur, je veux dire les bruits artériels et les bruits de souffle dit chlorotique qu'on entend sur la région précordiale.

Dans le but de mieux préciser la nature de l'hypochondrie, nous allons nous poser quelques questions sur la délimitation de cette maladie.

1° Pourquoi dit-on que l'hypochondrie se rencontre particulièrement chez l'homme? C'est que chez la femme cette affection se cache sous des dénominations plus familières à la pathologie féminine. Comme les règles sont presque toujours diminuées ou supprimées à l'occasion des affections chroniques des femmes, on s'en prend alors à l'altération de la menstruation que l'on regarde comme la cause unique du mal; et l'on nomme *aménorrhée* ou *dysménorrhée* l'ensemble des symptômes hypochondriaques, par cela seul qu'ils s'accompagnent d'un dérangement des règles. L'hypochondrie des femmes est-elle marquée par une pâleur notable de la face, on trouve alors bien plus naturel de l'appeler du nom si employé de *chlorose*. Il y a en effet, et comme nous le savons, une ressemblance profonde dans les symptômes et la pathogénie de ces deux maladies ; car on trouve dans la chlorose jusqu'à ces terreurs exagérées et ce désespoir qui pour beaucoup d'auteurs caractérisent essentiellement l'hypochondrie. Du reste, ce fait d'observation n'est pas nouveau ; il est consigné dans la première monographie vraiment importante qui ait été faite sur la chlorose, dans celle de Baillou : *Turbida insomnia, mentisque a vanis imaginibus perculsio, pavores, timores... ad melancholiam hypochondriacam videntur accedere; in utraque enim affectione, oppressio diaphragmatis, ructus acidi, spectra... desperatio ac rerum contemptio*, etc., etc. (1)

2° Autre question. Pourquoi Laënnec n'a-t-il guère signalé les bruits artériels que dans l'hypochondrie, ou plutôt, pour nous servir de son expression, chez *les jeunes hypochondriaques?* C'est que Laënnec, partant de cette idée préconçue que ces bruits dépendaient d'un état nerveux ou spasmodique des artères, aura transformé en symptômes *nerveux* purs l'anxiété, les palpitations, les vertiges, etc., qui se lient à l'existence des bruits artériels. Il aura méconnu, dans sa préoccupation, les cachexies de différentes espèces, les chloroses, du reste complétement négligées de son temps par suite du solidisme outré de Pinel, pour ne voir en elles qu'une mala-

(1) *Ballonii opera.* Genevæ, 1762, t. IV, p. 68.

die spasmodique, que l'hypochondrie en un mot, qui pour beaucoup de personnes est une névrose par excellence.

3° Dernière question. Quels sont les rapports de l'hypochondrie et de l'hystérie? Ces maladies sont-elles différentes ou identiques? Pour cela, il nous faudrait faire un exposé concis des symptômes de l'hystérie. Nous nous en occuperons dans le prochain article qui sera consacré à cette dernière maladie.

L'hypochondrie peut durer longtemps. Sa guérison s'annonce par le rétablissement des fonctions digestives. Cette affection se transforme souvent en d'autres maladies. C'est ainsi que le sang peut devenir de plus en plus séreux, les tissus s'étioler, et les forces s'affaiblir, de manière à constituer une cachexie renforcée. D'autres fois le sang des hypochondriaques subit de nouvelles altérations ; à l'insuffisance des globules il se joint une diminution ou une déliquescence de la fibrine, et alors on voit se développer une affection scorbutique. Cette dernière mutation a été notée depuis longtemps ; presque tous les anciens auteurs regardaient le scorbut comme le degré le plus élevé de l'hypochondrie : *De malo hypochondriaco et de ejus summo gradu scorbuto*, tel est le titre ordinaire des différents articles où il est question de ces deux maladies, dans les ouvrages du XVIIe siècle; quand nous aurons parlé du scorbut, nous comprendrons parfaitement l'affinité et la fusion de ces deux maladies, puisqu'elles se lient l'une à l'autre par l'existence des bruits artériels et par les nombreux symptômes qui accompagnent les bruits. Quelquefois, au lieu du scorbut, c'est une hydropisie générale qui est la transformation ultime de l'hypochondrie; dans quelques circonstances, la dilatation et l'hypertrophie du cœur, propres à l'hypochondrie, augmentent par suite d'asystolie, de manière à constituer ce qu'on appelle *une maladie du cœur;* enfin, souvent l'hypochondrie, chez des individus prédisposés, favorise l'envahissement de l'économie par les diathèses tuberculeuse ou cancéreuse.

Comme je l'ai dit au commencement de cet article, l'hypochondrie des médecins modernes n'est pas la même maladie que celle dont nous venons d'exposer les symptômes. Nous allons rechercher en quoi consiste le caractère fondamental de l'hypochondrie des modernes.

Dans la description d'Highmore, nous avons vu que parmi les symptômes de l'hypochondrie, il en est un que cet auteur reproduit plusieurs fois : c'est l'appréhension extrême, l'espèce de terreur qui tourmente l'hypochondriaque au sujet de sa maladie et des suites qu'elle peut avoir. Ces terreurs sont excitées tantôt par l'état du pouls, *excruciant ægros, ut jam de salute plane desperare soleant*, tantôt par la difficulté de la respiration, *multumque sollicitos reddit ægros ;* enfin, chez quelques-uns l'imagination est tellement frappée, qu'ils se croient atteints d'autres maladies, ou même victimes d'une fascination : *In nonnullis metus, tristitia falsa, imaginatio excruciat, ut se fascinatos, aliisve afflictos morbis facile credunt.*

Ce travers morbide de l'intelligence, qui figure, comme on le voit, au nombre des symptômes de l'hypochondrie, a paru être tellement essentiel dans cette maladie, à plusieurs des nosographes de la fin du XVIIe siècle, Sagar, Sauvages, Cullen, etc. (1), qu'ils le firent figurer dans la définition de l'hypochondrie. En effet, l'un d'eux, Sauvages, définit ainsi cette maladie : *morbus diuturnus quo affectus se in mortis periculo versari ex ructu, palpitatione aliisve levidensibus malis, imaginatur.* C'est encore pour cela que ces nosographes classèrent l'hypochondrie dans les hallucinations (Sauvages, Sagar) ou les maladies imaginaires (Linné).

A dater de cette époque, l'hypochondrie fut pour ainsi dire entièrement absorbée ou effacée par un de ses symptômes habituels, par cette altération particulière de l'intelligence

(1) *Apparatus ad nosologiam.* Amstelodami, 1775.

qui consiste à exagérer la gravité d'une maladie, ou même à considérer comme réelle une maladie imaginaire.

Les auteurs de ce siècle ont marché sur la trace des précédents nosographes et surtout de Cullen, qui a le plus insisté sur l'importance caractéristique du désordre intellectuel que l'on observe dans l'hypochondrie. C'est par là qu'il faut comprendre pourquoi Frank, Georget, MM. Falret, Brachet, Dubois (d'Amiens), Michéa, les auteurs du *Compendium de médecine*, etc., ont tous, à l'exception de Louyer-Villermay, placé l'origine et le point de départ de l'hypochondrie dans le cerveau ou les nerfs. Quand on lit ces auteurs distingués, on voit que c'est le symptôme *nosomanie* qui, sous l'ancien nom d'*hypochondrie*, domine toute la maladie, et que les différents symptômes hypochondriaques décrits depuis longtemps, tels que le sentiment de poids au cœur, les gaz intestinaux, la dyspnée, les battements artériels, les lipothymies, l'altération de l'appétit, etc., etc., ne sont considérés que comme des effets sympathiques et plus ou moins immédiats de l'affection du cerveau qui entraîne le désordre spécial de l'intelligence.

Il y a même plus, c'est que les symptômes fournis par l'abdomen, le thorax, etc., tels que les éructations, les palpitations, etc., qui ont toujours servi à constituer l'hypochondrie des anciens auteurs, et qui figurent même dans la définition précédemment citée des nosographes, qui ont les premiers mis en relief essentiel l'*horreur ou la crainte exagérée de la maladie;* ces symptômes, dis-je, ne sont plus nécessaires pour caractériser l'hypochondrie des modernes. Il suffit maintenant de se croire affecté d'une maladie grave que l'on n'a pas, ou d'avoir extrêmement peur d'une maladie légère que l'on a, pour être considéré comme hypochondriaque.

Et ce qui prouve que je n'exagère rien en donnant cette signification à l'idée qu'entraîne actuellement avec lui le terme d'*hypochondrie*, c'est qu'on la trouve clairement exprimée dans les définitions de nos auteurs contemporains et notamment dans le *Compendium de médecine*, ouvrage qui représente fidèlement les opinions médicales de notre époque. Il est dit, en effet, dans le *Compendium de médecine*, à l'article HYPOCHONDRIE, que *c'est une aberration des facultés intellectuelles ; une névrose cérébrale qui porte l'individu qui en est atteint à s'occuper sans cesse des sensations réelles ou imaginaires qu'il croit ressentir dans différentes parties de son corps, et à les considérer comme autant de maladies graves dont la médecine ne pourra jamais le guérir ;* ou, en d'autres termes, *c'est une méditation maladive de l'homme sur sa propre santé.*

M. Dubois (d'Amiens), dans un ouvrage qui renferme des considérations d'un ordre élevé (1), a contribué beaucoup à faire accepter l'hypochondrie comme une forme de l'aliénation mentale, comme une simple vésanie. C'est ainsi que M. Dubois a rangé toutes les espèces d'hypochondrie en plusieurs variétés, suivant l'objet particulier des méditations maladives de l'individu affecté, et il exprime ces variétés sous les dénominations de *monomanie* hypochondriaque, *monomanie* pneumocardiaque, encéphalique, nostalgique, etc.

L'affection ainsi divisée par M. Dubois, et définie par les auteurs du *Compendium de médecine* et par d'autres médecins, comme une forme d'aliénation mentale, existe réellement en clinique ; il est impossible dès lors de ne pas la compter au nombre des maladies qui affligent l'espèce humaine. Mais cette affection, que nous appellerons désormais *nosomanie*, doit être distinguée soigneusement de l'hypochondrie de Willis, d'Hoffmann, d'Highmore, etc., bien qu'habituellement elle se trouve liée à l'existence de cette dernière maladie.

Il nous semble, en un mot, qu'on doit comprendre les rapports de l'hypochondrie et de la nosomanie de la même manière à peu près que l'on comprend ceux de la rage et de l'hydrophobie. En effet, on sait que la rage a l'hydrophobie pour symptôme, mais on sait aussi que l'hydrophobie peut

(1) *Histoire philosophique de l'hypochondrie et de l'hystérie ;* Paris, 1837.

exister sans être liée à la rage, et que même la rage ne s'accompagne pas nécessairement et toujours d'hydrophobie. Eh bien ! on peut en dire autant de l'hypochondrie et de la nosomanie.

Effectivement, l'individu affecté d'hypochondrie est le plus souvent nosomane, et cela se conçoit. Car, comme les symptômes de l'hypochondrie, tels que nous les avons exposés, frappent, pour ainsi dire, tous les appareils, et d'une manière grave en apparence ; comme, d'un autre côté, la maladie peut se prolonger longtemps, il est facile de comprendre que l'hypochondriaque éprouve des terreurs extraordinaires et du désespoir au sujet de tout ce qu'il ressent. Mais d'autres fois la nosomanie, bien que parfaitement caractérisée, n'est plus liée à l'hypochondrie ; elle existe comme affection idiopathique, ou se présente comme le symptôme d'une maladie autre que l'hypochondrie. D'autres fois, enfin, les différents symptômes qui constituent l'hypochondrie, tels que la dyspepsie flatulente, les battements et bruits artériels, les palpitations, la dyspnée, la céphalalgie pulsative, les éblouissements, les vertiges, les sifflements d'oreille, etc., etc., tous ces symptômes, dis-je, existent sans être accompagnés du symptôme nosomanie (1).

(1) Cela s'observe surtout quand on a pu réussir à faire comprendre à l'hypochondriaque le mode de production des symptômes prétendus si graves qu'il éprouve. Il y a quelques années qu'un de mes amis, médecin en province, fut affecté, à la suite d'un violent chagrin, d'une hypochondrie des mieux caractérisées, c'est-à-dire de dyspepsie flatulente, de palpitations, de pulsations violentes et de bruits dans les artères, de céphalalgie, de vertiges, de souffle dans les oreilles, etc. Son mal était surtout aggravé par le tourment que lui causait l'idée d'être atteint d'une *maladie du cœur*. Il consulta plusieurs médecins, et guérit enfin au bout de dix-huit mois consacrés presque entièrement à voyager. Il était entièrement remis quand je le vis à Paris : c'est alors que je lui exposai la théorie de l'hypochondrie telle qu'elle a été donnée plus haut. Un an après, il subit un second chagrin, qui, comme le premier, porta d'abord son influence sur l'estomac. Il éprouva de nouveau une diminution de l'appétit, des pesanteurs après les repas, des éructations, des borborygmes ; et puis, au bout de quelques jours, apparurent les autres symptômes ordinaires de

Les anciens médecins avaient fait entre la mélancolie et l'hypochondrie la même distinction que celle que je viens d'établir entre cette dernière maladie et la nosomanie. C'est ainsi qu'ils distinguaient la mélancolie hypochondriaque de l'hypochondrie proprement dite : *Melancholia hypochondriaca appellatur*, dit Sennert, *quod ex hypochondriis ortum habeat*. Cet auteur ajoute que l'hypochondrie est une maladie plus étendue ou plus générale que la mélancolie hypochondriaque : *Notandum tamen affectionem aut passionem hypochondriacam latius patere, quam melancholiam hypochondriacam*. La mélancolie, dit encore Sennert, peut se rencontrer ailleurs que dans l'affection hypochondriaque : *Neque semper cum affectu hypochondriaco melancholia conjungitur* (1). En effet, il reconnaît et décrit au long une mélancolie idiopathique ou primitive, *quæ fit cerebro primario affecto* (p. 39), puis des mélancolies symptomatiques d'affections autres que l'hypochondrie. Ces considérations sur les différentes espèces de mélancolie sont précédées par un article sur la mélancolie en général, ou sur le délire mélancolique, qu'il définit *delirium sine febre, cum timore et mæstitia*. Tout ce qui a trait à la mélancolie en général et à ses espèces est exposé par Sennert dans la partie consacrée aux maladies de la tête, tandis que l'histoire de l'hypochon-

l'hypochondrie, tels que les palpitations, la dyspnée, la céphalalgie, les vertiges, etc. ; et surtout des pulsations artérielles si violentes, qu'il les ressentait d'une manière incommode sur les principaux troncs artériels quand il marchait. Mais quelque intenses que fussent les symptômes de cette seconde attaque d'hypochondrie, il n'éprouva plus de *terreurs*, comme la première fois. Il comprenait que l'affection du cœur et des artères, qui jouait un si grand rôle dans sa maladie, dépendait d'une dilatation atonique déterminée par l'appauvrissement des qualités du sang, appauvrissement résultant lui-même de sa dyspepsie flatulente. Il attendit patiemment que son appétit et que ses fonctions digestives fussent revenus dans leur intégrité ; ce qui eut lieu au bout de six semaines, après l'emploi d'un régime convenable. Tous les autres symptômes hypochondriaques se dissipèrent dans un court délai.

(1) *Opera*. Lugduni, 1676, t. III, p. 101.

drie se trouve placée dans le livre où il traite des maladies du ventre.

On peut très justement reconnaître à la nosomanie les mêmes distinctions que celles qui ont été établies par Sennert et par les anciens auteurs, dans l'histoire de la mélancolie. Nous donnerons d'abord une définition de la nosomanie, qui est à peu près semblable à celle que les auteurs modernes donnent de l'hypochondrie ; nous dirons que *la nosomanie est une forme légère d'aliénation mentale par suite de laquelle l'individu qui en est affecté s'occupe minutieusement et continuellement de sa santé ; se croit atteint d'une maladie dont il n'a pas le moindre signe réel, ou bien regarde les symptômes même légers qu'il éprouve comme des indices d'un mal incurable.*

Quand cette vésanie est portée à un haut degré, l'individu qui en est affecté peut éprouver les hallucinations et les illusions les plus bizarres ; il peut dire des paroles extravagantes et commettre les actes les plus excentriques. C'est alors la nosomanie proprement dite.

D'autres fois la vésanie est moins marquée ; elle ne donne pas lieu à des excentricités ou à des extravagances. L'individu, dans sa frayeur d'être atteint d'une grave maladie, se contente de consulter plusieurs médecins, de lire avec avidité tous les ouvrages de médecine qui lui tombent sous la main, ou de parler à tout le monde des craintes que lui inspire sa santé. On peut donner à cette forme légère le nom de *nosophobie*, tout en comprenant les deux formes sous le nom générique de nosomanie.

La nosomanie est, on le voit, une espèce de monomanie qui diffère nettement de la mélancolie, de la monomanie suicide, de la panophobie, etc. ; mais elle peut se rencontrer avec une ou plusieurs de ces différentes formes d'aliénation.

On doit admettre une nosomanie primitive ou idiopathique. L'individu qui en est affecté éprouve des terreurs au sujet de sa santé, à l'occasion de la circonstance la plus légère et sans être, pour ainsi dire, malade ; ses craintes sont presque continuelles, seulement elles changent d'objet. Ainsi il craindra d'être enragé, pour avoir seulement touché un chien inconnu ; quelque temps après, il croira ressentir tous les symptômes d'une maladie dont il aura lu la description dans un livre de médecine ; plus tard, enfin, il transformera le rhume le plus insignifiant en maladie de poitrine ; d'autres fois, se figurant que sa santé est chancelante parce qu'il ne transpire pas assez, il emploiera les moyens les plus puissants pour provoquer des sueurs abondantes qui pourront l'affaiblir considérablement, etc., etc.

Dans la nosomanie idiopathique, le teint peut être frais, l'appétit très bon, et l'état des forces tout à fait normal, et bien entendu, on ne trouve pas alors du bruit dans les artères.

Mais quelquefois cette névrose cérébrale, au bout d'un certain temps, altère l'appétit ; il peut encore en résulter une dyspepsie flatulente pure et simple, et même cette dyspepsie peut se transformer en franche hypochondrie.

La nosomanie aura produit, dans ce cas, l'hypochondrie, en agissant comme la colère, le chagrin et les différentes causes morales, qui portent bien souvent leur principale action sur l'estomac et les fonctions digestives ; et il est superflu d'ajouter que cette nosomanie, qui est ainsi cause première de l'hypochondrie, sera bientôt augmentée de celle qui est l'effet ou le symptôme habituel de l'affection hypochondriaque.

La nosomanie symptomatique est plus commune que l'idiopathique. Elle est déterminée par des symptômes le plus ordinairement nombreux et fatigants, mais qui pourtant ne sont pas liés à l'existence d'une maladie grave ou incurable. La nosomanie symptomatique s'observe principalement, mais non exclusivement, dans l'hypochondrie; elle peut s'y rencontrer seule ou avec la mélancolie, c'est-à-dire avec cet état de tristesse et de défiance qui porte à fuir le commerce des hommes.

Si nous avons insisté autant sur les caractères de la nosomanie, c'est surtout dans le but de mieux faire comprendre ceux de l'hypochondrie. Voici comment on pourrait définir cette dernière maladie : *une dyspepsie flatulente qui se lie à l'existence des bruits artériels, avec prédominance de différents symptômes nerveux parmi lesquels il y a assez souvent de la nosomanie* (1).

5° De l'hystérie.

Nous faisons figurer l'hystérie dans cette revue au même titre que l'hypochondrie ; c'est parce que dans l'hystérie il y a habituellement, pour ne pas dire constamment, des bruits artériels qui sont liés, comme dans l'hypochondrie, à une anémie globulaire.

L'anémie globulaire de l'hystérie dépend d'un dérangement plus ou moins considérable des fonctions digestives ; dérangement constitué par de l'anorexie, du dégoût, des flatuosités, de la gastralgie, des appétits bizarres, des vomissements, etc., qui s'observent isolés ou combinés ensemble.

La diminution de proportion des globules résultant de cette dyspepsie s'allie insensiblement avec une proportion surabondante de sérum, comme nous l'avons vu jusqu'à présent dans les maladies que nous avons passées en revue. Tous les tissus sont relâchés par suite de cette hydrémie ; le cœur est dilaté ; l'ondée sanguine devient surabondante ; de là les symptômes de pâleur et de plénitude qui existent dans l'hystérie, comme dans la chlorose, la grossesse et l'hypochondrie.

La dyspepsie, qui est la condition initiale de cette hydrémie,

(1) MM. Trousseau et Pidoux (*Traité de thérap.*, t. I, p. 83 ; 1841) ont signalé aussi la confusion qui existe dans les auteurs modernes au sujet de l'hypochondrie et de la monomanie des maladies. J'ai cherché comme eux à préciser, autant que possible, les caractères distinctifs et les rapports de l'hypochondrie et de la nosomanie, en partant, comme je l'ai annoncé d'abord, de l'étude analytique des bruits artériels.

provient ou d'un vice des *ingesta* et de l'ingestion, ou bien elle est symptomatique d'une affection utérine, comme dans la chlorose vraie (c'est là l'hystérie proprement dite, dans l'acception traditionnelle du mot); ou bien encore elle est produite sympathiquement sous l'influence du cerveau impressionné par des causes morales.

L'hystérie, telle que nous venons d'en esquisser la pathogénie, ne différerait pas jusqu'à présent de la chlorose. Elle s'en distingue seulement par la prédominance ou l'existence de symptômes nerveux très marqués dont nous allons parler; et pour cela nous devons d'abord exposer les symptômes nerveux de l'hystérie franche, de l'attaque hystérique commune.

La malade commence par éprouver une sensation plutôt incommode que douloureuse, comparée habituellement à une boule qui part de l'épigastre et qui monte lentement jusqu'à la gorge, où déterminant tantôt de l'aphonie, tantôt de la dysphagie, elle produit un spasme glottique qui précède immédiatement les grands mouvements de flexion et d'extension du tronc et des membres, mouvements par lesquels se caractérise la convulsion hystérique.

Cette boule, qu'on peut appeler encore *aura gastro-glottique*, part toujours et nécessairement d'un estomac malade, d'un estomac affecté de dyspepsie, parmi les symptômes de laquelle elle compte comme symptôme d'irradiation nerveuse (1). On voit souvent, et même le plus ordinairement, des dyspepsies sans *aura* gastro-glottique; mais il est impossible d'observer un *aura* gastro-glottique sans constater la dyspepsie qui l'a précédé et déterminé. Voilà donc deux grands caractères hystériques qui résultent d'une dyspepsie initiale: l'anémie globulaire et l'*aura* gastro-glottique.

(1) C'est à tort que quelques auteurs font partir la boule hystérique de l'hypogastre. L'influence incontestable de l'utérus sur l'estomac est toujours muette ou insensible pour la malade. La boule qui produit la suffocation hystérique ne part jamais que de l'épigastre.

Quelle est la nature de l'*aura* gastro-glottique? Tout concourt à montrer que cet *aura* n'est pas autre chose qu'une névralgie qui affecte le pneumogastrique, et qui remonte par lui de l'estomac à la glotte, en suivant la branche du nerf récurrent. Cette névralgie du pneumogastrique a comme les autres névralgies ses points douloureux. En effet on observe, en allant de bas en haut, un premier point douloureux qui répond à peu près à la partie moyenne et postérieure du sternum, où il détermine une sensation très circonscrite de dyspnée souvent considérable : c'est le point sous-sternal; le second point se trouve à la glotte, où le malade éprouve un sentiment de strangulation différent du point dyspnéique sous-sternal. On constate dans ces deux points toutes les différentes circonstances des points névralgiques. C'est ainsi que leur intensité relative varie extrêmement suivant les sujets. Tantôt le point sous-sternal est plus fort que le point glottique, tantôt c'est l'inverse. On observe même quelquefois que l'un et l'autre existent d'une manière complétement isolée ou exclusive; en général, le point sous-sternal est plus commun que le glottique : ce dernier démontre toujours une maladie plus intense ou plus étendue que le premier.

Nous avons dit que le sentiment de suffocation glottique précède les mouvements convulsifs de l'hystérie. Cela donne à penser que la névralgie du pneumogastrique possède un troisième point qui est ressenti après les deux autres, qui est fixé à l'orifice du pneumogastrique ou du spinal, et qui est le centre de l'action réflexe par laquelle se produisent les mouvements convulsifs.

Voilà donc deux symptômes nerveux caractéristiques de l'hystérie : 1° la boule hystérique, l'*aura* gastro-glottique ou la névralgie du pneumogastrique, comme on voudra les appeler; 2° les mouvements convulsifs. Mais ce n'est pas là tout; il faut noter encore les névralgies des diverses branches nerveuses, la dermalgie, l'analgésie, l'anesthésie, la toux, la dysphagie, le hoquet, les soupirs, les pleurs et rires sans sujet, les différentes paralysies des muscles de la vie organique et animale, l'exaltation et même le délire.

Ces symptômes nerveux si nombreux dépendent d'une disposition particulière de la malade, d'une sorte d'idiosyncrasie nerveuse; et ils n'attendent pour apparaître et se montrer dans toute leur intensité qu'une occasion qui, déterminant une dyspepsie, amène dans le sang une diminution de globules plus ou moins considérable, suivant les sujets. On a dit que le sang était le frein des nerfs, *sanguis moderator nervorum;* mais on l'a dit particulièrement pour condamner l'emploi des émissions sanguines qui donnent évidemment de l'intensité aux maladies nerveuses. Or, si l'aglobulie consécutive aux pertes de sang fait apparaître ou augmente les symptômes nerveux, il faut reconnaître que le même effet est produit aussi par l'aglobulie consécutive aux dyspepsies. Par conséquent, dans l'ordre pathogénique des phénomènes hystériques, les symptômes nerveux sont précédés par l'anémie globulaire, et l'anémie globulaire est précédée par la dyspepsie. La dyspepsie elle-même est directement produite par les différents vices de l'*ingesta* ou de l'ingestion, ou bien elle est consécutive à une métropathie, ou bien elle résulte d'un trouble cérébral dépendant de causes morales.

La diversité des symptômes nerveux de l'hystérie fait qu'on distingue l'hystérie en deux variétés : l'hystérie *sensitive* ou *vaporeuse*, et l'hystérie *convulsive*. L'hystérie vaporeuse comprend tous les symptômes névralgiques ou sensitifs. L'hystérie convulsive est caractérisée par l'existence des convulsions affectant les muscles de la vie de relation. L'hystérie convulsive est toujours accompagnée et précédée de l'hystérie vaporeuse; car, comme la convulsion dépend d'une action réflexe des centres nerveux, qui elle-même ne s'exerce que sous l'influence d'une excitation de ces centres, c'est justement l'hystérie vaporeuse ou sensitive qui est chargée de cette excitation.

Par conséquent, l'hystérie vaporeuse est un degré de maladie moins intense que l'hystérie convulsive. Par conséquent encore, l'hystérie convulsive est une forme hystérique moins ordinaire que l'hystérie vaporeuse.

Il nous sera facile maintenant de distinguer l'hystérie de la chlorose, et aussi de l'hypochondrie. On doit voir tout d'abord que la difficulté de la distinction ne peut pas porter sur l'hystérie convulsive, si différente des deux maladies précédentes, mais uniquement sur l'hystérie vaporeuse ou sensitive.

Pour ce qui concerne la chlorose, nous dirons qu'il y a dans cette maladie comme dans l'hystérie sensitive, dyspepsie, anémie globulaire et symptômes physiques et physiologiques de la dilatation atonique du cœur. Mais l'hystérie nous présente en sus des névralgies intenses ou générales, de l'analgésie, de l'anesthésie, des pleurs et rires sans sujets, du délire, et surtout la boule gastro-glottique qu'on ne trouve pas dans la chlorose. On voit d'après cela qu'il y a ici, comme dans quelques autres maladies, une ligne d'intersection très difficile, pour ne pas dire impossible à poser précisément. C'est ainsi qu'on trouvera des chloroses donnant un peu plus de symptômes nerveux qu'on n'en trouve dans cette maladie, et pas assez pour que l'affection puisse prendre le nom d'hystérie. Par exemple, si, en sus de la dyspepsie et de l'anémie globulaires, une jeune fille est affectée d'une névralgie du pneumogastrique, qui, au lieu d'être marquée par les deux points sous-sternal et laryngo-pharyngien, détermine seulement une légère dyspnée qui s'étende de l'épigastre à la partie moyenne du sternum, dira-t-on que cette jeune fille est plus que chlorotique, qu'elle est hystérique ?

Quant à l'hypochondrie, nous ne la distinguerons pas de l'hystérie sensitive. C'est la même maladie dénommée diversement à cause de la différence des sexes. Dans le siècle passé, ces deux maladies étaient confondues sous le nom de *vapeurs dans les deux sexes*. On trouve dans l'hypochondrie des hommes, peu souvent il est vrai, jusqu'à l'*aura* gastro-glottique si fréquent dans l'hystérie sensitive de la femme; et nous ferons remarquer toutefois que chez l'homme hypochondriaque, la névralgie du pneumogastrique est peu fréquemment complète; habituellement elle se réduit au seul point sous-sternal.

6° Anémie des mineurs.

Hallé a donné ce nom à une affection observée par lui sur des mineurs d'Anzin, parce que, frappé de la pâleur et de la faiblesse extrêmes des malades, il croyait sans hésiter que l'affection consistait essentiellement dans une diminution considérable de la quantité normale du sang. On retrouve dans l'ensemble des symptômes donnés par Hallé la plupart de ceux qui existent dans la chlorose. « La peau, dit cet observateur, prenait une teinte jaunâtre et devenait pâle et décolorée, la marche difficile, accompagnée d'une extrême fatigue; on voyait bientôt survenir des palpitations fréquentes qui mettaient les malades dans une anxiété très pénible; le visage était bouffi. Ces accidents, après avoir duré souvent une année entière, étaient encore aggravés par le retour des premiers symptômes et par des douleurs de tête affreuses, des défaillances, la difficulté de soutenir la lumière et le bruit, le météorisme du ventre et les évacuations alvines... L'invasion du mal était marquée par des coliques violentes, des douleurs dans tout le ventre, une gêne dans la respiration, des palpitations, la prostration des forces, le ballonnement du ventre, et des évacuations sanguines noires et verdâtres. » Hallé était trop influencé par l'idée d'*anémie* pour constater sur ses malades les symptômes qui annoncent que le sang, bien que séreux, est en quantité surabondante. En effet, il ne dit rien des battements exagérés des principaux troncs artériels; il ne parle pas davantage de la plénitude du pouls radial, qui « restait faible, concentré et accéléré. » Quant aux veines, Hallé dit que celles du dos de la main étaient beaucoup moins apparentes qu'elles ne le sont dans l'état de santé. Cette observation est exacte en partie, car les veines qui contiennent un sang décoloré sont moins visibles que celles qui sont remplies d'un sang foncé en couleur.

L'influence des idées sous laquelle Hallé a décrit les symptômes de cette maladie se trahit encore dans la relation qu'il nous a laissée de l'autopsie cadavérique d'un de ses malades. C'est ainsi que « les vaisseaux artériels et veineux des trois cavités splanchniques étaient vides... de sang coloré, et ne renfermaient qu'un peu de liquide séreux ; les poumons étaient légers, crépitants sous le doigt, nullement engorgés. » Hallé aurait dû dire *nullement engorgés de sang coloré ;* car il ajoute : « par les incisions, ils répandaient une sérosité écumeuse et jaunâtre qui s'échappait de tous les points du parenchyme. » Le cœur, qui aurait dû être d'un petit volume, si l'anémie eût été réelle, fut trouvé d'*un volume très ordinaire*, c'est-à-dire d'un volume plus qu'ordinaire. En effet, c'est ainsi que se présente le cœur chez les animaux qui, à la suite de saignées répétées, ont été amenés à subir une altération du sang semblable à celle des malades observés par Hallé (1).

Déjà, avant Hallé, Hoffinger avait observé des mineurs affectés d'une maladie semblable. On trouve le résumé très concis de son travail (2) dans l'ouvrage d'Ozanam sur les épidémies (3). Voici les symptômes transcrits par Ozanam : « Les malades éprouvaient des douleurs excessives dans les jambes, les cuisses, les hanches et le dos, comme si l'on eût coupé les os en travers ; vertiges, bourdonnements d'oreille,

(1) *Observation sommaire sur une maladie qu'on peut appeler anémie*, dans *Journal de médecine*, de Corvisart, t. IX, p. 1, 17, 71, 138 ; vendémiaire an XII.

(2) Ce travail, qu'il m'a été impossible de consulter, se trouve indiqué dans la *Bibliographie de Ploucquet* sous le titre de CACHEXIA MONTANA. Cette épithète *montana* est donnée habituellement par les auteurs allemands aux différentes maladies contractées dans les mines, qui se trouvent presque toujours dans les pays de montagnes. C'est ainsi qu'on a décrit (*Pyritologie* de Henckel) un asthme des montagnes, *asthma montanum*, qui affecte les mineurs.

(3) *Hist. méd. des mal. épid.*, t. IV, p. 169, 2ᵉ édit.

douleur pulsative dans la tête, tritesse, morosité, dégoût du travail ; respiration difficile, battements violents du cœur et des carotides, pâleur de la peau et de la muqueuse de la bouche ; les chairs étaient molles, le corps s'œdématiait ; l'appétit conservé allait même jusqu'à la voracité ; il y avait aversion pour le pain sec ; les selles étaient rares, dures ; les urines blanches, troubles ; le pouls faible, petit et lent ; le sang dissous et décoloré ; aucune transpiration. »

On retrouve également dans cette description concise les symptômes qui, dans la chlorose, accusent un sang surabondant, séreux et pauvre en globules : c'est ainsi que la pâleur coïncide avec des battements violents du cœur et des carotides. Il est vrai néanmoins de dire que les caractères du pouls radial donnés par Hoffinger contrarient l'application de notre théorie à la maladie qu'il a observée, puisque le pouls est noté comme faible et petit. Mais comment est-il possible d'admettre que le pouls soit faible et petit à l'artère radiale, quand les pulsations des carotides sont notées comme violentes ?

Jusque-là il n'est pas question des bruits artériels dans cette maladie des mineurs ; ce qui se conçoit, puisque l'auscultation n'était pas inventée. Cette lacune a été comblée par M. Tanquerel des Planches, qui a eu l'occasion d'observer un cas de cette affection à l'hôpital de la Charité (1). M. Tanquerel nous apprend que son malade, affecté d'ailleurs d'une grande pâleur et d'une faiblesse extrême, présentait un bruit de ronflement continu dans la carotide droite, et un bruit de souffle au premier temps du cœur occupant toute la région précordiale. Lorsque cet individu voulait se lever et faire quelques pas, il éprouvait des étourdissements, des bourdonnements, des sifflements d'oreille, de la dyspnée, des palpitations, des lipothymies, etc.

(1) *Note sur l'anémie d'Anzin*, dans *Journal de médecine*, p. 109, avril 1843.

Quant au volume du cœur, que M. Tanquerel a essayé d'apprécier au moyen de la percussion, il donnait lieu à une matité « qui n'était pas plus prononcée qu'elle ne doit l'être dans l'état physiologique. » Cependant, dans cette maladie. le cœur, sans présenter des dimensions considérables, est néanmoins d'un volume très ordinaire, pour nous servir de l'expression de Hallé. Il aurait fallu, pour apprécier cet état plus qu'ordinaire du volume du cœur, mesurer la matité de la région précordiale après la guérison du malade, lorsque le cœur aurait eu repris ses diamètres habituels. On aurait conclu alors, en voyant diminuer le champ de la matité, que le volume du cœur n'était pas normal, comme on l'avait cru d'abord. C'est ainsi que les différences, peu considérables dans l'état matériel des organes, ne peuvent se juger que par la comparaison.

Puisque les bruits artériels existaient chez ce malade, et qu'ils étaient très marqués, j'en conclus sans hésiter : 1° que le pouls avait un volume exagéré, et 2° que cette exagération de volume aura cessé lors de la disparition des bruits. Cependant M. Tanquerel nous dit tout le contraire dans son observation. Cette exception, si elle repose sur un fait bien observé, est la seule que je connaisse.

En outre, ce malade était affecté, dans le côté gauche de la tête, d'une névralgie très douloureuse et intermittente ; il était sujet aussi à des pollutions fréquentes ; son appétit était notablement diminué ; il avait le ventre ballonné par des gaz ; néanmoins les selles étaient normales.

En résumé, on peut rattacher à trois sources les symptômes décrits par les observateurs précédents. C'est ainsi que, dans la *cachexie* des mineurs, il y a : 1° une affection du système sanguin ; 2° une affection du tube digestif ; 3° des symptômes nerveux.

Je suis admis à penser, et je le montrerai plus tard, que l'affection primitive a été celle du tube digestif. C'est elle qui a entraîné l'altération du sang, du cœur, etc.; puis le groupe des symptômes névralgiques est venu s'ajouter aux autres symptômes.

7° Mal d'estomac ou mal-cœur des nègres, cachexie africaine, etc.

Cette affection sévit d'une manière particulière sur les nègres des colonies. On peut en lire la description dans les ouvrages de Bajon, Dazille, Pouppé-Desportes, etc., et surtout dans une monographie de M. Segond, à laquelle nous renvoyons pour l'étude des lésions organiques (1).

On trouve, dans les différentes histoires de cette maladie tracées par les observateurs précédents, l'ensemble des symptômes que nous avons analysés dans l'affection des mineurs, dans la chlorose, etc. En effet, les nègres atteints de la cachexie africaine ont de la bouffissure, avec une physionomie empreinte de tristesse et de mélancolie; la peau est terne, la muqueuse de la bouche est pâle et décolorée. Il y a une grande prostration musculaire, aversion pour le mouvement; il y a encore de la céphalalgie, des vertiges, des palpitations, des battements aux carotides, de la dyspnée, etc., qui augmentent considérablement après un léger exercice musculaire, et qui souvent sont suivis de syncope. Le pouls est indiqué comme faible, lent, facile à déprimer, etc. On note aussi une grande altération dans les fonctions digestives; on observe toutes les nuances de ces altérations exprimées par les mots de *boulimie*, *dyspepsie*, *pica*, *malacia*, etc. Ce sont ces différents phénomènes qui ont fait donner le nom de *mal d'estomac* à la maladie qui nous occupe.

Les nègres atteints de cachexie présentent des bruits artériels et des bruits de souffle au premier temps du cœur. J'en ai acquis depuis peu la certitude par des renseignements que

(1) *De la gastro-entérite chez les nègres, vulgairement appelée mal d'estomac ou mal-cœur*. Paris, 1833.

m'a fournis M. de Crozant, actuellement médecin des eaux de Pougues, qui a eu l'occasion d'observer cette maladie pendant un séjour qu'il a pu faire en Amérique. M. de Crozant, qui est, du reste, parfaitement au courant des idées qui font l'objet de ce travail, m'a assuré que l'on rencontre chez les nègres cachectiques tous les symptômes des affections chlorotiques.

M. Segond a fait ses observations sous l'influence de la médecine physiologique ; du reste, le titre que porte son travail l'indique suffisamment. Il cherche à établir que les différents symptômes que l'on observe du côté des voies digestives dépendent d'une gastro-entérite, et, pour cela, il se fonde sur les altérations qu'il a eu l'occasion d'observer dans les autopsies nombreuses qu'il a faites à Cayenne. D'après lui, la muqueuse de l'estomac et de l'intestin était affectée quelquefois de *plaques phlogosées*, d'*ulcérations* et de *colorations anormales*, mais aussi quelquefois elle ne présentait que de l'étiolement et du ramollissement.

On peut donc parfaitement contester à M. Segond que la *cachexie africaine* dépende d'une gastro-entérite ; mais ce que l'on doit reconnaître, c'est que cette maladie a son point de départ dans une affection des voies digestives, quelle qu'en soit la nature. Les auteurs s'accordent presque tous sur ce point. Par suite de cette affection du tube digestif, il y a un défaut dans l'assimilation, et dès lors le sang se trouve privé d'une réparation suffisante en globules. En même temps que ce genre de réparation est empêché, il y a augmentation de la proportion du sérum dans le sang. Le sang est donc très séreux dans cette maladie, et c'est un fait que M. Segond a constaté dans les nombreuses saignées qu'il a pratiquées pour combattre la prétendue phlogose de l'estomac et des intestins.

M. Segond s'étend assez au long sur l'état du cœur : il a trouvé cet organe augmenté de volume, contenant des caillots, ayant ses cavités dilatées, *sans amincissement des parois*, ou quelquefois avec une épaisseur très manifeste des mêmes parois. Malgré l'existence de ces différentes lésions, M. Segond rejette l'expression de *mal-cœur* qui a été donnée à la *cachexie* des nègres, et il pense avec raison que cette maladie n'a pas son point de départ dans l'organe central de la circulation. Il regarde ces lésions du cœur comme l'effet plus ou moins éloigné de l'altération du sang, qui elle-même dépendrait du changement apporté dans la nutrition par l'existence de la gastro-entérite. Comme on le voit, cet enchaînement de résultats morbides se rapproche de celui que nous avons exposé dans les articles précédents ; mais il n'est pas précisé de la même manière.

Les journaux de médecine ont reproduit presque tous, dans le courant de l'année 1855, des détails pleins d'intérêt sur une maladie observée en Égypte par le docteur Griesinger, et publiés par lui dans un journal allemand. Cette affection, qui est une anémie globulaire, a la plus grande analogie avec la cachexie africaine; elle sévit particulièrement sur la classe malheureuse, sur les fellahs dont la condition est assez voisine de celle des nègres. Voici les détails qui ont le plus d'intérêt pour nous ; je les emprunte à la traduction (1).

« Lorsque le mal a fait des progrès, il survient de l'amaigrissement plus ou moins marqué, de l'œdème des extrémités inférieures et des paupières; la peau est jaunâtre, flasque, sèche, refroidie ; frissons ; conjonctives bleuâtres, lèvres et muqueuses pâlies ; débilité extrême, apathie, douleurs musculaires vagues ; palpitations vives au moindre mouvement, bruit de souffle au cœur et dans les vaisseaux ; vertiges, céphalalgie frontale, bourdonnements d'oreille, dyspnée, appétit très capricieux, langue sale ; pas d'hypertrophie de la rate... Les malades peuvent rester des années dans ce marasme chlorotique... La dysentérie les emporte presque tous ; d'autres fois ils succombent au développement

(1) *Archives générales de médecine*, mars 1855, p. 336.

progressif de leur anémie... Une autopsie, la dernière que j'ai faite au Caire, vint m'éclairer. C'était un sujet âgé de vingt ans, militaire; tous les organes étaient profondément anémiés ; dilatation du ventricule gauche, cœur pâle, mou, gras; le duodénum, le jéjunum et la partie supérieure de l'iléum sont remplis d'un sang frais, rouge, et coagulé en partie; un millier d'helminthes (*anchylostomes*) adhéraient à la membrane muqueuse, chacun avec son ecchymose assez analogue à la piqûre d'une sangsue... Je suis convaincu, malgré l'absence de preuves ultérieures, que cette observation peut se généraliser. Les anchylostomes sont des nématodes découverts à Milan par le docteur Dubini. L'animal gîte dans la portion supérieure de l'intestin grêle en quantité énorme; il perfore la membrane muqueuse jusqu'au tissu sous-muqueux, et souvent même il s'insinue dans une sorte de cavité sous-muqueuse remplie de sang. Les hémorrhagies répétées sont une cause d'anémie, et la forme d'anémie répond à ce qu'on observe à la suite des pertes sanguines beaucoup plus qu'à la cachexie consécutive aux fièvres intermittentes ou à une mauvaise alimentation... Il se pourrait d'ailleurs que, bien que le sang ne s'écoule pas au dehors, la quantité dépensée par des milliers d'anchylostomes soit une cause d'anémie. »

On voit que dans cette cachexie particulière à l'Égypte, il y a tous les caractères physiologiques et anatomiques de l'anémie globulaire, jusqu'à la dilatation du cœur.

Le docteur Griesinger fait, comme on le voit, beaucoup d'effort pour expliquer cette anémie globulaire uniquement par les hémorrhagies résultant des morsures nombreuses des anchylostomes, bien que souvent les malades ne rendent pas du sang par les selles. On ne comprend guère pourquoi il ne pense pas à expliquer le défaut de globules sanguins par la simple présence dans l'intestin grêle de ces helminthes, qui doivent nécessairement appauvrir le sang en empêchant la complète digestion des aliments ou l'absorption des matières digérées, de la même manière que les lombrics ou les tænias.

Je suis convaincu, avec M. Griesinger, que cette observation peut se généraliser ; et il est fort possible que la cachexie des nègres dépende de la même cause que cette anémie des Égyptiens.

8° Cachexie saturnine.

On donne ce nom à l'état de pâleur et de faiblesse qui s'observe chez les individus dont l'organisme a subi la fâcheuse influence des préparations saturnines. La cachexie saturnine est l'affection la plus commune de toutes celles que produit le plomb ; elle coïncide avec les autres maladies saturnines, telles que la colique, l'épilepsie. la paralysie, etc., et même les précède dans leur apparition. On peut dire que tous les ouvriers qui sont en contact avec les préparations de plomb depuis un certain temps en sont affectés à un degré plus ou moins notable, car tous sont reconnaissables à une pâleur caractéristique de la face.

Assez souvent cette cachexie, bien que seule et sans complication d'une autre affection saturnine, présente des symptômes assez marqués pour forcer l'ouvrier à interrompre ses travaux et à entrer à l'hôpital. J'en ai vu plusieurs exemples aux réceptions du Bureau central et dans les services de médecine dont j'ai été chargé.

Les symptômes principaux de la cachexie saturnine sont exactement les mêmes que ceux qui, dans les maladies précédentes, nous ont paru dépendre d'un sang séreux, pauvre en globules, mais néanmoins surabondant, Nous mentionnerons seulement les principaux, qui sont : la pâleur, la faiblesse, l'amaigrissement, la sensibilité au froid, l'empâtement des muscles ; il y a de la céphalalgie pulsative, des vertiges, de la dyspnée, des battements aux carotides, des palpitations, etc., qui augmentent d'intensité après l'action de marcher, de monter, etc.

Mais surtout il y a des bruits artériels dans la cachexie saturnine, et immédiatement j'ajouterai, comme l'ayant constaté directement, que le pouls des individus affectés présente plus de volume pendant la durée de la cachexie qu'après sa terminaison. Du reste, je puis m'appuyer à ce sujet sur l'autorité d'un grand clinicien, du célèbre Stoll, qui, dans les admirables pages qu'il a consacrées à l'étude des maladies saturnines, insiste à plusieurs reprises sur la *tension*, la *plénitude*, la *vibration du pouls* (1). M. Tanquerel des Planches, dans son ouvrages sur les *maladies du plomb*, reconnaît aussi du volume et de la largeur au pouls, mais il lie ce symptôme à l'existence de la colique seule ; et loin d'admettre qu'il en soit ainsi dans la cachexie saturnine à l'état de simplicité, il se met en opposition avec Stoll pour soutenir que les individus exposés à absorber une grande quantité de plomb ont le pouls petit et grêle (2). Nous accorderons à M. Tanquerel que la colique, en s'ajoutant à la cachexie, puisse élever le volume du pouls à un degré plus considérable que si la cachexie existait seule ; mais la cachexie même, isolée de toute autre complication, a pour symptôme un pouls très développé, à condition toutefois qu'elle soit assez marquée pour donner lieu à la production des bruits artériels.

En même temps que les bruits artériels existent, que le pouls est plein, on constate à la région précordiale une matité dont l'étendue, plus considérable qu'à l'état normal, indique une augmentation dans le volume du cœur. Cette matité se rétrécit à mesure que la cachexie se dissipe, que le pouls s'abaisse à son volume normal, et que les bruits disparaissent.

La cachexie saturnine, outre les symptômes qu'elle partage avec les affections précédentes, en offre qui lui sont particuliers et pour ainsi dire caractéristiques. Le collet des dents et les gencives présentent une teinte ardoisée signalée par M. Tanquerel ; les malades se plaignent d'une saveur désagréable, et l'odeur de leur haleine exhale une fétidité particulière.

(1) *Médecine pratique*. Paris, an IX, t. II, p. 255-257.
(2) *Traité des maladies de plomb*. Paris, 1839, t. I, p. 18, 228.

Depuis longtemps on admet que la cachexie saturnine est caractérisée par un état séreux du sang. Quant au mode de production de cette altération sanguine, la plupart des auteurs s'en rendent raison en admettant une action directe des préparations saturnines sur le sang. Cependant il me semble que si l'on veut rigoureusement suivre et analyser les symptômes qui marquent le début de la cachexie saturnine, on arrivera à cette conclusion, que les préparations de plomb n'altèrent pas le sang immédiatement, mais bien médiatement, en portant d'abord leur influence délétère sur les fonctions digestives; et dès lors l'altération du sang que l'on observe dans cette cachexie aurait le même point de départ que dans la cachexie des nègres, la chlorose, etc.

A ce sujet, on ne manquera pas de m'objecter que les symptômes gastriques existent à peine dans la cachexie saturnine, qu'il n'y a pas de vomissements, et que les malades n'accusent ni digestion laborieuse ni perte complète d'appétit. J'accorde volontiers que souvent les symptômes gastriques ne sont pas bien prononcés, et qu'ils appellent à peine l'attention des malades; mais je n'en persiste pas moins à soutenir que c'est le tube digestif qui subit le premier l'influence du plomb, et cette fâcheuse influence, il l'exprime dans les commencements par une simple diminution de l'appétit.

C'est donc la diminution de l'appétit qui est le symptôme initial de la cachexie saturnine et l'origine de toutes les altérations et de tous les troubles organiques qui la constituent (1). Quand on voudra constater la vérité de ce fait, il faudra se transporter dans une fabrique de blanc de céruse, et là on s'assurera facilement, au moyen d'interrogations positives, que les ouvriers éprouvent une diminution notable d'appétit quelques jours avant de présenter la pâleur caractéris-

(1) Je veux parler ici seulement des résultats pathologiques, qui sont semblables à ceux des affections précédemment étudiées. Il est bien clair, en effet, que certains accidents spéciaux de la cachexie saturnine, tels que la coloration ardoisée des dents, dépendent directement de l'action du plomb.

tique du début de la cachexie. Maintenant, comment et par quelle voie l'action du plomb influence-t-elle les fonctions digestives ? C'est ce qu'il m'est impossible de préciser. Toujours est-il qu'une anorexie est le premier symptôme qui marque le début de la cachexie saturnine. Et puisque ce symptôme entraîne avec lui une diminution dans la réparation alimentaire, il suffit pour nous rendre compte de la diminution des globules et de l'augmentation du sérum, comme cela arrive dans la chlorose, la cachexie des nègres, etc.

Je m'appuie encore ici sur l'autorité d'un observateur très compétent en cette matière, de Stockhusen, qui le premier, comme l'on sait, a décrit la colique de plomb. C'est aussi lui qui le premier a signalé la cachexie saturnine : il admet que cette cachexie peut dépendre d'une altération du sang consécutive au dérangement des fonctions digestives. « Ceux, dit-il, qui ont les premiers éléments de médecine savent que cette même cause, c'est-à-dire l'obstruction fréquente des intestins et de quelques veines mésaraïques, peut produire encore la cachexie ; car, indépendamment de ce que les crudités arrêtées contre nature dans les voies de la sanguification affaiblissent la chaleur naturelle et altèrent la masse du sang, quelquefois aussi la litharge reçue dans le bas-ventre, par sa qualité froide débilite les premières voies : d'où résulte alors un mauvais chyle et par conséquent un sang chargé de sérosité, de pituite, et de plusieurs autres humeurs excrémentitielles, lequel, se répandant dans toute l'habitude du corps, en diminue de plus en plus la chaleur, abreuve, relâche, et gonfle les parties charnues, en change la couleur, et les rend pâles, livides ou plombées (1).

9° Généralités sur la cachexie, l'anémie globulaire, etc.

Le terme de *cachexie* vient de deux mots grecs qui signi-

(1) *Traité des mauvais effets de la fumée de la litharge*, traduit par Gardane. Paris, 1776, p. 134.

fient *mauvaise constitution*, et, comme nous le verrons dans les citations empruntées aux auteurs anciens, il s'applique strictement à cette espèce de *mauvaise constitution* dans laquelle il y a, entre autres symptômes, pâleur de la face, abattement des forces et relâchement des tissus. Le terme de *cachexie* présente donc deux significations qui ne sont pas identiques, celle du mot et celle de la chose. Il en est de même d'une infinité d'autres termes scientifiques, et notamment du mot *dysentérie*, qui, d'après ses racines, signifie une *difficulté de l'intestin*, mais qui s'emploie pour désigner uniquement cette *difficulté de l'intestin* que particularisent des selles nombreuses, sanguinolentes, précédées de coliques, suivies de ténesme, etc.

Le terme de *cachexie* a été d'un usage extrêmement fréquent dans la langue médicale, où il était maintenu par l'humorisme, et l'on comprend que ce terme dut être abandonné lorsque Pinel eut porté le solidisme à son plus haut point d'exagération. C'est pour cela que Hallé, qui vivait à l'époque où l'école de Pinel jouissait de tout son éclat, préféra le terme d'*anémie* à celui de *cachexie* pour désigner l'état particulier de pâleur, de faiblesse et de flaccidité qu'il observait sur quelques mineurs d'Anzin ; car Pinel accordait bien qu'il y eût des maladies produites par un défaut dans la quantité du sang, mais il ne voulait pas qu'il y en eût de liées à une altération dans la nature du liquide sanguin. Cependant la maladie observée par Hallé rentrait évidemment dans les cachexies, puisque, quelques années auparavant, Hoffinger l'avait décrite sous le nom de *cachexia montana*.

Mais déjà avant l'espèce de proscription dont le mot de cachexie avait été frappé par l'école Pinel, on l'avait peu à peu détourné de sa signification primitive. C'est ainsi que certains nosographes, tels que Sauvages, Sagar, Cullen, etc., s'étaient servis de ce terme dans son pur sens étymologique, et lui avaient donné dès lors une signification des plus étendues pour qu'il pût embrasser dans leurs cadres nosologiques l'immense quantité de maladies dans lesquelles il y a une *mauvaise disposition du corps : coloris, figuræ, molis in corporis habitu depravatio* (1). Cependant quelques-uns de ces nosologistes distinguent dans leur classe de *cachexies* la cachexie proprement dite. Vogel la définit ainsi : *Corpus grave atque iners, colore pallido squalidum* (2).

Nous devons citer aussi Bordeu comme ayant grandement contribué à détourner le mot de *cachexie* de son véritable sens. Ce brillant et poétique défenseur des traditions médicales met sans hésiter ces traditions de côté quand il s'agit du terme en question, qu'il donne à peu près comme synonyme de *diathèse* : « Je fais, dit-il, autant de cachexies particulières, autant de mélanges ou de mixtions principales des humeurs, qu'il y a d'organes notables d'humeurs bien distinctes. (3) » Après ce préambule, Bordeu décrit dans son beau style certaines abstractions peu saisissables qu'il nomme *cachexies bilieuse*, *séreuse*, *muqueuse*, *laiteuse*, *sanguine*, *graisseuse*, *urineuse*, *splénique*, etc.

Maintenant le terme *cachexie* s'emploie assez fréquemment. Ce retour à cette ancienne dénomination s'est effectué depuis que l'on a repris l'étude des liquides en pathologie. Cependant on ne lui donne pas encore une signification claire et précise; car on entend souvent par cachexie, ou une diathèse, ou une altération profonde et variable de l'organisme, consécutive à des causes morbides qui sont depuis longtemps inhérentes à la constitution des malades. C'est dans ce double sens qu'il faut interpréter les mots de cachexies *scrofuleuse*, *syphilitique*, *tuberculeuse*, etc., dont il est souvent question dans le langage médical.

Je vais chercher à établir que, si l'on veut rester fidèle à la saine tradition, il faut comprendre sous le terme de *cachexie*

(1) *Apparatus ad nosologiam methodicam*, etc., auctore Cullen. Amstelodami, 1775, p. 40.

(2) *Loc. cit.*, p. 116.

(3) *OEuvres compètes*. Paris, 1818, t. II, p. 948.

la même maladie que celle que l'on appelle maintenant *anémie* (Andral), *hydrémie* (Bouillaud), *hydroémie* (Piorry). C'est ce qu'il sera facile de voir par l'exposition des symptômes et des altérations groupés par les auteurs anciens sous le nom de *cachexie*.

Cœlius Aurelianus est, d'après Sprengel, le premier observateur qui ait donné l'histoire de la cachexie. Voici les points de cette histoire qui sont les plus importants à reproduire ici : *Cachexia nomen sumpsit a corporis habitu malo... fit autem sive nascitur hæc passio intemperantia ægrotantis, vel curatione mala medicantis, aut post ægritudinem tardæ resumptionis causa; item ex medicaminibus sæpissime potatis, vel ex saxea duritie jecoris, aut lienis, vel ex fluxu hemorrhoidis longissimi temporis, aut vomitu, item ex febribus longo tempore corpore adfecto, aut collectionibus aut vomitu post vespertinos cibos et his similibus. Est autem ipsa quoque passio sæpissime hydropismi antecedens causa, aut macularum simili in superficie corporis accidentium.*

Voilà bien les causes ordinaires de l'hydrémie, qui peut être idiopathique ou symptomatique d'une altération organique, etc., qui est occasionnée par des erreurs dans le régime, par des convalescences difficiles, par les pertes de sang auxquelles sont sujets les hémorrhoïdaires, par les fièvres (probablement intermittentes) qui durent depuis un long temps, etc. Enfin, Cœlius Aurelianus ajoute que la cachexie (j'allais dire l'hydrémie) est souvent la cause antécédente des hydropysies et des taches (hémorrhagiques) qui se montrent à la superficie du corps. C'est ce que nous examinerons plus loin.

Les symptômes que Cœlius Aurelianus assigne à la cachexie ne sont pas nombreux, mais ils suffisent à caractériser cette maladie : *Sequitur cachecticos pallor subalbidus, aliquando etiam plumbeus color, debilitate tardus ac piger corporis motus, cum inflatione inani, aliquibus etiam ventris fluor, cum febricula in plurimis latente, quæ circa vesperum magis augetur, pulsus creber ac densus, cibi fastidium, et vini magis adpetentia, urina fellea, et extensio venarum* (1).

Cette courte description se retrouve à peu près semblable dans Arétée, qui reconnaît aussi, comme Cœlius, qu'il y a *extension des veines* dans la cachexie ; elle est également reproduite dans Paul d'Égine et les Arabes. Il faut aller jusqu'au commencement du XVIIe siècle pour avoir un tableau plus complet de la maladie. Voici comment il est donné par Félix Plater : *Cachexia discoloratio est in qua colore florido cutis deperdito, plerumque habitus corporis decens quem Euexiam vocant, in malum, unde cachexia dicitur, immutatur. In hoc enim cutis plus justo albicat seu pallet, vel ex albo livescit, et ad colorem plumbeum vergit, corporisque superficies plenior nonnihilque apparet. Hunc quoque affectum dyspnea plerumque comitatur, quæ eos dum se exercent aut altiora scandunt, maxime fatigat, accedente simul pulsatione arteriarum circa jugulum et in colli lateralibus, cordisque palpitatione, lassitudineque spontanea, in pedibus maxime; imprimisque cordis compressivus dolor de quo præcipue conqueruntur, illis molestus est. Qui affectus licet omnibus accidere possit, virginibus tamen magis est frequens... febris quandoque lenta ut in febribus dictum huic affectui copulatur. Interdum vero etiam aliorum morborum ut ventriculi, hepatis, lienis accidentia superveniunt, urinæque, nisi alio affecto comite mutentur, plerumque albæ seu crudæ et acqueæ existunt. Et si hic affectus diu perseveret, corporis totius habitu amplius in molem seu tumorem excrescente, leucophlegmatia cachexiam hanc sequitur* (2).

Cette description de Plater nous présente des symptômes qui n'étaient pas notés dans celle de Cœlius, à savoir : la dyspnée, le sentiment de constriction au cœur, les palpitations de cet organe et les pulsations des carotides, qui apparaissent surtout après l'exercice musculaire. Sennert, qui écrivait à peu près à la même époque, n'a rien ajouté à la

(1) *Artis medicæ principes*, edente A. Haller, t. XI, p. 242.

(2) *Praxeos*, t. III, p. 57. Basileæ, 1625.

symptomatologie précédente ; il a éclairé seulement l'histoire des causes. Il admet que la cachexie tient à une altération du sang qui est surtout séreux, et cette altération du sang dépend elle-même d'une affection des organes de la digestion, surtout du foie : *Hinc ad cachexiam inducendam faciunt omnia quæcumque hepar imprimis, et habitum corporis refrigerare et humectare possunt, et in causa sunt ut pro sanguine probo, frigidus, impurus et multis excrementis, præcipue sero abundans generetur, sive eæ causæ sint internæ sive externæ.* Il énumère ensuite ces causes, soit internes, soit externes, qui produisent cette affection du foie et de l'organisme, d'où dépend l'altération du sang. *Pertinent huc morbi diuturni, et imprimis qui hepar et lien lædunt, ut febres diuturnæ, hepatis et lienis obstructiones pertinaces, tumores duri, scirrhosi, suppressæ evacuationes mensium et hæmorrhoidum, nimia sanguinis per vulnera, menses, hæmorrhoides, nares, vel alterius materiæ, ut in diarrhea, dysenteria ac colica affectione, longa evacuatio, unde coloris nativi magna fit in corpore dissipatio : carceres et loca subterranea, si quis diu in eis vivere cogatur... qui in vigore sunt ætatis, minime in cachexia incidunt, nisi magna sit causæ vehementia vel lue venerea afficientur, quæ et ipsa inter causas cachexiæ numerari potest* (1).

Cette étiologie de Sennert comprend la plupart des causes de notre hydrémie moderne : les altérations organiques, les squirrhes, l'aménorrhée, les hémorrhagies, les diarrhées, le séjour prolongé dans les prisons et dans les mines, tout presque est énuméré, jusqu'à la syphilis, qui, d'après les observations récentes de M. Ricord, donne lieu aussi à l'affection chlorotique.

Après Sennert, on doit citer avantageusement Sylvius de le Boe, qui a écrit un véritable traité sur la cachexie (2). Aux symptômes décrits par Plater, Sylvius ajoute ceux qui

(1) *Opera praticæ*, lib. III, p. 549. Lugduni, 1676.
(2) *Opera*, tractatus V, p. 704. Trajecti ad Rhenum, 1695.

affectent la tête et le cerveau : *Animus ipse tristatur, aut morosus fit... accidit capitis dolor, nunc in parte anteriore, nunc in posteriore, nunc in alterutro, nunc in utroque latere, nunc gravans, nunc lancinans, nunc findens, nunc pulsans...* (P. 705.) Mais, comme Sennert, Sylvius a éclairé surtout l'étiologie de la cachexie, dont il place la cause prochaine dans une altération du sang, qui peut être primitive ou consécutive à une affection organique : *Omnem vitiatæ in cachexia nutritionis causam, in sanguine imprimis, quærendam inveniendamque ; quamvis nil obstet, posse ab alicujus partis aut visceris noxa pendere sanguinis corruptionem.* Quant aux causes éloignées de la cachexie, il les étudie très au long, en passant en revue les *six choses non naturelles*. A ce sujet, il insiste sur les *ingesta*, et particulièrement sur les *animi pathemata*, dont il montre toute l'influence sur la production de la cachexie.

Frédéric Hoffmann, dans un chapitre intitulé *De cachexia et chlorosi*, définit ainsi la cachexie : *Pravum et subtumidum corporis habitum cum fœdo cutis colore junctum ; qui a vitiosi seri abundantia viscerumque tono dejecto oriundus singulas corporis functiones perturbat et labefactat insigniter* (1). Il trouve la cause de cette maladie dans une surabondance d'un sang impur et des humeurs. *Quod causam nostri morbi ejusque accidentium proximam attinet ; hæc ipsa quidem consistere videtur in nimia sanguinis impuri et humorum viscidorum ac minus spirituosorum abundantia.* Il explique par cette altération des liquides la débilité des fonctions, surtout des fonctions cérébrales : *Unde non mirum videre debet, si ingens corporis gravitas et languor, adpetitus prostratio, ad somnum et soporem proclivitas, animi tristitia, sensuumque torpor simul juncta infestant.....* Hoffmann se livre ensuite à l'examen des causes éloignées, qu'il trouve, comme Sylvius, dans *les choses non naturelles ;*

(1) *Opera*, t. III, p. 342. Genevæ, 1748.

il montre le premier l'influence d'un air marécageux sur la production de la cachexie : *Si quis in locis valde humidis, paludosis humilioribusque conclavibus commoretur vel dormiat, frequentem morbi cachectici esse proventum.* (P. 313.) On sait que ce point d'étiologie a été confirmé, dans ces derniers temps, par les observations de M. Bretonneau.

Van Swieten, dans ses *Commentaires sur les aphorismes de Boerhaave*, n'a guère fait que suivre les observateurs précédents. Il pense aussi que la cachexie tient à une altération du sang ; mais il précise la nature et la cause de cette altération mieux qu'on ne l'avait fait jusqu'alors, et il arrive à ce résultat, en raisonnant d'après les observations de Malpighi sur la formation du sang rouge chez les petits poulets pendant l'incubation des œufs : *Sic etiam in humano corpore per similes causas, sed validiores produci sanguinem rubrum ex injestis breviori tempore. Verum ubi vel ob causas assimilantes debiliores vel ob materiam nutrimenti difficilius mutabilem, non potest elaborari alimentum ad perfectionem boni sanguinis usque, illa pars rubra sanguinis, vel non conficitur, vel non tanta copia, quanta requirebatur ad restitutionem perditi. Tunc albedo ob defectum partis rubræ sequitur, uti videmus post validas hæmorrhagias etiam in sanis antea et robustis hominibus fieri. Cum autem serum sanguinis flavescat naturaliter, si illud nondum in morbosam tenuitatem degeneravit omnino, et colorem suum amiserit, tunc deficiente parte rubra, color pallidus apparet, ab albedine declinans in dilutam flavidinem, quod imprimis in oculorum canthis apparet, in virginibus chlorosi laborantibus* (1).

Enfin, nous arrivons à Lieutaud, qui joue un rôle important dans l'historique que nous développons. Cet auteur consacre un chapitre à la cachexie, qu'il regarde comme *la plus commune des maladies chroniques* (2). Il passe en revue les

(1) T. III, p. 644.

(2) *Précis de médecine*, t. I, p. 158. Paris, 1769.

causes de cette maladie, qui est primitive ou consécutive à l'altération des organes, et il en décrit les symptômes principaux.

Quelques pages avant le chapitre de la cachexie, Lieutaud traite d'une maladie *dont*, dit-il, *on n'a presque fait aucune mention* avant lui. (P. 132.) Cet article est intitulé *De l'inanition des vaisseaux*, dans la seconde édition de son ouvrage, et *De l'anémie*, dans la première. « L'inanition des vaisseaux, dit cet auteur, ne se manifeste guère que par l'ouverture de certains cadavres dont les vaisseaux sont vides de sang, et dont les différents organes sont aussi secs que s'ils avaient été de la cire. Cette affection n'est pas aisée à connaître sur le vivant : on peut la soupçonner, avec assez de fondement, après les longues abstinences ou après les grandes pertes de sang; mais ces apparences sont quelquefois trompeuses... et l'on ne trouve pas quelquefois de quoi fonder même de simples conjectures... »

On voit que Lieutaud a voulu comprendre sous le nom d'*inanition des vaisseaux* l'affection que nous avons appelée *anémie vraie*. On conçoit dès lors pourquoi ce médecin insiste tant sur l'incertitude des caractères séméiologiques de cette maladie : c'est que les symptômes de l'anémie donnés par Lieutaud sont à peu près les mêmes que ceux qui sont exposés dans son chapitre de la cachexie. Dans ces derniers temps on a éludé, pour ainsi dire, ces difficultés de diagnostic, parce que les deux affections appelées par Lieutaud *inanition des vaisseaux* et *cachexie* ont été confondues, par le plus grand nombre, en une seule et même maladie appelée *anémie*, *chlorose*, etc.

Depuis Lieutaud, il n'est plus guère question de la cachexie dans les traités de médecine. Cullen en fait à peine mention ; quant à J.-P. Frank et à Pinel, ils n'en parlent jamais : c'est tout au plus s'ils traitent de la chlorose à l'occasion de l'aménorrhée.

Enfin, et comme je l'ai déjà dit, on a repris depuis quelques années l'étude de la cachexie sous les dénominations de *chlorose*, d'*hydrémie*, d'*anémie*, etc... C'est donc sous ces différents termes qu'ont paru les travaux qui font naturellement suite à ceux des anciens observateurs que j'ai exposés. Aussi les noms de MM. Bouillaud, Andral et Gavarret, Piorry, etc., doivent-ils tout naturellement s'ajouter à ceux de Cœlius Aurelianus, de Sennert, de Sylvius de le Boe, etc., dans l'histoire de la maladie appelée *cachexie* par les anciens, *hydrémie*, *anémie* par les modernes. Du reste, ne nous étonnons pas trop de ces différentes appellations pour la maladie qui nous occupe : il est peu d'affections dans le cadre nosologique qui aient traversé les différentes révolutions médicales, sans subir quelques changements dans les termes sous lesquels ces maladies étaient primitivement connues.

Maintenant que nous nous sommes expliqué suffisamment sur la valeur traditionnelle du terme *cachexie*, en cherchant à relier les anciens avec les modernes, nous allons pousuivre l'exposition des différentes espèces de cachexie, ou, pour parler un langage moderne, d'*anémie globulaire*, d'*hydrémie*, d'*aglobulie*, etc.

Nous avons déjà traité assez au long de l'hydrémie posthémorrhagique, de celle des mineurs, des nègres et plombiers; nous allons y ajouter d'autres cachexies, que nous ne ferons pour ainsi dire qu'énumérer.

Ainsi nous distinguerons la cachexie syphilitique (Sennert, Ricord), celle des prisonniers (Sennert), et celle de cause morale (de le Boe), dont nous avons fait déjà mention.

Nous citerons les cachexies produites par l'habitation de certains pays. D'après Pouppé-Desportes, il y a dans les colonies une cachexie qui sévit sur les blancs comme sur les nègres, et qui tient très probablement à la chaleur du climat. Dans ces derniers temps, M. Clarke a signalé une affection hydrémique due au séjour dans la ville de Londres, et qu'il appelle avec raison *cachexie de Londres* (1). Or, cette obser-

(1) *Annales d'hygiène publique.* Paris, 1830, t. III, p. 57.

vation de M. Clarke met tout naturellement sur la voie de constater une affection semblable sur les personnes, surtout les femmes de la basse classe, qui habitent Paris après avoir vécu à la campagne ; et cette affection pourrait s'appeler avec la même raison *cachexie de Paris*.

Il y a encore une hydrémie vermineuse : elle s'observe très souvent chez les enfants qui ont des lombrics, et quelquefois aussi, quoique plus rarement, chez les adultes affectés de tænia. Il y a une hydrémie produite par les aliments de mauvaise nature, qui est épidémique dans les temps de disette.

Certaines professions exposent à contracter la cachexie : nous avons déjà parlé de celle des plombiers, cérusiers, etc. ; nous y ajouterons celle des cuisiniers, sans pourtant mettre ces deux professions sur la même ligne, sous le rapport de la facilité à contracter la cachexie. J'ai appris, à ce sujet, que les cuisiniers mangent très peu, et qu'ils ne vivent presque que de salade. Faut-il rapporter cette altération de l'appétit à la chaleur des fourneaux, ou plutôt au dégoût inspiré par la préparation des mets et des viandes? Je penche volontiers pour la seconde de ces deux causes; car les fondeurs et les forgerons, qui sont exposés à un feu non moins vif que les cuisiniers, n'ont pas l'appétit aussi altéré que les cuisiniers.

L'usage de certaines substances détermine encore l'hydrémie. Je sais, d'après des renseignements certains, que dans les départements du nord de la France, et notamment dans les environs de Lille, l'abus des eaux-de-vie de grain ou de pomme de terre produit un état hydrémique qui finit par entraîner la mort. On donne, dans le langage du pays, le nom de *blasés* aux individus affectés de cette cachexie alcoolique. C'est encore à une maladie semblable que succombent les individus qui fument de l'opium ; on ne conservera aucun doute à ce sujet, si l'on consulte les écrivains qui nous ont donné la relation de la dernière expédition des Anglais en Chine. Enfin je rappellerai que tous les syphiliographes s'accordent à reconnaître une cachexie produite par l'usage longtemps répété des préparations mercurielles.

Il est un certain nombre de cachexies qui sont consécutives à un état pathologique antérieur. A ce genre il faut rattacher en première ligne la cachexie cancéreuse; et par là il faut comprendre tout simplement une aglobulie, déterminée soit par les hémorrhagies qui sont si fréquentes en pareil cas, soit par les dyspepsies qui surviennent lorsque la maladie cancéreuse a atteint un certain degré.

La pellagre donne encore lieu à l'aglobulie. On peut s'en convaincre en lisant les différentes monographies qui ont été écrites sur cette maladie. On trouvera dans ces travaux l'énumération des principaux symptômes de l'état hydrémique, et pourtant nulle part on ne présente en saillie le groupe formé par les symptômes qui appartiennent à l'hydrémie.

Telles sont les cachexies les plus fréquentes, celles dont l'existence est le plus positivement constatée. Je n'ai pas la prétention de les avoir toutes énumérées, car on pourrait encore y ajouter celles qui sont produites par la respiration de poussières de tabac, de coton, par les fatigues considérables, par le repos, par les pertes excessives de sperme, par la lactation prolongée, etc., etc.

Dans cette revue générale des anémies globulaires, je n'ai pas mentionné la chlorose vraie; c'est parce que j'avais l'intention de m'en occuper en dernier lieu pour savoir si elle était douée d'une nature spéciale, et si elle pouvait être confondue avec les autres cachexies.

Les anciens auteurs regardaient la chlorose comme une cachexie, témoin l'expression de *cachexia virginum* sous laquelle elle était souvent désignée. Fr. Hoffmann professe à ce sujet l'opinion la plus positive. *Quem in genere cachexiam dicunt morbum, is in virginibus quæ nondum menses expertæ sunt, aut si ipsi inordinati et partiores fluunt, chlorosis denominatur, nihilque aliud, quam cachexiæ species est, iisdem, quibus cachexia, signis sese prodens* (1). Juncker, que l'on regarde comme l'interprète clair et fidèle de l'école de Stahl, adopte la même manière de voir : *A chlorosi virginum cachexia non aliter differt quam genus a specie* (2). Enfin Stoll précise encore mieux le rapport de la chlorose aux autres cachexies. *Chlorosis autem est cachexia proveniens ex anomalo catameniorum fluxu, et ob suam causam differt ab aliis cachexiis. Præterea aliæ species cachexiæ possunt utrumque sexum et omnem ætatem afficere ; hæc vero cachexia chlorotica afficit solum sexum sequiorem, et in hoc plerumque solummodo puellas circa tempus pubertatis, item viduas juniores, item moniales, et eas demum fæminas quæ inertem vitam in juventutis flore degunt* (3).

L'usage et l'autorité veulent donc que l'on regarde la chlorose comme une cachexie ou une aglobulie survenant chez une jeune fille ou chez une jeune veuve, et consécutive soit à un dérangement des fonctions menstruelles, soit à une asthénie des organes génitaux. Je me suis soumis moi-même à cette opinion traditionnelle, puisque c'est dans ce sens que j'ai montré le développement des symptômes de la chorose; or, on est loin d'attacher une telle importance à cette distinction. Tous les jours on confond ensemble sous le nom de *chlorose* les hydrémies spontanées des jeunes filles, soit que les symptômes de dysménorrhée se soient montrés les premiers et aient provoqué l'apparition de la maladie, soit, au contraire, que le dérangement de la menstruation soit consécutif au développement de l'hydrémie, et que cette hydrémie dépende alors d'une cause morale, d'une mauvaise alimentation, ou de l'air vicié des grandes villes. Il va sans dire dès lors que puisque ces différentes cachexies sont réunies sous le même nom, elles sont aussi traitées à peu près de la même manière.

Cependant on ne doit pas traiter une hydrémie qui a sa

(1) *Opera medica*, p. 312.
(2) *Conspectus medicinæ*. Halæ, 1734, p. 698.
(3) *Dissertationes medicæ in chronicos morbos*. Viennæ, 1789, t. II, p. 27.

source dans l'utérus comme une hydrémie dont la cause est en dehors de l'appareil utérin. C'est une indication très rationnelle, dans ces hydrémies utérines, de modifier l'utérus, et de ramener ce viscère à ses conditions normales, pour que le sang rentre dans les siennes par suite du rétablissement des fonctions digestives. C'est en ce sens que le terme de chlorose à son importance, puisqu'il emporte avec lui l'idée d'une indication thérapeutique.

Maintenant que nous nous sommes suffisamment expliqué sur la valeur que l'on doit attacher au terme de *cachexie*, nous allons nous livrer à quelques considérations générales sur la maladie que nous appelons indifféremment cachexie, hydrémie, etc.

La cachexie dépend d'une perte de sang ou d'un dérangement quelconque des fonctions digestives ; que ce dérangement soit primitif, ou qu'il soit consécutif à une autre maladie. Et même, ainsi que nous l'avons déjà dit, si la cachexie, d'abord provoquée par une perte de sang, se prolonge longtemps sans évacuation sanguine, on doit affirmer qu'elle est ainsi entretenue par un défaut de digestion ou d'alimentation. Par conséquent, toute cachexie qui n'est pas entretenue par des pertes sanguines accuse nécessairement une souffrance des organes digestifs. Si donc on est humoriste pour interpréter les symptômes qui dans la cachexie dépendent de l'altération du sang, il faut être solidiste quand on remonte plus haut, et que l'on veut comprendre le genre de désordre qui provoque cette altération dans la composition du sang. Il faut dès lors rendre au tube digestif une partie du rôle que Broussais lui avait reconnu dans la production des maladies, en remplaçant toutefois le terme de *gastro-entérite* par celui de *dyspepsie* (1), qui a l'éminente propriété de ne rien pré-

(1) Le terme de *dyspepsie* doit être entendu dans son acception la plus large. Je comprends par dyspepsie toute difficulté de la digestion, tout défaut d'alimentation, quelle qu'en soit la cause : soit que cette cause dépende de la nature et de la quantité des aliments, soit qu'elle réside dans une lésion de

juger sur la nature des différentes causes de la souffrance des organes digestifs.

Dans toute cachexie le sang est pauvre en globules, et contient une proportion surabondante de sérum. Le cœur est volumineux ; il est dilaté dans toutes ses cavités, et néanmoins les parois de ces cavités sont ordinairement aussi épaisses qu'à l'état normal, de telle sorte qu'en somme la substance musculaire est hypertrophiée ; dans certains cas, l'hypertrophie est très considérable, et donne aux parois des cavités, bien que dilatées, une épaisseur qui dépasse les limites ordinaires. Les artères sont dépourvues de leur tonicité habituelle ; le pouls est plein, mais mou ; il acquiert cependant de la dureté quand l'action du cœur est accidentellement augmentée par un exercice musculaire, la fièvre, etc.

Non-seulement le sang est altéré dans la proportion relative des globules et du sérum, il l'est encore dans sa quantité qui est plus considérable qu'à l'état normal. De là résulte une série de symptômes qui sont produits directement par cette double altération dans la qualité et la quantité du liquide sanguin. A cette série de symptômes dus à l'état du sang, il s'en ajoute une autre de symptômes nerveux portant sur la sensibilité, la contractilité et même l'intelligence, et enfin ces deux séries de symptômes sont précédées par une série initiale dans laquelle se trouvent les différents phénomènes qui se rattachent immédiatement à un dérangement dans les fonctions digestives. Nous avons exposé longuement l'enchaînement de tous ces symptômes ; nous n'y reviendrons pas ici. Seulement nous ferons observer que certaines cachexies ont en sus quelques caractères qui leur sont propres, comme la couleur ardoisée du

texture du tube digestif, ou simplement dans une altération des fonctions de l'estomac et de l'intestin. On trouvera l'histoire générale de la dyspepsie tel que je l'envisage ici, dans l'*Union médicale*, août et septembre 1848, rédigée par M. Courtin ; et dans la *Presse médicale* et le *Moniteur des hôpitaux* 1854, par M. Thibierge.

liséré des gencives dans la cachexie saturnine, l'érythème des mains dans la cachexie pellagreuse, la stomatite dans la cachexie mercurielle, etc.

Nous ferons observer en outre, que l'état hydrémique est une condition qui favorise singulièrement l'action de certaines causes morbides, internes ou externes. C'est ainsi que les différentes lésions tuberculeuses et cancéreuses, les inflammations de toute espèce, les manifestations scrofuleuses et syphilitiques, les affections de la peau, les maladies épidémiques, endémiques et contagieuses, etc., se développent particulièrement chez les individus hydrémiques.

Le tube digestif est donc le point de départ et le centre matériel des différentes altérations anatomiques et fonctionnelles qui se rencontrent dans les cachexies. Cette affection pathogénique des voies alimentaires peut être évidente ou latente; elle peut être primitive et directement produite par des aliments insuffisants ou de mauvaise qualité, par les vers intestinaux, un cancer d'estomac, etc.; ou bien elle est consécutive à des causes morales, à un état de souffrance du cerveau, de l'utérus ou d'un autre organe qui exerce une influence sympathique sur les fonctions digestives; elle peut enfin être provoquée par la respiration d'un air impur ou vicié, par la privation de la lumière, par un défaut d'exercice, etc., etc. Toutes ces causes éloignées produisent donc la cachexie par l'intermédiaire d'une dyspepsie qui est le premier résultat de leur influence. C'est en effet par suite d'une dyspepsie que le sang cesse de recevoir les éléments qui doivent réparer ses pertes incessantes en globules.

Le défaut de proportion des globules sanguins a pour effet d'enlever au sang la faculté qu'il possède à un haut degré de tonifier les tissus et surtout la peau, les muscles, les artères, etc., qui tombent alors dans un état de flaccidité. Le cœur se relâche, ses cavités deviennent plus amples, et il résulte de cette ampliation du cœur une espèce de vide, comblé à mesure qu'il se forme par l'eau des boissons et des aliments, qui reste incorporée au sang, et qui rend dès lors sa masse plus considérable qu'avant la diminution des globules.

Cette atonie des tissus et notamment du cœur, déterminée par le défaut des globules sanguins, est donc la cause de la dilatation du cœur, de la surabondance de l'ondée sanguine, de la plénitude du pouls, des bruits artériels, de la dyspnée, des palpitations, de la céphalalgie pulsative, etc., etc., car ces différents symptômes ne dépendent pas immédiatement du défaut des globules sanguins, comme on le croit, mais bien de l'atonie et de l'ampliation des réservoirs sanguins produites par l'insuffisance des globules.

A ce sujet, nous ferons remarquer que le degré d'atonie nécessaire pour produire les différents résultats que je viens d'énumérer ne se montrera pas invariablement chez tous les individus sous l'influence de la même diminution dans la proportion des globules. Il y aura à ce sujet des susceptibilités très différentes. C'est ainsi que chez l'homme, dont les tissus sont doués d'une tonicité et d'une résistance nerveuse beaucoup plus marquées que chez la femme, il faudra une diminution relativement plus considérable de globules sanguins pour donner lieu à la dilatation du cœur et à ses résultats ordinaires. C'est ce qui nous explique pourquoi les femmes sont plus sujettes à l'hydrémie que les hommes, et pourquoi, parmi les femmes, quelques-unes ont le fâcheux privilége d'en être affectées d'une manière pour ainsi dire permanente, ou de la voir se reproduire à l'occasion de la moindre cause, d'une légère perte de sang, ou d'une dyspepsie de quelques jours.

On comprend aussi pourquoi les bruits artériels et la surabondance de l'ondée, qui, résultant d'une dilatation du cœur, prouvent que l'atonie a relâché cet organe d'une manière notable ; pourquoi, dis-je, ces bruits n'accompagnent pas toujours les mêmes proportions notées dans l'abaissement du chiffre des globules. On sait, en effet, d'après les recherches de MM. Andral et Gavarret, qu'au-dessus du chiffre 80 et jusqu'à 127 (sur 1000 parties de sang), les bruits artériels ne se montrent pas constamment chez tous les individus. Au contraire, d'après les mêmes observateurs, on note l'existence des bruits d'une manière constante, toutes les fois que le chiffre des globules s'abaisse au-dessous de 80. Quelle est la raison de cette dernière loi de coïncidence? C'est qu'au-dessous du chiffre 80, le sang est si appauvri, si peu stimulant, que, quelle que soit la réaction tonique des individus, on verra la tonicité du cœur céder d'une manière pour ainsi dire forcée devant cet abaissement si considérable des globules.

La loi que M. Bouillaud (1) a posée doit s'interpréter aussi dans le même sens. Si, d'après ce professeur, le *bruit de diable* existe chez les individus dont le sang est d'une densité de moins de 6 degrés à l'aréomètre de Baumé, cela tient encore à ce que, au-dessous de 6 degrés, le sang est trop appauvri pour pouvoir entretenir la tonicité du cœur, qui dès lors se relâche, se dilate, et envoie une ondée considérable dans les artères.

Ce n'est donc, comme nous l'avons déjà dit, ni l'abaissement des globules au-dessous d'un certain chiffre, ni la perte de densité du sang, qui produisent immédiatement les bruits. Ces deux altérations du fluide sanguin ne déterminent la production des bruits que d'une manière médiate, et en agissant d'abord sur le tissu même du cœur.

Nous avons déjà cité à ce sujet (p. 399), le fait de la ventouse Junod, à l'aide de laquelle on diminue et l'on fait disparaître les bruits artériels, seulement en réduisant le volume du pouls, et sans rien changer par conséquent à la nature du liquide sanguin. Nous apporterons ici cet autre fait démonstratif, très voisin du précédent, c'est que dans les affections graves du cœur avec asystolie, les bruits artériels n'existent jamais, quelle que soit la nature du sang, qui, dans cette circonstance, présente souvent un abaissement considérable des globules. L'asystolie, en réduisant, comme dans l'application de la

(1) *Traité clinique des maladies du cœur*, Paris, 1841, t. I, p. 244.

grande ventouse, le volume du pouls qui devient alors réellement petit ou filiforme, fait disparaître la condition indispensable à la production des bruits artériels, je veux dire le frottement exagéré dépendant de la surabondance de l'ondée sanguine (1).

Il arrive assez souvent que, dans les cachexies bien caractérisées et existant depuis longtemps, le sang ne soit pas surabondant et qu'il soit même réduit à une quantité moindre que la quantité normale. Cela s'observe quand l'individu cachectique est affecté d'une hémorrhagie notable, et cela se reconnaît à la réduction du volume du pouls et à la suppression des bruits artériels. Quand les forces ne sont pas trop affaiblies par ces pertes de liquides, la soif et l'eau des boissons ont bientôt augmenté la masse sanguine de l'excès de quantité qui est ici un besoin de l'organisme, en relevant le pouls à son degré d'exagération, et en faisant reparaître les bruits. Mais si la nature est épuisée par l'abondance de la perte sanguine, et si la soif ne se fait pas sentir, le pouls reste petit, les bruits ne reparaissent pas, et la mort ne se fait pas longtemps attendre. Il m'est arrivé déjà trois ou quatre fois de porter un pronostic immédiatement mortel chez des cachectiques qui, après une hémorrhagie, avaient ainsi éprouvé une diminution réelle dans la masse du sang, et ce pronostic était basé sur l'absence de la soif, sur la petitesse du pouls et sur la disparition des bruits artériels.

On connaît la grande ressemblance qu'il y a entre les affections cachectiques (chlorose, hydrémie, etc.) et les maladies du cœur, et l'on évite de commettre cette confusion dans la pratique. Or, il n'y a rien d'étonnant à ce qu'une semblable similitude existe, puisqu'en réalité il y a lésion matérielle du

(1) On a justement combattu l'idée de Laënnec qui voulait expliquer les bruits d'artères par le *spasme*. N'agit-on pas à peu près comme lui en expliquant les mêmes bruits par une *altération du sang?* Cette raison anatomique, aussi vaguement exprimée, n'est pas plus légitime que la raison physiologique du spasme, pour faire comprendre le fait physique du bruit artériel.

cœur dans les cachexies; mais cette lésion ne requiert pas des indications thérapeutiques spéciales, car elle est, comme nous le savons, consécutive à l'altération du sang, et elle se dissipe d'elle-même, quand le sang a été ramené à son état de composition normale.

Le fer est un agent thérapeutique employé d'une manière à peu près exclusive dans le traitement de l'anémie globulaire. On fonde en partie l'emploi de ce moyen sur ce que le sang des cachectiques contient moins de fer qu'à l'état normal : on croit dès lors que l'administration des préparations ferrugineuses agit dans le traitement de l'hydrémie, parce qu'on introduit du fer dans le sang pour élever à son chiffre normal la proportion de celui qui y est contenu. De là le précepte d'employer les préparations de fer les plus solubles, et surtout, d'après M Mialhe qui vient de publier un ouvrage remarquable sur l'action des médicaments (1), il faut choisir celles de ces préparations qui sont susceptibles d'être décomposées par les substances alcalines contenues dans le sang.

On ne saurait nier l'utilité incontestable des ferrugineux dans le traitement de l'hydrémie; mais on doit mettre en doute la nécessité de la pénétration des médicaments ferrugineux dans le sang pour ramener ce liquide à son état de composition normale. En effet, rappelons un principe admis par tous les observateurs qui ont étudié la composition du sang soit à l'état sain, soit à l'état morbide : c'est que le fer qui est contenu normalement dans le sang se trouve uniquement dans les globules dont il est un des principes constituants. Par conséquent, plus il y a de globules dans le sang, plus il y a de fer, et moins il y a de globules, moins aussi il y a de fer.

On voit par là que pour guérir l'hydrémie, c'est-à-dire pour augmenter la proportion des globules sanguins, il ne suffit pas d'introduire du fer dans le sang, il faut encore y introduire les autres éléments des globules; et surtout il faut

(1) *Chimie appliquée à la physiologie et à la thérapeutique*; Paris, 1856.

déterminer dans l'organisme cette disposition en vertu de laquelle les divers éléments du globule étant donnés, ces éléments se combinent ensemble de manière à constituer le globule sanguin. Or, le fer ne peut pas produire ces résultats en agissant comme simple agent chimique, et puisqu'il guérit l'anémie globulaire, il faut lui trouver une autre action que celle-là.

Quelle est la cause qui, dans les cachexies, maintient abaissée la proportion des globules ? C'est, avons-nous dit, l'altération des fonctions digestives. Qu'est-ce qui doit dès lors ramener les globules à leur proportion normale ? Sans aucun doute le rétablissement des mêmes fonctions à leur état d'intégrité. Or, puisque cela est effectivement ainsi, comme nous le verrons, le fer doit son efficacité à ce qu'il fait rentrer le tube digestif dans toute la plénitude de ses fonctions.

En effet, on voit tous les jours des chloroses traitées sans succès par les ferrugineux même les plus solubles. Pourquoi ? Est-ce parce qu'ils n'ont pas été absorbés ? Ce n'est pas probable, puisqu'ils sont solubles. C'est bien plutôt parce que dans ces cas-là le tube digestif n'est pas heureusement influencé par l'administration du fer, et que l'appétit reste languissant malgré son emploi. Le sang contient alors, sans aucun doute, une proportion considérable de produits ferreux absorbés, mais néanmoins les globules ne se reconstituent pas, parce que la dyspepsie résiste à l'action du fer. Cet agent au contraire a-t-il de l'efficacité sur la guérison de l'hydrémie, on le voit tout de suite à l'heureux changement qui s'observe dans l'appétit et les fonctions digestives ; et l'observation de ce résultat initial des agents ferrugineux dans un cas donné est une marque à peu près certaine que l'hydrémie ne résistera pas à l'emploi du fer.

Mais ce qui prouve par-dessus tout que le fer ne guérit l'hydrémie qu'en dissipant d'abord la dyspepsie, c'est qu'on guérit parfaitement bien l'hydrémie sans fer, à condition qu'on rétablisse l'appétit et les autres fonctions digestives.

C'est ainsi qu'on voit très souvent des cachexies se dissiper par l'usage des amers, de l'aloès, des bains froids, par un changement d'air, par l'éloignement d'une cause morale, etc., etc., sans que le malade prenne des médicaments ferrugineux. Et si les diverses circonstances que je viens d'indiquer produisent des résultats que l'on n'avait pas obtenus du fer, c'est qu'elles ont dissipé une dyspepsie contre laquelle le fer avait été impuissant.

Il faut donc dans toute cachexie attaquer d'abord cette dyspepsie initiale, en combattant surtout la cause qui la produit et qui la maintient. C'est ainsi que dans les cas où la constipation paraît avoir produit la cachexie, on peut guérir en employant des purgatifs, et même des purgatifs répétés; Hamilton (1) a rapporté des observations de chlorose ainsi traitée et guérie. Dans d'autres cas où la cachexie est consécutive à un embarras gastrique, on emploiera le tartre stibié avec beaucoup d'avantage. Dans la cachexie vermineuse, il faudra d'abord expulser les vers pour voir le sang se reconstituer. La cachexie saturnine se dissipe habituellement avec la colique qui la complique, sous l'influence du traitement par les purgatifs dits *de la Charité*. M. le professeur Trousseau recommande et avec raison de traiter la cachexie syphilitique par les mercuriaux, et la cachexie paludéenne par le sulfate de quinine; « le fer, dit M. Trousseau, n'est alors qu'un palliatif impuissant. » Ce professeur est le premier thérapeutiste qui se soit élevé dans ces derniers temps contre l'habitude de traiter par le fer toutes les cachexies (2). Je viens ici après lui pour généraliser les indications rationnelles de ces maladies, et pour montrer que, quand on traite une cachexie, on ne peut reconstituer le sang qu'en rétablissant les fonctions digestives, et en commençant d'abord par combattre ou éloigner la cause particulière qui les a altérées.

Ce n'est donc pas, en définitive, l'agent thérapeutique em-

(1) *Observations sur les avantages et l'emploi des purgatifs;* Paris, 1825.
(2) *Des indications de l'anémie* (*Journ. de méd.*, juillet 1845).

ployé qui ramène le sang à l'état normal, c'est l'aliment qui est pris en plus grande quantité, et qui se digère mieux depuis que le moyen thérapeutique a heureusement modifié le tube digestif. Cela est si vrai que, si l'on a affaire à une aglobulie dans laquelle l'appétit et les fonctions digestives sont parfaitement conservées (comme cela se voit dans le cas unique des hydrémies qui sont produites par les hémorrhagies, et qui guérissent spontanément et rapidement), il suffit alors de donner au malade tous les aliments qu'il demande, pour voir cette cachexie se dissiper en peu de jours.

Par conséquent nous sommes forcés de reconnaître que, dans l'hydrémie post-hémorrhagique qui guérit d'elle-même, et dans toutes les autres cachexies qui cèdent à l'emploi des agents non ferrugineux, l'alimentation est en réalité la seule cause qui élève la proportion des globules à son état normal; et comme d'un autre côté la régénération des globules, dans les précédentes cachexies, ne peut se faire que par l'introduction d'une certaine quantité de fer dans le sang (puisque le fer entre dans la composition des globules), on est bien forcé de conclure que tous les éléments constituants des globules, y compris le fer, sont alors fournis au sang par les seuls aliments convenablement élaborés.

L'hydrémie, avons-nous dit, est caractérisée par la plénitude du pouls. Or, n'y a-t-il pas dans ce caractère seméiologique une indication nécessaire et générale de pratiquer des émissions sanguines? Nullement. La pratique et la théorie précédemment exposée s'accordent pour condamner, d'une manière générale, les émissions sanguines dans les cachexies, et nous montrent que le soulagement réel mais momentané qu'elles procurent est bientôt suivi d'une nouvelle augmentation d'intensité dans tous les symptômes. Ainsi donc nous ne saignerons pas les cachectiques, et néanmoins nous dirons que le pouls est plein dans la cachexie; et en cela nous n'imiterons pas les auteurs qui, regardant à tort les mots *plénitude du pouls* et *saignée* comme à peu près synonymes, ont été très probablement portés à ne pas dire que le pouls radial était plein dans la cachexie, de peur qu'on ne les accusât de se mettre en contradiction avec eux-mêmes, en ne montrant pas en même temps la nécessité de saigner les cachectiques.

La plénitude du pouls dépend, comme nous l'avons vu, de la dilatation atonique déterminée dans le cœur par la faible proportion des globules sanguins. Il faut donc reconstituer les globules pour voir la quantité du sang redescendre à son état normal, par le retour du resserrement tonique du cœur. Nous avons montré plus haut que la condition nécessaire pour reconstituer ainsi les globules est de faire rentrer l'estomac et les intestins dans toute l'intégrité de leurs fonctions.

Mais si nous ne regardons pas la déplétion sanguine comme une indication générale et habituelle dans la cachexie, nous pensons néanmoins qu'elle est d'une nécessité indispensable dans certains cas exceptionnels ; dans les cas par exemple où l'on voit apparaître des symptômes de paralysie qui annoncent une congestion excessive ou même une hémorrhagie dans les centres nerveux, comme on en trouve des observations dans le mémoire déjà cité de M. Duchassaing. On satisfera encore à cette urgente indication, quand la dyspnée, les palpitations, etc., seront portées au point de compromettre immédiatement la vie. Dans toutes ces circonstances, rares heureusement, mais réelles, c'est une indication ou plutôt une obligation de diminuer immédiatement la congestion qui produit les accidents, en réduisant la quantité absolue du sang, soit au moyen d'une saignée, soit surtout, si on le peut, à l'aide de la grande ventouse. C'est ici le cas d'appliquer ce précieux instrument qui agit plus puissamment que la saignée sans produire comme elle une déperdition sanguine qui est toujours regrettable dans le traitement de l'anémie globulaire.

§ III. — Fièvres.

Les affections fébriles en général sont marquées par l'existence des bruits artériels. Elles présentent par conséquent les différents caractères pathologiques que nous avons vus jusqu'à présent être liés aux bruits d'une manière pour ainsi dire essentielle. Nous allons rapidement passer en revue ces différentes affections.

1° Fièvre typhoïde.

Jusqu'à présent on n'a regardé la présence des bruits artériels, dans la fièvre typhoïde, que comme un phénomène accidentel; et on les explique alors soit par un état chlorotique coïncidant, soit par une anémie consécutive aux émissions sanguines pratiquées dans le traitement de cette maladie.

Or, si l'on veut encore ici consulter les faits, on verra que les bruits artériels ne sont pas accidentels dans la fièvre typhoïde, mais qu'ils doivent y figurer à titre de symptôme ordinaire et habituel. Pour preuve de ce que j'avance, je ne me contenterai pas d'apporter le résultat de simples souvenirs qui peuvent souvent tromper, quand il s'agit de questions de nombre ou de quantité ; je produirai les recherches statistiques que j'ai faites en 1844, au bureau central des hôpitaux, quand j'ai voulu obtenir des éléments précis de conviction à ce sujet. Comme on doit peut-être le penser, je n'ai pas pris indistinctement tous les cas de fièvre typhoïde que le hasard m'a présentés. J'ai écarté d'abord toutes les femmes, parce qu'elles peuvent être plus ou moins chlorotiques avant d'être affectées de fièvre typhoïde, et parmi les hommes j'ai compté seulement ceux qui étaient affectés depuis peu de jours, et vierges d'émissions sanguines; quelques-uns avaient seulement perdu quelques gouttes de sang dans les épistaxis qui marquent souvent le début de la fièvre typhoïde. J'ai trouvé 25 individus qui présentaient les conditions que je viens de dire ; sur ce nombre, 4 seulement n'avaient pas de bruits carotidiens.

En 1846, étant chargé d'un service à l'Hôtel-Dieu annexe, j'ai poursuivi mes recherches à ce sujet : Sur une série de 60 malades, affectés de fièvre typhoïde au début, 2 seulement n'avaient pas de bruits dans les carotides.

Il faut donc conclure que les bruits des artères sont un symptôme ordinaire de la fièvre typhoïde, plus ordinaire encore que les papules typhoïdes, que l'épistaxis, etc. ; car ces caractères séméiologiques manquent dans un bien plus grand nombre de cas que les bruits.

J'ai trouvé que les malades affectés de fièvre typhoïde chez lesquels les bruits existaient d'une manière très marquée, j'ai trouvé, dis-je, que les mêmes malades présentaient les symptômes physiques qui se lient d'une manière nécessaire aux bruits artériels, à savoir : les battements des carotides, la plénitude du pouls (1) et l'augmentation de volume du cœur. J'ai fait cette observation non plus chez les malades que je n'avais vus qu'en passant au bureau central, mais bien sur les individus dont j'ai suivi et traité la maladie ; car l'appréciation de ces derniers symptômes ne peut pas se faire d'une manière absolue, à cause du volume si variable du cœur et des artères, suivant le sexe et suivant les individus ; il faut, je le répète, que cette estimation repose sur la comparaison de l'examen du cœur et des artères pendant et après la maladie, sur chaque individu.

Il est surtout facile de se livrer à cette étude comparative, sur certains individus qui présentent à un haut degré la forme dite *inflammatoire* de la fièvre typhoïde, et chez lesquels la maladie est comme coupée dans ses racines après les évacuations gastro-intestinales qui suivent l'administration d'un éméto-cathartique. On voit alors, dans l'espace de deux ou trois jours, les bruits carotidiens diminuer considérablement

(1) *Le pouls est large et souvent résistant.* (*Leçons de clinique sur la fièvre typhoïde*, par M. Chomel, p. 13.)

et même disparaître, et en même temps on constate une réduction manifeste dans le volume du cœur et des pulsations artérielles.

Aux symptômes physiques présentés par le volume exagéré du cœur et du pouls, la fièvre typhoïde en ajoute d'autres que l'on appelle *physiologico-pathologiques*, et que nous avons jusqu'à présent signalés dans toutes les affections qui sont caractérisées par la présence des bruits artériels. Tels sont la céphalalgie, la somnolence, les vertiges, les bourdonnements d'oreille, les éblouissements, la pesanteur de tête, l'anxiété précordiale, la respiration suspirieuse, etc.; et ce qui prouve que ces symptômes dépendent d'une plénitude sanguine aussi bien ici que dans les différentes maladies précédemment exposées, c'est qu'on les dissipe en grande partie, sur-le-champ et pour plusieurs heures, à l'aide d'une copieuse saignée. Ils reparaissent ensuite ordinairement quand la réparation du sang perdu s'est opérée rapidement sous l'influence de la soif vive qui presse alors les malades (1).

On sera peut-être étonné de voir établir une assimilation entre certains symptômes de la fièvre typhoïde et ceux des anémies globulaires. Cependant si les bruits artériels, l'augmentation du volume du pouls et du cœur, la céphalalgie, les vertiges, la somnolence, l'anxiété précordiale, etc., existent dans la fièvre typhoïde comme dans la chlorose, les cachexies, etc., on sera bien forcé de reconnaître que ces symptômes sont propres à ces différentes maladies, et que, sous ce rapport, ces maladies peuvent être assimilées entre elles.

Il y a cependant ici une différence qui demande à être prise en considération : c'est que les précédents symptômes, chez les cachectiques, chez les femmes grosses, etc., ne deviennent assez intenses pour provoquer les plaintes des malades qu'à la suite d'un exercice musculaire; tandis qu'un

(1) On dissipe aussi ces symptômes pléthoriques en appliquant la ventouse de M. Junod.

pareil résultat ne s'observe guère dans la fièvre typhoïde à cause de l'alitement qui est la conséquence forcée de cette maladie. C'est pour cela qu'on n'entend presque jamais les malades affectés de fièvre typhoïde se plaindre de palpitations, de suffocation, de céphalalgie pulsative, etc., parce que chez eux ces symptômes ne sont jamais, pour ainsi dire, mis en relief ni augmentés par l'action de marcher, de monter un escalier, etc.

Les lésions cadavériques viennent déposer en faveur de la polyémie, que l'existence des bruits démontre dans la fièvre typhoïde. C'est ainsi que les gros vaisseaux artériels et veineux sont remplis de sang ; le cerveau et ses membranes sont fortement injectés ; les poumons présentent habituellement des congestions et même des extravasations sanguines (1) ; la rate est hypertrophiée, etc.

Quant au cœur, que la percussion nous apprend être augmenté de volume, il n'a pas été signalé comme tel dans les recherches cadavériques dont il a été l'objet jusqu'à présent. Faute d'avoir comparé le cœur des individus morts de fièvre typhoïde avec des cœurs d'un type réellement normal, on n'a pas encore remarqué que, dans cette maladie, les cavités de cet organe étaient évidemment affectées de dilatation.

Nous devons conclure de tout ce qui précède, en employant une expression proposée par M. Piorry, qu'il y a dans l'affection complexe que l'on appelle *fièvre typhoïde*, un état *organopathique* du cœur, consistant en une dilatation atonique de ce viscère, et donnant lieu aux symptômes que le même état nous présente dans les anémies globulaires.

Cet état organopathique dépend à son tour, ici, de la cause immédiate de la fièvre typhoïde, laquelle cause se trouve, comme je l'ai déjà soutenu d'après M. de Larroque (2), dans une infection du sang produite par l'absoption des ma-

(1) Bazin, thèse de Paris, 1834.

(2) *De l'emploi des évacuants dans la fièvre typhoïde*, thèse de Paris, 1836, n° 263.

tières putrides que contient l'intestin, surtout l'intestin grêle.

Quant au changement que cette infection détermine dans la quantité relative des divers éléments du sang, il n'est pas encore fixé de manière à faire cesser toute incertitude. Y a-t-il dans le sang des individus affectés de fièvre typhoïde, et notamment dans le sang fourni par la première saignée ; y a-t-il état normal ou augmentation de la proportion des globules, et abaissement du chiffre de la fibrine, comme l'ont dit MM. Andral et Gavarret? ou bien doit-on admettre, avec MM. Becquerel et Rodier, que les globules sont toujours diminués, et que la fibrine reste à l'état normal ? Telle est la dissidence qui doit empêcher de se prononcer sur ce sujet d'une manière définitive.

2° Typhus.

Comme cette maladie a la plus grande ressemblance avec la fièvre typhoïde, on peut conclure que, puisqu'il y a bruits artériels dans cette dernière affection, les bruits doivent aussi exister dans le typhus. Cette induction se trouve parfaitement légitimée par les différents documents qui se trouvent dans les monographies que nous possédons sur le typhus contagieux. Pour se renseigner à ce sujet, on peut surtout puiser dans la relation que M. Gerhard nous a donnée du typhus qui a régné en 1836 à Philadelphie (1). Ce médecin, bien qu'il n'ait pas porté son attention sur les bruits carotidiens, nous fournit cependant quelques caractères qui se lient toujours à l'existence des bruits; il nous apprend, en effet, que le pouls est *plein*, *large;* dans deux cas, on sentait une *vibration* à l'artère radiale et aux artères carotides. Or, nous avons dit, dans le chapitre consacré à l'étude des bruits artériels, que la vibration des artères carotides s'accompagne toujours d'un bruit parfaitement appréciable; car le frémissement de la paroi artérielle, qui produit une vibration sensible au doigt, se traduit au stéthoscope par un bruit.

(1) Journal *l'Expérience*, 20 janvier 1838.

M. Gerhard a donné dans sa relation les détails de six autopsies dans lesquelles son attention a été portée sur l'état de volume du cœur. Dans ces six cas, quatre fois le cœur est noté plus volumineux qu'à l'état normal.

On trouve dans l'épidémie de Reims, décrite par M. Landouzy (1), les mêmes documents que dans celle de Philadelphie. Si l'on consulte les observations que contient ce mémoire, on voit que le pouls y est indiqué comme plein, résistant, élevé, etc.; on y signale également l'augmentation de volume du cœur, ou la dilatation de ses cavités.

Il y a un autre document très important dans une relation concise du typhus observé à Marseille après la campagne de Crimée. Le docteur Bally (de Marseille) nous apprend que souvent on entend un bruit de souffle au premier temps du cœur; dans le typhus. Or, d'après ce que nous avons dit si souvent, les bruits artériels accompagnent toujours ce bruit de souffle cardiaque (2).

L'altération du sang qui, dans le typhus, produit la dilatation atonique du cœur, est assez semblable à celle de la fièvre typhoïde. Dans les deux cas, elle dépend d'un agent délétère de nature animale. Dans la fièvre typhoïde, cet agent se forme dans l'intestin, d'où il passe dans le sang qui en est infecté. Dans le typhus, cet agent est un miasme (3) qui résulte de l'agglomération de plusieurs individus placés dans des conditions particulières, et il pénètre dans le sang par les voies respiratoires. D'après cela, je pense que les évacuants ne doivent pas agir de la même manière dans le traitement de ces deux maladies.

3° Fièvre jaune.

Voilà encore une maladie dans laquelle l'existence des bruits artériels me paraît devoir être admise comme consé-

(1) *Mémoire sur une épidémie de typhus*; Paris, 1842.

(2) *Gazette des hôpitaux*, 8 avril 1856.

(3) Ce miasme me paraît résulter d'une altération des produits de la transpiration cutanée, accumulés depuis longtemps dans les vêtements.

quence de certains symptômes qui ont été décrits par les auteurs.

C'est ainsi que tous sont unanimes pour signaler la plénitude du pouls. M. Dutroulau a remarqué ce symptôme dans l'épidémie qui a régné à la Martinique en 1831 : « Le pouls, dit-il, est toujours développé, plein et dur, fréquent (1). » On trouve à ce sujet des détails encore plus positifs dans la monographie de Dalmas, qui avait observé cette maladie à Saint-Domingue et à New-York. « Vers le troisième jour, nous apprend Dalmas, il semble même que la vibration artérielle acquiert alors une ampleur qui indique ou le défaut d'élasticité des tuniques vasculaires, ou la présence d'un fluide aériforme dont le développement est produit par le décomposition des principes du sang (2). Vers le quatrième jour, les accidents deviennent plus graves; l'hémorrhagie du nez ne tarde pas à se déclarer; des bandes de couleur jaune paraissent au col et aux cuisses vers le trajet des artères iliaques, fémorales et carotides, dont les battements sont alors vraiment extraordinaires (P. 8.). » Dans les observations détaillées que renferme cette monographie, on trouve les autres symptômes qui se joignent habituellement à la présence des pulsations artérielles considérables, et des bruits par conséquent, tels que la somnolence, les vertiges, les éblouissements, la céphalalgie pulsative, un sentiment de poids énorme à la poitrine, des battements dans la tête, etc. Nous voyons surtout ces symptômes augmenter quand le malade veut se mouvoir ou se lever, et nous les voyons se dissiper souvent après une saignée, pour reparaître quelques heures après l'émission sanguine.

Ces principaux symptômes se trouvent relatés dans un mémoire qui fait partie de la collection de Baldinger (3). L'auteur de ce mémoire, Jacob Makittrich, qui avait séjourné en Amérique, où il avait pu observer la fièvre jaune, insiste

(1) Thèse de Paris, 1842, n° 52, p. 19.

(2) *Recherches sur la fièvre jaune* : Paris, 1822, p. 7.

(3) *Sylloge opusculorum*, t. I, p. 87 ; Gottingæ, 1777.

aussi beaucoup sur la plénitude du pouls, et il nous donne de plus un caractère précieux qui permet d'affirmer sûrement qu'il y a dans cette maladie des bruits artériels, c'est la *vibration* des carotides. *Pulsus enterim plenus, velox, altus, simulque mollis deprehenditur;* arteriæ carotides vibrant; *dum dolor capitis tempora quasi percutiens intenditur.* (P. 91.) Plus loin il note la dyspnée et l'anxiété précordiale: *Angustia circa præcordia, et anxietas molestissima vomitum comitatur... respiratio difficilis fervida, suspiriosa, evadit,* etc... Devèze signale aussi cette difficulté anxieuse de la respiration: « Les malades oppressés poussaient de profonds soupirs, comme pour se débarrasser d'une gêne et d'un resserrement qu'ils éprouvaient dans la poitrine; ce qui les fatiguait beaucoup et leur faisait craindre d'étouffer (1). »

Bien que l'augmentation du volume du cœur n'ait pas été notée comme une lésion propre à la fièvre jaune, on a signalé pourtant l'état de réplétion de ses cavités et des gros vaisseaux par le sang: « Les ventricules du cœur, dit Savaresy, sont pleins de sang, et le diamètre des vaisseaux qui en sortent est plus agrandi (2). » Tous les auteurs sont à peu près unanimes pour faire remarquer la congestion sanguine du cerveau, des poumons, etc., dans les différentes autopsies qu'ils ont pratiquées.

Depuis quelques années, j'ai acquis la preuve que la présence des bruits artériels dans la fièvre jaune était un symptôme réel et positif de cette maladie. M. Duchassaing, un de mes élèves, qui pratique actuellement la médecine à la Guadeloupe, m'a dit les avoir constatés habituellement dans une épidémie qui a sévi sur cette colonie.

4° Peste.

C'est encore par induction que je place la peste au nombre des maladies caractérisées par les bruits artériels. Toutefois

(1) *Traité de la fièvre jaune*, p. 22.

(2) *De la fièvre jaune en général*; 1803-1804.

les documents que l'on trouve à ce sujet sont moins probants que ceux qui existent pour la fièvre jaune et le typhus.

D'après la relation des observateurs de la peste de Marseille, « le pouls était ouvert et animé ; il disparaissait cependant si l'on pressait l'artère avec le doigt... La respiration était précipitée, laborieuse, grande ou rare, sans toux ni sans douleurs (1). »

Quant aux lésions anatomiques, on indique à peu près unanimement les différentes congestions viscérales qui existent quand il y a bruit des artères. C'est ainsi qu'on note l'engorgement sanguin du cerveau, des poumons, du foie, etc. On est également d'accord sur l'augmentation du volume du cœur : « Nous n'avons ouvert aucun cadavre, disent les observateurs que je viens de citer, où nous n'ayons toujours trouvé les quatre cavités du cœur extrêmement remplies et dilatées par un sang épais, noir et tout grumelé (2). » Le même résultat d'autopsie cadavérique est confirmé par les observations de Pugnet, Clot, etc.

5° Variole.

Nous allons quitter, pour la variole, l'investigation par induction sur laquelle a porté l'examen analytique des trois maladies précédentes, et nous allons rentrer dans l'observation directe.

J'ai remarqué que les bruits artériels étaient aussi fréquents et habituels dans la variole que dans la fièvre typhoïde (3). Ils sont très intenses dans la période de cette maladie qui précède l'éruption ; ils diminuent ou même disparaissent quand l'éruption est établie, et ils reprennent une intensité considé-

(1) *Traité de la peste*, p. 38, 39.

(2) *Loc. cit.*, p. 201.

(3) Ces cas ont été observés sur des hommes ; il en est de même des différentes maladies qui nous restent à examiner.

rable quand arrive la fièvre de suppuration ; ils s'accompagnent alors d'un battement violent des artères carotides.

La présence des bruits artériels dans la variole n'a rien qui doive étonner, si l'on a reconnu que ces bruits existent aussi dans la fièvre typhoïde. Il y a, en effet, dans ces deux maladies, un ensemble de symptômes tellement semblables, que très souvent on les confond ensemble avant l'éruption caractéristique de la variole. On trouve, en effet, dans la variole comme dans la fièvre typhoïde, la plénitude du pouls, la pesanteur de tête, les vertiges, les éblouissements, la céphalalgie, l'anxiété précordiale, la dyspnée, l'éclat des bruits normaux du cœur et l'énergie de ses battements. Ces différents symptômes présentent surtout de l'intensité avant l'éruption et lorsque apparaît la suppuration, deux époques de la maladie où nous avons dit que les bruits artériels étaient aussi très intenses.

Les autopsies des individus qui ont succombé à la variole nous présentent des congestions sanguines très marquées dans le cerveau, le poumon, etc. Le tissu du cœur est flasque, plus ou moins ramolli, comme dans la fièvre typhoïde ; et, de même que dans cette maladie, les cavités cardiaques sont positivement dilatées.

6° Rougeole.

Dans la première publication de ces recherches, j'avais nié l'existence des bruits artériels dans la rougeole, mais depuis ce temps-là, j'ai eu l'occasion plusieurs fois de les constater dans cette maladie. Dernièrement M. Parrot, interne de mon service, en a publié une observation très détaillée (1), à laquelle je renvoie ceux qui voudraient avoir les renseignements les plus complets sur les bruits artériels de la rougeole. Ils y verront que là, comme dans toutes les autres affections que nous avons passées en revue, les bruits coïncidaient avec une

(1) *Gazette des hôpitaux*, 2 août 1855.

plénitude notable du pouls et divers autres phénomènes dits *pléthoriques*. Et ce qui prouve que les bruits artériels étaient liés ici à un état fébrile ou plutôt à l'altération indéterminée du sang qui produit la fièvre, et non à une aglobulie, c'est que les bruits disparurent avec la plénitude extrême du pouls, à la chute de la fièvre, et avant toute alimentation, par conséquent avant la réparation des globules.

Tout ce que je viens de dire de la rougeole, je peux le répéter pour la scarlatine, dans laquelle j'ai habituellement constaté les bruits artériels avec leur cortége de symptômes ordinaires.

7° Fièvres intermittentes.

Nous savons qu'il y a une cachexie paludéenne caractérisée, comme toutes les autres cachexies, par l'existence des bruits artériels, et par les autres symptômes qui se rattachent aux bruits. Cette cachexie paludéenne se montre presque toujours avec des accès dont le retour est plus ou moins périodique, pour constituer la maladie désignée sous le nom de *fièvre intermittente*. On sait que pendant ces accès, et surtout dans le stade de chaleur, il y a des symptômes pléthoriques très marqués, tels que céphalalgie, dyspnée, anxiété précordiale, palpitations, plénitude du pouls, battements des artères, etc. On doit supposer alors qu'il y a augmentation des bruits artériels. C'est ce qui s'observe effectivement ; et il est facile de s'assurer que les bruits caroitdiens sont portés à leur plus haut degré pendant les stades de chaleur et de sueur. Les bruits existent aussi pendant le frisson, mais ils sont moins prononcés que dans les stades suivants, et ils cadrent encore avec l'état du pouls, qui est moins développé dans ce stade que dans le stade de chaleur. A ce sujet, je crois devoir préciser une expression qui s'emploie habituellement pour caractériser le pouls du stade de frisson que l'on dit être *petit*. Il est sans aucun doute plus petit que celui du stade de chaleur ; mais tel qu'il est, il est encore plus plein qu'il ne le sera après la guérison des accès fébriles et de la cachexie qui les accompagne.

On trouve des renseignements assez importants sur l'état du cœur des individus affectés de fièvres intermittentes, dans les auteurs qui ont pu observer un grand nombre de ces maladies. C'est ainsi que M. F.-G. Maillot a constaté, dans les autopsies qu'il a pu pratiquer, tantôt la dilatation, tantôt l'hypertrophie du cœur (1). M. R. Faure a rencontré également dans ses recherches nécroscopiques, le cœur flasque, dilaté, et hypertrophié, lésions qu'il explique par un défaut de tonicité cardiaque dépendant du miasme qui produit la fièvre intermittente (2).

8° Réflexions sur les bruits artériels dans les fièvres.

Nous avons oublié de mentionner, à chacune des fièvres précédentes, le bruit de souffle au premier temps du cœur, comme devant accompagner les bruits carotidiens dans le cas où ces derniers sont très intenses. Nous tenons à réparer ici cet oubli pour une bonne raison, c'est que, faute de reconnaître la présence des bruits carotidiens dans les fièvres, comme symptôme ordinaire et constituant de ces maladies, on rapporte le bruit de souffle cardiaque qu'on entend alors, à une complication d'endocardite, tandis qu'il dépend ici, comme dans les anémies globulaires, du rétrécissement relatif déterminé dans les orifices ventriculo-artériels par la dilatation des cavités du cœur.

L'ondée sanguine, rendue exagérée par la même dilatation cardiaque, nous explique la plénitude extrême du pouls, les battements artériels, la céphalalgie pulsative, la dyspnée, les palpitations, etc... ; symptômes attribués vaguement à la réaction fébrile.

(1) *Traité des fièvres intermittentes* ; Paris, 1835. — *Gazette des hôpitaux*, 31 décembre 1846.

(2) *Des fièvres intermittentes et continues* ; Paris, 1833-1837.

Les maladies fébriles que nous venons de passer en revue, ne sont pas les seules où se montrent habituellement les bruits artériels. Nous les avons encore entendus dans la fièvre ortiée, dans la fièvre érysipélateuse, et le simple embarras gastrique fébrile.

Remarquons bien que les bruits artériels ne viennent pas du mouvement fébrile considéré en lui-même, mais uniquement de la dilatation déterminée dans les cavités du cœur, par l'altération spéciale du sang de la fièvre typhoïde, de la variole, de la rougeole, etc.

On sait que dans ces fièvres, l'altération du sang n'a pas pour caractère la couenne, ou l'augmentation de la fibrine ; on les appelle *pyrexies*, et on les distingue sous ce nom des fièvres dans lesquelles le sang est très couenneux ou très fibreux, et qu'on pourrait appeler dès lors fièvres *phlegmasiques*.

Eh bien ! on doit se le demander, y a-t-il des bruits artériels dans les fièvres phlegmasiques comme dans les pyrexies ? Les fièvres phlegmasiques, dont les types les plus prononcés sont la pneumonie et l'arthrite rhumatismale, présentent aussi des bruits artériels, mais bien moins intenses et moins fréquents que les pyrexies. Et même, il y a sous ce rapport une seconde distinction à établir entre la pneumonie et l'arthrite rhumatismale qui sont loin d'en être affectées au même degré. On en trouve rarement dans la pneumonie pendant les deux premiers jours, et avant les émissions sanguines ; tandis que dans l'arthrite, ils sont dès le début souvent aussi marqués que dans les fièvres éruptives. La présence habituelle des bruits artériels dans l'arthrite établit donc un lien entre cette affection fébrile et les pyrexies.

La présence des bruits artériels dans l'arthrite a été annoncée il y a quelques années par M. Pidoux ; je confirme d'autant plus ce point d'observation, que je l'avais constaté de mon côté quand M. Pidoux a fait sa publication.

Il va sans dire qu'il faudra bien se garder de confondre le

souffle cardiaque, lié aux bruits carotidiens de l'arthrite, avec les bruits anormaux dépendant d'une endocardite.

§ IV. — Maladies diverses.

Il nous reste encore à passer en revue quelques maladies de natures diverses, dans lesquelles il y a des bruits artériels.

1° Suette miliaire.

On trouve, dans les différentes relations que nous possédons sur la suette, et notamment dans celles de MM. Rayer, Ménière, Landouzy, Barthez et Gueneau de Mussy, les différents symptômes qui accompagnent habituellement les bruits artériels. Mais aucun de ces observateurs n'a présenté plus en relief que M. Ménière (1) les symptômes qui sont liés à l'existence des bruits : « C'est ordinairement pendant la nuit, dit cet observateur, que surviennent les premiers accidents ; l'individu se réveille avec céphalalgie, sueur et dyspnée. Ces trois symptômes sont à peu près constants : le pouls est large, lent et mou ; la dyspnée paraît dépendre d'une congestion sanguine qui se fait tout à la fois vers le cœur et les poumons ; l'obstacle à la respiration existe dans l'organe lui-même ; il y a aussi pléthore au cœur, les battements des ventricules sont diffus et larges. C'est surtout à la région précordiale que le malade sent un poids qui l'étouffe... Les pulsations du tronc cœliaque sont fortes et soulèvent la paroi abdominale... (P. 100.) La congestion pulmonaire donne lieu à des hémorrhagies dans le tissu même de l'organe, ou bien le sang est exhalé à la surface muqueuse, d'où hémoptysie et autres accidents consécutifs. Une autre complication non moins fâcheuse, c'est la congestion sanguine cérébrale. (P. 103.) La soustraction rapide d'une assez grande quantité de sang fait cesser en partie l'oppression et la douleur épigastrique. Le soulagement est prompt et constant. » (P. 115.) Cet amende-

(1) *Arch. gén. de médec.*, p. 38 ; mai 1832.

ment aussi prompt qu'infaillible prouve d'une manière bien évidente la nature *pléthorique* des symptômes contre lesquels on dirige les saignées. Il y a donc dans la suette, comme dans les cachexies, les fièvres, etc., une polyémie évidente ; mais la polyémie, avec l'ampliation atonique du cœur qui est sa condition organique, ne doit être considérée que comme un des états organopathiques qui entrent dans la constitution de ces différentes maladies.

M. Foucart, qui a fait une monographie estimée de la suette (1), note comme un phénomène constant, le battement épigastrique. Or, d'après ce que j'ai toujours observé, je dois regarder ce battement comme une coïncidence nécessaire des bruits carotidiens.

2° Scorbut.

J'ai observé plusieurs cas de scorbut bien caractérisés ; dans tous il y avait des bruits manifestes aux carotides.

On trouve un autre cas de scorbut, avec bruit artériel, dans la thèse de M. Huc-Mazelet (2). On doit donc regarder comme exceptionnel le fait de scorbut sans bruits artériels que rapporte M. Andral dans son *Hématologie*, p. 130 (3).

(1) *De la suette miliaire*. Paris, 1854 ; p. 136.

(2) *Du bruit de soufflet des artères*, p. 33 ; thèses de Paris, 1836, n° 135.

(3) Je ferai observer à ce sujet que les maladies les plus habituellement liées à l'existence des bruits carotidiens, telles que l'anémie globulaire, même la plus caractérisée, peuvent exister chez quelques individus, et ne pas donner lieu à la manifestation des bruits. Cette exception, qui après tout n'est qu'apparente, tient encore à une anomalie d'organisation ; elle dépend de ce que les artères carotides se trouvent toutes les deux dans la condition qui affecte souvent la seule carotide gauche, c'est-à-dire qu'elles sont l'une et l'autre profondément situées et inaccessibles au stéthoscope. En effet, si l'on examine la région carotidienne des individus en question, on n'y constatera pas des battements artériels comparables à ceux des personnes chez lesquelles les bruits sont faciles à apprécier. Et ce qui prouve que, dans ces cas exceptionnels, la cause matérielle des bruits, c'est-à-dire la vibration des parois artérielles est une chose très probable, c'est que les malades présentent tous les caractères symptomatiques qui se joignent aux bruits, tels que la plénitude du pouls, l'augmentation de volume du cœur, les palpitations, etc. J'ai observé tout récemment un cas de ce genre chez une jeune fille affectée de chlorose.

L'existence des bruits carotidiens, dans cette maladie, nous rend raison de certains phénomènes qui, avec les hémorrhagies, ont été toujours considérés comme constituant le cortége symptomatique du scorbut, tels que la dyspnée, les palpitations, les vertiges, la céphalalgie, etc. Elle nous explique en même temps pourquoi tous les auteurs insistent sur l'accroissement momentané des symptômes précédents après un exercice musculaire, même le plus léger.

J'ai constaté tout cela sur les scorbutiques qui se sont présentés à mon observation ; j'ai noté surtout la plénitude du pouls et les battements artériels, symptômes sur lesquels les auteurs ont à peine attiré l'attention.

Il y a donc dans le scorbut une polyémie réelle. En consultant les différents auteurs qui ont traité du scorbut, j'en ai compté trois seulement qui ont admis cette polyémie. Le premier, qui est Horstius, pense à tort que la surabondance de la masse sanguine fournit l'indication des émissions sanguines : *Sanguis igitur in scorbuto non solum qualitate, sed etiam copia peccans, venæ sectionem aut vicariam sanguinis evacuationem indicat* (1). Piquer, médecin espagnol, admet, comme Horstius, que le sang est en quantité surabondante dans le scorbut : *Causæ occasionales plethora et obstructio quemadmodum aliorum morborum, ita maxime scorbuti fomes esse consueverunt* (2). Mais Piquer, tout en admettant l'emploi des saignées, est plus sage que Horstius ; il en permet l'usage dans certains cas particuliers : *In scorbuto curando caute procedendum circa venæ sectionem. Celebrari tamen aliquando potest, dum magna anhelitus difficultas, convulsio, aut quodvis aliud grave malum ægrum ita opprimit ut suffocari videatur.* (P. 196.) Enfin, Poissonnier-Desperrières, qui avait été souvent à même d'observer le scorbut, reconnaît aussi que le sang surabonde dans cette maladie.

(1) *Observationum medicinal.* Heilbrunæ, 1631 ; lib. III, p. 232.

(2) *Praxis medica.* Amstelodami, 1775 ; p. 191, pars post.

« La lassitude spontanée, dit-il, et tous les autres symptômes qui annoncent le commencement de la maladie, nous présentent tout à la fois les phénomènes de la pléthore et de l'épaississement des humeurs (1) » Cet auteur recommande aussi la saignée, mais avec une certaine restriction : « On peut mettre en question si la saignée peut être utile ou nuisible dans ce cas : la pléthore semble l'exiger, pendant que le relâchement des solides, l'abattement et la prostration des forces la contre-indiquent, de sorte qu'on ne doit pas recourir indifféremment à ce remède. » (P. 115)

Poissonnier, comme on le voit, admet qu'il y a un relâchement des solides dans le scorbut, et en cela il est d'accord avec tous les médecins qui ont observé cette maladie.

On sait que M. Kéraudren a fait, au commencement de ce siècle, un travail important dans lequel il établit que le scorbut présente les symptômes des affections du cœur, et que la nature de cette maladie réside dans une atonie du système vasculaire (2). Il ne me paraît pas sans importance de citer quelques passages de ce travail ; on y verra les raisons qui motivent l'opinion de M. Kéraudren. « Le cœur, dit cet observateur, organe principal de la circulation, participe du mauvais état des vaisseaux, et souvent il est le siége des lésions les plus graves. Poupart, en disséquant des cadavres de scorbutiques, a observé que ceux qui mouraient subitement avaient les oreillettes aussi grosses que le poing. Voici l'état dans lequel Rouppe dit avoir trouvé le cœur d'un scorbutique : *Cor magnum et subalbicans fuit ; dexter sinus atque cordis ventriculus sanguine nigro atque coagulato turgebant...* A ces témoignages je peux ajouter ce que dit Huxham dans sa dissertation sur le mal de gorge, que les scorbutiques et les pestiférés ont le cœur mou et d'une extrême grosseur... (P. 32, 33.) Lorsque le scorbut est aigu, la face pré-

(1) *Maladie des gens de mer*, p. 65.

(2) *Réflexions sommaires sur le scorbut*. Paris, 1803.

sente de bonne heure cette expression qu'on lui trouve sur les malades attaqués de maladies organiques du cœur; le visage est injecté, le teint est plombé, l'œil est saillant ; les lèvres sont tuméfiées et livides ; en un mot, la physionomie est vultueuse. Si à ces symptômes on ajoute l'état du pouls, la difficulté de respirer, les palpitations, l'engorgement des membres abdominaux, on aura réuni presque tous les signes caractéristiques des lésions organiques du cœur et des principaux troncs vasculaires. » (P. 34.)

M. Kéraudren, dans son travail, ne porte aucunement son attention sur l'état du sang. Il ne voit que les solides et les parois du système vasculaire, ce qui se conçoit sans peine quand on réfléchit au solidisme outré qui régnait alors. Maintenant qu'il est permis d'être humoriste, nous restituerons à l'altération du sang ce qui lui revient dans la pathogénie du scorbut. Nous admettrons donc que dans cette maladie le sang est altéré par une fibrine imparfaitement coagulable. Par suite de cette altération, le sang cesse d'exciter suffisamment les tissus, et détermine surtout une atonie du cœur. Le cœur, étant frappé d'atonie, se relâche et augmente de capacité, et le sang augmente par conséquent de volume pour satisfaire à l'ampliation de ses réservoirs.

On trouve dans ces altérations successives du sang et du cœur la raison de tous les symptômes qui se montrent dans le scorbut, et l'on peut ainsi concilier toutes les opinions que j'ai successivement exposées. Les mêmes altérations, et les bruits artériels qui en sont comme l'expression physique, nous donnent la raison des rapports que l'on a établis entre le scorbut et différentes maladies. Nous pouvons comprendre pourquoi les auteurs du XVIIe siècle regardaient le scorbut comme le degré le plus élevé de l'hypocondrie (1), pourquoi Bordeu ne

(1) Le scorbut tient aussi à une dyspepsie, mais à une dyspepsie spéciale : il résulte d'une alimentation dan laquelle il y a insuffisance des acides végétaux.

voyait qu'un *scorbut aigu* dans les fièvres putrides, et pourquoi Dalmas comparait le scorbut avec la fièvre jaune (1).

Il y a une maladie qui ressemble beaucoup au scorbut, et qui n'est pas aussi rare à Paris; c'est le *purpura* ou le *morbus maculosus* de Werlhof. Le *purpura* diffère surtout du scorbut en ce que les gencives de ceux qui en sont atteints ne sont pas gonflées et saignantes, comme celles des scorbutiques; malgré cette différence, beaucoup de médecins réunissent ces deux maladies sous le nom générique de *scorbut*. Quand le *morbus maculosus* est très caractérisé, que les taches ecchymotiques affectent la presque totalité de la peau, et qu'elles ne sont pas fixées seulement aux membres inférieurs, comme cela arrive quelquefois chez les vieillards, on observe alors des vertiges, de la dyspnée, des palpitations, etc., surtout après les mouvements; on observe aussi la plénitude du pouls et les bruits artériels.

3° Hydropisies.

J'envisagerai ici seulement les hydropisies que l'on a appelées *essentielles*, et que maintenant on fait dépendre d'une altération du sang. Je les diviserai en celles qui sont accompagnées d'albuminurie, et celles qui sont sans albuminurie.

Hydropisie avec albuminurie, maladie de Bright, néphrite albumineuse, etc. — Cette maladie est encore une de celles dans lesquelles les bruits artériels se montrent comme symptôme habituel, et non pas comme un simple phénomène accidentel dû aux émissions sanguines ou à une affection coïncidente. Toutes les fois que j'ai rencontré sur des hommes des cas

(1) « Lorsqu'on réfléchit sur les phénomènes que la fièvre jaune présente, on est tout étonné des rapports et de l'analogie qu'on trouve entre elle et le scorbut. Toute la différence consiste en ce que l'une parvient, en sept et même quatre jours, aux termes d'une carrière que l'autre met quatre, sept mois et plus à parcourir. » (Dalmas, *Recherches sur la fièvre jaune*, p. 18.)

d'albuminurie aiguë ou chronique, non compliqués et vierges de tout traitement, j'ai habituellement constaté dans ces cas-là des bruits carotidiens très manifestes.

Il va sans dire que j'ai retrouvé, dans ces cas d'albuminurie, les mêmes symptômes que jusqu'à présent nous avons vus liés à l'existence des bruits artériels, tels que la plénitude du pouls, battements des carotides, palpitations, dyspnée, vertiges, céphalalgie, bourdonnements d'oreille, etc., etc. Tous ces symptômes augmentent après un exercice musculaire, et ils diminuent au contraire, et à l'instant même, quand on pratique une saignée au malade.

On trouve quelques uns de ces symptômes notés çà et là dans les nombreuses observations rapportées par Bright, Christison, M. Rayer (1) et ses élèves, Martin-Solon, etc. C'est ainsi qu'on indique quelquefois la dyspnée ; souvent on parle de la plénitude et de la dureté du pouls ; on insiste sur la céphalalgie gravative et sur la somnolence qui la termine. Mais nulle part on ne donne, dans l'histoire de cette maladie, l'énumération de tous les signes de la polyémie, qui sont les mêmes dans la maladie de Bright que dans la chlorose, la fièvre typhoïde, etc.; et nulle part surtout on ne les rattache à l'existence des bruits artériels, qui sont un symptôme habituel de l'hydropisie avec l'albuminurie.

Les observateurs ont noté à peu près unanimement une altération anatomique qui doit se rencontrer ici comme dans toutes les affections que nous avons examinées : c'est une affection du cœur, consistant tantôt en dilatation simple, tantôt en dilatation avec augmentation d'épaisseur des parois cardiaques. Le docteur Bright, sur cent autopsies d'individus morts à la suite de l'albuminurie, n'en a noté que trente-trois dont le cœur ne présentait rien de notable (2). Et encore doit-on se demander si, dans ces trente-trois cas, on n'avait pas

(1) *Traité des reins et des altérations de la sécrétion urinaire*; Paris, 1840.
(2) *Gazette médicale*, 1836, p. 840.

affaire à des cœurs naturellement très petits à l'état sain, et qui dès lors, bien qu'augmentés de volume sous l'influence de l'albuminurie, n'auront pas pu acquérir des dimensions assez considérables pour frapper l'attention; car, de même qu'il y a des artères radiales d'un très petit calibre, il y a aussi, comme nous le verrons plus loin, des cœurs d'un très petit volume.

La dilatation et l'hypertrophie du cœur ne se rencontrent donc pas dans la maladie de Bright à titre de complication, mais elles s'y trouvent comme une des altérations constituantes de cette maladie. Il faut excepter toutefois les lésions des orifices du cœur, rétrécissements et insuffisances, qui coïncident quelquefois avec l'albuminurie, et qui doivent être considérées comme des complications de l'albuminurie.

La production de la dilatation et de l'hypertrophie du cœur a lieu par le même mode que celui de toutes les affections semblables qui nous ont occupé. On doit les expliquer par une atonie du cœur, qui, dans la maladie de Bright, est consécutive à cette altération du sang que caractérise la diminution des matériaux solides du sérum.

La polyémie qui existe dans cette maladie n'est indiquée que par un seul observateur, par Martin-Solon, qui admet une *pléthore séreuse* dans les cas seulement où le pouls avait beaucoup de plénitude, c'est-à-dire lorsque l'artère radiale était d'un calibre assez considérable pour faire admettre d'emblée la plénitude du pouls. Cet observateur part de là pour expliquer en partie la production de l'hydropisie (1). C'est ce que nous examinerons plus loin.

Hydropisies sans albuminurie. — Dans ces hydropisies, il n'y a ni albumine dans les urines, ni altération du rein.

J'en ai observé plusieurs existant à l'état de simplicité; et dans tous il y avait du bruit aux carotides; il y avait en même

(1) *De l'albuminurie*, p. 271.

temps vertiges, bourdonnements d'oreille, dyspnée, palpitations au cœur, comme dans les hydropisies avec albuminurie, et comme dans les autres maladies que nous avons examinées.

On est porté ordinairement, par la considération de la dyspnée, des palpitations, de l'éclat des bruits normaux, et quelquefois des bruits de souffle au premier temps, à regarder l'hydropisie qui nous occupe comme le résultat d'un rétrécissement absolu du cœur; parce que toutes les fois que les urines ne sont pas coagulables, et qu'on ne peut pas trouver la cause d'une hydropisie dans une altération des reins, on tient, pour ainsi dire, à rattacher la suffusion séreuse à une lésion de l'organe central de la circulation. Et cependant, dans l'hydropisie sans albuminurie, le cœur n'est pas autrement malade que dans la maladie de Bright (1). Les symptômes présentés par le cœur sont les mêmes dans chaque hydropisie; comme aussi dans les deux cas l'affection du cœur est consécutive à l'altération du sang, qui est en même temps la cause première de l'hydropisie.

Cette altération du sang, qui détermine la formation de l'hydropisie, paraît dépendre de la diminution de la proportion de l'albumine du sérum. On comprend très bien que la proportion de l'albumine diminue dans le sérum du sang, quand il y a albuminurie et qu'une grande quantité d'albumine s'échappe par les urines; mais quand l'hydropisie existe sans albuminurie, ainsi que M. de Castelnau en a rapporté des observations (2), il est impossible de recourir au même mode d'explication; cependant, même dans ces cas d'hydropisie sans albuminurie, on peut adopter encore cette opinion que le sérum

(1) Je parle ici expressément des cas d'hydropisie qui ne s'expliquent ni par une obstruction des veines, ni par un asthme, de ceux où le cœur n'est pas affecté de lésions d'orifices et ne présente qu'une simple dilatation de ses cavités avec ou sans hypertrophie de ses parois, et non accompagnée d'asystolie.

(2) *Arch. gén. de médec.*, juin 1844.

du sang est privé d'une partie de son albumine; ce qui tiendrait à ce que l'albumine, au lieu de se perdre par les urines, ne serait pas produite en suffisante quantité par les fonctions assimilatrices. Grégory, et surtout MM. Becquerel et Rodier, ont cherché avec beaucoup de soin à étayer cette manière de voir sur leurs analyses du sang des hydropiques, analyses desquelles il résulte que, même en dehors de l'albuminurie, les hydropisies dites essentielles sont caractérisées habituellement par un sang contenant une insuffisante proportion d'albumine. Enfin M. Mialhe, dans un ouvrage cité (p. 159), a donné la raison pathogénique de cette altération du sang, en démontrant, que l'albumine du sang ayant pour but d'empêcher que le sérum sanguin n'obéisse aux lois d'endosmose, toutes les fois qu'elle est en défaut, le sérum traverse les membranes vasculaires pour satisfaire à ces lois d'endosmose et d'exosmose, et dès lors l'hydropisie a lieu.

Je suis donc tout porté à admettre que la diminution de la proportion de l'albumine du sang est la cause première ou principale de la formation de l'hydropisie dite générale; mais je pense en même temps que l'état de polyémie démontré par la présence des bruits carotidiens, exerce une influence sur l'extravasation du sérum du sang, qui constitue l'hydropisie; de la même manière que le même état de polyémie doit contribuer à produire l'extravasation du sang lui-même, dans les maladies scorbutiques où il y a en même temps altération de fibrine, hémorrhagies et bruits artériels. Il me paraît assez difficile de ne pas reconnaître la réalité de cette influence, toute mécanique, de la polyémie sur l'hydropisie, quand on songe aux travaux de Lower et de M. Bouillaud, qui ont démontré la formation de certaines hydropisies à la suite de la plénitude extrême des troncs veineux qui résulte de leur ligature.

Du reste, ce qui prouve que la surabondance du sang joue un rôle important dans la production de ces hydropisies, c'est que, dans les commencements de la maladie, il suffit de pratiquer une large saignée pour diminuer et dissiper presque immédiatement l'œdème ; mais, le plus souvent, il reparaît le lendemain ou le surlendemain, lorsque le sang est revenu à son état de quantité surabondante.

4° Ictère.

Parmi les maladies dans lesquelles il y a des bruits artériels on doit compter l'*ictère*, et en particulier l'*ictère* produit par des causes morales. Dans la plupart des cas de cette espèce, j'ai toujours constaté la présence des bruits aux carotides ; et, comme toujours, j'ai constaté aussi l'existence de la plupart des symptômes qui accompagnent ces bruits, tels que la plénitude du pouls, les vertiges, les bourdonnements d'oreille, les palpitations, etc. J'insiste d'autant plus sur l'existence de ces symptômes, qu'ils n'ont jamais été signalés dans les différentes histoires que l'on a données de l'ictère.

5° Calenture.

Il y a une maladie particulière aux gens de mer, la *calenture*, dans laquelle l'existence des bruits a été mise hors de doute par M. Beisser (1). M. Beisser, chirurgien de la marine royale, avait été à même d'observer cette maladie, soit sur la côte de Cadix, soit sur celle de Rio-Janeiro. Parmi les différents symptômes signalés par cet observateur, voici ceux qu'il nous importe le plus de connaître.

« La face est brûlante, vultueuse, d'un rouge pourpre ; la conjonctive est fortement injectée et couleur de sang ; la soif est intense ; la respiration est précipitée, irrégulière et convulsivement saccadée, avec menace de suffocation. Les artères sont dures, résistantes, difficiles à déprimer. Si l'on applique l'oreille ou le stéthoscope sur la région précordiale et sur l'origine des gros troncs artériels, on entend un bruit de souffle précipité bien distinct, comparable à celui que produiraient des tuyaux d'organe d'une grande dimension. Les veines

(1) Thèse de Paris, 1832.

superficielles sont distendues, résistantes. Le sang est tellement épais et visqueux, que ce n'est qu'avec la plus grande difficulté qu'on parvient à le faire couler par les ouvertures les plus larges, et qu'on est même obligé d'opérer la succion sur l'ouverture des veines. »

Cette viscosité extrême du sang sur laquelle insiste tant M. Beisser, a été signalée aussi par Ollivier, qui, un des premiers, a observé la calenture (1). Ce dernier médecin parle, en effet, d'un matelot à qui il a fallu ouvrir trois veines pour avoir du sang. Ce fait a une certaine importance dans la question qui nous occupe, car il prouve que la liquidité exagérée du sang n'est pas une condition essentielle à la production des bruits artériels.

6° Empoisonnement.

Les bruits artériels se montrent très probablement aussi dans différents empoisonnements, lorsque la substance toxique, ayant préalablement altéré le sang, détermine une sorte d'atonie aiguë sur le cœur et augmente la capacité de ses cavités. Le hasard ne m'a jamais présenté des cas semblables depuis que je m'occupe de l'étude des bruits artériels : je ne puis donc émettre que de simples conjectures sur la probabilité de l'existence des bruits dans l'empoisonnement par les narcotiques, dans l'asphyxie par l'acide carbonique, etc. Tout ce que je peux dire à ce sujet de plus positif, est que plusieurs individus soumis à l'inhalation du chloroforme, présentent des bruits artériels avec plénitude du pouls par conséquent, pendant et quelque temps après cette inhalation.

7° Choléra.

Le choléra, comme on sait, présente deux périodes bien tranchées : l'une, initiale, qui est caractérisée par l'algidité et

(1) *Dictionnaire de médecine*, de James, art. CALENTURE.

la petitesse du pouls, et qui tient à une anémie vraie résultant de la perte du sérum sanguin à travers les parois intestinales; l'autre, dans laquelle le pouls reprend du volume, et la chaleur reparaît par suite de la réparation du sang.

Les premiers artériels n'existent jamais dans la première période ; mais ils existent habituellement dans la seconde, surtout dans les cas où le pouls reprend un volume considérable, et où tous les symptômes dits *de réaction* sont portés à un haut degré.

J'ajouterai que le cœur, dans le choléra, surtout dans la seconde période du choléra, présente comme dans les maladies précédentes, une dilatation de ses cavités ; c'est un fait qu'on a malheureusement l'occasion de constater fréquemment dans les épidémies de choléra.

On a dit que dans le choléra le cœur était petit, par suite du retrait de ses cavités. Voilà une assertion purement théorique, c'est-à-dire fondée seulement sur la considération de la petitesse du pouls. Le cœur est dilaté même assez souvent chez les individus qui succombent dans la période d'algidité. Si malgré cette dilatation du cœur le pouls reste petit dans cette période, cela tient à la diminution de la masse sanguine, et à la faiblesse extrême de contraction du cœur qui, comme dans la syncope, ne chasse pas tout le sang qu'il contient. Nous reviendrons sur cette question, quand nous ferons l'histoire de la dilatation atonique du cœur.

Il va sans dire que dans le choléra comme dans les autres maladies que nous venons d'examiner, les bruits carotidiens s'accompagnent d'un bruit anormal au premier temps du cœur.

8° Réflexions sur ces diverses maladies.

Il est fort possible que le sang soit affecté d'aglobulie dans toutes ces maladies; mais cela n'est pas prouvé pour quelques-unes, et pour les autres il y a en sus de l'aglobulie, une altération particulière du sang, comme l'altération de la fibrine dans le scorbut, et la diminution de l'albumine dans l'hydropisie, etc., qui doivent avoir leur part d'influence dans la production de la dilatation du cœur ; c'est pour cette raison que nous n'avons pas fait figurer ces maladies dans le paragraphe consacré à l'étude de l'anémie globulaire.

CHAPITRE III.

CONCLUSIONS ET GÉNÉRALITÉS.

Si nous voulions résumer succinctement ce que nous avons dit jusqu'à présent des bruits artériels généraux, nous tirerions les conclusions suivantes :

1° Les bruits artériels généraux dépendent d'un frottement exagéré dû à l'ondée rendue surabondante par suite d'une dilatation du cœur.

2° Le pouls est plein dans toutes les maladies caractérisées par la présence des bruits artériels.

3° La plénitude du pouls et les bruits artériels sont accompagnés d'un cortége de symptômes que l'on retrouve toujours en plus ou moins grand nombre dans les maladies caractérisées par la présence des bruits.

4° Ces symptômes ont toujours figuré jusqu'à présent parmi ceux que l'on prête à la pléthore.

Eh bien ! nous allons présentement examiner ces conclusions d'anatomie pathologique et de pathologie générale, c'est-à-dire la dilatation atonique du cœur, le pouls dans ses rapports avec les bruits artériels, les symptômes concomitants des bruits artériels, et la question de la pléthore. Après cela, nous discuterons les indications thérapeutiques qui dérivent des bruits artériels, et nous terminerons par quelques considérations générales de pathogénie.

§ I. — De la dilatation atonique du cœur.

La dilatation atonique du cœur est une affection qui domine

toute la question des bruits artériels généraux, puisque c'est elle, avec la dilatation due à l'insuffisance valvulo-aortique, qui produit la surabondance de l'ondée, cause essentielle des bruits. Nous avons déjà parlé suffisamment de l'insuffisance valvulo-aortique ; nous n'y reviendrons plus. Nous allons nous occuper uniquement de la dilatation atonique du cœur, dont il a été déjà question par anticipation (page 365), en faisant actuellement son histoire d'une manière aussi précise que possible.

Le premier point à établir en commençant, c'est de fixer l'état de dilatation des cavités du cœur, c'est-à-dire de poser les limites qui séparent la capacité normale, de la capacité exagérée ou pathologique ; et ensuite nous verrons si, chez les malades qui ont succombé à une maladie caractérisée par la présence des bruits artériels, le cœur se présente avec une capacité normale ou exagérée.

Jusqu'à présent on n'a pas donné un moyen précis de reconnaître si un cœur est dilaté ou ne l'est pas. On s'est contenté de donner des moyennes d'amplitude qui ont toujours une valeur très incertaine, comme nous l'avons déjà dit, pour apprécier les cas particuliers ; ces derniers pouvant être au-dessus ou au-dessous de la moyenne sans perdre pour cela leur caractère normal.

Je vais faire connaître un procédé de mensuration qui, si je ne m'abuse, permet d'apprécier d'une manière aussi sûre que possible l'état normal ou anormal que présente la capacité des cavités du cœur.

Ce mode de mensuration est comparatif : il consiste à prendre la mesure des cavités du cœur et à comparer cette mesure avec celle des orifices artériels.

Les cavités du cœur ayant des parois musculaires, et étant sujettes dès lors à subir fréquemment des retraits ou des dilatations, présentent, sous ce rapport, une grande différence avec les orifices des artères aorte et pulmonaire, qui sont d'une nature fibreuse, et qui conservent leurs diamètres à peu près invariables au milieu des variations de capacité qui affectent les ventricules et les oreillettes.

On comprend dès lors que le diamètre des orifices aortique ou pulmonaire soit un excellent type ou étalon pour juger de l'état normal ou anormal des cavités cardiaques, quand il s'agit de faire cette appréciation sur un cœur donné. Car il est, je crois, assez rationnel de supposer que, dans l'état régulier et normal de l'organisation, la capacité du cœur a été accommodée à celle des orifices artériels ; que ces orifices sont étroits quand le cœur est petit ; qu'ils sont au contraire larges quand le cœur a naturellement une grande capacité.

Cette comparaison du diamètre des orifices artériels avec celui des cavités du cœur nous fera donc connaître quand le rapport de ces diamètres sera normal ou anormal. Et si les cavités du cœur sont affectées de dilatation, la même comparaison nous permettra également de dire quel est le degré de cette dilatation, par la considération du défaut de proportion qui existera alors entre la capacité des orifices artériels et celle des cavités du cœur.

La mensuration comparative que j'ai pratiquée se borne uniquement à celle du ventricule gauche et de l'orifice aortique.

J'ai omis de mesurer la capacité des oreillettes, parce qu'à l'exemple de beaucoup d'observateurs et entre autres de M. Bizot, j'ai trouvé que cette cavité était très irrégulière, et difficile, par conséquent, à être déterminée exactement dans ses principaux diamètres.

J'ai négligé également de prendre les mesures du ventricule droit, parce que ce ventricule, avec l'oreillette qui lui est contiguë, présente des variations considérables de capacité, selon l'abondance du sang qui s'y accumule dans les derniers instants de la vie.

Cependant je dois dire, puisque je ne donne pas les mesures ni du ventricule droit, ni des oreillettes, que j'ai constaté, entre la capacité de ces cavités et celle du ventricule gauche, certains rapports que tout le monde acceptera, je crois, facilement. C'est que : 1° les cavités droites, ventricule et oreillette, avaient toujours un peu plus de capacité que les cavités gauches correspondantes; ainsi quand la mensuration me démontrait que le ventricule gauche était dilaté, je constatais en même temps que le ventricule droit avait subi une dilatation encore plus considérable. 2° L'oreillette gauche m'a toujours paru suivre les variations de capacité que présentait le ventricule du même côté.

De cette manière on comprend que, bien que la mensuration annoncée ne porte que sur la capacité relative du ventricule gauche et de l'orifice aortique, elle permette néanmoins d'établir à l'instant même, sur un cœur donné, l'état de toutes les cavités cardiaques. Il suffira de se rappeler que dans les cœurs qui ne sont pas affectés d'une lésion valvulaire, l'oreillette gauche suit les variations de capacité du ventricule correspondant, et que les cavités droites se présentent toujours plus dilatées que les cavités gauches.

On comprend de plus que la mensuration relative du ventricule gauche était celle qui nous intéressait le plus dans cette question des bruits artériels. Car, comme ces bruits dépendent d'un défaut de proportion entre l'ondée qui part du cœur et le calibre des artères, il fallait, avant tout, montrer quelle était la capacité du ventricule qui chasse cette ondée exagérée dans le système aortique.

Voici maintenant comme j'ai procédé pour obtenir les mesures que je vais donner ci-après : Je coupais le cœur en travers et perpendiculairement à son axe, dans le milieu de l'espace compris entre la pointe de l'organe et la naissance des orifices artériels; je prenais le diamètre de la circonférence formée par les parois ventriculaires du côté gauche sur la section attenante à la base du cœur; j'avais soin auparavant de malaxer très légèrement entre les doigts le tissu charnu du cœur pour lui faire perdre sa rigidité cadavérique, quand il en était affecté. J'avais soin également de maintenir les parois ventriculaires aussi arrondies que possible ; c'est alors que je mesurais exactement le diamètre de la cavité ventriculaire, sans y comprendre la paroi, et en évitant les gros piliers charnus qui fournissent les tendons des valvules bicuspides.

Quand j'avais ainsi pris la mesure du diamètre du ventriculu gauche, je coupais l'aorte au niveau du bord libre des valvules semi-lunaires, et je mesurais le diamètre de la circonférence aortique sur la section attenante à la base du cœur, en ayant soin, comme pour le ventricule, de maintenir le calibre aortique très arrondi ; je ne comprenais pas dans la mesure de ce diamètre l'épaisseur des parois artérielles.

Cela dit, passons à l'exposition des faits particuliers de mensuration ; je les ai rangés dans trois séries.

Première série. — Dans la première se trouvent les cœurs d'individus morts de maladies pendant lesquelles on n'a pas entendu de bruits artériels.

1° Homme de cinquante-cinq ans, mort de pneumonie : diam. vent., 0^m,035 ; diam. aort., 0^m,031.

2° Homme de dix-neuf ans, mort de pneumonie : diam. vent , 0,017 ; diam. aort., 0,017.

3° Femme de quarante ans, morte dans une attaque d'épilepsie avec paroxysmes qui dura un jour. Elle était entrée dans le service pour une affection lichénoïde assez légère : diam. ventr., 0,026 ; diam. aort., 0,020.

4° Homme de cinquante-huit ans, mort d'une péritonite chronique : diam. ventr., 0,020 ; diam. aort., 0,020.

5° Homme de vingt-quatre ans, mort d'un épanchement purulent dans la plèvre droite : diam. vent., 0,020 ; diam. aort., 0,018.

6° Homme de quatre-vingt-six ans, mort d'un catarrhe bronchique chronique, avec emphysème (asthme) : diam. ventr., 0,037 ; diam. aort., 0,033.

7° Homme de quarante-huit ans, mort de dysentérie : diam. ventr., 0,020 ; diam. aort., 0,020.

8° Homme de trente-cinq ans, mort de pneumonie : diam. vent., 0,020; diam. aort., 0,020.

9° Homme de soixante-neuf ans, mort d'un catarrhe bronchique chronique avec emphysème (asthme) : diam. vent., 0,042 ; diam. aort., 0,032.

10° Femme de quarante-neuf ans, morte de pneumonie : diam. ventr., 0,021 ; diam. aort., 0,021.

11° Homme de trente-six ans, mort d'une congestion cérébrale à marche rapide : diam. ventr., 0,024; diam. a., 0,024.

Cette première catégorie nous montre qu'à l'état normal le diamètre du ventricule gauche égale celui de l'orifice aortique, ou lui est un peu supérieur. On sait que chez les suppliciés par décollation, et chez ceux qui sont surpris en état de santé par une hémorrhagie foudroyante, la cavité du ventricule gauche paraît effacée. Or, la diminution de la cavité ventriculaire, dans cette circonstance, n'est pas une anomalie qui résulte de l'hémorrhagie, comme l'admet M. Cruveilhier ; c'est la représentation fidèle de l'état normal du cœur, comme nous le retrouvons dans les différentes maladies qui viennent d'être énumérées (1). Quelquefois il arrive que la cavité ventriculaire ait un diamètre encore moindre que celui de l'aorte; cela tient alors à un état de rigidité musculaire que l'on dissipe facilement en malaxant légèrement le cœur. On donne, par ce moyen, à la cavité du ventricule le même diamètre que celui de l'orifice aortique.

Nous pouvons déjà montrer ici l'importance de la mensuration relative que nous avons annoncée ; en effet, bien que les

(1) Il peut arriver qu'un état notable d'asphyxie, survenant brusquement avant la mort, détermine une dilatation des cavités cardiaques, qui est produite alors par le contact du sang noir avec les cavités gauches du cœur et les artères de cet organe. J'ai rencontré ce genre d'altération sur le cœur d'un individu qui a succombé à l'hôpital Saint-Antoine, à la suite d'une compression des parois thoraciques, d'où il est résulté une asphyxie qui a entraîne la mort au bout de quelques heures. Ce cœur avait toutes les cavités très dilatées, et entre autres le ventricule gauche, qui contenait une quantité notable de sang noir et liquide. Je dois ce fait à la complaisance de M. R. Marjolin.

diamètres des cavités ventriculaires varient suivant les individus de cette première série, nous voyons qu'en comparant chacun d'eux à l'orifice aortique qui lui correspond, le rapport de cette comparaison ne varie pas sensiblement pour les uns et les autres ; et dès lors les cavités ventriculaires de cette catégorie présentent en somme le même rapport de capacité. C'est ainsi que le ventricule du n° 2 ne doit pas être considéré comme plus étroit que celui du n° 11, bien que le diamètre du premier ait 0m,007 de moins que celui du second; cela est évident, puisque l'orifice aortique du n° 2 a un diamètre qui est moins grand de 0m,007 que celui du n° 11.

Deuxième série. — La deuxième série comprend les cœurs des individus morts de maladies caractérisées par la présence des bruits carotidiens ; il faut ajouter que les bruits ont persisté jusqu'à la mort, et qu'ils étaient très intenses (1).

1° Femme de vingt-six ans, morte de fièvre puerpérale : diam. ventr. 0m,031 ; diam. aort., 0m,017.

2° Homme de dix-huit ans, mort de fièvre typhoïde : diam. ventr., 0,040 ; diam. aort., 0,012.

3° Femme de dix-sept ans, morte de fièvre typhoïde : diam. ventr. 0,025 ; diam. aort., 0,013.

4° Homme de quarante ans, mort dans une hydrémie post-hémorrhagique : diam. ventr., 0,044 ; diam. aort., 0,024.

5° Homme de dix-neuf ans, mort de fièvre typhoïde : diam. ventr., 0,040 ; diam. aort., 0,015.

6° Homme de quarante ans, mort de gangrène du poumon après quinze jours de maladie : diam. ventr., 0,045 ; diam. aort., 0,020.

7° Homme de vingt ans, mort de fièvre typhoïde compli-

(1) Je divise en 4 degrés les bruits artériels envisagés sous le rapport de leur intensité : 1° *très intenses*, ce sont ceux qui s'accompagnent d'un frémissement tactile de l'artère, et d'un bruit anormal cardiaque ; 2° *intenses*, ceux qui ont de l'intensité sans être accompagnés de frémissement, ni de bruit cardiaque ; 3° *médiocres*, les bruits de souffle peu marqués ; 4° *légers*, les bruits musicaux, sibilants, etc.

quée d'abcès au poumon : diam. ventr., 0,040; diam. aort., 0 018.

8° Homme de vingt ans, mort de variole confluente : diam. ventr., 0,045; diam. aort., 0,020.

9° Femme de vingt-huit ans, morte d'hydrémie compliquée de *phlegmatia alba dolens* : diam. ventr., 0,045; diam. aort., 0,020.

10° Femme de vingt-quatre ans, morte en couches d'éclampsie, compliquée d'hydropisie avec albuminurie : diam. ventr., 0,044; diam. aort., 0,022.

11° Femme de trente ans, morte de variole : diam. ventr., 0,036; diam. aort., 0,018 (1).

On voit que le diamètre du ventricule gauche, chez les individus qui ont présenté des bruits artériels, est environ le double de celui de l'orifice aortique, tantôt plus, tantôt moins. Or, remarquons que cette différence est considérable; car si, comme la géométrie nous l'apprend, les cercles sont entre eux comme les carrés du rayon, il s'ensuit que pour une différence de moitié entre deux diamètres, telle qu'elle est ici, nous avons des surfaces ou des cercles dont les uns, ceux des ventricules, sont quatre fois plus considérables que les autres, ceux des orifices aortiques.

On comprend dès lors que cette grande disproportion de l'ondée sanguine qui sort du ventricule dilaté pour pénétrer dans le calibre relativement très étroit de l'aorte et des grosses artères, occasionne un frottement exagéré qui produit des bruits soit dans les carotides, soit à l'orifice aortique.

Cette disproportion entre le diamètre du ventricule et le diamètre de l'aorte se présente au plus haut degré dans le n° 2 de cette seconde catégorie; on y voit, en effet, le dia-

(1) J'ai trouvé le ventricule dilaté en coïncidence avec des bruits artériels, dans beaucoup d'autres maladies que celles qui figurent dans cette série. Je me suis borné aux onze cas précédents pour donner une idée suffisante des variations de rapports qui pouvaient se montrer entre les diamètres ventriculaire et aortique.

mètre ventriculaire de $0^{m},040$, tandis que l'orifice aortique qui lui correspond n'est que de $0^{m},012$. Et cependant le diamètre absolu du même ventricule est loin d'être le plus étendu de ceux qui sont portés dans cette catégorie, puisque dans les n°s 6, 8 et 9 il s'élève à $0^{m},045$; mais en tenant compte dans ces trois cas du diamètre aortique qui est de $0^{m},020$, on voit que la différence qui existe ici entre la cavité ventriculaire et la cavité aortique est moins forte que celle qui se trouve entre les diamètres ventriculaire et aortique du n° 2.

On doit comprendre, par suite de la considération précédente, que la dilatation relative du ventricule est bien plus importante que sa dilatation absolue dans tout ce qui a trait à la génération des symptômes, et particulièrement à la question des bruits artériels. Ainsi, pour en citer encore un exemple, nous comparerons le même cœur du n° 2, qui nous présente une dilatation relative si considérable, avec celui du n° 9 de la première série; ce dernier, dont le diamètre est de $0^{m},042$, est absolument plus dilaté que celui du n° 2, qui a un diamètre de $0^{m},040$; mais comme son orifice aortique a un diamètre qui s'élève à $0^{m},032$, il y a entre les diamètres ventriculaire et aortique de ce n° 9 une différence qui est trop légère pour permettre de considérer le ventricule comme affecté de dilatation, c'est-à-dire de dilatation relative; aussi ce cœur figure-t-il dans la série des individus chez lesquels la maladie n'a pas été marquée par la présence des bruits carotidiens.

Troisième série.—Enfin, dans la troisième série, nous ferons rentrer les cœurs des sujets chez lesquels il y avait des bruits carotidiens qui ont disparu dans les derniers jours de la maladie.

1° Homme de ving-six ans, mort de phthisie; depuis quinze jours on n'entend plus de bruits artériels : diam. ventr., $0^{m},018$; diam. aort., $0^{m},018$.

2° Femme de trente-cinq ans, morte d'un cancer d'estomac avec hydrémie très marquée; depuis quinze jours les bruits ont disparu : diam. ventr., 0,024 ; diam. aort., 0,024.

3° Homme de vingt-six ans, mort de phthisie ; depuis huit jours les bruits ont cessé : diam. ventr., 0,030; diam. ventr., 0,018.

4° Homme de trente-deux ans, mort à la fin d'une fièvre typhoïde, d'un épanchement pleurétique et d'une gangrène du pied ; depuis cinq jours les bruits ont cessé : diam. v., 0,035 ; diam. aort., 0.023.

5° Homme de vingt-quatre ans, mort de phthisie ; depuis dix jours il n'y a plus de bruits : diam. ventr., 0,030 ; diam. aort., 0,018.

6° Femme de cinquante ans, morte phthisique ; depuis douze jours il n'y a plus de bruits : diam. vent., 0,028 ; diam. aort., 0,021.

7° Femme de trente ans, phthisique, morte de pneumothorax survenu douze jours avant sa mort ; depuis ce temps disparition des bruits artériels : diam. ventr., 0,019 ; diam. aort., 0.019.

8° Femme de quarante-deux ans, cachectique, morte d'un cancer d'utérus ; depuis une dizaine de jours disparition des bruits : diam. ventr., 0,031 ; diam. aort., 0.020.

9° Homme de cinquante ans, affecté d'anasarque, ascite et état cachectique, mort en cinq jours d'un érysipèle à la face ; depuis l'invasion de l'érysipèle les bruits ont disparu : diam. ventr., 0,024 ; diam. aort., 0,024.

Nous voyons qu'en moyenne la capacité du ventricule dans les cas qui composent cette catégorie est un peu plus forte que celle qui existe dans ceux de la première ; mais elle est moins considérable que celle des cas dans lesquels les bruits très intenses ont persisté jusqu'à la mort, c'est-à-dire ceux de la seconde catégorie. On doit dès lors regarder comme normale, ou à peu près, la capacité ventriculaire notée dans les cas de la première et de la troisième catégorie ; tandis que ceux de la seconde indiquent une dilatation positive de la cavité ventriculaire.

Nous avons dit que lorsque les bruits disparaissaient, il fallait porter un pronostic grave. Oui, lorsque leur disparition est subite et qu'ils étaient intenses auparavant ; non, quand leur disparition est graduelle.

La phthisie est la maladie dans laquelle on observe le plus souvent la disparition lente des bruits et de la dilatation du cœur, soit chez la femme, soit même chez l'homme ; ordinairement les bruits artériels disparaissent peu à peu, lorsque la diarrhée commence à épuiser les malheureux phthisiques, et qu'elle résiste d'une manière opiniâtre à tous les moyens thérapeutiques.

Les bruits artériels et la dilatation du cœur disparaissent aussi dans certaines cachexies les plus marquées, comme dans la cachexie cancéreuse, lorsque l'estomac est le siége du cancer, ou que sans être altéré dans son tissu, il vient à rejeter tous les aliments et même les boissons. Le défaut de réparation qui en est l'effet agit en dernier ressort à peu près comme la diarrhée colliquative chez les phthisiques, c'est-à-dire qu'il en résulte une diminution permanente dans la quantité de la masse sanguine, et un retrait progressif des cavités cardiaques qui reviennent à peu près à leur état de capacité normale.

D'autres fois, il est difficile d'expliquer par des pertes ou un défaut de réparation la disparition des bruits. On ne peut s'en rendre compte que par une lésion organique, le plus souvent une phlegmasie, qui vient s'ajouter à la maladie principale. A l'appui de cette manière de voir, je citerai les cas 4, 7 et 9 de la troisième catégorie, dans lesquels les bruits ont cessé de se faire entendre lorsque les malades ont été affectés d'une pleurésie avec gangrène, d'un pneumothorax et d'un érysipèle à la face.

Je ne chercherai pas à expliquer comment les circonstances précédentes ont agi pour ramener le cœur à l'état normal, et faire cesser les bruits ; je dois me contenter de signaler la réalité de leur influence, en attendant qu'on puisse s'en rendre raison.

Ainsi donc, de ce que le cœur ne se présente pas toujours dilaté dans les autopsies qui terminent les maladies marquées par l'existence des bruits artériels, il ne faut pas en tirer un argument contre la théorie que j'ai exposée sur le mode de production de ces bruits. Il faut, au contraire, voir dans cette exception, qui, après tout, n'est qu'apparente, une confirmation de cette théorie, puisque, quand on ne constate pas une dilatation du cœur à l'autopsie des individus qui succombent après avoir présenté des bruits artériels, c'est que les bruits ont cessé de se faire entendre plusieurs jours avant la mort, et que la dilatation du cœur qui les produisait a disparu avec eux et avec l'exagération de volume du pouls qui les accompagnait. De telles observations, si on les envisage seulement dans les jours qui précèdent la mort, devraient figurer à bon droit parmi les faits de la première catégorie, puisque, pendant la durée de cette période terminale de la maladie, il n'y a ni bruits artériels, ni plénitude du pouls, ni dilatation du cœur.

Mais si ces observations ne sont en rien hostiles à ma théorie des bruits artériels, elles me paraissent, en revanche, constituer une grave objection à l'hypothèse qui fait dépendre immédiatement les bruits artériels d'un appauvrissement dans la quantité ou dans la qualité du sang. Il me semble qu'à la fin d'une cachexie cancéreuse, d'une phthisie colliquative, etc., lorsque l'estomac rejette tout, aliments et boissons, ou que l'organisme s'épuise en selles incessantes, il doit y avoir un appauvrissement progressif, soit dans la quantité, soit dans la qualité du sang ; et, dès lors, les bruits artériels devraient, d'après la précédente hypothèse, subir un renforcement considérable au fur et à mesure que le pouls disparaît sous le doigt, et que la face contracte une pâleur de plus en plus voisine de l'agonie. Or, nous l'avons dit, et il est facile de l'observer, les choses se passent tout différemment.

Mais, de plus, on conçoit que, dans certains cas, et sous l'influence de circonstances particulières, des cachexies caractérisées par un sang très pauvre en globules puissent ne pas s'accompagner de bruits artériels et de dilatation du cœur, non pas seulement un ou deux septénaires avant la mort, mais pendant la durée totale de la maladie. Peut-être la dilatation du cœur manque-t-elle ainsi quelquefois dans les cachexies liées à une myélite chronique. Dès lors son absence pourrait expliquer pourquoi, dans certaines paralysies accompagnées d'une hydrémie manifeste, MM. Becquerel et Rodier (1) n'ont pas trouvé de bruits dans les carotides.

Le procédé de mensuration que j'ai exposé plus haut m'a permis d'introduire de la précision dans ce point de mon travail sur les bruits artériels ; car, pour un état semblable d'amplitude absolue de la cavité ventriculaire, et nous l'avons montré précédemment, tantôt il y a des bruits artériels et tantôt il n'y en a pas. Il faut donc, de toute nécessité, tenir compte du diamètre de l'orifice aortique qui fait alors l'office de type ou d'étalon, pour savoir, en dernier ressort, si le ventricule que l'on examine est dilaté ou s'il ne l'est pas. On dira peut-être que, sans recourir à la mensuration comparative de l'orifice aortique, on pouvait se guider sur la taille, le sexe, la constitution, etc., du sujet, pour juger si une capacité ventriculaire donnée constituait, oui ou non, un état de dilatation morbide. Mais je ferai remarquer que le volume du cœur n'est pas en rapport nécessaire de volume, et chez tous les individus, avec la taille, le sexe, la constitution ; que ces différentes circonstances individuelles fournissent un point de comparaison moins sûr et moins précis que l'orifice aortique ; que les dimensions de cet orifice varient assez notablement chez plusieurs individus, bien qu'on les prenne de même âge, de même sexe et de même constitution ; et qu'il est, dès lors, parfaitement naturel que la capacité du cœur soit proportionnelle à celle des orifices artériels.

Je ne prétends pas, pour cela, nier l'importance des men-

(1) *Nouvelles recherches sur la composition du sang.* Paris, 1846 ; p. 43.

surations absolues qui ont été prises avec tant de soin et d'exactitude par MM. Bouillaud, Bizot, et d'autres observateurs ; mais je persiste à croire que les mesures de capacité relative étaient plus spécialement applicables à l'appui d'une théorie qui consacre comme point fondamental un défaut de proportion entre l'ondée sanguine et le calibre des artères, c'est-à-dire entre le diamètre interne du ventricule gauche et celui de l'orifice aortique.

La même méthode de mensuration pourrait être employée avec avantage pour déterminer les différents degrés d'épaisseur des parois cardiaques, et pour savoir par conséquent quand cette épaisseur est normale, augmentée ou diminuée.

On pourrait, en un mot, comparer l'épaisseur de la paroi ventriculaire avec le diamètre de l'orifice aortique ; car, si la nature a accommodé les cavités cardiaques au degré d'ouverture des orifices artériels, il est tout aussi juste de penser qu'elle a établi aussi un certain rapport entre les dimensions du même orifice et l'épaisseur du muscle qui chasse l'ondée à travers un orifice. Quand, à l'état normal, ces orifices sont étroits, et que dès lors les cavités cardiaques le sont aussi, l'ondée sanguine, qui alors a peu de volume, n'a pas besoin d'être chassée par des parois aussi fortes et épaisses que chez les individus dont les cavités et les orifices cardiaques ont naturellement une grande capacité, et chez lesquels, par conséquent, l'ondée à mouvoir est considérable.

Il est à croire qu'à l'état sain, le degré d'épaisseur de la paroi est ainsi en rapport constant avec le diamètre aortique, et que les oscillations nombreuses observées dans les moyennes d'épaisseur prises par MM. Bizot, Bouillaud (1) et autres, pour des individus de même âge et de même sexe, tenaient à des oscillations correspondantes dans le diamètre de l'orifice aortique.

Pour faire avec soin des recherches semblables, et pour arriver à des résultats précis il faudrait nécessairement tenir

(1) *Traité clinique des maladies du cœur*, Paris, 1841, t. I, p. 25 et suiv.

compte de l'état de capacité du ventricule. Cette attention est indispensable, car elle seule pourrait éclairer au sujet de la question des dilatations passives et de celle des hypertrophies concentriques.

Corvisart appelait, comme on sait, *dilatations passives* celles qui se font aux dépens des parois, lesquelles prêtent et s'amincissent pour satisfaire à l'ampliation que subissent les cavités cardiaques. M. Louis, nous l'avons dit, a nié ce genre de dilatations, affirmant qu'il n'avait jamais rencontré de dilatations accompagnées d'un amincissement de la paroi.

Il est vrai que, dans la dilatation atonique, les parois du cœur, notamment les parois ventriculaires, ne sont jamais amincies au point d'égaler les parois de l'estomac ou de la vessie. Mais cependant elles peuvent être moins épaisses qu'elles ne l'étaient avant la formation de la dilatation, et dès lors on doit dire de cette dilatation qu'elle s'est faite par amincissement des parois. En effet, si le cœur d'un individu mort de fièvre typhoïde, et présentant, ainsi que nous l'avons montré, dans le ventricule gauche, un diamètre double du diamètre aortique ; si, dis-je, dans un tel cœur, la paroi ventriculaire a, je suppose, 0,015, ce degré d'épaisseur n'indiquera certes pas un amincissement marqué de la paroi ; mais il est fort possible que l'épaisseur de ce ventricule fût de 0,016 avant la fièvre typhoïde, lorsque la capacité de ce ventricule était normale, c'est-à-dire lorsque le diamètre de ce ventricule ne différait pas de celui de l'orifice aortique. Par conséquent, dans un cas semblable, la paroi ventriculaire, bien qu'elle ne parût pas amincie, serait, en réalité, amincie d'un millimètre pour satisfaire à l'ampliation de sa cavité.

Ce qui donnerait quelque présomption à cette manière de voir, c'est la question des hypertrophies qu'on appelle, depuis Bertin, *concentriques*. On donne ce nom, comme nous l'avons dit, à cet état de la cavité cardiaque dans lequel, la cavité étant presque effacée, la paroi de cette cavité présente néanmoins beaucoup d'épaisseur. C'est surtout le ventricule gauche qui en est affecté. J'ai déjà dit que l'état qu'on appelle *hypertrophie concentrique*, nous représente toujours l'état normal le plus pur de la cavité ventriculaire qui en est le siége, tant sous le rapport de la capacité que sous celui de l'épaisseur de la paroi. Ce prétendu état d'hypertrophie concentrique peut être constaté non-seulement après les hémorrhagies subitement mortelles, mais encore après les maladies qui ne sont pas caractérisées par la présence des bruits artériels, et qui par conséquent figurent dans notre première catégorie. On l'observe particulièrement sur les hommes, qui, à égalité de diamètre ventriculaire et aortique, ont les parois cardiaques plus épaisses que les femmes (1).

Si donc, dans l'état normal, il y a tout à la fois faible capacité du ventricule et épaisseur marquée de la paroi, il est nécessaire que lorsque cette cavité vient à augmenter tout à coup, cette ampliation se fasse aux dépens de la paroi qui diminue un peu ; mais comme la paroi conserve encore une épaisseur notable, on ne croit pas pouvoir dire que cette paroi est amincie, et pourtant si cet amincissement n'est pas absolu, il est certainement relatif.

Comme je le disais donc, la question des dilatations passives ou avec amincissement tient de fort près à celle des hypertrophies concentriques. L'*hypertrophie concentrique* constitue donc l'état normal de la cavité, et quand cette cavité vient à se dilater rapidement, ses parois perdent nécessairement une partie de leur épaisseur, et il en résulte une dilatation avec amincissement ou passive. Ainsi, dans le premier cas, on croit que l'épaisseur de la paroi est hypertrophiée, tandis qu'elle est normale ; dans le second, on regarde la paroi comme normale et elle est positivement amincie.

(1) On l'observe aussi constamment sur les cœurs des petits animaux qui paraissent entiers sur nos tables. On ne peut pas admettre que ces animaux qui ont été tués en pleine santé soient tous affectés de maladie du cœur, c'est-à-dire d'hypertrophie concentrique. Ce sont là certainement des cœurs sains s'il en fut jamais.

D'autres fois, et c'est même le cas le plus ordinaire, la dilatation des cavités cardiaques s'accompagne d'un surcroît d'organisation musculaire ou d'hypertrophie. Les parois conservent alors la même épaisseur qu'elles avaient avant la dilatation de la cavité, ou bien même leur épaisseur devient encore plus considérable qu'elle ne l'était quand la cavité avait sa capacité normale. L'hypertrophie se joint d'une manière presque nécessaire à la dilatation quand celle-ci résulte d'une altération des orifices, rétrécissement ou insuffisance ; elle accompagne aussi la dilatation cardiaque qui dépend d'une atonie, et qui est la cause efficiente des bruits carotidiens.

Cependant, je ne crois pas que toute dilatation par atonie se lie nécessairement à l'existence d'une hypertrophie. Ainsi, il ne m'est pas démontré que la dilatation cardiaque liée aux pyrexies s'accompagne d'hypertrophie. Quant à celle qui dépend d'une anémie globulaire, si cette dilatation s'est développée rapidement, comme cela peut arriver en un jour ou deux après une hémorrhagie considérable, il n'est guère possible de supposer que dans un espace de temps aussi court, les parois artérielles ont pu acquérir un surcroît d'organisation.

Mais j'admets aussi que lorsque la dilatation due à l'aglobulie dure depuis un certain temps, cette dilatation, bien que dépendant de l'atonie, peut s'accompagner d'une hypertrophie sensible de la substance musculaire. Je regarde cette hypertrophie cardiaque comme mise hors de doute chez les femmes grosses par les recherches de M. Ducrest (1). Je rappellerai que les faits m'autorisent à regarder cette hypertrophie avec dilatation comme réelle, bien que fort légère chez les individus qui sont soumis depuis plusieurs jours à des pertes de sang (2).

(1) *Mémoires de la Société d'observation*, Paris, 1844, t. II, p. 381.

(2) J'ai répété, en 1847, devant mon très regrettable collègue Valleix et les élèves de l'Hôtel-Dieu annexe l'expérience qui démontre l'influence des saignées répétées sur la production de la dilatation, et même de l'hypertrophie du cœur. Je fis à un lapin dix saignées de 60 grammes en douze jours; immédiatement avant de

Je regrette de n'avoir pas, pour cette question de l'hypertrophie, un procédé d'appréciation aussi rigoureux que celui que j'ai mis en usage pour constater les dilatations cardiaques. Je n'ai pas fait des recherches assez nombreuses pour pouvoir dire quelle est en moyenne, et pour l'état normal, la mesure d'épaisseur des parois ventriculaires relativement à celle du diamètre des orifices artériels, car ce n'est qu'à l'aide d'une mensuration semblable qu'on pourra se prononcer d'une manière aussi exacte que possible sur la question de savoir si un cœur donné est ou n'est pas affecté d'hypertrophie, en tenant compte des circonstances d'âge, de sexe, etc.

Je signale donc un semblable travail à l'attention de

le faire périr, on le compara à un autre lapin sain qui avait été choisi de même taille et de même force. On remarqua que le lapin saigné, bien qu'affecté d'une pâleur excessive de la conjonctive, des lèvres et des oreilles, avait des pulsations artérielles considérables relativement au lapin sain. Il avait de plus des palpitations qui ébranlaient la cage thoracique, et il dilatait convulsivement les narines à chaque inspiration, par suite de la dyspnée qu'il éprouvait. On tua ces deux lapins au moyen d'une section des carotides ; voici en quel état on trouva le cœur de ces deux individus le lendemain du jour où ils avaient été sacrifiés.

Le cœur du lapin saigné pèse 8gr,40, son diamètre aortique est de 0m,004 ; le diamètre du ventricule gauche est de 0m,010.

Le cœur du lapin sain pèse 7gr,55, son diamètre aortique est de 0m,004 ; le diamètre du ventricule gauche est de 0m,005.

Ce qui prouve que ces deux animaux étaient bien de même taille et comparables entre eux, c'est l'orifice aortique qui, dans chacun d'eux, avait le même diamètre 0m,004 ; et cependant le poids du cœur de l'individu saigné était d'environ un neuvième plus fort que celui de l'individu sain. Mais ce qu'il y a de plus intéressant dans cette comparaison, c'est la différence de capacité des ventricules qui se présente ici telle que nous l'avons dans les catégories précédemment exposées. En effet, chez l'individu saigné, le ventricule gauche a un diamètre double environ du diamètre de l'orifice aortique, tandis que, chez l'individu sain, le ventricule gauche et l'orifice aortique ont à peu près le même diamètre. Ce fait prouve encore que le prétendu état d'hypertrophie concentrique ne s'observe qu'après les hémorrhagies mortelles qui surviennent tout à coup en état de santé.

Cette expérience ne réussit pas toujours : ce qui la fait manquer, c'est la difficulté de rencontrer constamment des individus qui puissent supporter le nombre de saignées suffisantes pour amener l'ampliation du cœur.

quelque zélé investigateur. Si je ne l'ai pas fait par moi-même, c'est que, dans l'étude des bruits artériels, qui, après tout, est le but unique de ces recherches, l'hypertrophie du cœur ne remplit qu'un rôle tout à fait secondaire. Il est à peu près indifférent, pour la production des bruits artériels, qu'il y ait ou qu'il n'y ait pas d'hypertrophie du cœur ; au contraire, l'existence de la dilatation est ici essentiellement nécessaire, puisque c'est elle seule qui donne à l'ondée sanguine cette exagération de volume qui produit les bruits artériels. La dilatation m'intéressait donc principalement dans un travail semblable, et c'est elle seule que je devais chercher à démontrer et à préciser, ainsi que je crois l'avoir fait dans l'exposition des différentes mesures que j'ai données plus haut.

L'augmentation que subit le volume du cœur dans les maladies où il y a des bruits artériels tient donc, pour la plus grande part, à la dilatation des cavités cardiaques. Comme je l'ai dit, cette augmentation de volume peut s'apprécier assez facilement pendant la vie, à l'aide de la percussion ; mais ici, je dois ajouter quelques détails assez importants.

Comme la cavité du ventricule, lorsqu'il y a des bruits artériels, présente un diamètre double de celui qui est normal, et comme toutes les cavités du cœur conservent avec le ventricule gauche les mêmes rapports qu'elles avaient avant l'existence des bruits artériels, il paraît d'abord assez naturel que, lorsqu'il y a bruit carotidien, le volume entier du cœur soit double de son volume normal, et que, par conséquent, il en résulte une différence du double dans le champ de la matité précordiale.

Cependant, si l'on veut y réfléchir attentivement, on voit bientôt que les choses ne doivent pas se passer ainsi. En effet, le volume du cœur ne se compose pas seulement de cavités, il se compose aussi de parois ; or, comme ces parois n'augmentent pas avec les cavités, qu'elles s'amincissent même quelquefois, lorsque l'ampliation des cavités est rapide, il s'ensuit que toute la masse du cœur ne double pas de volume avec l'augmentation de capacité ventriculaire qui produit les bruits artériels. Un exemple rendra cette explication plus intelligible : soit un cœur dont la cavité ventriculaire gauche a, je suppose, 0,018 de diamètre à l'état normal, et la cavité du ventricule droit 0,020. Quand ce cœur sera dilaté de manière à produire des bruits artériels, les cavités ventriculaires seront la gauche de 0,036, et la droite de 0,040; en tout 0,076. Voilà le changement survenu dans le diamètre des cavités; il est réellement du double, puisque auparavant, il n'était que de 0,038; mais voyons les parois. La paroi du ventricule gauche a, je suppose, 0,016; la paroi interventriculaire autant, et la paroi du ventricule droit a seulement 0,010. Le total de ces mesures de paroi est de 0,042; si on l'ajoute au chiffre 0,038, qui représente la somme des diamètres des cavités à l'état normal, nous aurons le nombre 0,080, qui sera pour nous la mesure normale du diamètre transversal du cœur pris sur la partie moyenne de l'organe. Si, maintenant, nous voulons connaître l'étendue du même diamètre transversal dans l'état d'ampliation qui produit les bruits, nous ajouterons le chiffre 0,076, qui exprime la somme des deux ventricules dilatés, au chiffre invariable 0,042, qui représente, dans les deux cas, la somme des épaisseurs de paroi, et nous aurons le chiffre 0,118, qui nous représentera la mesure totale du diamètre transversal dans le cœur dilaté.

Le diamètre transversal du cœur dans l'état d'ampliation et de bruits artériels est donc loin d'avoir augmenté du double, bien que le diamètre interne des cavités soit une fois plus considérable que dans l'état normal; on le voit, il n'y a pas même un tiers de différence, puisque le diamètre transversal est de 0,080 à l'état normal, et que le même diamètre s'élève seulement à 0,118, quand les cavités ventriculaires sont dilatées et qu'elles produisent des bruits.

Si, maintenant, nous adoptons que les parois ventriculaires diminuent un peu d'épaisseur et s'amincissent, au lieu de les supposer invariables, comme nous l'avons fait ; si nous les réduisons de 0,006 sur la somme totale des épaisseurs, nous aurons un diamètre transversal 0,112 qui rendra la différence encore moins considérable dans l'étendue des diamètres transversaux du cœur considéré à l'état normal et à l'état de dilatation.

Comme on le voit donc, le diamètre transversal du cœur affecté de dilatation atonique et donnant lieu aux bruits artériels n'aura environ que 3 centimètres de plus que lorsqu'il était à l'état normal. Cette augmentation de volume ne pourra être constatée sur le vivant qu'à l'aide d'une percussion très soigneusement pratiquée ; car cette différence de 3 centimètres étant partagée entre les deux extrémités du diamètre transversal, il n'y aura qu'un centimètre et demi pour chacune de ses deux extrémités. Est-il nécessaire de répéter ce que j'ai déjà dit dans mon premier mémoire, c'est que, pour constater d'une manière rigoureuse cette augmentation de volume du cœur, il faudra mesurer comparativement l'étendue de la matité précordiale pendant et après l'existence des bruits artériels ; on verra alors que le champ de cette matité sera moins considérable après les bruits artériels que pendant leur durée.

Il n'est donc guère possible de constater directement et d'emblée, par la percussion, l'augmentation de volume qui existe dans les cas de dilatation atonique du cœur ; car cette augmentation de volume n'est pas assez considérable pour cela. La percussion ne rend donc pas ici des services aussi immédiats que dans les cas de lésion d'orifices. Dans ces cas, le volume du cœur est encore plus exagéré que lorsqu'il y a simplement dilatation atonique, ce qui tient à ce que l'ampliation des cavités s'accompagne d'une hypertrophie des parois souvent considérable. Quelquefois cette hypertrophie va même jusqu'à doubler l'épaisseur des parois cardiaques : dans ce cas, il est tout naturel que le champ de la matité précordiale soit double de ce qu'il était à l'état normal, et que, par conséquent, l'augmentation de volume du cœur soit facile à constater au premier examen du malade.

Jusqu'à présent, on n'avait jamais remarqué cette dilatation des cavités cardiaques qui existe dans toutes les maladies qui présentent les bruits carotidiens; et, par conséquent, on regardait l'état du cœur comme normal, dans les fièvres intermittentes, la fièvre typhoïde, la variole, la cachexie saturnine, l'ictère spasmodique, etc., toutes affections dans lesquelles nous avons établi l'existence habituelle des bruits carotidiens.

Cette dilatation méconnue a entraîné à d'autres erreurs que je dois signaler. C'est ainsi, d'abord, qu'elle a donné lieu à une fixation inexacte de la capacité normale des cavités du cœur, et notamment des ventricules. En effet, les ventricules ne devant pas, d'après la science écrite, être considérés comme dilatés, dans la fièvre typhoïde, la variole, etc., bien qu'ils le soient réellement, on ne voyait pas cette dilatation dans les nécropsies, et l'on confondait la mesure de ces ventricules avec ceux qui ont des dimensions réellement normales, de telle sorte qu'il est résulté de la somme des mesures de toutes ces cavités dilatées et non dilatées une moyenne de capacité qui pèche par exagération.

Même inexactitude, quand il s'est agi de fixer le champ de matité que présente la région précordiale à l'état normal. Jusqu'à présent, on s'est accordé à dire que l'étendue de la matité produite par le contact du cœur avec la paroi thoracique était de 2 pouces ou de 0^m,075 en tous sens. Or, d'après les recherches que j'ai faites, je suis fondé à regarder cette mesure comme trop élevée pour représenter une matité habituellement produite par le cœur, quand cet organe est à l'état réellement normal. Dans ce cas, la matité n'est guère que d'un pouce et demi environ ou 0,041 (1). La mesure de

(1) Je ne veux parler ici que de la matité absolue, de celle qui dépend du contact immédiat du cœur avec la paroi thoracique.

2 pouces ou de 0,075, résulte d'une somme de mesures prises sur des individus dont les uns avaient le cœur réellement normal, mais dont le plus grand nombre était affecté de bruits artériels et de dilatation du cœur ; car il faut savoir que, sur un certain nombre de malades pris au hasard, le plus grand nombre est affecté de cet état organopathique qui produit les bruits artériels.

La conséquence de ce qui précède est que le diamètre interne des cavités du cœur, et le volume de cet organe, sont moins considérables qu'on ne le croit, quand le cœur se trouve dans des conditions parfaitement normales.

On a dû voir, dans les catégories précédemment exposées, que le diamètre de l'orifice aortique, et celui du ventricule gauche correspondant, étaient d'autant plus considérables que le cœur appartenait à un individu plus âgé. Cette statistique, toute restreinte qu'elle est, confirme donc, pour sa part, cette loi posée d'une manière plus large par Fischer et M. Bizot, à savoir : que le calibre du cœur et des artères, l'épaisseur des parois cardiaques et artérielles, croissent indéfiniment avec l'âge et se trouvent par conséquent au degré le plus considérable chez les vieillards (1).

Nous avons déjà parlé de cette loi pathogénique (page 364); et nous avons dit que chez le vieillard, le cœur s'affaiblissant comme tous les autres muscles, l'ondée sanguine avait de la peine à franchir ses orifices, et dilatait les cavités dont les parois peu à peu s'hypertrophiaient. Le même effet se produit aussi sur les artères des vieillards.

On le voit dès lors, il y a la plus grande analogie, sous le rapport de la cause, entre l'ampliation du cœur qui existe dans la vieillesse et celle qui se développe dans les maladies caractérisées par la présence des bruits artériels, puisque, dans les deux cas, cette ampliation se rattache à l'atonie, et

(1) *Mémoires de la Société médicale d'observation*, Paris, 1837, t. Ier, p. 275, 294, 301.

coïncide avec un relâchement des muscles de la vie animale. Les résultats des recherches de M. Bizot cessent donc, ainsi que les miens, de conserver une apparence paradoxale, puisqu'ils s'appuient les uns sur les autres, qu'ils se confirment les uns par les autres, et qu'ils constituent par leur réunion une loi générale; loi qui s'applique non-seulement à l'état pathologique, mais encore à cette période de la vie qui, bien que physiologique, accuse en quelque sorte un état pathologique par le défaut de force et de réaction qui la caractérise.

Il y a pourtant quelque différence entre l'ampliation du cœur de la vieillesse et celle de l'état pathologique, c'est que la première se faisant avec une grande lenteur, les parois tant du cœur que des artères acquièrent une hypertrophie beaucoup plus marquée que dans l'état d'ampliation pathologique.

Il y a de plus une autre différence non moins importante.

Dans la vieillesse, l'accroissement du cœur se fait d'une manière si insensiblement graduelle, que l'ampliation qui l'affecte porte également sur les artères; il en résulte que les rapports normaux de capacité des cavités cardiaques et des artères sont conservés. Par conséquent, l'ondée qui sort du cœur, bien que rendue exagérée par suite de la dilatation des cavités cardiaques, ne se trouve pas en défaut de proportion avec les orifices artériels et les artères, puisque ces orifices et ces artères ont subi une ampliation proportionnelle à celle du cœur. C'est pour cela que, bien que chez les vieillards le pouls ait un fort volume, que chez eux la matité de la région précordiale ait une étendue notable, il n'y a pas néanmoins de bruits dans les artères carotides. Au contraire, dans l'état d'ampliation du cœur, qui est d'origine pathologique, l'atonie qui le provoque se montre plus ou moins vite, et porte presque uniquement sur la substance musculaire du cœur qui par sa nature est bien plus susceptible de relâchement et d'ampliation que le tissu fibreux des artères. Celles-ci conservent à peu près leurs diamètres, tandis que le cœur subit une dilatation très notable : de là, comme nous l'avons dit si souvent, la production des bruits artériels.

Mais le cœur des vieillards, bien que dilaté lentement et proportionnellement à la dilatation coïncidante des artères, peut aussi éprouver un surcroît de dilatation quand une cause morbide vient accidentellement agir sur lui de manière à produire des bruits carotidiens. Les dimensions du cœur sont alors considérables, et il cesse d'y avoir conservation des rapports normaux entre le diamètre du ventricule gauche et le diamètre aortique. Cependant je dois dire que ce défaut de proportion, nécessaire à la production des bruits artériels, existe moins souvent chez les vieillards que chez les adultes et les adolescents, et cela malgré la proportion plus considérable des maladies adynamiques chez les vieillards. On dirait que chez eux le cœur ayant déjà depuis longtemps et graduellement satisfait à cette influence atonique qui fait partie de leur existence, et qui est pour ainsi dire une habitude de la vieillesse, le cœur, dis-je, résiste mieux que chez l'adulte aux causes morbides qui viennent s'exercer accidentellement sur lui, pour produire le même effet d'atonie.

Pour préciser les traits principaux de l'histoire de la dilatation atonique du cœur, nous ferons le résumé suivant :

La dilatation atonique du cœur affecte les quatre cavités cardiaques qui conservent entre elles, quoique dilatées, leurs proportions normales. Cette dilatation est moins considérable que celle qui se lie ordinairement aux affections valvulaires; aussi jusqu'à présent a-t-elle, pour ainsi dire, passé inaperçue. A cette dilatation s'ajoute une hypertrophie légère, surtout dans les cas d'anémie globulaire qui durent depuis plusieurs jours. Il ne m'est pas démontré que l'hypertrophie ait lieu dans les affections fébriles ; la dilatation se ferait alors complétement aux dépens de l'épaisseur des parois des cavités cardiaques.

Diverses altérations du sang donnent lieu à la dilatation

atonique; la plus fréquente sans aucun doute est l'aglobulie. Nous noterons ensuite la diminution de l'albumine du sérum sanguin (hydropisie), le défaut de plasticité de la fibrine (scorbut), la rétention de la matière colorante de la bile (ictère), et l'altération spéciale du sang de la variole, de la rougeole, de la scarlatine, de la fièvre jaune, etc.

L'influence de ces diverses altérations du sang sur la production de la dilatation atonique, est favorisée par certaines dispositions inconnues, qui font que de deux malades affectés d'une altération identique du sang, l'un présentera une dilatation beaucoup plus marquée que l'autre. La dilatation se présente donc chez certains individus à l'état de prédominance, comme beaucoup d'autre lésions symptomatiques.

Quelquefois la dilatation atonique diminuera, ou même disparaîtra par suite d'un incident pathologique; une phlegmasie survenant brusquement produira souvent cet effet.

La dilatation atonique a quelquefois une existence très passagère; c'est ainsi que souvent elle ne donnera lieu à des symptômes manifestes que pendant un accès de fièvre intermittente, et surtout pendant le stade de chaleur. On aura probablement une certaine répugnance à admettre cet état éphémère de la dilatation cardiaque; mais pourquoi le cœur n'aurait-il pas des dilatations passagères comme l'estomac, la pupille et les artères. Car, remarquons-le bien, on admet sans difficulté que le pouls se dilate outre mesure d'une manière fugace, comme par exemple dans le stade de chaleur des fièvres intermittentes, et l'on aurait de la peine à accorder que le même phénomène se produit dans le vaisseau central de la circulation! L'ondée surabondante, qui donne lieu à la plénitude du pouls dans cette circonstance, peut-elle venir d'un cœur dont les cavités sont restées à l'état de capacité ordinaire? une ondée exagérée part nécessairement d'un cœur dilaté (1).

(1) La réciproque n'est pas vraie. Nous savons, en effet, que, dans les dilatations avec asystolie, le pouls est petit, parce que l'ondée est expulsée seulement par fraction.

L'influence atonique du sang porte son action, non-seulement sur le cœur, mais sur la plupart des tissus, et entre autres sur les artères. Mais les artères qui sont d'une nature fibreuse, cèdent beaucoup moins que le cœur qui est d'une nature musculaire. Il résulte de cette inégalité très notable de dilatation atonique, un défaut de proportion entre les diamètres des cavités du cœur et ceux des orifices artériels et des artères. De là, comme nous l'avons déjà dit si souvent, un frottement exagéré produit par l'ondée surabondante, soit aux orifices ventriculo-artériels, soit dans la continuité des artères, pour expliquer les bruits anormaux du cœur et des artères.

Au sujet du bruit anomal cardiaque, résultant de la dilatation atonique du cœur, nous ferons remarquer que ce bruit rentre, pour le mécanisme de sa production et pour son rhythme, dans les bruits des rétrécissements absolus de l'orifice aortique. C'est ainsi que les bruits de souffle cardiaques dits *chlorotiques*, s'entendent au premier temps du cœur, immédiatement après le bruit normal, comme les bruits anormaux dus au rétrécissement aortique, et non avant et pendant le premier bruit normal, comme les bruits anormaux dus aux rétrécissements auriculo-ventriculaires. Cela tient à ce que le rétrécissement relatif duquel résultent ces bruits n'affecte pas les orifices auriculo-ventriculaires qui ont prêté autant que les parois cardiaques, mais uniquement les orifices ventriculo-artériels qui, entièrement fibreux, restent à peu près les mêmes malgré l'ampliation notable des cavités du cœur.

Nous ferons encore remarquer que la dilatation atonique portant sur toutes les cavités du cœur, le rétrécissement relatif qui en résulte affecte en même temps les deux orifices ventriculo-artériels aortique et pulmonaire. Par conséquent le bruit de souffle qu'on entend en cette circonstance, est un bruit double formé de deux bruits qui se confondent en un bruit unique comme les bruits normaux (1).

(1) J'ai vu une jeune fille présentant un bruit de souffle chlorotique au cœur, qui, après un exercice musculaire notable, était, pendant quelques

Néanmoins les bruits anormaux des dilatations atoniques, quoique doubles, sont en général beaucoup moins intenses que les bruits simples des rétrécissements absolus d'orifices ; ces derniers, en effet, sont très souvent râpeux, tandis que les autres ne se présentent guère que sous la forme d'un simple souffle assez léger. Cela tient à ce que les rétrécissements absolus sont souvent marqués par une diminution considérable du diamètre de l'orifice altéré, et que l'ondée ne peut dès lors le franchir qu'avec un frottement beaucoup plus intense que dans les cas de rétrécissements relatifs dus à la dilatation atonique.

Cette faiblesse habituelle des bruits cardiaques de la dilatation atonique nous explique pourquoi on ne les entend pas toujours en coïncidence avec les bruits carotidiens, même très intenses ; c'est que la moindre interposition du poumon entre le cœur et la paroi précordiale suffit pour empêcher leur transport à l'oreille ; les bruits de souffle cardiaque sont alors aussi impossibles à entendre que ceux de la carotide, quand cette artère à gauche ou à droite est, par suite d'anomalie, placée trop profondément.

De ce que la dilatation qui nous occupe est un résultat d'atonie, il ne faudrait pas en conclure que le cœur est frappé d'inertie et que sa contraction est impuissante. A ce sujet, on doit distinguer la tonicité, de la contractilité. La tonicité est cette force qui maintient les fibrilles musculaires raccourcies et resserrées d'une manière permanente ; la contractilité est la faculté qu'un muscle possède de se raccourcir momentanément dans un but de locomotion. Un muscle qui a perdu sa contractilité a par cela même perdu sa tonicité ; mais un muscle dont la tonicité est diminuée peut se contracter encore complétement, quoique moins énergiquement. Ainsi donc le cœur,

minutes, affectée d'une grande dyspnée avec dédoublement du premier bruit normal. Chacun des deux petits bruits dédoublés était accompagné d'un léger bruit de souffle. Il y avait donc ici dédoublement du bruit normal et du bruit de souffle.

bien qu'affecté d'atonie, possède encore assez de force pour expulser complétement l'ondée surabondante due à la dilatation, à travers ses orifices relativement trop étroits pour elle. Mais il faut reconnaître aussi que cette ondée n'est pas lancée dans le système artériel avec autant d'énergie que dans l'état sain; c'est pour cela que le pouls radial, quoique plein à cause de l'ondée surabondante complétement expulsée, présente néanmoins, comme nous le verrons plus loin, une mollesse habituelle, parce que la contraction du cœur, dilatée atoniquement, manque habituellement de l'énergie qui donne au pouls sa dureté normale.

Toutefois, il peut arriver qu'un cœur dilaté atoniquement à un degré considérable, ait sa contractilité très compromise, et qu'il devienne impuissant à expulser complétement l'ondée sanguine. Alors apparaît l'asystolie avec toutes ses conséquences et ses symptômes. La dilatation cardiaque augmente par suite de l'accumulation du sang qui ne peut plus franchir complétement les orifices; un surcroît d'hypertrophie vient s'ajouter au surcroît de dilatation pour aider à l'expulsion de l'ondée, et l'on passe d'une affection du cœur secondaire et en quelque sorte insignifiante, à une maladie du cœur qui devient prédominante, et qui présente la plus haute gravité.

§ II. — Du pouls lié aux bruits artériels.

Puisque l'ondée sanguine est rendue surabondante par la dilatation du cœur, et qu'elle pénètre complétement et avec une force suffisante dans le système artériel, elle doit nécessairement produire un surcroît d'amplitude des pulsations artérielles.

De là l'intensité si grande de ces battements que l'on observe dans les principaux troncs artériels, à la carotide, à la crurale, etc., et même à l'aorte, non-seulement chez les hypochondriaques, comme le pensait Laënnec, non-seulement aussi dans l'insuffisance valvulo-aortique, comme tout le monde le reconnaît, mais encore dans toutes les espèces d'hydrémie, dans la variole, la fièvre typhoïde, le scorbut, etc., et toutes les affections qui donnent lieu aux bruits artériels.

Le pouls radial présente aussi un degré d'exagération proportionnel à celui des grosses artères. Mais pour faire à ce sujet une appréciation exacte, il ne suffit pas de juger absolument le volume du pouls, qui, suivant les individus, varie à l'infini, parce qu'il dépend du calibre de l'artère radiale, qui lui-même varie considérablement ; il faut comparer le volume du pouls pendant l'existence des bruits artériels et après leur cessation. On voit alors que les pulsations radiales, quelque petites qu'elles pussent paraître pendant la durée de la maladie qui donnait lieu aux bruits, sont encore plus petites après la guérison de la maladie et la disparition des bruits artériels.

A ce sujet, je ferai remarquer le peu de rigueur que l'on met à juger le volume du pouls radial. Toutes les fois que chez un malade nouveau ce volume est au-dessous d'un certain type de convention auquel on le compare instinctivement, on en conclut sans hésiter que ce malade a le pouls petit, c'est-à-dire qu'il y a chez ce malade une disposition morbide par suite de laquelle l'ondée qui pénètre dans l'artère radiale est moins considérable qu'à l'état normal. Mais cet individu que l'on examine pour la première fois, et que l'on ne connaît pas, peut avoir l'artère radiale d'un très petit calibre ; et dès lors l'ondée qui vient dilater cette artère peut être aussi forte et même beaucoup plus forte qu'à l'état normal, sans faire perdre au pouls son caractère apparent de petitesse.

L'artère radiale, comme toutes les autres artères, varie considérablement en volume, non-seulement suivant les sexes, mais encore suivant les individus du même sexe : c'est un fait pour la réalité duquel il suffit d'en appeler au souvenir de ses études anatomiques. Il faut ne pas oublier ce fait en clinique, et se dire, par conséquent, que l'artère radiale du séméiologiste ne peut pas avoir toujours le même volume quand celle de l'anatomiste présente tant de variations dans son diamètre (1).

Cette digression montre toute la difficulté que l'on doit avoir pour juger rigoureusement le volume du pouls chez un malade que l'on examine pour la première fois, et chez lequel on ne connaît pas le volume normal de l'artère radiale. Eh bien ! les bruits carotidiens trancheront cette difficulté. Si ces bruits existent, le volume des pulsations artérielles, quelle que soit leur apparence, soit à la radiale, soit aux autres artères, aura une plénitude anormale ; et si ces bruits n'existent pas, les pulsations artérielles ne seront pas plus pleines qu'à l'état normal.

La plénitude du pouls radial sera donc un caractère essentiellement lié à l'existence des bruits carotidiens. Mais à ce caractère fondamental du pouls radial il s'en ajoutera d'autres qui se montreront dans certaines circonstances que nous allons examiner (2).

1° Chez un grand nombre de malades affectés de bruits artériels, et notamment dans l'hydrémie, le scorbut, etc., le pouls est *mou* en même temps qu'il est plein. Cette mollesse du pouls tient à ce que l'ondée, bien que surabondante, n'est pas chassée par le ventricule avec une force assez considérable pour produire une tension des parois artérielles qui les fasse résister au doigt.

Mais alors comment concilier ce défaut de résistance du pouls avec le frottement exagéré qui est, comme nous l'avons dit, nécessaire à la production des bruits? Pour résoudre cette difficulté qui se présente si naturellement, il faut dis-

(1) L'artère radiale est très souvent d'un volume inégal à gauche et à droite. Cette anomalie d'organisation nous explique pourquoi des pathologistes ont pu assurer que dans certaines affections aiguës qui n'occupent qu'un seul côté du corps, le pouls est souvent plus petit ou plus plein du côté malade que du côté sain.

(2) On trouve dans l'*Union médicale*, 3 novembre 1855, une histoire succincte du pouls, rédigée avec soin, d'après mes leçons cliniques, par M. Parot, interne.

tinguer le pouls radial dont il s'agit en ce moment, du pouls de l'artère carotide où se passe le bruit, et se rappeler la manière différente dont l'ondée sanguine se comporte dans les artères voisines du cœur et dans celles de la périphérie. En effet, l'ondée sanguine surabondante qui pénètre dans l'artère carotide, et qui exerce contre ses parois un frottement assez intense pour y déterminer la production des bruits anormaux, donne toujours lieu à une pulsation pleine, résistante et dure de l'artère carotide; souvent même cette pulsation s'accompagne d'un frémissement manifeste. Mais il n'en est plus nécessairement de même à l'artère radiale. Dans les cas si nombreux de l'existence des bruits artériels, où le cœur n'est pas doué d'une grande énergie, la force de cet organe s'épuise en partie à vaincre l'obstacle que l'ondée surabondante éprouve en traversant le calibre étroit du sommet du cône artériel dans lequel se trouvent les carotides (page 408); de telle sorte que les artères qui constituent la base de ce cône, comme les crurales, les radiales, etc., ne sont plus soulevées par une ondée assez vivement lancée pour donner de la tension et de la dureté aux parois de ces artères de la périphérie.

Ainsi donc, comme on vient de le voir, le pouls carotidien est toujours dur quand il y a bruit anormal aux artères carotides; mais en même temps le pouls peut être mou à l'artère radiale. Nous allons confirmer ce résultat différentiel, et achever d'en montrer la raison en exposant les autres caractères que le pouls radial présente dans les maladies où il y a des bruits artériels.

2° Le pouls radial, au lieu d'être mou, peut être *dur*, *tendu* ou *résistant*. Cette modification existe dans des circonstances opposées à celles qui produisent la mollesse des pulsations radiales. Le pouls radial est dur quand l'ondée surabondante est lancée par le cœur avec un surcroît d'énergie : c'est ce qui arrive quand le cœur est affecté d'insuffisance aortique, ou quand il est excité par la fièvre (variole, fièvre typhoïde, etc.), ou bien encore quand il est agité d'une manière passagère à la suite d'un exercice musculaire, comme cela se voit surtout chez les hydrémiques qui viennent de monter un escalier. Dans tous ces cas, la dureté du pouls radial est accompagnée d'un excès de tension et de dureté dans le pouls carotidien.

On peut rattacher à cette seconde forme, la variété dans laquelle le pouls est tellement tendu et vif qu'il frappe le doigt d'un coup sec; on pourrait l'appeler pouls *percutant*. Dans ce cas il s'accompagne toujours d'un bruit normal dans les principales artères, en sus du bruit anormal. C'est le *jerking pulse* des Anglais; on l'observe souvent, mais non exclusivement, dans l'insuffisance aortique (1).

3° Habituellement le pouls radial, dur, tendu, est en même temps *frémissant*. Jamais le pouls radial n'est frémissant sans qu'il y ait des bruits intenses et un frémissement aux carotides. Il est facile d'en comprendre la raison. Le frémissement du pouls radial tient évidemment à ce que l'ondée surabondante qui le produit exerce un frottement exagéré contre les parois de l'artère radiale (2). Or, d'après ce que nous avons dit et répété des rapports de plénitude qui existent entre les artères de la périphérie et celles qui avoisinent le cœur, il ne peut pas y avoir un frottement exagéré à l'artère radiale sans qu'il y en ait un plus exagéré encore à l'artère carotide, la première occupant la base du cône artériel, tandis que la seconde se trouve au sommet du même cône. J'ajouterai que, dans les cas où le frémissement de l'artère radiale est très marqué, comme dans certains cas d'insuffisance aortique, il est possible d'y percevoir un bruit anormal avec le stéthoscope; preuve donc que la cause et les effets de ce frémissement sont identiques à l'artère radiale et à l'artère carotide.

Puisque la vibration de l'artère radiale suppose nécessairement la plénitude du pouls radial et l'existence des bruits

(1) On le trouve sur la crurale des gros chiens à l'état normal.

(2) Pour obtenir le pouls frémissant, il faut tâter le pouls avec deux doigts au moins. On presse légèrement l'artère radiale avec l'*index*, et c'est le *medius* placé en aval de l'*index*, qui perçoit le frémissement.

carotidiens, elle ne devra jamais exister dans les cas où le pouls est petit, et où il y a absence de bruits carotidiens, comme, par exemple, lorsque les orifices gauches du cœur sont affectés de rétrécissements avec asystolie; en effet, je n'ai jamais observé que le pouls fût frémissant dans cette dernière circonstance. J'insiste à dessein sur ce fait, malgré l'opinion contraire et imposante de Corvisart, qui donne le *frémissement* du pouls comme le signe des rétrécissements des orifices du cœur (1).

4° Le *dicrotisme* du pouls radial est encore un caractère séméiologique qui se lie à l'existence des bruits carotidiens. On peut bien trouver des bruits carotidiens sans que le pouls radial soit dicrote, c'est même le cas le plus ordinaire, mais jamais le pouls radial n'est dicrote sans qu'il y ait des bruits aux carotides. Ce fait, que je présente comme un résultat de l'observation la plus rigoureuse, doit servir à nous faire comprendre le mode de production de cette singulière modification du pouls que l'on a appelé pouls *dicrote*.

Le pouls *dicrote* (Galien), *bis feriens*, *rebondissant* (Nihell), est caractérisé par deux pulsations qui répondent à un seul battement du cœur. Galien le compare assez justement au coup de marteau qui frappe l'enclume, et qui est suivi immédiatement d'un second coup plus léger dépendant du rebondissement (2). Mais non-seulement la première des deux pulsations qui constituent le pouls dicrote est plus marquée que la seconde, elle présente encore un volume plus considérable que ne l'est celui du pouls normal. Et par conséquent la surabondance de sang qui donne lieu au pouls dicrote est doublement prouvée : 1° par la plénitude exagérée de la première pulsation; 2° par l'existence de la seconde, qui, bien que très petite, indique néanmoins un excès dans la masse du sang en circulation.

(1) *Essai sur les maladies du cœur*, 1811, p. 232.

(2) *Quemadmodum ex malleis incudem percutientibus, et postea resilientibus apparet.* (*De diff. puls.*, ch. 17.)

Pendant fort longtemps on fit dépendre le pouls dicrote d'*une vapeur fuligineuse qui existait dans les artères.* Cette explication de Galien, qui est présentée dans le lexique de Castelli, à l'article *Dicrotus*, fut également donnée par Joseph de Pablo à son élève Solano, en 1707, lorsque celui-ci commença ses recherches sur la valeur séméiologique du pouls dicrote (1). On est bien loin maintenant de croire à cette étrange théorie qui fit longtemps force de loi dans les écoles ; mais néanmoins on n'a pas cherché à lui en substituer une autre.

Toute la difficulté consiste, comme on doit le sentir, à se rendre raison de la seconde des deux pulsations qui constituent le pouls dicrote. Il est bien évident que cette seconde pulsation ne dépend pas de l'action du cœur, car le cœur qui bat une seule fois immédiatement avant la première des deux pulsations est, sans aucun doute, le moteur de l'ondée volumineuse qui détermine cette première pulsation. Or, puisque la petite ondée qui produit la seconde pulsation ne vient pas directement du cœur, il faut nécessairement qu'elle résulte de la réaction des gros troncs artériels.

Il y aurait donc deux ondées pour produire le pouls dicrote : une ondée volumineuse lancée par le cœur, une autre plus petite chassée immédiatement après par la réaction des gros troncs artériels. Or, cette conclusion à laquelle nous venons d'être conduits n'a rien qui doive nous étonner, puisque nous savons, d'un côté, que le pouls dicrote se lie nécessairement à l'existence des bruits carotidiens ; et que, de l'autre côté, nous avons démontré (page 412) que les bruits carotidiens résultent du passage de deux ondées dans les artères carotides, l'une venant du cœur, et l'autre de la réaction élastique de la crosse de l'aorte. Dès lors, la seconde pulsation du pouls radial dicrote résulte du passage de l'ondée aortique qui contribue

(1) Voyez Sprengel, *Histoire de la médecine*, traduit de l'allemand par A.-J.-L. Jourdan. Paris, t. VI, p. 15.

pour sa part à produire les bruits carotidiens, et qui est poussée par l'élasticité de l'aorte à travers la carotide d'une part, et de l'autre à travers la sous-clavière, l'axillaire et l'humérale, jusqu'à l'artère radiale.

C'est ici l'occasion de produire un fait de séméiologie, que nous n'avons pas encore signalé dans le but d'éviter des répétitions continuelles, c'est que, dans toutes les maladies caractérisées par l'existence des bruits carotidiens, les artères carotides sont le siége d'une double pulsation, d'un véritable dicrotisme, qui est surtout apparent chez les individus dont le cou est maigre, et les artères superficielles (1). Mais la seconde de ces deux pulsations, qui tient à la réaction élastique de la crosse de l'aorte, ne s'étend pas toujours jusqu'à l'artère radiale pour y produire le pouls dicrote ; le plus souvent, elle s'épuise ou se consume dans le trajet des voies artérielles qui s'étendent de l'aorte jusqu'au poignet, et dès lors elle cesse d'être percevable, soit à l'axillaire, soit à l'humérale ; et lors même qu'elle s'étend jusqu'à l'artère radiale, ce n'est pas une raison pour qu'elle pénètre dans les artères éloignées du cœur ; aussi les artères des membres inférieurs présentent-elles fort rarement le pouls dicrote, même dans les cas si nombreux où il existe à la radiale. Maintenant, il n'y a rien de difficile à comprendre que l'ondée lancée par la réaction de la crosse de l'aorte n'ait pas assez de force pour être poussée dans toutes les artères. Il en est de cette réaction aortique comme du cœur lui-même qui, dans certains cas d'inertie telle que celle du choléra, ne produit une pulsation sensible que sur les artères les plus rapprochées de lui.

Les maladies dans lesquelles l'ondée lancée par la réaction élastique de l'aorte peut s'étendre jusqu'aux artères de l'avant-bras, c'est-à-dire dans lesquelles le pouls radial peut

(1) Ce dicrotisme est surtout apparent quand les bruits anormaux des carotides présentent les rhythmes *continu avec redoublement*, et *intermittent double*.

être dicrote, sont : la fièvre typhoïde (Bouillaud) (1), le typhus (2), les fièvres intermittentes, l'hypochondrie, etc., et les différentes espèces de cachexies. M. Tanquerel des Planches l'a observé vingt-six fois sur douze cents malades affectés de coliques de plomb (3). Mais ce qu'il y a de bien curieux à faire remarquer, c'est que les maladies précédentes ne donnent presque lieu au pouls radial dicrote que lorsqu'elles existent chez l'homme. Depuis que je me livre à cette étude, et sur un très grand nombre de cas de pouls radial dicrote que j'ai observés, je ne l'ai rencontré que très rarement chez la femme ; et cependant, le dicrotisme des artères carotides est visible aussi souvent sur les femmes que sur les hommes, lorsque ces artères sont le siége de bruits anormaux. Si, chez les femmes, l'ondée aortique n'est pas poussée jusqu'aux artères radiales aussi souvent que chez les hommes, cela tient, je crois, à ce que les parois de la crosse de l'aorte ont une force de réaction élastique beaucoup moins considérable chez la femme que chez l'homme (4).

Le pouls radial dicrote a acquis dans le temps une certaine importance en séméiologie, par suite des observations de Solano, qui regardait cette variété de pouls comme le signe certain d'une épistaxis imminente. On trouve le résumé succinct des idées de Solano dans un ouvrage très intéressant de Nihell, médecin de la factorerie anglaise en Espagne, et contemporain de Solano (5). Nihell, qui s'était mis en commu-

(1) Puisque des fuliginosités s'observent assez souvent dans la fièvre typhoïde, il y a un rapport de coïncidence entre le pouls dicrote et les fuliginosités, et dès lors la théorie de Galien est moins étrange qu'elle le paraît au premier abord.

(2) Voyez les observations contenues dans le Mémoire cité de M. Landouzy.

(3) *Traité des maladies de plomb*, t. I, p. 229. On l'observe quelquefois dans l'*insuffisance* des valvules aortiques, lorsque l'ondée sanguine, chassée par la réaction élastique de l'aorte, se porte en deux sens opposés, dans le ventricule où elle reflue, et vers les capillaires.

(4) D'après cette raison, je serais porté à croire que le pouls radial dicrote n'existe pas chez les enfants.

(5) *Observations sur la prédiction des crises par le pouls.* Paris, 1748.

nication avec Solano, et qui avait pu observer les malades du médecin espagnol, ne partage pas ses idées trop absolues sur le caractère infaillible du pouls dicrote dans la prédiction des hémorrhagies nasales ; il regarde « ce pouls plutôt comme *le signe et l'effet d'une tendance à l'hémorrhagie du nez, que comme un signe certain et absolu de cette hémorrhagie*, comme *dom Solano* l'a positivement assuré. » (P. 94). « Voici maintenant les symptômes qui, plus ou moins réunis, annoncent *cette tendance* à l'hémorrhagie nasale, et qui, au dire de Nihell, se montrèrent 114 fois sur 121 malades affectés de pouls dicrote : « Douleur et pesanteur de tête, vertige, stupidité, affections soporeuses et léthargiques ; douleurs au front et aux tempes, dans les oreilles et les yeux, quelquefois avec des tiraillements, des élancements et une pulsation extraordinaire des artères. »

A ces symptômes, qui accompagnent le pouls radial dicrote, et qui indiquent évidemment une congestion céphalique dont le saignement de nez est un résultat fréquent, comme cela s'observe dans la fièvre typhoïde, dans la colique de plomb, etc. (1), Nihell aurait pu ajouter les autres symptômes qui dénotent une congestion dans les viscères thoraciques, tels que les palpitations, l'anxiété précordiale, la respiration fréquente, suspirieuse, etc., tous phénomènes que j'ai observés quand le pouls radial est dicrote, c'est-à-dire quand il y a des bruits carotidiens. Et, comme on le voit dès lors, le pouls radial dicrote est tout simplement une des nombreuses expressions de la plénitude sanguine, plénitude dont il est impossible de nier l'influence sur la production de l'hémorrhagie nasale.

On trouve dans l'ouvrage de Nihell 19 observations détaillées de pouls dicrote, dont 12 sont recueillies par Nihell et 7 par Solano. Eh bien, ces observations viennent confirmer ce que j'ai dit plus haut des circonstances dans lesquelles se montre le pouls dicrote. Toutes ces observations portent sur

(1) M. Tanquerel a observé l'épistaxis dans 13 cas de colique de plomb, mais il ne dit pas si dans ces cas le pouls était dicrote (p. 230).

des maladies dans lesquelles il y a des bruits artériels : ce sont des fièvres intermittentes, des fièvres continues, pourprées, putrides, des cachexies, etc.; et, chose remarquable, les sujets des 19 observations de Nihell et de Solano sont des hommes, sans que pourtant ils fassent remarquer l'espèce d'exception qui affecte ici les femmes.

Il ne faut pas confondre avec le pouls dicrote une variété de pouls qu'on pourrait appeler pouls *récurrent* (1), parce que l'ondée qui le produit arrive dans l'artère radiale par sa partie inférieure, et au moyen des anastomoses nombreuses qui font communiquer l'artère radiale avec l'artère cubitale. On obtient à volonté le pouls récurrent en comprimant fortement l'artère radiale quelques centimètres au-dessus de l'articulation du poignet, de manière à intercepter complétement le passage de l'ondée qui est poussée de la partie supérieure de l'artère radiale dans sa partie inférieure. Malgré cette compression, on voit et l'on sent manifestement au-dessous du point comprimé une pulsation qui ne peut tenir qu'à une ondée rétrograde qui y pénètre par des voies anastomotiques. Le pouls récurrent ne peut guère être considéré comme un symptôme, car on le provoque chez la plupart des individus à l'état sain. Il existe par conséquent aussi dans les cas où le pouls est dicrote ; mais alors on observera que la pulsation due à l'ondée récurrente coïncide exactement avec la première pulsation du dicrotisme, et se confond avec elle. On ne peut donc, avec M. Pigeaux (2), expliquer par l'ondée récurrente la seconde pulsation du pouls dicrote, celle que nous avons dit dépendre de la réaction de la crosse de l'aorte, puisque la récurrence de l'ondée a lieu avant la manifestation de cette seconde pulsation. D'ailleurs, il y a d'autres différences qui ne permettent

(1) On appelait autrefois *pouls récurrent* un pouls qui, après avoir été très petit, se relevait peu à peu (Sénac, *Traité de la structure du cœur* ; 1749, t. II, p. 219). Il n'y a donc aucun rapport entre le pouls récurrent des anciens médecins et celui dont il est question ici.

(2) *Traité des maladies des vaisseaux*, Paris, 1843.

pas de confondre ces deux variétés de pouls. Le pouls récurrent n'existe qu'à l'artère radiale; le pouls dicrote est plus apparent à l'artère humérale qu'à l'artère radiale. Le pouls récurrent s'observe chez les femmes comme chez les hommes; le pouls dicrote existe bien moins souvent chez la femme que chez l'homme. Le pouls dicrote est toujours un symptôme, et un symptôme qui se lie à la présence des bruits artériels; le pouls récurrent est un phénomène propre à l'état de santé et de maladie, et par conséquent il existe le plus souvent sans qu'il y ait des bruits dans les artères (1).

Pour résumer ce que nous venons de dire des caractères du pouls radial lorsqu'il y a des bruits aux carotides, nous devons conclure : 1° que le pouls radial présente toujours un volume exagéré; 2° qu'il peut être mou, dur, vibrant ou dicrote; 3° que le pouls carotidien est dur, vibrant et dicrote sans être jamais mou; 4° que lorsque le pouls est dur, vibrant ou

(1) C'est ici l'occasion de parler d'une sorte de pouls veineux sur lequel Martin-Solon a appelé l'attention par une communication faite à l'Académie de médecine (*Du pouls veineux observé aux veines dorsales des mains, pendant le cours des maladies aiguës*, dans *Bulletin de l'Académie*, Paris, 1844, t. X, p. 102, etc.). Ce pouls, qu'on pourrait appeler *pouls veineux récurrent*, est visible aux veines dorsales de la main où il est produit par le retour à travers les capillaires de l'ondée qui a traversé les artères radiale et cubitale. Il avait déjà été observé par les médecins anglais Ward et Graves sur des malades qui se trouvaient dans les mêmes circonstances que ceux de Martin-Solon, en ce sens qu'ils avaient été *abondamment saignés*. Trois ou quatre ans avant la communication de Martin-Solon, j'avais observé à l'hôpital Necker un *pouls veineux récurrent* qui réunissait tous les caractères signalés par cet honorable médecin. Il existait chez un malade qui avait subi des hémoptysies abondantes, et qui présentait tous les signes de l'hydrémie posthémorrhagique, y compris par conséquent les bruits artériels. Je dois dire que ce pouls veineux me fut signalé par M. Richet, qui était alors interne de M. de Laroque, que je remplaçais.

Je regarde encore ce phénomène comme une des expressions si nombreuses de la polyémie, et en particulier de cette polyémie séreuse qui suit les pertes de sang répétées. Comment, en effet, pourrait-on comprendre sans cela l'état des veines de la main qui, dans l'intervalle de leurs pulsations, sont, ainsi que le dit Martin-Solon, *saillantes, arrondies, comme transparentes* et d'*une couleur rose*, etc. ? (Voyez le *Bulletin de l'Académie.*)

dicrote à la radiale, il présente ces caractères d'une manière encore plus marquée à l'artère carotide.

Cependant nous n'en avons pas encore fini entièrement avec l'étude sphygmique des artères. Nous venons de traiter de la pulsation artérielle considérée en elle-même, c'est-à-dire de ce mouvement rapide de dilatation qu'on appelle *pouls ;* nous devons maintenant nous arrêter sur un point tout à fait négligé en séméiologie, je veux parler de l'état de l'artère, et en particulier de l'artère radiale hors le temps de sa pulsation.

A l'état normal, l'artère radiale, dans l'intervalle de ses pulsations, présente au doigt une certaine résistance qui la fait ressembler presque à un cordon solide ou à un tendon ; au contraire, dans l'état anormal qui se lie à la présence des bruits artériels, l'artère radiale n'est pas habituellement résistante au doigt hors le temps de ses pulsations, non-seulement quand le pouls est mou, mais même lorsqu'il est dur ou vibrant. Et comme l'ondée qui produit le pouls est alors exagérée (puisqu'il y a des bruits aux carotides), elle donne lieu à une ondulation très marquée ; mais celle-ci s'efface brusquement en laissant après elle une sensation de vide au doigt qui continue de presser l'artère.

Maintenant, quelle est la cause qui amène un état si opposé dans la résistance du tube artériel, suivant qu'on l'examine à l'état normal, ou dans l'état pathologique qui accompagne les bruits carotidiens ? Si l'on veut tenir compte de différents faits de vivisections dont nous allons parler, on arrive à reconnaître que la résistance de l'artère dans l'intervalle du pouls est l'effet d'une constriction tonique et permanente exercée par la paroi artérielle sur le sang que renferme le tube artériel ; et par conséquent, dans les cas où il y a des bruits artériels, et où, par suite d'une coïncidence habituelle, l'artère radiale n'est pas résistante au doigt dans l'intervalle de ses pulsations, c'est qu'alors les parois artérielles ont perdu leur tonicité, et ne peuvent plus se resserrer d'une manière continue sur le sang qu'elles contiennent.

En effet, il est difficile de ne pas admettre une fonction normale de tonicité dans les parois artérielles quand on réfléchit aux faits suivants :

1° Si l'on compare entre elles, après les avoir mises à nu, les carotides de deux chiens de même taille, dont l'un a été saigné plusieurs fois, et l'autre est vierge de toute expérimentation antérieure, on remarque que la carotide du chien affaibli par des saignées est tout à la fois plus développée et plus molle au toucher, que celle du chien non saigné.

2° Si l'on fait une section complète des carotides chez l'un et l'autre chien, on remarquera que le jet continu produit par la réaction artérielle est bien plus énergique chez le chien non saigné que sur le chien saigné.

3° Lorsqu'on met à nu un tronc artériel sur un chien, il est très difficile d'en constater les pulsations au doigt ou à l'œil ; les mêmes pulsations étaient faciles à percevoir avant la plaie qui a mis le tronc artériel à découvert. Cette disparition ou cette diminution extrême des pulsations artérielles sur une artère dénudée, s'observe beaucoup moins chez un chien saigné plusieurs fois que chez un chien non saigné. On ne peut guère l'expliquer qu'en admettant une constriction tonique des parois artérielles produite par le contact de l'air, constriction tonique qui s'oppose à la libre pénétration de l'ondée sanguine dans l'artère dénudée, et qui est beaucoup moins marquée sur le chien affaibli par des saignées que sur le chien sain.

Enfin la tonicité artérielle, même à défaut des faits précédents, me paraît positivement démontrée par cette expérience capitale de M. Cl. Bernard (1) qui, après avoir coupé, dans la région moyenne du cou, le filet nerveux de communication qui existe entre le ganglion cervical inférieur et le ganglion

(1) Communication à l'Académie des sciences, le 29 mars 1852.

cervical supérieur, ou après avoir enlevé le ganglion cervical lui-même, a constaté aussitôt dans tout le côté correspondant de la tête, une élévation de température de 3 ou 4 degrés centigrades, jointe à une congestion sanguine considérable des capillaires, et à un surcroît de plénitude des artères (1).

(1) Cette expérience remarquable de M. Cl. Bernard est de nature à jeter une vive lumière sur la cause si obscure des *fluxions sanguines*.

Ainsi, pour ne parler que des fluxions les plus ordinaires, ne peut-on pas admettre que cette augmentation de rougeur et de chaleur qui s'observe sur les joues sous l'influence de la timidité, de la pudeur, de la colère, etc., tient à une paralysie extrêmement fugace des capillaires des joues? cette explication est pour ainsi dire autorisée par le langage ordinaire, d'après lequel il est sans cesse question, dans un sens figuré, de personnes paralysées par la timidité, la colère, etc.; mais, dira-t-on, ces causes morales ne produisent pas toujours et nécessairement un surcroît d'injection dans les capillaires des joues; car, chez quelques individus, qui subissent leur influence, tantôt la face pâlit, tantôt la pâleur alterne avec la rougeur des joues. Cela est parfaitement vrai, sans contrarier en rien l'idée que je suis en train de développer. En effet, la pâleur seule ou alternant avec la fluxion, qu'on observe chez quelques personnes, tient toujours à une action paralysante fugace, mais la paralysie porte son action dans ce cas sur le cœur qui se dilate, et en même temps perd la force suffisante pour lancer une ondée complète dans ces artères. Cela est si vrai que dans ce moment de pâleur de la face, le pouls est petit, et il y a dans le cœur un sentiment de malaise, d'anxiété, de plénitude et même de douleur. Ainsi donc, la pâleur isolée ou alternant avec la rougeur des joues, résulterait d'un défaut momentané d'innervation, portant sur le cœur seul, ou sur le cœur et sur les capillaires de la face alternativement.

La rougeur passagère de la face qui s'observe dans l'état de santé et sous l'influence de quelques passions, se voit aussi dans certaines maladies et, entre autres, dans la chlorose ou l'hystérie. En effet, on sait que souvent les chloro-hystériques se plaignent de bouffées de chaleur et de rougeur qui leur montent spontanément à la face. Eh bien, rien n'empêche d'admettre encore ici, un défaut passager d'innervation de la vie organique, venant affecter les capillaires de la face. Car, pourquoi hésiterait-on à faire intervenir une paralysie vasculaire, chez des malades qui, parmi les symptômes nombreux qu'ils présentent, sont atteints de paralysies de toutes sortes, d'analgésie, d'anesthésie, et même de paralysie musculaire.

Certaines causes locales qui, en agissant sur la peau, y produisent une fluxion circonscrite, me paraissent agir en paralysant momentanément les capillaires cutanés et en déterminant dès lors leur ampliation. C'est de cette manière que je suis disposé à comprendre l'action locale de la chaleur, de la pression, du frottement et du choc. Les capillaires, à la suite de ces influences locales et

Comme on le voit, le défaut de résistance de l'artère radiale dans l'intervalle du pouls, et l'exagération du volume du pouls, sont deux résultats ordinairement coïncidants dans les maladies où il y a des bruits artériels ; et tous deux dérivent de la même cause, de l'atonie (1). C'est, en effet, l'atonie du cœur qui, en permettant la dilatation des cavités cardiaques, donne un volume exagéré à l'ondée qui va dilater les artères ; c'est encore l'atonie des parois artérielles qui empêche ces parois d'exercer une constriction permanente sur le sang, et

mécaniques, se fatiguent, se relâchent, deviennent plus amples, et dès lors ne peuvent pas ne pas admettre en quantité anormale le sang qui se précipite partout où il y a une place à occuper et un vide à remplir ; c'est, comme on le voit, la même action à peu près que celle de la ventouse, avec cette différence que dans la ventouse la dilatation des capillaires est considérable, forcée, qu'elle s'accompagne ordinairement d'extravasation, et que le retour des capillaires à l'état sain ne se fait qu'à la longue.

Ainsi donc le sang artériel, véhicule de la chaleur animale, se trouvant momentanément en quantité surabondante dans les vaisseaux dilatés par suite d'atonie ou de paralysie, y donne lieu aux symptômes *rougeur* et *chaleur*. On voit par là que ces symptômes rapportés pendant longtemps à un excès de ton ou d'excitation ont, au contraire, pour principe ou pour condition une faiblesse atonique des vaisseaux siége de la fluxion.

Ces fluxions ont été appelées *actives* par opposition à d'autres congestions nommées *passives* parce qu'elles résultent évidemment d'un enrayement de la circulation veineuse, et qu'elles ne sont pas accompagnées d'une augmentation de chaleur.

Ces fluxions passives, ou plutôt ces stases sanguines, se voient surtout dans les maladies du cœur avec asystolie, et se montrent ou à la face ou bien aux extrémités inférieures. On comprend qu'elles ne soient pas marquées par un excès de chaleur comme les précédentes ; c'est parce qu'elles affectent plutôt les capillaires veineux que les capillaires artériels, et que le sang veineux étant très ralenti dans son mouvement centripète, que nous supposons enrayé, a eu le temps de perdre une partie de la chaleur qu'il avait apportée du cœur et des poumons à l'état de sang artériel.

(1) Par conséquent, toutes les fois que l'artère radiale ne résiste pas au doigt dans l'intervalle des pulsations, et que les pulsations sont petites, cela indique ou que le cœur se contracte incomplétement, ou que le sang n'est pas en quantité suffisante relativement à la dilatation de ses réservoirs ; dans ce cas, il y a absence de bruits artériels, et le malade est en danger de mort, à moins que cet état ne résulte d'une lipothymie, d'une hémorrhagie passagère, ou de l'application de la grande ventouse.

qui fait que le tube artériel ne résiste pas au doigt dans l'intervalle de ses pulsations, quelque dures et vibrantes que soient ces pulsations. Cette connexion de résultats est du reste parfaitement démontrée par les changements qui surviennent lors de la guérison de la maladie et de la disparition des bruits. Au fur et à mesure que ces bruits diminuent d'intensité, on sent peu à peu l'amplitude des pulsations diminuer, pendant que peu à peu l'artère redevient résistante au doigt dans l'intervalle des pulsations. C'est qu'alors la tonicité du cœur et des artères reparaît : les cavités du cœur diminuent de capacité, l'ondée qui en sort est moins volumineuse, et les artères se rapetissent en se resserrant d'une manière continue sur le sang qu'elles contiennent.

Cette atonie, qui affecte le cœur et les artères, et qui par là joue un rôle si important dans les maladies que nous avons examinées, porte aussi, comme nous l'avons déjà dit, sur d'autres tissus de l'économie; c'est ainsi que les muscles et la peau sont également frappés d'un relâchement atonique. Il est surtout un organe qui en est affecté d'une manière remarquable : c'est l'iris. *La pupille est dilatée dans toutes les maladies autres que l'insuffisance, qui sont caratérisées par l'existence des bruits artériels.* Mais, comme nous l'avons déjà fait observer pour l'appréciation du volume du cœur et de la plénitude du pouls, il ne faut pas juger absolument l'état de dilatation de l'ouverture pupillaire; car on sait que les diamètres de cette ouverture varient beaucoup suivant les individus. Il faut examiner comparativement les dimensions de la pupille pendant et après l'existence de la maladie qui s'accompagne des bruits artériels. On verra alors, à n'en pas douter, que cette ouverture se rétrécit à mesure que les bruits se dissipent, que le pouls se resserre, que l'artère radiale devient résistante au doigt dans l'intervalle du pouls, et que le volume du cœur diminue.

La dilatation de la pupille n'a pas encore été signalée

d'une manière générale comme coïncidence des bruits artériels, dans les maladies où ces bruits existent. On n'en a guère parlé que comme phénomène sympathique de la présence des vers intestinaux chez les enfants, sans voir que cette dilatation pupillaire est, dans ce cas, un résultat pur et simple de l'hydrémie produite par les helminthes, comme elle l'est de toutes les autres cachexies. Quelques auteurs ont signalé la dilatation de la pupille dans la fièvre typhoïde, la peste, etc. C'est à peu près là que se borne tout ce que la séméiologie possède au sujet de la dilatation de la pupille dans les maladies précédemment étudiées (1).

§ III. — Symptômes concomitants des bruits artériels.

Les bruits dépendent donc immédiatement d'une augmentation dans la quantité de l'ondée sanguine, quelle que puisse être d'ailleurs l'altération dans la nature du sang, qui a d'abord agi sur le cœur et les artères pour en déterminer l'ampliation, et pour augmenter la masse du sang. Et par conséquent, la cause des bruits artériels n'est pas différente de celle des bruits liés au rétrécissement des orifices du cœur, et même de celle des râles vibrants et du souffle glottique; car tous ces différents bruits, qui ont entre eux beaucoup de ressemblance et qui même peuvent être confondus ensemble, dépendent d'un défaut de proportion entre le calibre des tubes et le volume d'air ou de sang qui est obligé de les traverser.

Cette augmentation dans la quantité du sang, qui donne lieu aux bruits artériels, détermine en même temps la production d'autres symptômes de polyémie qui se montrent à titre de signes rationnels ou physiologiques, dans toutes les maladies où il y a des bruits. La coïncidence de ces symptômes et des bruits n'avait pas échappé au génie investigateur de Laën-

(1) La dilatation de la pupille existe dans toutes les maladies où il y a des bruits artériels; mais il ne faudrait pas me prêter cette opinion, que la dilatation de la pupille existe seulement dans ces maladies.

nec; mais ce grand observateur était trop influencé par la théorie qu'il s'était faite des bruits pour saisir la véritable raison pathogénique de cette coïncidence. C'est ce qu'il sera facile de voir par le passage suivant, qui nous apprendra en même temps que Laënnec s'était exagéré la gravité du pronostic, dans les cas où les bruits existent sur plusieurs artères; on verra aussi, dans le même passage, que la dilatation et l'hypertrophie du cœur avaient été observées par Laënnec chez les individus qui présentaient des bruits artériels; mais il ne considérait pas ces altérations du cœur comme une condition nécessaire à la production des bruits. Voici donc ce passage :

« Quand le bruit de soufflet existe à la fois dans le cœur, dans l'aorte, les carotides, les sous-clavières, les brachiales et les crurales, il y a anxiété extrême, gêne de la respiration, fréquence du pouls, quelquefois sentiment d'une chaleur interne incommode, sans que l'état de la peau et l'ensemble des symptômes indiquent un état fébrile. Cet état est toujours extrêmement grave, et je pense que par lui-même il peut occasionner la mort. Cependant les sujets que j'ai vus succomber avaient en même temps une hypertrophie ou une dilatation plus ou moins marquée du cœur. D'un autre côté, j'ai vu guérir un jeune homme qui, outre le bruit de soufflet général, avait une hypertrophie très forte du cœur (1). »

Il n'est pas nécessaire, comme le croit Laënnec, que les bruits se montrent sur les principaux troncs artériels, pour qu'il y ait de l'anxiété et de la gêne dans la respiration. Il est vrai que ces symptômes seront d'autant plus intenses que plus d'artères seront le siége de bruits; mais ils affecteront les malades d'une manière encore très notable si les bruits sont limités aux seules artères carotides, à condition toutefois que ces bruits soient assez forts pour s'accompagner d'un frémis-

(1) *Loc. cit.*, t. II, p. 765. — On voit qu'un symptôme important a été omis par Laënnec, c'est la pulsation artérielle qui est toujours considérable sur un malade présentant des bruits de souffle dans toutes les artères.

sement sensible au doigt. Dans ce cas, les symptômes coïncidant avec les bruits seront beaucoup plus nombreux que ne l'indique Laënnec. Voici la reproduction complète de ces symptômes qui peuvent marquer l'existence des bruits carotidiens, et qui sont liés comme ces bruits à la surabondance de l'ondée lancée par le cœur dilaté :

Céphalalgie pulsative, pesanteur de tête, sentiment de constriction des tempes; somnolence, vertiges, éblouissements, bourdonnements d'oreilles ; dilatation des pupilles, amblyopie ; coma, paralysie, dyspnée, respiration suspirieuse, anxiété, sentiment de constriction du thorax, palpitations ; sentiment de poids au cœur, cauchemar ; bruits normaux du cœur éclatants, bruit de souffle au premier temps du cœur ; augmentation du volume du cœur ; choc métallique produit par la pointe de cet organe contre les parois thoraciques, bruits artériels normaux et anormaux, battement des artères, dicrotisme des carotides ; plénitude du pouls radial, qui peut être mou, dur, vibrant ou dicrote ; défaut de résistance de l'artère radiale dans l'intervalle de ses pulsations ; gonflement des veines (1), pouls récurrent des veines dorsales de la main.

Ces symptômes, comme nous le savons, ne se rencontrent pas toujours réunis : quelques-uns d'entre eux prédominent suivant les maladies et suivant les individus ; leur intensité est en rapport avec celle des bruits artériels. Ils diminuent immédiatement après une émission de sang, ou après l'application de la grande ventouse ; ils augmentent, au contraire, quand l'individu vient de se livrer à un exercice musculaire, et que le sang veineux exprimé des radicules veineuses par la

(1) Le gonflement des veines superficielles dépend surtout de la laxité de la peau frappée d'atonie comme les autres tissus ; il est souvent peu marqué chez les cachectiques, à cause du sentiment habituel de froid qu'ils éprouvent et de l'état de crispation qui en résulte dans l'enveloppe cutanée. Mais si les cachectiques sont placés dans un lieu chaud, ou s'il s'agit d'individus affectés en même temps de fièvre et de bruits artériels, les veines superficielles présentent un gonflement remarquable.

contraction musculaire vient se précipiter au cœur en grande abondance, et augmente ensuite la congestion des principaux viscères ; dans ce cas, le sang veineux afflue de tous les muscles, comme cela se voit si manifestement aux veines de l'avant-bras, quand on contracte vivement les muscles de cette région.

Il y a d'autres symptômes de polyémie qui sont spéciaux à certaines altérations du sang. S'il y a hydrémie, si par conséquent le sang présente peu de globules sanguins, beaucoup de sérum, la face est pâle, le sérum du sang s'extravase et donne lieu à l'œdème des paupières et de la région malléolaire ; mais dans cet œdème la peau ne conserve pas l'impression du doigt. Si le sang pèche par un défaut d'albumine, l'œdème affecte alors une étendue considérable, et la peau conserve l'impression du doigt. Si, au contraire, c'est la fibrine dont la coagulabilité est diminuée, il se produit des hémorrhagies dans différents organes. Ajoutons que ces symptômes spéciaux, comme les symptômes communs de la polyémie, diminuent momentanément lorsqu'on produit une déplétion sanguine.

Cette liaison des bruits artériels avec les symptômes précédemment énumérés jettera souvent de grandes lumières sur le diagnostic. Ainsi, par exemple, je suppose qu'un malade soit affecté à un degré marqué de somnolence, d'anxiété précordiale, de palpitations, etc. ; si ce malade présente en même temps des bruits intenses aux carotides, il faudra, sauf les complications incidentes, considérer ces symptômes prédominants comme des effets de la même affection qui a déterminé la production des bruits, et dès lors on fera dériver les indications thérapeutiques de cette considération pathogénique.

La même liaison des bruits artériels et des symptômes de polyémie aura également de l'importance pour l'étude de la pathologie. Il suffira, en effet, à l'élève de savoir que les bruits artériels existent dans une maladie, pour connaître à l'instant même la série de tous les symptômes et de toutes les lésions qui se lient à ces bruits dans la constitution de cette maladie. Il ne lui manquera plus, pour en tracer la description complète, que d'ajouter aux symptômes précédents les divers groupes de ceux qui résultent des autres altérations organiques.

§ IV. — De la pléthore.

Mais, dira-t-on, la surabondance de la masse sanguine ne suffit pas pour produire les bruits artériels, puisque l'on observe fréquemment des pléthores évidentes qui ne sont pas accompagnées de bruits carotidiens. Pour résoudre cette difficulté, qui a dû se présenter déjà depuis si longtemps à l'esprit du lecteur, nous devons entrer dans quelques détails sur l'état pathologique auquel on a donné le nom de *pléthore*.

Ce mot, synonyme des mots latins *copia*, *plenitudo*, signifie dans sa plus large acception, toute surabondance des liquides ou des produits de sécrétion (1). C'est dans ce sens qu'il faut comprendre les mots de *pléthore sanguine*, *bilieuse*, *graisseuse*, *séreuse*, etc., de certains auteurs, qui entendent par là une surabondance du sang, de la bile, de la graisse, de la sérosité, etc.; et, pour le dire en passant, c'est à cause de cette large signification du mot *pléthore* qu'en traitant des cachexies j'ai préféré le terme de *polyémie séreuse* à celui de *pléthore séreuse* : le premier terme signifie précisément une surabondance de sang séreux, tandis que le second pourrait faire comprendre une surabondance de sérosité, ce qui n'est plus du tout la même chose.

Cependant, dans son acception la plus commune, le mot *pléthore* fut habituellement employé pour désigner une surabondance de sang : on admit une pléthore vraie ou légitime, dans laquelle le sang, bien que surabondant, n'était pas altéré sensiblement dans sa qualité, et, par contre, on reconnut une pléthore fausse, dans laquelle le sang surabon-

(1) Il faut consulter à ce sujet les *définitions* de Gorrée, les dictionnaires de Castelli et de Blancard.

dant présentait une altération évidente dans sa nature. On reconnut encore une pléthore *ad vasa*, dans laquelle le symptôme prédominant était une distension des vaisseaux, surtout des veines, et une pléthore *ad vires*, qui était caractérisée par une oppression considérable des forces; mais ces divisions scolastiques furent elles-mêmes peu à peu négligées, et l'on finit par comprendre sous le nom de *pléthore proprement dite* la surabondance d'un sang de bonne qualité, *boni sanguinis abundantia*, comme on peut le voir dans les commentaires de Van Swiéten (1), sans que jamais pourtant l'existence de la pléthore ait été démontrée par une mensuration comparative du sang.

Ainsi donc, la signification actuelle du terme de pléthore a autant trait à la qualité du sang (2) qu'à sa quantité. C'est ainsi qu'on appelle *pléthoriques* les individus jeunes, vigoureux et bien portants, à condition toutefois qu'ils aient la face notablement colorée, parce qu'on suppose que chez eux il y a surabondance d'un sang de bonne qualité.

Les symptômes qu'on attribue à la pléthore proprement dite, telle qu'on l'admet généralement, c'est-à-dire à l'augmentation de la masse sanguine sans altération bien marquée dans la nature du sang; ces symptômes, dis-je, sont la turgescence avec rougeur de la face, les vertiges, la somnolence, la pesanteur de tête, la dyspnée, l'anxiété précordiale, etc. (3). Or, la pléthore ainsi caractérisée s'accompagne très souvent des bruits carotidiens; car elle existe habituellement ainsi dans la forme inflammatoire de la fièvre typhoïde, dans la variole,

(1) *Commentarii in H. Boerhaave Aphorismos*, t. I, p. 137.

(2) On sait que M. Andral (*Hématologie*) n'a égard qu'à la seule qualité du sang dans l'emploi du terme de *pléthore*, puisqu'il l'applique à l'état de surabondance des globules sanguins. Il est bien difficile, comme nous l'avons déjà dit, de connaître rigoureusement le chiffre normal des globules d'un individu donné.

(3) Voyez Calemard-Lafayette, *Essai sur la pléthore ou polyémie*, thèse de Paris, 1809.

dans la rougeole, dans la calenture, et très probablement dans la suette.

D'autres fois, je l'avoue, il y aura de la pléthore, c'est-à-dire de la rougeur avec turgescence de la face, de la lourdeur de tête, des vertiges, etc., sans qu'on observe en même temps des bruits artériels. Pourquoi cela? C'est que, dans ces cas-là, la rougeur de la face, les vertiges, etc., dépendent d'une congestion capillaire, d'une simple fluxion de la face et des organes céphaliques sans surabondance dans le volume de l'ondée qui part du cœur, et sans dilatation, par conséquent, dans les cavités de ce dernier organe. La même fluxion sanguine pourra affecter les vaisseaux capillaires du poumon, du foie, de l'utérus, etc., comme ceux de la tête, et donner lieu, par conséquent, à divers symptômes d'hypérémie locale de ces différents organes. Et, dans ce cas, on comprend qu'il n'y ait pas de bruits artériels, puisque le volume de l'ondée qui est chassée du cœur n'est pas exagéré.

Il faut donc partir de là pour distinguer deux espèces de pléthores proprement dites, de pléthores franches, c'est-à-dire de pléthores caractérisées par un sang surabondant, et non altéré sensiblement dans sa qualité. Dans les deux pléthores, il y aura rougeur de la face, et congestion d'un sang non séreux dans les principaux viscères des cavités crânienne et thoracique. Mais dans l'une, la rougeur de la face et la congestion des viscères seront liées à la surabondance de l'ondée qui part des cavités dilatées du cœur; le pouls aura un volume exagéré, avec battements violents des carotides; il pourra être vibrant ou dicrote, avec défaut de résistance de l'artère radiale dans l'intervalle des pulsations. Dans l'autre, la rougeur de la face et les congestions viscérales dépendront de simples fluxions sanguines qui se seront portées sur la peau de la face et sur les viscères; il n'y aura ni surabondance de l'ondée qui part du cœur, ni battements marqués des carotides, ni augmentation de volume du cœur. Le pouls n'aura pas un volume exagéré: il ne sera ni vibrant, ni dicrote; l'artère aura de la résistance dans l'intervalle de ses pulsations. Cette dernière pléthore ne sera donc qu'une simple pléthore locale ou capillaire, et l'on conçoit très bien qu'elle ne s'accompagne pas de bruits carotidiens; tandis que ces bruits existent, au contraire, dans la première, qui, à vrai dire, est la seule qu'on doive appeler *pléthore générale*, puisqu'elle affecte tout à la fois le cœur, les artères et les vaisseaux capillaires.

On le voit donc, rien n'est vague comme le terme de pléthore dons l'état actuel de la science. C'est ainsi que beaucoup de médecins regardent la pneumonie comme une maladie dépendant de la pléthore, parce qu'elle attaque souvent les jeunes gens forts, vigoureux, que, par un abus de langage, on est à peu près convenu d'appeler *pléthoriques*, même quand ils se portent fort bien. D'après cela, on ne manque pas d'assigner à la pneumonie un pouls plein, vibrant, la rougeur de la face, etc. ; et dès lors on doit trouver singulier que, si les bruits artériels se lient à la plénitude du pouls et aux autres symptômes de la surabondance sanguine, ces bruits n'existent pas dans la pneumonie. Là-dessus, nous ferons remarquer : 1° qu'effectivement on n'observe jamais de bruits artériels dans la pneumonie franche; 2° que le pouls n'est jamais ni plein, ni vibrant, ni dicrote dans la pneumonie, et qu'il ne devient tel qu'après que le malade a subi plusieurs émissions sanguines. C'est alors seulement que des bruits peuvent exister aux carotides ; mais ils dépendent alors, comme la plénitude et la vibration du pouls, de la polyémie séreuse consécutive aux saignées, et nullement de la pneumonie elle-même.

Du reste, on n'observe dans la pneumonie ni vertiges, ni pesanteur de tête, ni tintement d'oreille, ni battements des carotides, etc., comme dans les affections fébriles où il y a des bruits artériels, telles que la fièvre typhoïde ou la variole; et à l'autopsie des individus qui succombent à la pneumonie, on ne trouve pas le cœur dilaté, comme cela se voit, entre autres maladies, dans les deux que nous venons de rappeler, à moins toutefois, je le répète, que la pneumonie ne soit compliquée d'une polyémie séreuse déterminée par l'abondance des émissions sanguines.

§ V. — Indications thérapeutiques.

Quant aux indications thérapeutiques que réclament les maladies caractérisées par l'existence des bruits artériels, nous allons les exposer d'une manière générale. Il faudra chercher à combattre dans sa cause l'espèce d'altération du sang qui a provoqué la dilatation atonique sous l'influence de laquelle les bruits se sont développés avec les autres symptômes qui les accompagnent. Quand la cause de l'altération du sang ne sera pas précisée ou qu'elle ne pourra être attaquée avec efficacité (typhus, variole, suette, etc.), on se bornera à surveiller la marche de la maladie et à combattre les symptômes prédominants ou les complications qui pourront survenir. Cependant les symptômes de polyémie ne pourront requérir les émissions sanguines que dans les cas où ils annonceront une congestion intense et dangereuse des principaux viscères. On pourra même alors remplacer avantageusement les saignées par une dérivation à l'aide de la grande ventouse. Il n'y a guère d'exception à ce principe que pour la grossesse et la calenture, dans lesquelles les saignées procurent un soulagement qui n'est compensé par aucun inconvénient fâcheux; et encore, dans ces différents cas, faudra-t-il bien se garder de les trop répéter.

A ce sujet on ne manquera pas de remarquer avec étonnement que les maladies dans lesquelles nous proscrivons les émissions sanguines d'une manière générale sont justement celles dans lesquelles nous avons établi que le volume du pouls est le plus considérable. C'est, en effet une conclusion qui découle de tout ce que nous avons dit jusqu'à présent, conclusion dans laquelle nous persistons, malgré l'espèce de contradiction qui existe ici entre la thérapeutique et la symptomatologie. Il me suffira, pour légitimer cette proposition qui paraît à la fois si contradictoire et si comdamnable, de rappeler ce que l'expérience et l'autorité ont consacré relativement aux émissions sanguines dans les différentes maladies que nous avons examinées.

En effet, je crois ne pas me départir du rôle de simple historien en rappelant : 1° Qu'en saine pratique on a toujours proscrit les saignées du traitement de toutes les variétés de l'anémie globulaire. 2° On a également défendu de saigner dans le scorbut et le *morbus maculosus*. 3° Les émissions sanguines sont également proscrites, ou à peu près, du traitement de l'hypochondrie, de l'ictère spasmodique et de la fièvre intermittente; 4° si on les emploie quelquefois dans les hydropisies, le typhus, la fièvre jaune, la peste, la fièvre typhoïde, la variole et la suette, etc. (1), on est à peu près convenu généralement de ne les diriger que contre certaines formes de ces maladies, et encore conseille-t-on, dans ces cas exceptionnels, de ne pas les faire trop abondantes, et de ne pas trop les répéter.

Et pourquoi dans toutes ces maladies a-t-on ainsi proscrit ou restreint l'emploi des émissions sanguines? C'est parce qu'on a remarqué que les pertes de sang, bien que soulageant ordinairement les malades dans le premier moment, les plongent ensuite dans l'adynamie, et épuisent les ressources de l'organisme. Cette crainte n'a rien que de très fondé, et nous pouvons facilement nous en rendre compte. Nous savons, en effet, que toutes ces maladies sont caractérisées par une atonie qui est la source de plusieurs symptômes pathologiques que nous avons longuement exposés, et entre autres du développement exagéré du pouls; or, nous savons également qu'en pratiquant des émissions sanguines, on ajoutera à l'atonie particulière de

(1) M. Ménière, dans le travail que nous avons déjà cité, insiste sur les fâcheux effets qui peuvent suivre les émissions sanguines appliquées au traitement de la suette. « Il faut, dit-il, surveiller la saignée avec le plus grand soin, car on a vu plus d'un malade succomber immédiatement après une déplétion sanguine trop rapide. » (*Loc. cit.*, p. 116.)

la maladie celle qui résulte inévitablement de la diminution des globules qui suit les pertes de sang.

Comme on le voit, je ne propose aucune innovation au sujet des indications thérapeutiques propres aux maladies qui nous occupent. Je ne fais que confirmer et préciser les résultats de l'expérience consacrée dans la plupart des ouvrages de médecine anciens et modernes. Et pour en revenir à la proposition énoncée plus haut, je répète que je n'ai rien exagéré en disant que les maladies dans lesquelles le pouls est le plus développé sont celles qui requièrent le moins les émissions sanguines (1). On ne doit pas saigner alors, parce qu'on augmente l'atonie, qui fait que le pouls est si développé, et qui en même temps rend l'artère moins résistante dans l'intervalle de ses pulsations. Nous pouvons même tirer parti de ce dernier caractère sphygmique qui coïncide toujours avec le précédent, pour transformer la première proposition en une autre qui consacre d'une manière moins paradoxale les principes thérapeutiques que nous venons de rappeler et de confirmer. Nous pouvons donc dire que, dans les maladies sus-mentionnées, on doit être très sobre d'émissions sanguines, parce que l'artère radiale n'est pas résistante au doigt dans l'intervalle de ses pulsations. De cette manière nous échapperons au paradoxe, et nous ne sortirons pas des convenances imposées par la tradition; d'un autre côté, nous ne blesserons pas la vérité, puisqu'en fait le défaut de résistance de l'artère dans l'intervalle de ses pulsations se joint toujours au développement insolite de la pulsation, dans les cas de bruits anormaux.

Si donc on est généralement convenu d'être très réservé sur les émissions sanguines dans les maladies précédentes, il est, par contre, d'autres maladies où l'on est également convenu de les employer d'une manière beaucoup plus libérale,

(1) La maladie dans laquelle le pouls a une plénitude plus considérable que dans toute autre est certainement l'insuffisance pure des valvules aortiques, et pourtant on est à peu près unanime pour ne pas saigner dans cette maladie.

sans craindre de voir apparaître des symptômes de prostration et d'épuisement. Ces maladies sont les phlegmasies, et surtout la pneumonie.

Eh bien! pour en revenir sur un point déjà discuté, nous dirons qu'ici l'indication de la saignée n'est pas basée sur le développement exagéré du pouls, puisque le pouls n'est pas plein dans la pneumonie. Cela est si vrai qu'on recommande habituellement de ne pas se laisser détourner de pratiquer la saignée chez les pneumoniques par la petitesse du pouls. On croit que le pouls est ainsi petit, parce que le cœur, opprimé par une trop grande quantité de sang, se contracte incomplétement, et n'envoie qu'une légère ondée dans les artères; et l'on croit encore qu'au fur et à mesure que l'on pratique des saignées, le cœur, débarrassé de la surabondance du sang qui l'opprimait, se contracte plus pleinement, envoie une ondée de sang qui redevient normale pour la quantité, et qui relève le pouls à son degré de plénitude ordinaire.

Là-dessus je dois présenter quelques réflexions. Je ferai observer qu'au début de la pneumonie le pouls n'est pas petit comme on le croit, il n'est pas non plus plein; il a son volume normal. Au fur et à mesure que l'on pratique des saignées, il se produit, comme nous le savons, une augmentation dans le volume du pouls, parce que les cavités du cœur se dilatent. Il ne faut donc pas considérer cette ampliation du pouls comme le retour du pouls de l'état de petitesse à celui de plénitude normale, puisque le pouls, après les saignées, a un volume exagéré ou anormal; et dès lors il n'est pas exact de dire que les saignées *relèvent* le pouls des malades affectés de pneumonie; elles l'*élèvent*, ce qui est bien différent. Et ce qui prouve que cette élévation du pouls, consécutive aux saignées, est bien réellement exagérée et anormale, c'est que le pouls diminue insensiblement avec l'arrivée de la convalescence, et qu'il est aussi petit après la guérison pleine et entière du malade, qu'il l'était au début de la maladie. En même temps, l'artère redevient résistante au doigt dans l'intervalle des pulsations, comme elle l'était avant les saignées.

§ VI. — Conclusion de pathogénie générale.

Les caractères communs et précis que nous avons fait ressortir dans les maladies où l'on observe habituellement les bruits carotidiens, et surtout la cause qui donne lieu à ces caractères, suffisent pour que l'esprit s'arrête à considérer toutes ces affections comme formant une classe à part dans la pathologie. On pense alors involontairement à certains systèmes de médecine qui ont déjà plus ou moins signalé et consacré cette classe sous des noms différents. Qui ne voit, en effet, que le *laxum* de Thémison, l'*alcalinité* de Sylvius de le Boë, l'*asthénie* de Brown, sont surtout applicables aux maladies qui sont marquées au cachet des bruits artériels? Car les bruits artériels, avec les autres symptômes qui leur servent de cortége, dépendent nécessairement d'une *laxité* atonique des tissus; souvent cette laxité résulte elle-même d'une liquidité comme *alcaline* du sang; et il s'y joint nécessairement une *asthénie* qui s'oppose d'une manière générale à l'emploi des émissions sanguines.

Et, par contre, le *strictum* de Thémison, l'*acidité* de Sylvius, l'*état sthénique* de Brown, embrasseraient les maladies caractérisées par l'absence des bruits artériels, et particulièrement les phlegmasies.

Ces trois auteurs, en partant, le premier de l'état des solides, le second de la composition du sang, et le troisième de la considération des forces, avaient donc vaguement pressenti deux classes générales de maladies qui sont physiquement distinguées par la présence ou l'absence des bruits carotidiens.

TABLE DES MATIÈRES.

DEUXIÈME PARTIE.

AUSCULTATION DES ORGANES DE LA CIRCULATION.

40

www.ingramcontent.com/pod-product-compliance
Ingram Content Group UK Ltd.
Pitfield, Milton Keynes, MK11 3LW, UK
UKHW021054270726
13967UKWH00012B/938